全国普通高等中医药院校药学类专业"十三五"规划教材（第二轮规划教材）

药 物 化 学

（第 2 版）

（供药学、药物制剂、临床药学、制药工程及相关专业使用）

主　　编　许　军　严　琳

副 主 编　张春桃　李家明　刘玉红　李艳杰　韩　波

编　　者　（以姓氏笔画为序）

刘玉红（山东中医药大学）　　　　　　刘燕华（江西中医药大学）

米浩宇（长春工业大学）　　　　　　　许　军（江西中医药大学）

牟佳佳（天津中医药大学）　　　　　　严　琳（河南大学）

李念光（南京中医药大学）　　　　　　李艳杰（长春中医药大学）

李晓坤（河南中医药大学）　　　　　　李家明（安徽中医药大学）

李庶心（军事科学院军事医学研究院　　邱　玺（湖北中医药大学）

　　　　辐射医学研究所）　　　　　　张　龙（长春工业大学）

张丽丽（山西中医药大学）　　　　　　张春桃（湖南中医药大学）

陈桂荣（辽宁中医药大学）　　　　　　胡春玲（湖北中医药大学）

钟　霞（海南医学院）　　　　　　　　徐　伟（福建中医药大学）

柴慧芳（贵阳中医学院）　　　　　　　黄　维（成都中医药大学）

韩　波（成都中医药大学）

U0286264

中国健康传媒集团

中国医药科技出版社

内容提要

本教材是"全国普通高等中医药院校药学类专业'十三五'规划教材（第二轮规划教材）"之一，依照教育部相关文件和精神，根据本专业教学要求和课程特点，结合《中国药典》（2015年版）和国家执业药师资格考试大纲编写而成。全书共分二十二章，从药物的化学结构出发，注重介绍各类药物的发现和发展、药物的化学结构、制备合成方法、理化性质、体内代谢、构效关系、临床应用以及毒副作用，新药的研究，简要介绍药物设计与研究方法。本教材为书网融合教材，即纸质教材有机融合电子教材，教学配套资源，题库系统，数字化教学服务（在线教学、在线作业、在线考试）。

本教材传承了第一版的特点，实用性强，主要供中医药院校药学类专业使用，也可作为医药行业考试与培训的参考用书。

图书在版编目（CIP）数据

药物化学/许军，严琳主编. —2版. —北京：中国医药科技出版社，2018.8
全国普通高等中医药院校药学类专业"十三五"规划教材（第二轮规划教材）
ISBN 978 - 7 - 5214 - 0253 - 7

Ⅰ.①药… Ⅱ.①许… ②严… Ⅲ.①药物化学 – 中医学院 – 教材 Ⅳ.①R914

中国版本图书馆 CIP 数据核字（2018）第 097851 号

美术编辑　陈君杞
版式设计　诚达誉高

出版　**中国健康传媒集团**｜中国医药科技出版社
地址　北京市海淀区文慧园北路甲 22 号
邮编　100082
电话　发行：010 - 62227427　邮购：010 - 62236938
网址　www.cmstp.com
规格　889 × 1194mm $\frac{1}{16}$
印张　28
字数　603 千字
初版　2014 年 8 月第 1 版
版次　2018 年 8 月第 2 版
印次　2021 年 1 月第 2 次印刷
印刷　三河市国英印务有限公司
经销　全国各地新华书店
书号　ISBN 978 - 7 - 5214 - 0253 - 7
定价　**65.00 元**

全国普通高等中医药院校药学类专业"十三五"规划教材（第二轮规划教材）
编写委员会

全国普通高等中医药院校药学类专业"十三五"规划教材（第二轮规划教材）

出 版 说 明

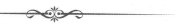

  "全国普通高等中医药院校药学类'十二五'规划教材"于 2014 年 8 月至 2015 年初由中国医药科技出版社陆续出版，自出版以来得到了各院校的广泛好评。为了更新知识、优化教材品种，使教材更好地服务于院校教学，同时为了更好地贯彻落实《国家中长期教育改革和发展规划纲要（2010－2020年）》《"十三五"国家药品安全规划》《中医药发展战略规划纲要（2016－2030 年）》等文件精神，培养传承中医药文明，具备行业优势的复合型、创新型高等中医药院校药学类专业人才，在教育部、国家药品监督管理局的领导下，在"十二五"规划教材的基础上，中国健康传媒集团·中国医药科技出版社组织修订编写"全国普通高等中医药院校药学类专业'十三五'规划教材（第二轮规划教材）"。

  本轮教材建设，旨在适应学科发展和食品药品监管等新要求，进一步提升教材质量，更好地满足教学需求。本轮教材吸取了目前高等中医药教育发展成果，体现了涉药类学科的新进展、新方法、新标准；旨在构建具有行业特色、符合医药高等教育人才培养要求的教材建设模式，形成"政府指导、院校联办、出版社协办"的教材编写机制，最终打造我国普通高等中医药院校药学类专业核心教材、精品教材。

  本轮教材包含 47 门，其中 39 门教材为新修订教材（第 2 版），《药理学思维导图与学习指导》为本轮新增加教材。本轮教材具有以下主要特点。

一、教材顺应当前教育改革形势，突出行业特色

  教育改革，关键是更新教育理念，核心是改革人才培养体制，目的是提高人才培养水平。教材建设是高校教育的基础建设，发挥着提高人才培养质量的基础性作用。教材建设以服务人才培养为目标，以提高教材质量为核心，以创新教材建设的体制机制为突破口，以实施教材精品战略、加强教材分类指导、完善教材评价选用制度为着力点。为适应不同类型高等学校教学需要，需编写、出版不同风格和特色的教材。而药学类高等教育的人才培养，有鲜明的行业特点，符合应用型人才培养的条件。编写具有行业特色的规划教材，有利于培养高素质应用型、复合型、创新型人才，是高等医药院校教育教学改革的体现，是贯彻落实《国家中长期教育改革和发展规划纲要（2010－2020 年）》的体现。

二、教材编写树立精品意识，强化实践技能培养，体现中医药院校学科发展特色

  本轮教材建设对课程体系进行科学设计，整体优化；对上版教材中不合理的内容框架进行适当调整；内容（含法律法规、食品药品标准及相关学科知识、方法与技术等）上吐故纳新，实现了基础学科与专业学科紧密衔接，主干课程与相关课程合理配置的目标。编写过程注重突出中医药院校特色，适当融入中医药文化及知识，满足 21 世纪复合型人才培养的需要。

  参与教材编写的专家以科学严谨的治学精神和认真负责的工作态度，以建设有特色的、教师易用、学生易学、教学互动、真正引领教学实践和改革的精品教材为目标，严把编写各个环节，确保教材建设质量。

三、坚持"三基、五性、三特定"的原则，与行业法规标准、执业标准有机结合

本轮教材修订编写将培养高等中医药院校应用型、复合型药学类专业人才必需的基本知识、基本理论、基本技能作为教材建设的主体框架，将体现教材的思想性、科学性、先进性、启发性、适用性作为教材建设灵魂，在教材内容上设立"要点导航""重点小结"模块对其加以明确；使"三基、五性、三特定"有机融合，相互渗透，贯穿教材编写始终。并且，设立"知识拓展""药师考点"等模块，与《国家执业药师资格考试考试大纲》和新版《药品生产质量管理规范》（GMP）、《药品经营管理质量规范》（GSP）紧密衔接，避免理论与实践脱节，教学与实际工作脱节。

四、创新教材呈现形式，书网融合，使教与学更便捷、更轻松

本轮教材全部为书网融合教材，即纸质教材与数字教材、配套教学资源、题库系统、数字化教学服务有机融合。通过"一书一码"的强关联，为读者提供全免费增值服务。按教材封底的提示激活教材后，读者可通过 PC、手机阅读电子教材和配套课程资源，并可在线进行同步练习，实时反馈答案和解析。同时，读者也可以直接扫描书中二维码，阅读与教材内容关联的课程资源（"扫码学一学"，轻松学习 PPT 课件；"扫码练一练"，随时做题检测学习效果），从而丰富学习体验，使学习更便捷。教师可通过 PC 在线创建课程，与学生互动，开展在线课程内容定制、布置和批改作业、在线组织考试、讨论与答疑等教学活动，学生通过 PC、手机均可实现在线作业、在线考试，提升学习效率，使教与学更轻松。此外，平台尚有数据分析、教学诊断等功能，可为教学研究与管理提供技术和数据支撑。

本套教材的修订编写得到了教育部、国家药品监督管理局相关领导、专家的大力支持和指导；得到了全国高等医药院校、部分医药企业、科研机构专家和教师的支持和积极参与，谨此，表示衷心的感谢！希望以教材建设为核心，为高等医药院校搭建长期的教学交流平台，对医药人才培养和教育教学改革产生积极的推动作用。同时精品教材的建设工作漫长而艰巨，希望各院校师生在教学过程中，及时提出宝贵的意见和建议，以便不断修订完善，更好地为药学教育事业发展和保障人民用药安全有效服务！

中国医药科技出版社
2018 年 6 月

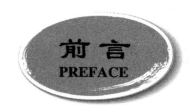

前 言
PREFACE

　　本教材是"全国普通高等中医药院校药学类专业'十三五'规划教材（第二轮规划教材）"之一。为更加适应我国"十三五"高等中医药教育事业发展的新形势、新目标和新要求，以及知识的不断更新，本教材编写围绕普通高等中医药教育及专业学习特点，以及国家执业药师资格考试的要求，突出了"三基（基本理论、基本知识、基本技能）、五性（思想性、科学性、先进性、启发性、适用性）、三特定（特定的对象、特定的要求、特定的限制）"原则。本教材传承了第一版教材的特点，按照药物临床用途分为二十二章，各章修订了创新药物，编写从药物的化学结构出发，注重介绍各类药物的发现和发展、药物的化学结构、制备合成方法、理化性质、体内代谢、构效关系、临床应用以及毒副作用、新药的研究，简要介绍药物设计与研究方法。各章收入了药物研究的最新成果，同时侧重药物化学的基础理论和应用知识的阐述，使学生在尽可能短的时间内掌握所学课程知识，更好地为我国高等中医药教育人才培养服务。

　　本教材主要撰写分工为：许军编写第一章，柴慧芳编写第二章，胡春玲编写第三章，黄维编写第四章，李念光编写第五章，李晓坤编写第六章，李庶心编写第七章，李家明编写第八章，米浩宇、张龙编写第九章，牟佳佳编写第十章，刘燕华编写第十一章，张春桃编写第十二章，陈桂荣编写第十三章，刘玉红编写第十四章，严琳编写第十五章、十六章，韩波编写第十七章，邱玺编写第十八章，张丽丽编写第十九章，李艳杰编写第二十章，钟霞编写第二十一章，徐伟编写第二十二章。

　　本教材为书网融合教材，即纸质教材有机融合电子教材，教学配套资源，题库系统，数字化教学服务（在线教学、在线作业、在线考试）。本教材适用于药学、药物制剂、制药技术、临床药学、制药工程、药品营销、药事管理等高等医药院校相关专业的教学，也可供相关药学工作者作参考用书使用。

　　本书的编写和出版得到了所有编者及其所在单位各级领导和有关专家的大力支持与帮助，在此致以衷心的感谢。由于编者业务水平和教学经验所限，疏漏和不妥之处在所难免，敬请广大读者和同行专家批评指正。

编　者
2018 年 6 月

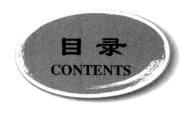

目 录
CONTENTS

扫码"学一学"

第一章 绪 论

要点导航

系统学习药物化学的内容和任务，以药物的化学结构为中心、学习药物化学知识，药物的名称。了解药物化学的发展的过程、发展动态和趋势与我国药物化学事业的成就。

人文知识介绍

化学和药物的历史渊源非常古老，自从有了人类，化学和药物便与人类结下了不解之缘。从远古到公元前约 1500 年，人类学会在熊熊的烈火中由黏土制出陶器、由矿石提炼出金属，学会用谷物酿酒、给丝麻等织物染上颜色等。这些都是在实践经验的直接启发下经过长期摸索而来的最早的化学工艺，是化学的萌芽时期。中国古书中有"神农尝百草，始有医学"的记载，可见中国人用天然植物作为药物的历史在炎黄二帝时期即已开始。古希腊时期也有用药的记载，医学先驱希波克拉底已开始用矿物和植物治病。化学药物则始于为求得长生不老的炼丹物。

药物化学（medicinal chemistry）是药物和化学的结合，是建立在医学、化学和生物学基础上，发明与发现药物、合成药物、阐明药物理化性质、在分子水平上研究揭示药物作用规律的一门学科，是药学领域中重要的带头学科。药物的制备和研究，创新药物的产生是保障人们身体健康的重要工作目标。随着人类的进步和医学、化学和生物学研究的进展，随着与疾病相关的新的靶标陆续发现，又为创新药物研究提供了巨大机遇。

第一节 药物化学的研究内容、药物化学发展的过程、发展动态和趋势

药物指能影响机体生理、生化和病理过程，用以预防、缓解、诊断、治疗疾病、有目的地调节机体生理功能效应，规定有适应证或者功能主治、用法和用量的物质。国家把药物分类为处方药和非处方药，处方药必须凭处方购买。药物根据来源的不同，可分为天然药物、化学药物和生物药物。天然药物是指动物、植物、矿物等自然界中存在的有药理活性的天然产物。化学药物主要来自于矿物、动物和植物中提取的有效化学成分单体、化学合成、生物发酵制得的药物。生物药物是利用生物体、生物组织、细胞、体液等制造的药物。目前在临床仍以化学药物为主。

药物化学是药学领域对药物和活性进行研究的一门重要的带头学科。学习研究内容涉

及发明与发现药物、药物的化学结构特征、名称、理化性质、稳定性、制备、作用机理、毒副作用、构效关系等。

（1）学习研究药物的化学结构以及理化性质，为药物的化学结构修饰、剂型选择、药品的分析检测、保管贮藏和正确使用等奠定化学基础。

（2）学习研究药物的化学结构与生物活性间的关系即构效关系（Structure activity relationships，SAR），从分子水平上揭示药物的作用机理，研究药物进入体内后的生物效应、毒副作用及药物进入体内的生物转化等。

（3）学习药物分子在生物体中作用的靶点以及药物与靶点结合的方式，为临床药学的配伍禁忌和合理用药以及新药研究和开发过程中药物的结构改造奠定理论基础。

（4）学习制备生产化学药物的先进、经济的方法和工艺。

（5）为创制新药研究探索新的途径和方法。

药物化学的发展历程，可简单概括为3D阶段。即发现阶段（discovery）、发展阶段（development）和综合设计阶段（design）。

最早的药物开始于天然物质，早期人们用一些天然物质来治疗疾病与伤痛，早在远古时代，我们的祖先在与大自然作斗争中创造了原始医药学。人们在寻找食物的过程中，发现某些食物能减轻或消除某些病症，这就是发现和应用天然药物的起源。《神农本草经》就是流传下来的、中国现存最早的药物学专著。它总结了汉以前人们的药物知识，该书分三卷，载药365种（植物药252种，动物药67种，矿物药46种），分上、中、下三品，并记述了君、臣、佐、使、七情和合、四气五味等药物学理论，成为我国药物的精髓。长期临床实践和现代科学研究证明：该书所载药效大多是正确的，如麻黄治喘，黄连治痢，海藻治瘿等。

公元657～659年苏敬等组织编修本草，于公元659年完稿，名为《新修本草》（世称《唐本草》）。这是中国古代由政府颁行的第一部药典，也是世界上最早的国家药典。该书共50多卷，包括本草、药图、图经三部分，载药850余种，在国外影响较大。

明朝李时珍的《本草纲目》在药物发展史上有巨大贡献，全书共52卷，约190万字，收载药物1892种，插图1160帧，药方11000余条，分为16部、60类，是我国传统医学的经典著作，它是几千年来祖国药物学的总结，在国际上先后有多种文字的译本流传，对世界自然科学做出举世公认的卓越贡献。

随着科学技术的不断进步发展，特别是煤、染料等化学工业的崛起，促进了药物的发展。19世纪初，药物主要是从动植物体中分离、纯化和鉴定有药用价值的有机化合物，如从茶叶中提取具有中枢兴奋作用的咖啡因，从古柯叶中提取具有麻醉作用的可卡因，从罂粟中提取具有镇痛作用的吗啡，从颠茄中提取具有解痉作用的阿托品等。19世纪中期以后，药物化学知识的发展，有机合成方法的进步，促进了药物的发展进步。1875年Buss发现水杨酸盐具有解热与抗风湿作用，1898年德国Hoffmann合成阿司匹林，到目前临床应用已有100多年；1891年Ehrlich发现染料亚甲蓝可用于治疗疟疾，1926年发现扑疟奎，1932年发现阿的平等合成抗疟药；1910年合成的胂凡纳明用于治疗梅毒等疾病，提出了化学治疗的新概念。Ehrlich提出化学治疗概念，为现代化学药物的合成和进展奠定了基础。

20世纪30年代中期由染料百浪多息，发明了一系列磺胺类药物。1938年合成了磺胺吡啶，1940年左右合成了磺胺噻唑、磺胺嘧啶等磺胺类药物，1951年至1953年间发现了溶解度更好、毒性较低的药物磺胺异噁唑和磺胺索嘧啶等，1956 年发现了长效磺胺药磺胺甲氧嗪，后来又出现了广谱增效剂甲氧苄啶与磺胺类药物合用，可增加药物的效果，延缓耐药菌株的发展和提高疗效。1940 年 Woods 和 Fildes 抗代谢学说的建立，不仅阐明抗菌药物的作用机理，也为寻找新药开拓了新的途径，开始了现代化学治疗的新纪元。第一个被发现的抗生素青霉素的应用，使对 β – 内酰胺类抗生素的研究得到飞速发展，发现了许多类型的抗生素药物以及半合成抗生素，具有抗菌作用更强、抗菌谱更广等特点，因此又开辟了抗生素类药物崭新领域。还有镇静药、全麻药等能通过用化学方法改变天然化合物的化学结构，使之成为更理想的药物。如通过简化可卡因的结构，发展了一类作用相似、结构更简单、化学性质更稳定且不成瘾的局麻药。认识到药物的化学结构与活性的关系，发现了某些类型药物产生药效的基本结构，提出了药效团（Pharmacophore）和受体（Receptor）学说等新概念或理论，受体学说解释了许多药物的作用机理，促进了新药研究的发展。在解热镇痛药、镇静催眠药、麻醉药及消毒药等领域均有新发现。甾类激素药物的广泛研究与对甾体激素的构效关系的深入研究，创制了雌二醇、黄体酮、地塞米松、氢化可的松等激素类药物，对调整内分泌失调起了重要作用；神经系统药物、精神系统药物、心血管系统药物及抗恶性肿瘤药物等化学治疗药物在此阶段也各有突破。

20 世纪 50 年代，随着药物合成化学、生物学、医学的发展，新药不断地发现和发明。人们对药物在机体内的作用机理和代谢变化逐步阐明，同时对药物代谢过程，身体的调节系统，疾病的病理过程都有了更多的认识，从而可以联系生理、生化效应和针对病因去寻找新药，改进了单纯从药物的显效基团或基本结构寻找新药的方法；提出了一系列的药物设计的概念，利用前药（prodrug）、潜效（latentiation）和软药（soft – drug）设计方法可以合成疗效提高且毒副作用降低的新药。

20 世纪 60 年代后，药物的设计研究与应用逐渐完善，促使了构效关系研究的发展，并由定性转向定量研究。1964 年 Hansch 建立了药物的活性与化合物的结构参数、理化参数之间数学模型，可预测设计化合物的生物活性。Hansch 和 Free – Wilson 同时提出的定量构效关系（QSAR）的研究方法，使药物设计由经验设计向合理设计转化。同时，1962 年发生的"反应停事件"促使各国医药卫生管理部门相继制定有关法规，规范新药的安全性试验，除进行急性毒性、长期毒性和一般药理试验外，还必须进行致畸（teratogenic）、致突变（mutanogenic）、致癌（carcinogenic）和生殖毒性试验，从而保障创新药物的临床使用安全。

20 世纪后期，新理论、新技术、学科间交叉渗透形成的新兴学科，促进了药物化学和药物合成的发展，特别是诺氟沙星用于临床后，迅速设计合成了多种喹诺酮类化合物，继而合成了一系列抗菌药物，同时合成了一些新的抗生素。与此同时，化学和分子生物学的发展，计算机的广泛应用，计算能力的提高和众多生物大分子三维结构的准确测定，X 衍射、生物核磁共振、数据库、分子图形学的应用，为研究药物与生物大分子三维结构，药效构象以及二者作用模式，探索构效关系提供了理论依据和先进手段，使药物化学的理论与药物设计的方法与技巧不断地升华和完善。

21 世纪是知识经济的新世纪，促进科技进步和经济发展将是我们面临的主要任务。通过生物技术改造、转基因技术、生命信息科学技术，组合化学技术、高通量筛选技术，对发现创新化合物和提高新药研究水平都具有重要意义，为防病治病及新药研究提供重要的基础。药物化学与生物技术紧密结合，相互促进，促进了医药工业快速发展，仍是今后发展的大趋势。

新世纪我国药物化学发展迅速，尤其是药物生产方面取得了巨大成绩。到 2015 年 11 月底，全国已有原料药和制剂生产企业 5065 家，可以生产化学原料药 2000 余种，建立了完整的药物科研、教学、管理、生产、营销体系，促进了医药工业的发展，保障了全国人民的身体健康。

第二节 药物作用靶点和药物的名称

药物化学的任务之一是设计和发现新药，创新药物设计的目的是寻找具有高效、低毒的新化合物。在创新药物研究中，需要正确选择和确定药物的作用靶标。目前药物作用的靶标主要集中在受体、酶、核酸（DNA 和 RNA）、离子通道和基因等。

受体靶标，分为细胞表面受体和细胞内受体。受体（Receptors）是药物的一种作用靶点，是能与细胞外专一信号分子（配体）结合引起细胞反应的蛋白质；是细胞表面或亚细胞组分中的一种分子，可以识别并特异地与有生物活性的化学信号物质结合，从而激活或启动一系列生物化学反应，最后导致该信号物质特定的生物效应。药物作用于受体既能产生激动作用也能产生阻断作用，尤其是许多受体亚型的发现，促进了受体激动剂和阻断剂的发展。

在体内药物作用于受体的生理变化一般为三个过程：首先，药物－受体结合－复合物的形成；其次，细胞内信使的形成或离子通道的开放；再则，链反应中的其他成分如蛋白激酶（protein kinase）被激活。寻找特异性地仅作用某一受体亚型的药物，可提高其选择性，增加药物的活性。如组胺 H_1 受体、H_2 受体阻断剂能治疗过敏和胃及十二指肠溃疡；而肾上腺素 α 和 β 受体及其亚型的激动剂和阻断剂则为治疗心血管系统疾病的重要药物。

酶靶标，酶是生命细胞内产生的具有高度专一性和催化性的蛋白质，也称为生物催化剂，广泛存在于各种细胞中。能在机体内催化各种生物化学反应，促进生物体的新陈代谢。生命活动中几乎所有的化学反应都是酶促反应，酶是细胞赖以生存的基础。细胞新陈代谢包括的所有化学反应几乎都是在酶催化下进行的，因而酶具有重要的生理生化活性。目前将酶分类为：氧化还原酶类（oxidoreductases）、转移酶类（transferases）、水解酶类（hydrolase）、裂解酶类（laases）、异构酶类（isomerases）、合成酶类（ligases）等。随着对酶的结构、活性部位的深入研究，许多作用于酶的创新药物研究取得很大进展。例如作用于二氢叶酸还原酶的抗肿瘤药物甲氨蝶呤、通过干扰肾素（renin）－血管紧张素（angiotensin）－醛固醇（aldosterone）系统调节而达到降压效用的血管紧张素转化酶（ACE）抑制剂卡托普利、依那普利、赖诺普利等。

核酸靶标，是由许多核苷酸聚合成的生物大分子化合物，为生命的最基本物质之一。核酸广泛存在于所有动物、植物细胞、微生物、生物体内，核酸常与蛋白质结合形成核蛋白。核酸大分子可分为两类：脱氧核糖核酸（DNA）和核糖核酸（RNA），DNA 是储存、复制和传递遗传信息的主要物质基础，RNA 在蛋白质合成过程中起着重要作用，其中转运核糖核酸，简称 tRNA，起着携带和转移活化氨基酸的作用；信使核糖核酸，简称 mRNA，是合成蛋白质的模板；核糖体的核糖核酸，简称 rRNA，是细胞合成蛋白质的主要场所。不同的核酸，其化学组成、核苷酸排列顺序等不同。核酸不仅是基本的遗传物质，而且在蛋白质的生物合成上也占重要位置，因而在生长、遗传、变异等一系列重大生命现象中起决定性的作用。目前已发现近 2000 种遗传性疾病都和 DNA 有关。如白化病是 DNA 分子上缺乏产生促黑色素生成的酪氨酸酶的基因所致。人类镰刀形红血细胞贫血症是由于患者的血红蛋白分子中一个氨基酸的遗传密码发生了改变。肿瘤的发生、病毒的感染、射线对机体的作用等也都与核酸有关。

离子通道靶标，离子通道类似于活化酶，存在于机体的各种组织，由细胞产生的特殊蛋白质构成，它们聚集起来并镶嵌在细胞膜上，一般是由若干个亚单位组成的中空环状结构，外表面高度疏水，能与膜中的脂质融合；中间形成水分子占据的孔隙，这些孔隙就是水溶性物质快速进出细胞的通道。离子通道对实现细胞各种功能具有重要作用，细胞通过离子通道的开放和关闭调节相应物质进出细胞的速度，参与调节多种生理功能。70 年代末发现的一系列钙阻断剂（Calcium antagonists）是重要的心脑血管药，其中二氢吡啶类药物较多，如硝苯地平、氨氯地平。两名德国科学家埃尔温·内尔和贝尔特·扎克曼即因发现细胞内离子通道并开创膜片钳技术而获得 1991 年的诺贝尔生理学奖。

药物的名称是药物规范化、标准化的主要内容之一，同时也是药物质量标准的重要组成部分。化学药物的名称类型通常有通用名、化学名、商品名三种。

药物通用名：是国际非专利药品名称（International nonproprietary names for pharmaceutical substances，INN），由世界卫生组织（WHO）审定和制定。1953 年公布了第一批国际通用药名，之后每隔一段时间进行一次汇编，以拉丁语、英语、法语、俄语、西班牙语五种文字对照的 INN 发表。INN 是新药开发者在新药申请时向政府主管部门提出的正式名称，不能申请专利及行政保护，是任何该产品的生产者都可以使用的名称，也是文献、教材及资料中以及在药品说明书中标明的有效成分的名称，是复方制剂中复方组分的名称。INN 名称已被世界各国采用。中国药品通用名称（Chinese approved drug names，CADN），是根据我国药典委员会编写的中国药品命名的规范，以国际非专利药品名称为依据，结合具体情况制定。CADN 由国家药典委员会负责组织制定并报国家食品药品监督管理总局备案。

INN 命名的原则：①药品名称的拼写和发音应清晰明了，全词不宜太长，避免与已有的药名混淆；②同属一类药理作用、结构相似的药物，在命名时应适当体现这种关系，如有共同的词头或词尾；应避免采用能使病人从解剖学、生理学、病理学、治疗学推测药效的名称。如 Sulfa - 为磺胺类药物的词干，译作磺胺；Cef - 为头孢菌素类抗生素的词干，译作头孢；- tidine 为 H_2 受体阻断剂的词干，译作替丁；- methasone 为皮质激素类药物的词干，译作米松；没有连接符号的词干用于药名的任何部位，如 gest 为甾族孕激素类的词干，译作孕；prost 为前列腺素类的词干，译作前列等。

我国药品名称要严格遵循《药品管理法》规定。药品名称应科学、明确、简短；词干已确定的译名应尽量采用，使同类药品能体现系统性。药品的命名还应不得用代号命名。药品的英文名应尽量采用世界卫生组织编订的国际非专利药名；INN 没有的，可采用其他合适的英文名称。中文名应尽量与外文名相对应，一般以音译为主。

化学名：是根据药物的化学结构式进行的命名，表达药物的确切化学结构，其英文化学名是国际的通用名称。我国药典委员会颁布的中国药品通用名称命名原则规定了药物化学名的命名细则。命名方法以药物一个母核为基本结构，然后连上取代基或官能团的位置和名称，并按照规定顺序注明取代基或官能团的序号，对于手性化合物规定其立体构型或几何构型。化学名称的命名可参考国际纯粹和应用化学联合会公布的有机化学命名法和中国化学会公布的有机化学命名原则。由于美国化学文摘（CA）在世界范围广为应用，现已经作为药物化学命名的基本依据。药物英文名所采用的系统命名是以美国化学文摘（CA）为依据的。

以盐酸环丙沙星（Ciprofloxacin Hydrochloride）为例，其结构和中英文化学名如下：

化学名为1－环丙基－6－氟－1，4－二氢－4－氧代－7－（1－哌嗪基）－3－喹啉羧酸盐酸盐一水合物，1－cyclopropyl－6－fluoro－1，4－dihydro－4－oxo－7－（piperazin－1－yl）－quinoline－3－carboxylic acid hydrochloric acid monohydrate。

商品名：药品的商品名指经国家药品监督管理局批准的特定企业使用的商品名称。为加强药品监督管理，维护公共健康利益，规定药品商品名称应当符合《药品商品名称命名原则》的规定，不得有夸大宣传、暗示疗效作用，并得到国家食品药品监督管理总局批准后方可使用。药品生产企业为了树立自己的品牌，往往给自己的产品注册不同的商品名以示区别，因此同一个药品可以有多个不同的商品名。药品商品名是每个国家都认可的上市药物名称，药品通用名称不得作为药品商标名使用。如通用名为苯磺酸左旋氨氯地平片的商品名分别有弘明远、施慧达等。国家新规定：除新的化学结构、新的活性成分的药物以及专利化合物外，其他品种一律不得有商品名称。

药物是一种特殊的商品，药物质量的优劣直接影响人民的身体健康和生命安全。《中华人民共和国药典》是药品生产、供应、使用、检验和药政管理部门共同遵循的法定依据。到今天《中华人民共和国药典》已经颁布了10版，分别是1953年版、1963年版、1977年版、1985年版、1990年版、1995年版、2000年版、2005年版、2010年版、2015年版，现在执行的是2015年版。未被列入《中华人民共和国药典》的药品，其质量必须达到原国家食品药品监督管理总局颁布的《药品标准》的要求，以保证药品使用的安全、合理、有效。

2016年为了全面提高仿制药质量，按照《国务院办公厅关于开展仿制药质量和疗效一致性评价的意见》要求，进行药品一致性评价工作；其重要任务是为了持续提高药品质量，提升制药行业整体水平，促进医药经济结构调整和产业升级，进一步增强我国医药产业国际竞争能力，保障公众用药安全具有重要意义。为此，对国家基本药物目录（2012年版）中2007年10月1日前批准上市的化学药品仿制药口服固体制剂，应在2018年底前完成一致性评价，其中需要开展临床有效性试验和存在特殊情形的品种，应在2021年底前完成一致性评价。

三点小结

重点：熟悉药物化学学习的内容和任务，掌握药物的化学结构和特性。

难点： 系统学习各类药物的结构、理化性质、构效关系、药物的作用靶点和应用。

执业药师导航： 药物化学知识是执业药师必备的药学专业知识的重要组成部分。根据执业药师的职责与执业活动的需要，药物化学部分的考试内容主要包括如下 6 点。

1. 各类药物的分类、结构类型、作用机制、构效关系和代谢特点。

2. 代表药物的化学结构、理化性质、稳定性和使用特点。

3. 一些重要药物在体内外相互作用的化学变化；药物在体内的生物转化过程及其化学变化和对生物活性的影响。

4. 手性药物的立体化学结构、构型和生物活性特点。

5. 药物在生产和贮存过程中可能产生的杂质及相应的生物学作用。

6. 特殊管理药品的结构特点和临床用途。

（许 军 严 琳）

扫码"练一练"

扫码"学一学"

第二章 镇静催眠药和抗癫痫药

要点导航

掌握地西泮、艾司唑仑、佐匹克隆、苯巴比妥、苯妥英钠、丙戊酸钠和卡马西平的结构、化学名称、理化性质、体内代谢及用途。熟悉酒石酸唑吡坦和托吡酯的结构、化学名称及用途。熟悉地西泮和佐匹克隆的化学合成方法。了解镇静催眠药和抗癫痫药的结构类型、结构特点、药理作用和构效关系。

人文知识介绍

失眠，中医称为"不寐"。当人们受到自身压力或因外界不良刺激、产生强烈情绪变化时，常会出现失眠；长期失眠会导致身体内部系统紊乱，引发内分泌失调等并发症状。中国对癫痫的认识自古有之，《黄帝内经》和《诸病源候论·癫狂候》对癫痫发作先兆和临床症状著有记载；《素问·奇病论》则指出先天因素在病因中的重要性。

第一节 镇静催眠药

镇静催眠药物属于中枢神经系统药物，对中枢神经系统有着广泛的抑制作用。镇静药可使患者从兴奋状态转为安静，催眠药则进一步抑制中枢神经，使服用者产生类似正常的睡眠。同一药物在较小剂量时通常产生镇静作用，中等剂量时产生催眠作用，大剂量时则产生抗惊厥作用。有些药物还可用于治疗癫痫、焦虑等病症。

在 19 世纪 20 年代，乙醚和三氯甲烷最先被用于催眠；1869 年，第一个卤代镇静药——水合氯醛用于临床。20 世纪初以来，巴比妥类药物一直作为传统镇静催眠药物被使用。自 20 世纪 60 年代起，氯氮䓬和地西泮相继上市后，苯二氮䓬类药物因其成瘾性小和安全范围更大，几乎完全替代巴比妥类而广泛应用。1987 年，以佐匹克隆的上市为标志，新一代杂环类镇静催眠药如唑吡坦、扎来普隆等已成为临床的主流品种，使用日益广泛。

根据化学结构不同，常用镇静催眠药可分为巴比妥类、苯二氮䓬类、杂环类和其他类。巴比妥类已极少用作镇静催眠药，主要用于抗惊厥、抗癫痫药物，少数注射药物用于麻醉及麻醉前给药。目前，临床上重要的应用药物为苯二氮䓬类和杂环类药物。

一、苯二氮䓬类

1960 年和 1963 年，由罗氏公司开发的氯氮䓬（Chlordiazepoxide）和地西泮（Diazepam）分别上市。其后，数十个西泮类药物相继开发上市（表 2-1）。本类药物的特点是均含有苯环与七元亚胺内酰胺环骈合的苯二氮䓬类母核结构，不良反应较巴比妥类少，安全范围大。

表 2 – 1 苯二氮䓬类药物

药物名称	R¹	R²	R³	R⁴
硝西泮 Nitrazepam	H	H	NO₂	H
氟西泮 Flurazepam	(CH₂)₂N (C₂H₅)₂	H	Cl	F
替马西泮 Temazepam	CH₃	OH	Cl	H
劳拉西泮 Lorazepam	H	OH	Cl	Cl
氟硝西泮 Flunitrazepam	CH₃	H	NO₂	F
尼美西泮 Nimetazepam	CH₃	H	NO₂	H
奥沙西泮 Oxazepam	H	OH	Cl	H
氯甲西泮 Lormetazepam	CH₃	OH	Cl	Cl
西诺西泮 Cinolazepam	(CH₂)₂CN	OH	Cl	F

研究发现，γ - 氨基丁酸（γ - Aminobutyric acid，GABA）是中枢神经系统中起抑制作用的神经递质，GABA 受体存在 3 个亚型：$GABA_A$、$GABA_B$ 和 $GABA_C$。在 $GABA_A$ 受体上，除包含 GABA 结合位点外，还有苯二氮䓬受体（BZD 受体，或称 ω 受体），该受体在脑皮质、海马区和杏仁核内高密度存在。根据组成受体亚单位的不同，ω 受体又可分为若干亚型，分别介导镇静作用、记忆和认知功能。苯二氮䓬的镇静安眠作用即是与脑干核内 $ω_1$ 受体作用的结果。

地西泮 Diazepam

化学名为 1 - 甲基 - 5 - 苯基 - 7 - 氯 - 1，3 - 二氢 - 2H - 1，4 - 苯并二氮杂䓬 - 2 - 酮，7 - Chloro - 1，3 - dihydro - 1 - methyl - 5 - phenyl - 2H - 1，4 - benzodiazepin - 2 - one。

本品为白色或类白色的结晶性粉末，无臭，味微苦。本品在水中几乎不溶，溶于乙醇，易溶于丙酮和三氯甲烷。熔点 130℃ ~ 134℃，pK_a 为 3.4。

地西泮的合成路线：以 3 - 苯基 - 5 - 氯噁呢为原料，经氮甲基化、铁粉还原，得 2 - 甲氨基 - 5 - 氯 - 二苯甲酮；再用氯乙酰氯酰化，最后与盐酸乌洛托品作用，得目标物。

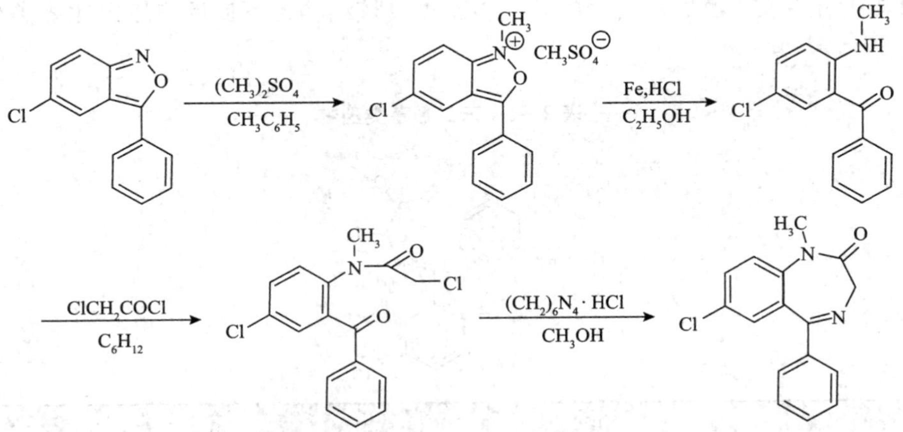

本品为苯二氮䓬类的代表药物，具有镇静、催眠、抗焦虑、中枢性肌肉松弛、抗惊厥和抗癫痫作用。可缩短入睡时间、延长睡眠，对焦虑引起的失眠效果尤其显著。

本品的苯二氮䓬环上含内酰胺和亚胺结构，在酸性溶液中受热，1、2位和4、5位易发生水解开环，生成2-甲氨基-5-氯-二苯甲酮和甘氨酸（图2-1）。其中4、5位开环为可逆反应，酸性条件开环，碱性条件下又重新闭环，因此4、5位开环不影响药物的生物利用度。

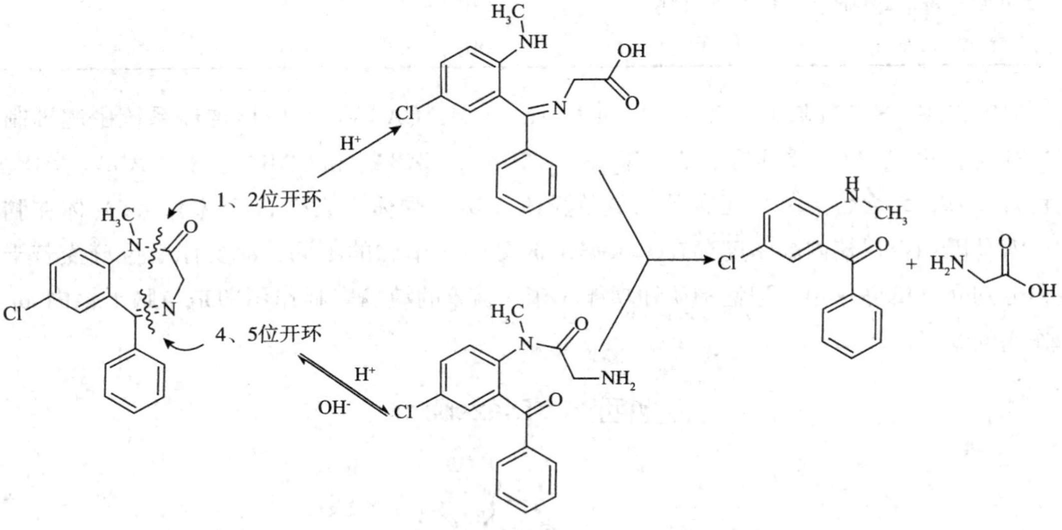

图2-1 地西泮在酸性条件下的水解

本品口服吸收快，静注后迅速进入脑组织，并分布到脂肪组织等，半衰期为20~70小时。血浆蛋白结合率99%。本品主要由肝脏代谢，代谢途径包括1位N-去甲基、3位羟基化等，通过3-羟基与葡萄糖醛酸结合后，排出体外（图2-2）。活性代谢产物有去甲地西泮（Nordazepam）、替马西泮（Temazepam）和奥沙西泮（Oxazepam），后两者已开发成为药物上市。替马西泮和奥沙西泮半衰期较短，副作用小，适用于高龄者和肝肾功能不良者。本品有肠肝循环，消除缓慢，作用持久，长期用药有蓄积性。

N-去甲基
氧化
去甲地西泮
奥沙西泮
替马西泮
葡萄糖醛酸结合物
葡萄糖醛酸结合物

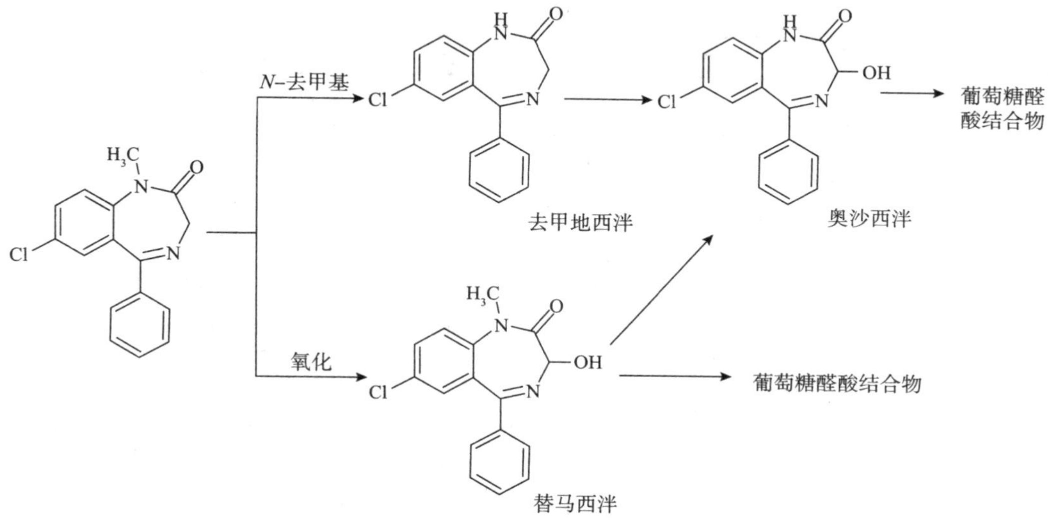

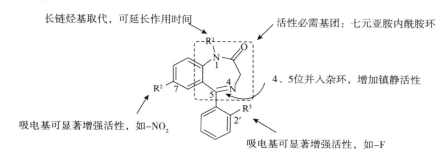

图 2－2　地西泮的体内代谢途径

以地西泮为基础，对其衍生物进行构效关系研究，总结如图 2－3 所示。

长链烃基取代，可延长作用时间
活性必需基团：七元亚胺内酰胺环
4、5位并入杂环，增加镇静活性
吸电基可显著增强活性，如-NO2
吸电基可显著增强活性，如-F

图 2－3　苯二氮䓬类的构效关系

在苯二氮䓬类药物 1、2 位骈合五元含氮杂环如咪唑、三唑环，或在 4、5 位骈合四氢噁唑环，得到的苯并氮䓬类化合物，均以"唑仑（－azolam）"作为通用名词干（表 2－2）。增加了药物的代谢稳定性，同时也显著提高了与受体的亲和力，故活性明显增强。如三唑仑（Triazolam），催眠作用是氟西泮的 40 倍，硝西泮的 10 倍。

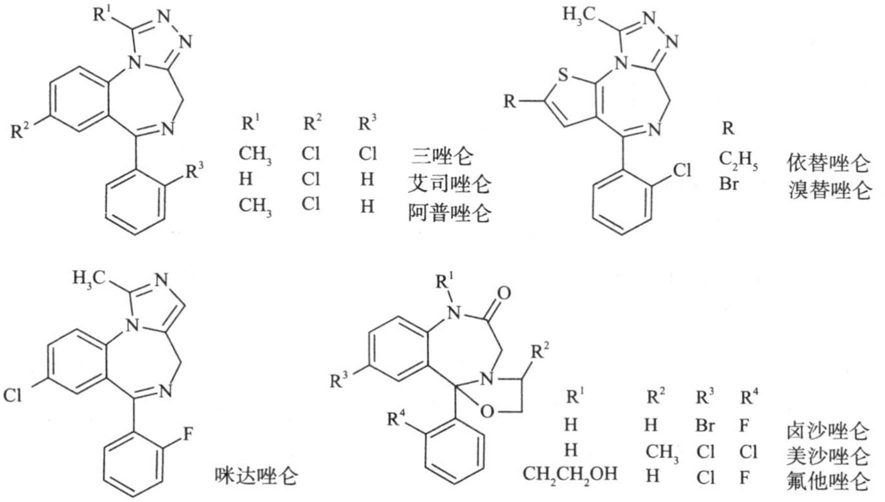

R1 R2 R3
CH3 Cl Cl 三唑仑
H Cl H 艾司唑仑
CH3 Cl H 阿普唑仑
R
C2H5 依替唑仑
Br 溴替唑仑
咪达唑仑
R1 R2 R3 R4
H H Br F 卤沙唑仑
H CH3 Cl Cl 美沙唑仑
CH2CH2OH H Cl F 氟他唑仑

表 2 – 2　唑仑类苯二氮䓬药物

结构类型	药物名称	特点与用途
1，2 位骈合三唑环	三唑仑 Triazolam	强力短效安眠药，迅速诱导睡眠，不易产生蓄积；口服吸收良好，半衰期为 2～4 小时，适用于各种失眠症，也用于焦虑、神经紧张等
	艾司唑仑 Estazolam	镇静催眠作用较强，是硝西泮的 2～4 倍；具有广谱抗惊厥作用，临床对癫痫大、小发作亦有疗效
	阿普唑仑 Alprazolam	用量小，作用强，适用于顽固性失眠，也用于术前镇静
1，2 位骈合三唑环，噻吩环替代骈合苯环	依替唑仑 Etizolam	有强力镇静、催眠和抗焦虑作用，可延长总睡眠时间，无反跳
	溴替唑仑 Brotizolam	短效镇静催眠药，用于暂时性失眠症
1，2 位骈合咪唑环	咪达唑仑 Midazolam	镇静、催眠作用迅速、短效，常用于失眠的短期治疗。因其咪唑环可与酸成盐，制成注射剂，临床可用于全身或局部麻醉诱导剂
4，5 位骈合四氢噁唑环	卤沙唑仑 Haloxazolam	催眠作用较好，可延长慢波睡眠，与正常睡眠作用相似
	美沙唑仑 Mexazolam	抗焦虑药，有镇静、安定作用。口服吸收迅速，血药达峰时间为 1～2 小时
	氟他唑仑 Flutazolam	主要用于焦虑症，作用与地西泮相似；口服吸收迅速

艾司唑仑　Estazolam

化学名为 6 – 苯基 – 8 – 氯 – 4H – ［1，2，4］ – 三氮唑 ［4，3 – a］［1，4］苯并二氮杂䓬，8 – Chloro – 6 – phenyl – 4H – ［1，2，4］triazolo ［4，3 – a］［1，4］benzodiazepine。

本品为白色或类白色结晶性粉末；无臭，味微苦。几乎不溶于水，略溶于乙酸乙酯或乙醇，溶于甲醇，易溶于三氯甲烷或醋酐。熔点 229℃～232℃。

本品为 BZD 受体激动剂，能够促进 GABA 与 GABA$_A$ 受体结合，同时可增加氯离子通道开放频率，增强抑制性神经递质 GABA 的作用，进而产生中枢抑制作用。本品具有镇静催眠、抗焦虑、抗惊厥等作用。

本品的 4、5 位亚胺键，在室温、酸性条件下水解开环，碱性条件下重新环合。本品有硫酸 – 荧光反应，溶于硫酸后，置紫外光灯（365nm）下检视，呈天蓝色荧光。

本品口服 3 小时后，血药浓度达峰值；半衰期为 24 小时，血浆蛋白结合率约为 93%。经肝脏细胞色素 P450 催化代谢，代谢产物有 3 位羟基化艾司唑仑，代谢物主要由肾脏排泄。

作为镇静催眠药物，短期治疗时起效迅速，且疗效显著，总体安全性和耐受性良好。但长期使用可产生药物依赖性；停药后易引起反弹性失眠。另外，其在用药数周后可能产生耐药性，增加了副作用发生的概率。

二、杂环类

由于苯二氮草类药物的上述不足，一批具有特异性药效且安全性更高的新一代非苯二氮草类镇静催眠药被研发上市。该类药物中具有杂环结构，代表药物有佐匹克隆（Zopiclone）、唑吡坦（Zolpidem）、扎来普隆（Zaleplon）、艾司佐匹克隆（Eszopiclone）等。

扎来普隆

艾司佐匹克隆

佐匹克隆　Zopiclone

化学名为 4-甲基-1-哌嗪甲酸-6-（5-氯-2-吡啶基）-6,7-二氢-7-氧代-5H-吡咯并［3,4-b］吡嗪-5-基酯，4-Methyl-1-piperazinecarboxylic acid 6-(5-chloro-2-pyridinyl)-6,7-dihydro-7-oxo-5H-pyrrolo［3,4-b］pyrazin-5-yl ester。

本品为白色至淡黄色结晶性粉末，无臭、味苦。几乎不溶于水，极难溶于乙醚，难溶于甲醇、乙腈、丙酮或乙醇，较易溶于冰醋酸，易溶于二甲基亚砜。熔点178℃。

佐匹克隆的合成路线：以吡嗪-2,3-二酸酐和2-氨基-5-氯吡啶为原料，经成酰胺反应、醋酐作用下环合、硼氢化钾还原得6-（5-氯-2-吡啶基）-5-羟基-6,7-二氢-7-氧代-5H-吡咯并［3,4-b］吡嗪，最后与4-甲基-1-哌嗪甲酰氯盐酸盐缩合，得目标物。

本品为环吡咯酮类化合物，是 GABA_A/BZD 受体复合物 ω_1 受体亚型的激动剂，与苯二氮䓬类药物作用于受体同一部位的不同区域，与受体具有高亲和力。本品是环吡咯酮类中首个上市的品种。本品为速效催眠药，能缩短入睡时间、减少觉醒次数，并延长睡眠时间，适用于各种因素引起的失眠症。与苯二氮䓬类相比，具有高效、低毒、成瘾性小的特点。本品具有手性碳原子，S-构型对映异构体（艾司佐匹克隆）的活性强于消旋体和 R-构型对映异构体。2004 年 12 月，艾司佐匹克隆作为快速短效安眠药，被美国食品药品管理局（FDA）批准用于临床。研究表明，其对苯二氮䓬类受体的亲和力是消旋体的 50 倍，毒性却小于消旋体的 1/2。

本品口服吸收迅速，30 分钟内起效，2 小时血药浓度达峰值，半衰期为 3.5 小时。生物利用度为 80%，连续多次给药无蓄积作用。本品在体内的主要代谢产物为 N-氧化物和 N-脱甲基产物。代谢产物经肾脏随尿排出（图 2-4）。

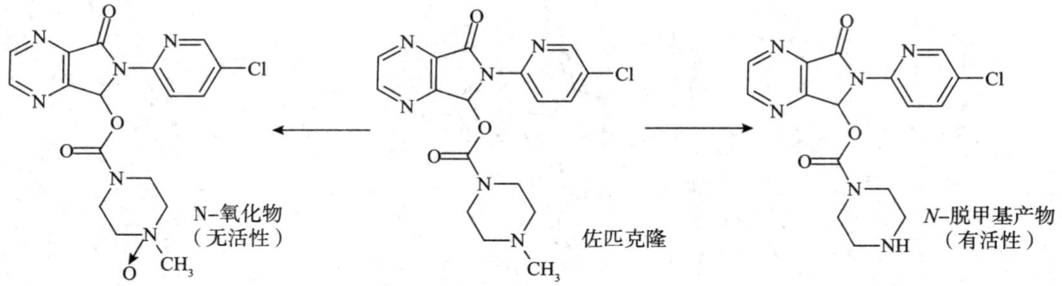

图 2-4 佐匹克隆的代谢途径

本品与神经肌肉阻滞药（筒箭毒、肌松药）或其他中枢神经抑制药合用，可增强镇静作用；与苯二氮䓬类抗焦虑药、催眠药合用，会增加戒断综合征的发生概率。

酒石酸唑吡坦 Zolpidem Tartrate

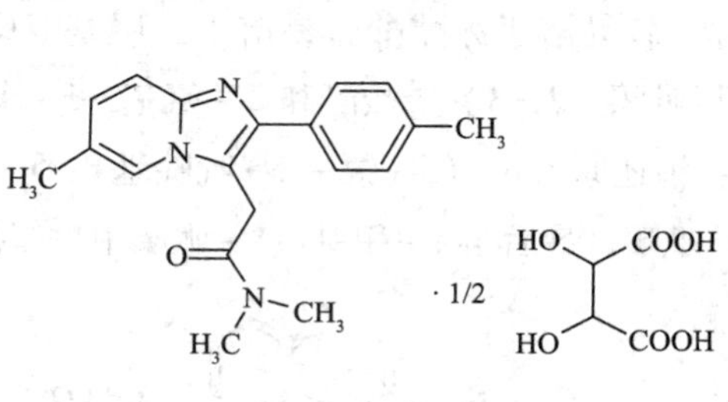

化学名为 N，N，6-三甲基-2-（4-甲基苯基）咪唑并 [1，2-a] 吡啶-3-乙酰胺半酒石酸盐，N，N，6-Trimethyl-2-p-tolylimidazo [1，2-a] pyridine-3-acetamide L-（+）-tartrate。

本品为白色结晶，易溶于水。熔点 193℃～197℃。本品游离形式的 pK_a 为 6.2。

本品为新型结构的催眠药物，其咪唑并吡啶结构可与苯二氮䓬 ω_1 受体亚型选择性地结合，但对 ω_2 和 ω_3 受体亚型的亲和力很弱，而苯二氮䓬类无此选择性。本品剂量小、作用时间短，镇静催眠作用很强。小剂量时，可缩短入睡时间、延长睡眠时间；在较大剂量时，慢波睡眠时间延长；几乎不改变睡眠结构。在正常治疗期内，极少产生耐受性和成瘾性。是现在临床上的主要镇静催眠药。

本品服用后，在胃肠道快速吸收，经肝脏首过代谢，生物利用度为 70%，半衰期为 2 小时。代谢产物以氧化物形式为主（图 2－5）。

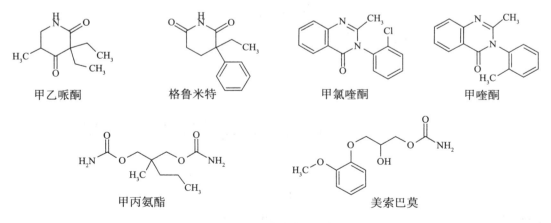

图 2－5 唑吡坦的代谢途径

阿吡坦（Alpidem）与唑吡坦结构极为相似，区别仅在于以氯取代芳杂环上的甲基，以二丙氨基替代二甲氨基。但两者在受体选择性、药物作用和用途上，存在很大差异。阿吡坦仅是 ω_1 受体亚型的部分激动剂，且内在活性低；而唑吡坦是 ω_1 受体亚型的完全激动剂，内在活性高。阿吡坦几乎无镇静和肌松作用，临床主要用作抗焦虑药物。两个药物的理化性质也存在较大区别，改变了药物在靶器官内的分布速度和分布量。

除巴比妥类和苯二氮䓬类镇静催眠药外，一些具有酰胺结构的杂环化合物和氨基甲酸酯类化合物也可用作镇静催眠药（图 2－6），但目前应用较少。

图 2－6 具有酰胺结构的镇静催眠药

第二节　抗癫痫药物

癫痫是一类慢性、反复性和突发性的大脑功能失调综合征，以大脑局部神经元过度兴奋、阵发性异常高频率放电、并向周围扩散为特征。因异常放电的神经元所在部位和扩散范围不同，临床表现为不同程度的运动、感觉、意识、行为和自主神经功能紊乱等症状。根据发作时的症状表现，可分为全身性发作和部分性发作，每类又分为不同类型。包括全身强直阵挛性发作（大发作）、失神性发作（小发作）、单纯部分性发作、复杂部分性发作（精神运动性发作）、自主神经性发作（间性发作）和癫痫持续状态等。

抗癫痫药物是临床消除或减轻癫痫发作的主要手段。其作用机理为：一是通过影响中枢神经元，防止或减少病理性过度放电；二是减弱兴奋的局部扩散，提高正常脑组织的兴奋阈，抑制大脑神经元过度兴奋，防止癫痫的反复发作。临床上应用的药物大多是通过第二种方式产生作用。

按照化学结构的不同，目前临床上使用的抗癫痫药物可分为：①巴比妥类，如苯巴比妥（Phenobarbital）、扑米酮（Primidone）；②乙内酰脲类，如苯妥英钠（Phenytoin Sodium）；③亚芪胺类，如卡马西平（Carbamazepine）、奥卡西平（Oxcarbazepine）；④琥珀酰亚胺类，如乙琥胺（Ethosuximide）；⑤苯二氮䓬类，如地西泮（Diazepam）、氯硝西泮（Clonazepam）；⑥脂肪酸类，如丙戊酸钠（Sodium Valproate）、加巴喷丁（Gabapentin）、氨己烯酸（Vigabatrin）等；⑦其他类，如托吡酯（Topiramate）、拉莫三嗪（Lamotrigine）等。临床常用抗癫痫药物见表2-3。

表2-3　临床常用抗癫痫药物

类型	药物名称	化学结构	作用特点与应用
巴比妥类	苯巴比妥 Phenobarbital		本品具有广谱、高效、低毒等优点，是治疗癫痫大发作的首选药物之一，对小发作治疗效果差
乙内酰脲类	苯妥英钠 Phenytoin Sodium		本品主要用于大发作和局限性发作，无催眠作用，疗效较高，常作为首选药物，对失神性发作无效
亚芪胺类	奥卡西平 Oxcarbazepine		本品为前药，是卡马西平的10-酮基衍生物。可阻断脑细胞电压依赖性钠通道，抑制神经元重复放电，临床用于复杂性部位发作，全身强直-阵挛性发作
琥珀酰亚胺类	乙琥胺 Ethosuximide		用于治疗癫痫失神性发作，疗效较好

续表

类型	药物名称	化学结构	作用特点与应用
苯二氮草类	氯硝西泮 Clonazepam		本品适于控制各型癫痫发作，对失神小发作、婴儿痉挛症和运动不能性发作疗效好
其他类	拉莫三嗪 Lamotrigine		本品通过作用于电压依赖性 Na^+、Ca^{2+} 通道，抑制反复放电；并作用于谷氨酸相关神经递质，抑制谷氨酸和天冬氨酸的释放。主要用于治疗其他癫痫药不能控制的部分性或全身性癫痫发作

苯巴比妥 Phenobarbital

化学名为 5 – 乙基 – 5 – 苯基 – 2，4，6（1H，3H，5H）– 嘧啶三酮，5 – Ethyl – 5 – phenyl – 2，4，6（1H，3H，5H）pyrimidinetrione。

本品为白色有光泽结晶或白色结晶粉末，无臭，味微苦。极微溶于水。

本品具有丙二酰脲类结构，为长效巴比妥类药物。作用于兴奋系统的突触传递过程，可阻断脑干激活系统，从而降低大脑皮质细胞的兴奋性，对中枢神经系统产生抑制作用，产生镇静、催眠和抗惊厥作用。其作用强度呈剂量相关性，随着剂量增加，可出现镇静、催眠、抗惊厥、麻醉等。

本品与过量硝酸银试液反应，生成白色不溶性沉淀。与铜吡啶试液反应，生成紫色沉淀。上述反应为丙二酰脲类药物通用鉴别试验。

本品吸收和进入脑组织较慢，作用持久。具有肝药酶诱导作用，可加速自身和其他多种药物的代谢。主要以原药形式经肾脏排出。

本品对大多数癫痫有效，具有广谱、高效、低毒的优点，是治疗癫痫大发作的首选药物之一。

巴比妥类药物起初主要用作镇静催眠药，后因苯二氮䓬类药物的出现而逐渐被替代。目前，在临床上被广泛地用于治疗癫痫。该类药物还有异戊巴比妥（Amobarbital）、环己烯巴比妥（Cyclobarbital）、戊巴比妥（Pentobarbital）、海索比妥（Hexobarbital）和硫喷妥钠（Thiopental Sodium）等。

该类药物的共同点是具有 5，5 - 二取代环丙二酰脲结构。根据取代基不同，可得到作用强弱、作用时效和作用时间各具特点的巴比妥类药物。其药物作用主要与药物的解离常数 pK_a、药物的脂水分配系数相关。pK_a 值大的药物，更易吸收，进入大脑皮层而发挥作用，起效更快。其 5 位碳上两个取代烃基的碳数为 4~8 时，药物具有适当的脂水分配系数，作用效果良好。

苯妥英钠　Phenytoin Sodium

化学名为 5，5 - 二苯基乙内酰脲钠盐，5，5 - Diphenyl - 2，4 - imidazolidinedione monosodium salt。

本品为白色粉末，无臭，味苦；微有引湿性；在空气中可渐渐吸收 CO_2，分解成苯妥英（Phenytoin）；水溶液显碱性，常因部分水解而发生浑浊。本品几乎不溶于三氯甲烷或乙醚，溶于乙醇，易溶于水。本品的 pK_a 为 8.3。

本品能够增加脑中 GABA 的含量，具有膜稳定作用，能增强钠、钾离子的转运，减少其内流，提高兴奋阈，防止病灶异常放电，起到抗癫痫作用。本品是防治癫痫大发作的首选药物，也用于精神运动性发作，对小发作无效。

本品为环状酰脲结构，与碱共热可发生开环，生成二苯基氨基乙酸，并释放氨气。

本品水溶液与二氯化汞试液反应，生成白色沉淀，该沉淀不溶于氨试液。此反应可用于鉴别本品和巴比妥类药物，后者与汞盐生成的沉淀溶于氨试液。

（白色）

本品口服吸收较慢，生物利用度约为79%，吸收后快速分布至全身组织，易透过血-脑屏障。本品半衰期为20小时，血浆蛋白结合率约90%。本品在肝脏内由肝药酶代谢，主要代谢途径（图2-7）为芳环的羟基化，代谢产物无活性，与葡萄糖醛酸结合后，经肾脏排出体外，约20%以原型由尿排出。本品有效血药浓度为10~20μg/ml。消除速度与血药浓度相关，低血药浓度时，属一级动力学消除；血药浓度增高时，则为零级药代动力学消除。在肝脏中代谢达到饱和后，即使增加很小剂量，血药浓度也会急剧增加，易产生毒性反应。因此，用药时需进行血药浓度监测，根据患者情况决定给药剂量和次数。

本品有肝酶诱导作用，如与洋地黄类、皮质激素或三环抗抑郁药等合用，可加速其他药物代谢，降低疗效。与丙戊酸钠合用，产生蛋白结合竞争作用。

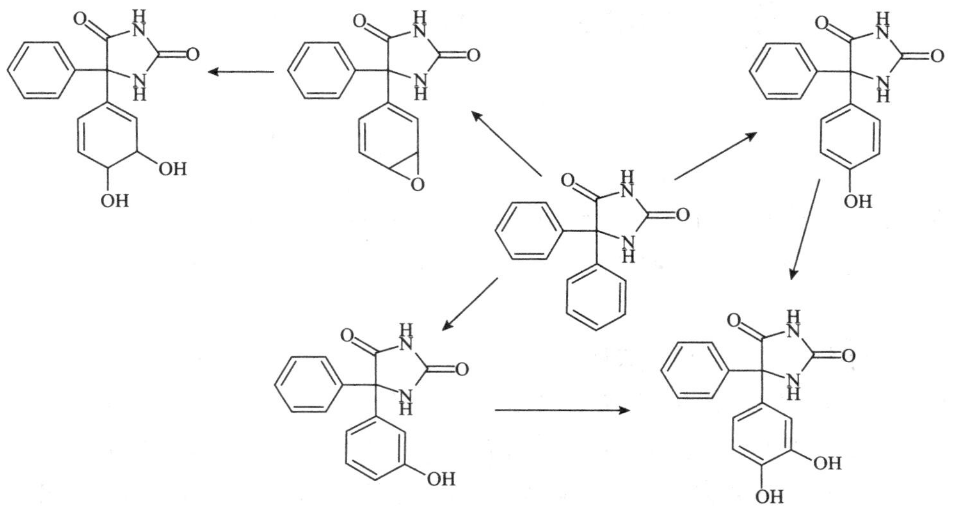

图2-7 苯妥英钠的代谢途径

本品由巴比妥类药物结构改造而来，进行改造后还得到一些其他抗癫痫药物，见表2-4。

表2-4 巴比妥类似物抗癫痫药物

药物名称	化学结构	改造位点	作用特点与应用
扑米酮 Primidone	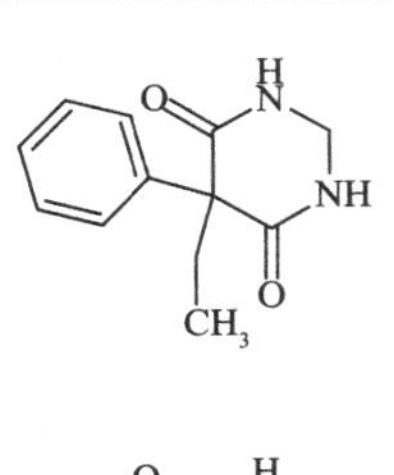	2位失氧	本品对癫痫大发作及精神运动性发作有效。作用与苯巴比妥相似，但强度及毒性较低
苯妥英 Phenytoin	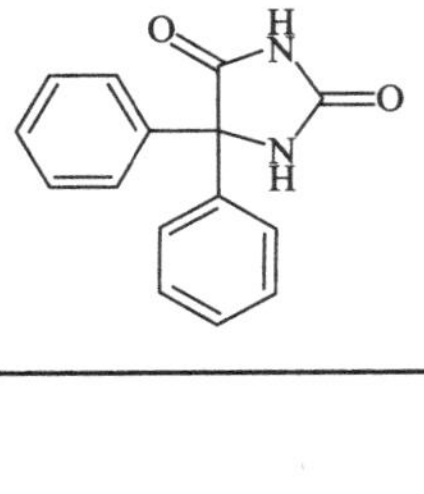	环上失羰基，为五元环结构	防治癫痫大发作的首选药物，也用于精神运动性发作，对小发作无效。可用于治疗强心苷所致的传导障碍和心律失常

续表

药物名称	化学结构	改造位点	作用特点与应用
苯琥胺 Phensuximide		3、4 位失酰胺基、3 位引入亚甲基	适用于癫痫小发作，毒性较低；可用于精神运动性发作
三甲双酮 Trimethadion		3、4 位失酰胺基、3 位引入氧	用于难治的癫痫小发作，若伴有大发作，需与适量的抗大发作药物合用。毒、副作用较大

丙戊酸钠　Sodium Valproate

化学名为 2 - 丙基戊酸钠，2 - Propylvaleric acid sodium salt。

本品为白色结晶性粉末或颗粒，味微涩，有强吸湿性。几乎不溶于丙酮，易溶于甲醇或乙醇，极易溶于水。

本品为广谱抗癫痫药。研究表明，本品可竞争性地抑制 GABA 转氨酶，提高脑中 GABA 浓度，增加 GABA 能神经元的突触传递功能，降低神经元兴奋性，从而产生抗癫痫作用。临床可用于各种类型小发作、局限性发作以及大发作、混合型癫痫的治疗，对复杂部分性发作无效。本品自 1963 年起用于临床，其安全性和有效性经过多年临床使用后得到充分验证，目前仍是治疗癫痫的常用药物和主要药物。

本品与醋酸氧铀反应，生成羧酸氧铀配位化合物，再与罗丹明结合，生成粉红色染料，在紫外灯下显橙色荧光。

本品口服后吸收迅速，1 ~ 4 小时内血药浓度达峰值，有效血药浓度为 60 ~ 80μg/ml，血浆蛋白结合率约 90%。半衰期为 8 ~ 15 小时。主要经肝脏代谢，可经由与葡萄糖醛酸结合、线粒体 β - 氧化和 CYP450 催化氧化三条途径分别代谢，其中与葡萄糖醛酸结合，由肾脏排泄是主要代谢途径（图 2 - 8）。

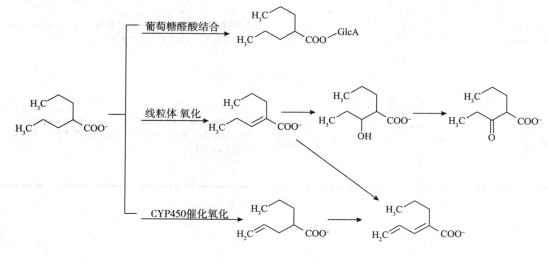

图 2 - 8　丙戊酸钠的代谢途径

本品过量会引起深度昏迷，使用时应定时测定血药浓度，以避免神经系统毒性；并严格按医嘱服用。

除本品外，脂肪酸类抗癫痫药还有加巴喷丁（Gabapentin）、卤加比（Progabide）和氨己烯酸（Vigabatrin）等，均为基于 GABA 结构而设计的 GABA 类似物，见表 2 – 5。

表 2 – 5　其他脂肪酸类抗癫痫药物

药物名称	化学结构	作用特点与应用
加巴喷丁 Gabapentin		本品为人工合成氨基酸，但不与 GABA 受体作用。通过结合于大脑皮层和小脑等，影响神经细胞的氨基酸转运而控制癫痫发作。本品有显著抗癫痫作用，对部分性发作和继发全身性强直阵挛发作有效。本品还常与其他抗癫痫药连用，辅助治疗神经性疼痛
卤加比 Progabide		本品为拟 GABA 受体激动剂，对癫痫、痉挛状态和运动失调均有较好治疗效果，对部分性发作治疗效果更优。代谢产物亦具有抗癫痫活性
氨己烯酸 Vigabatrin		本品能够不可逆地抑制 GABA 氨基转移酶，增加 GABA 在脑中的浓度，抑制脑皮质高频异常放电，从而减少癫痫发作。适用于治疗难治性部分性癫痫发作。可用于儿童 Lennox – Gastaut 和 West 综合征

卡马西平　Carbamazepine

化学名为 5H – 二苯并 [b, f] 氮杂䓬 – 5 – 甲酰胺，5H – Dibenz [b, f] azepine – 5 – carboxamide。

本品为白色或类白色的结晶性粉末，几乎无臭。几乎不溶于水或乙醚，略溶于乙醇，易溶于三氯甲烷。本品易与空气中的水结合、生成二水合物，影响剂型稳定性而降低药效。长时间光照后被部分氧化为二聚体或生成环氧化物。因此需在避光、干燥处保存。熔点 189℃ ~ 193℃。

本品具有两个苯环与氮杂䓬环骈合结构，因存在大共轭体系，可用于定性和定量鉴别。作用机制与苯妥英钠类似，用于治疗大发作和综合性局灶性发作，亦是临床应用的主要药物。

本品口服吸收较慢，在肝脏内广泛代谢，生成活性代谢物 10，11 – 环氧卡马西平，并进一步转化得羟基化物，再与葡萄糖醛酸结合而失活，最后由尿排出。代谢途径如下所示（图 2 – 9）。

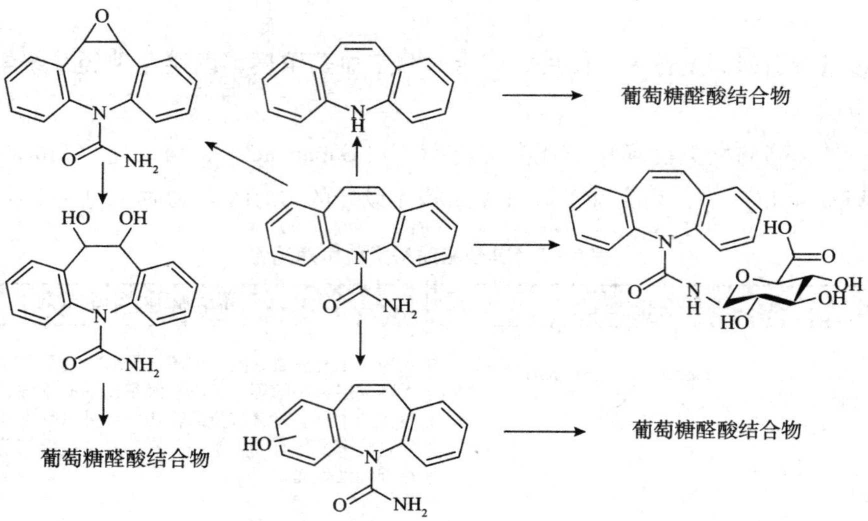

图2-9 卡马西平的代谢途径

本品的同类药物还有奥卡西平，在体内可转化生成活性物质 10-羟基卡马西平而发挥作用。奥卡西平不参与诱导肝药酶的产生，与其他药物合用时较少产生相互作用。

托吡酯 Topiramate

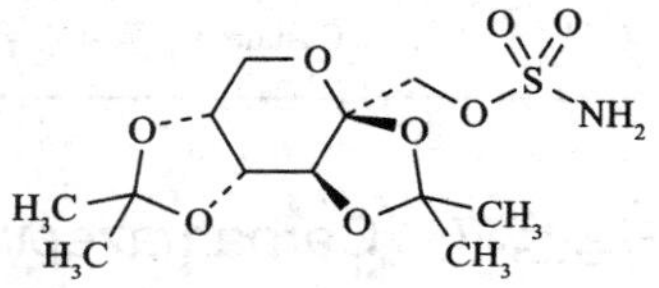

化学名为 2，3：4，5-双-O-(1-甲基亚乙基)-β-D-吡喃果糖氨基磺酸酯，2，3：4，5-Bis-O-(1-methylethylidene)-β-D-fructopyranose sulfamate。

本品为白色结晶性粉末，味苦。易溶于乙醇、丙酮和三氯甲烷，极易溶于氢氧化钠、磷酸钠等碱性溶液（pH 为 9~10），水中的溶解度为 9.8mg/ml，饱和溶液的 pH 为 6.3。

本品于 1995 年在英国上市。具有吡喃果糖氨基磺酸酯结构，与其他抗癫痫药物均不相同。本品不仅可阻断电压依赖性钠离子通道，还可在 GABA 受体非苯二氮䓬位点增加 GABA 活性，降低兴奋性中枢神经递质作用，从而产生抗癫痫作用。本品适用于单纯部分性、复杂部分性发作以及全身强直阵挛性发作等，尤其适用于 Lennox - Gaustaut 征（儿童期弥漫性慢棘 - 慢波癫痫性脑病）。

本品口服吸收良好，2 小时可达血药浓度峰值。吸收速率和程度不受食物的影响。本品血浆蛋白结合率低，仅为 15%，易通过血 - 脑屏障。其药代动力学与血浆清除呈线性关系。半衰期为 18~24 小时。本品主要以原型经肾脏排泄。约 20% 在肝脏发生代谢，代谢途径有羟基化和水解反应，得到无活性的代谢产物，可与葡萄糖醛酸结合（图 2-10）。

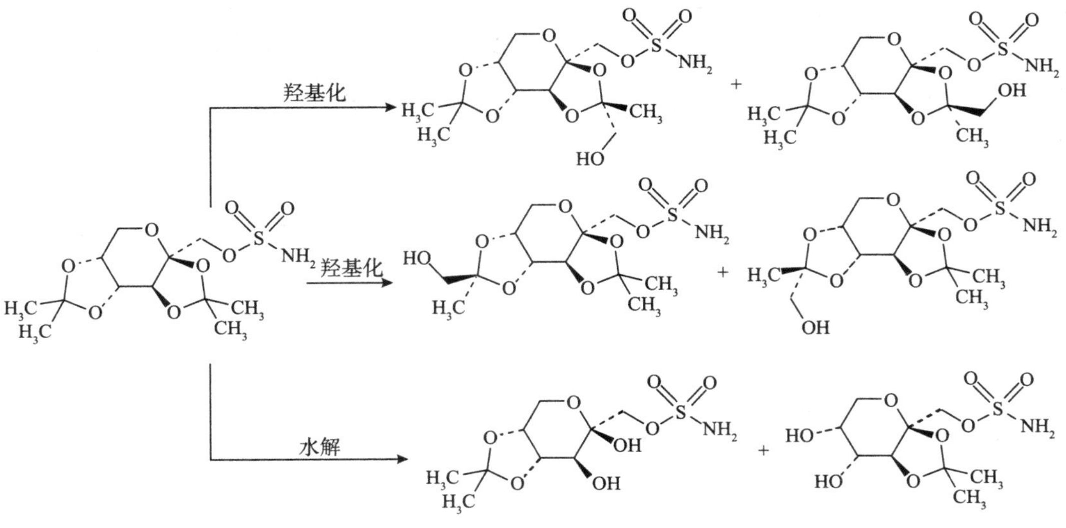

图 2 - 10 托吡酯的代谢途径

本品服用时应从低剂量开始，缓慢加大剂量，直至发挥良好药效。

除上述药物外，一些新型的抗癫痫药物也应用于临床，如噻加宾（Tiagabine）和唑尼沙胺（Zonisamide）等，见表 2 - 6。

表 2 - 6 临床应用的新型抗癫痫药物

药物名称	化学结构	作用特点与应用
噻加宾 Tiagabine	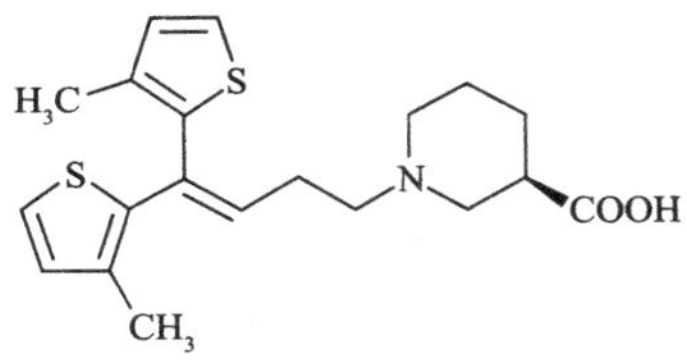	本品可阻滞神经元和神经胶质细胞对 GABA 的再摄取，增加突触部位 GABA 水平。是新型作用模式的抗癫痫药
唑尼沙胺 Zonisamide	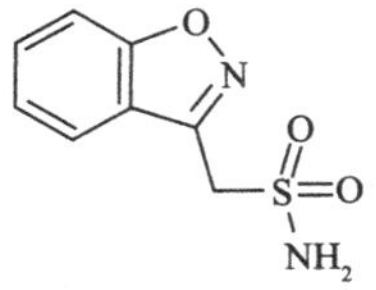	本品可抑制因电休克或戊四氮诱发的癫痫模型的强直性惊厥及癫痫病灶的异常放电。作用持续时间长，毒性较低，无严重毒性反应。本品适用于治疗癫痫大发作、小发作、局限性发作、精神运动性发作及癫痫持续状态，是广谱抗癫痫药物

三点小结

重点：熟悉镇静催眠药和抗癫痫药的发展和结构类型。掌握代表药物地西泮、艾司唑仑、佐匹克隆、苯巴比妥、苯妥英钠、丙戊酸钠和卡马西平等的化学结构、命名、理化性质、体内代谢。

难点：镇静催眠药和抗癫痫药的发展、结构改造方法、构效关系、药物的作用靶点和化学合成方法。

执业药师导航：

1. 镇静催眠药（包括苯二氮䓬类和非苯二氮䓬类）的结构类型、作用机制、理化性质、代谢化学和构效关系，结构特点与化学稳定性和毒副作用之间的关系；代表药物：地西泮、艾司唑仑、唑吡坦、佐匹克隆等。

2. 抗癫痫药的结构类型、作用机制、理化性质、代谢化学和构效关系，结构特点与化学稳定性和毒副作用之间的关系；代表药物：苯巴比妥、苯妥英钠、卡马西平、丙戊酸钠和托吡酯等。

（柴慧芳　胡春玲）

第三章 精神疾病治疗药

要点导航

> 掌握盐酸氯丙嗪、氟哌啶醇、氯氮平、盐酸丙咪嗪、盐酸阿米替林、盐酸氟西汀、盐酸多奈哌齐、吡拉西坦的结构、化学名称、理化性质、体内代谢及用途。熟悉氯普噻吨、舒必利、吗氯贝胺、左旋多巴、咖啡因的结构、化学名称及用途。了解盐酸氯丙嗪、氟哌啶醇、氯氮平、盐酸丙咪嗪、盐酸氟西汀、左旋多巴、盐酸多奈哌齐、咖啡因的结构类型、作用机制及合成路线。

人文知识介绍

帕金森病（Parkinson disease，PD）又称震颤麻痹，震颤是指头及四肢颤动、振摇，麻痹是指肢体某一部分或全部肢体不能自主运动；最早系统描述该病的是英国内科医生詹姆斯·帕金森（James Parkinson），当时人们还不知道该病应归入哪一类疾病，故称为"帕金森病"，这是一种中枢神经锥体外系功能障碍的慢性进行性疾病，主要是位于中脑部位的细胞发生病理性改变后，多巴胺的合成减少，乙酰胆碱的兴奋作用相对增强，导致患者身体失去了柔软性，变得僵硬，运动迟缓。

精神疾病是由多种原因引起的中枢神经活动障碍，主要表现为精神分裂、抑郁、焦虑和躁狂等症状。对精神失常有治疗作用的药物称为精神疾病治疗药，根据药物的药理作用和临床特点，精神疾病治疗药可分为抗精神病药、抗抑郁药、抗躁狂药和抗焦虑药。其中抗焦虑药可消除紧张和焦虑状况，大部分也是镇静催眠药。躁狂症和抑郁症同属情感性精神障碍。情感活动呈现过分高涨者称为躁狂症，而过分低落者称为抑郁症。除了碳酸锂（Li_2CO_3）作为治疗躁狂症的首选药外，抗精神病药如氯丙嗪、奋乃静、氟哌啶醇以及抗癫痫药如卡马西平等都具有抗躁狂作用，亦属于抗躁狂药。神经退行性疾病属于神经生理功能退行性疾病，本章主要介绍抗精神病药、抗抑郁药及神经退行性疾病治疗药。

第一节 抗精神病药

引起精神疾病的病因非常复杂，对药物的作用机制也有多种假说。有观点认为精神分裂症可能与患者脑内多巴胺（Dopamine，DA）过多有关。经典的抗精神病药是 DA 受体阻断剂，长期使用，可引起锥体外系副反应；非经典的抗精神病药是近年来出现的新的抗精神病药，作用机制与经典的抗精神病药不同，锥体外系副反应较少。

抗精神病药根据化学结构中母核的不同可分成如下几类：①吩噻嗪类；②噻吨类（硫

杂蒽类)；③丁酰苯类；④苯二氮䓬类；⑤取代苯甲酰胺类等。其中吩噻嗪类、噻吨类和苯二氮䓬类通称为三环类，都是吩噻嗪的结构改造而来。

一、吩噻嗪类

吩噻嗪类（Phenothiazines）抗精神病药是在研究吩噻嗪类抗组胺药异丙嗪（Promethazine）的构效关系时发现的。20 世纪 50 年代初，临床医生在使用异丙嗪时，观察到异丙嗪具有较强的抑制中枢神经的作用，这一发现促进了将异丙嗪衍生物作为抗精神病药物的深入研究，结果发现这一类药物的作用机制是阻断脑内多巴胺受体，从而发挥抗精神病作用。

在研究异丙嗪的构效关系时，发现氯丙嗪（Chlorpromazine）具有很强的安定作用，并开发成第一个用于治疗精神病的药物。患者用药后会产生一种“人工冬眠”状态，临床病例发表后得到了迅速的推广，从而开创了药物治疗精神疾病的历史。氯丙嗪的成功使人们对吩噻嗪类药物进行了深入研究，发展了一类典型的抗精神病药，见表 3－1。

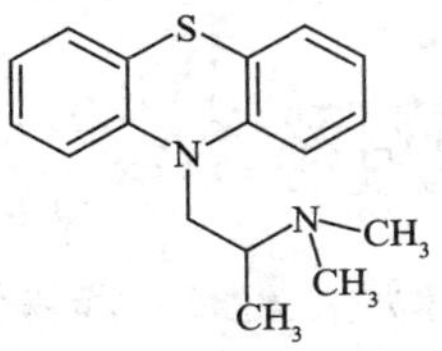

异丙嗪

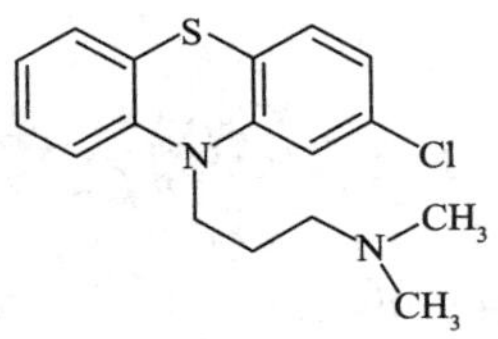

氯丙嗪

表 3－1　吩噻嗪类药物

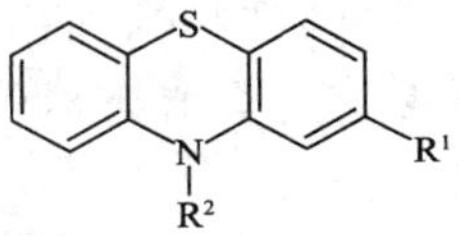

药物名称	R^1	R^2
氯丙嗪 Chlorpromazine	$—Cl$	$—CH_2CH_2CH_2N(CH_3)_2$
乙酰丙嗪 Acetylpromazine	$—COCH_3$	$—CH_2CH_2CH_2N(CH_3)_2$
三氟丙嗪 Triflupromazine	$—CF_3$	$—CH_2CH_2CH_2N(CH_3)_2$
奋乃静 Perphenazine	$—Cl$	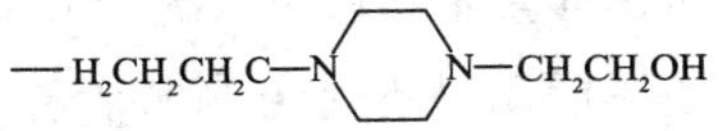
氟奋乃静 Fluphenazine	$—CF_3$	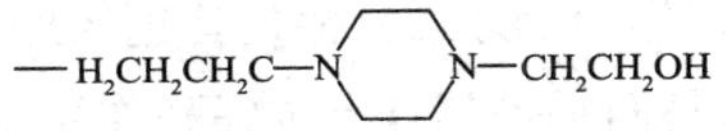
三氟拉嗪 Trifluoperazine	$—CF_3$	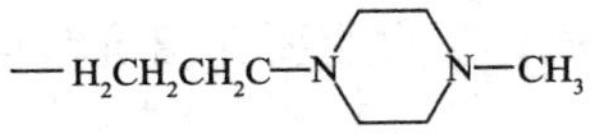
哌泊塞嗪 Pipotiazine	$—SO_2N(CH_3)_2$	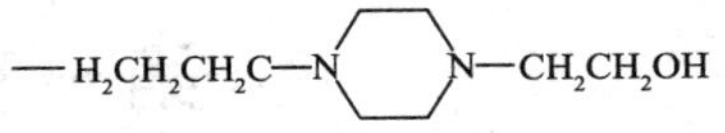
美索达嗪 Mesoridazine	$—SOCH_3$	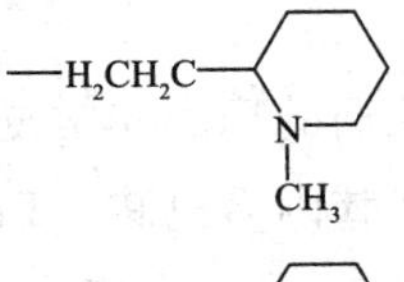
硫利达嗪 Thioridazine	$—SCH_3$	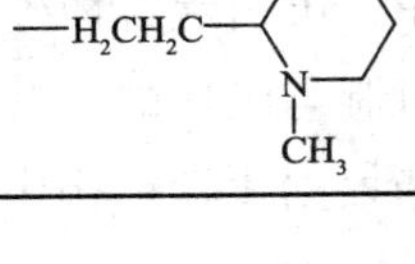

续表

药物名称	R^1	R^2
硫乙拉嗪 Thiethylperazine	$—SCH_2CH_3$	$—H_2CH_2CH_2C—N\overset{\frown}{\underset{\smile}{N}}—CH_3$

盐酸氯丙嗪　Chlorpromazine Hydrochloride

化学名为 N，N - 二甲基 - 2 - 氯 - 10H - 吩噻嗪 - 10 - 丙胺盐酸盐，2 - chloro - N，N - dimethyl - 10H - phenothiazine - 10 - propanamine hydrochloride。又名冬眠灵、氯普吗嗪。

本品为白色或乳白色结晶性粉末；微臭，味极苦；在乙醚或苯中不溶，溶于乙醇或三氯甲烷，极易溶于水，水溶液显酸性。熔点194℃～198℃。

盐酸氯丙嗪的合成是以邻氯苯甲酸和间氯苯胺为原料，经 Ullmann 反应，在高温脱羧后，与硫熔融，环合成 2 - 氯 - 吩噻嗪，再与 N，N - 二甲基 - 3 - 氯丙胺缩合，生成氯丙嗪，最后与饱和盐酸醇溶液成盐制得，反应式如下。

本品在遇硝酸后可能形成自由基或醌式结构而显红色，这是吩噻嗪类化合物的共有反应，可用于此类化合物的鉴别。与三氯化铁试液作用，显稳定的红色。

本品易被氧化，在空气或日光中放置渐变色。遇光分解生成自由基，并产生各种氧化反应，自由基与体内一些蛋白质作用，发生过敏反应，称为光毒化过敏反应，在日光照射下会产生红疹。其注射液在日光作用下引起的氧化变质反应，可使注射液 pH 降低，为防止变色，在生产中可加入对氢醌、连二亚硫酸钠、亚硫酸氢钠或维生素 C 等抗氧剂。

本品口服吸收，但吸收不规律，个体差异较大。代谢主要在肝脏进行，经微粒体药物代谢酶氧化。代谢过程主要有 N - 氧化、S - 氧化、苯环羟基化、侧链 N - 甲基和侧链的氧化等，氧化产物和葡萄糖醛酸结合排出体外。

本品为中枢多巴胺受体阻断剂，具有多种药理活性。临床上常用于治疗精神分裂症和躁狂症等。主要不良反应有口干、上腹部不适、乏力、嗜睡、便秘等。对产生光毒性反应的患者，在服药期间应尽量减少户外活动，避免日光照射。

奋乃静　Perphenazine

化学名为 4 - [3 - (2 - 氯吩噻嗪 - 10H - 基) 丙基] - 1 - 哌嗪乙醇，4 - [3 - (2 - chloro - 10H - phenothiazin - 10 - yl) propyl] - 1 - piperazineethanol。

本品为白色至淡黄色的结晶性粉末；几乎无臭，味微苦。在水中几乎不溶，在稀盐酸中溶解，在乙醇中溶解，在三氯甲烷中极易溶解。熔点 94℃ ~ 100℃。

本品容易被氧化变色，溶液中需加入抗氧化剂。

本品是以哌嗪环取代氯丙嗪侧链二甲氨基的吩噻嗪类药物，药理特性与氯丙嗪相似，抗精神病作用比氯丙嗪强 68 倍。用于精神分裂症、躁狂症、焦虑症等，也有镇吐作用；可产生锥体外系反应。

利用侧链的醇羟基与长链脂肪酸成酯，如氟奋乃静（Fluphenazine）制成氟奋乃静庚酸酯（Fluphenazine enanthate）和氟奋乃静癸酸酯（Fluphenazine decanoate）可增加药物的脂溶性，在体内吸收减慢，水解成原药的速度减慢，是可延长作用时间的前药，前者可维持药效 2 周，后者达 2 ~ 3 周，特别适用于需长时间治疗且服药不合作的患者。

随着吩噻嗪类药物的深入研究，总结出吩噻嗪类药物构效关系，见图 3 - 1。

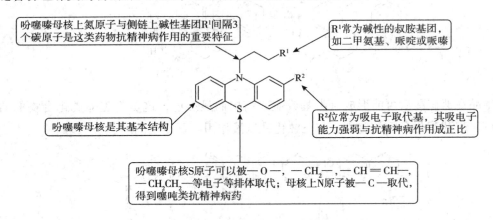

图 3 - 1　吩噻嗪类药物构效关系

二、噻吨类

将吩噻嗪类抗精神病药物的吩噻嗪环上的 10 位 N 原子换成 C 原子，并通过双键与侧链相连，得到噻吨类（Thioxanthenes）（又称硫杂蒽类）抗精神病药物。该类药物的结构中因存在双键，故有顺式（Z）和反式（E）两种几何异构体，前者抗精神病作用比后者强 7 倍，这可能是顺式异构体类似氯丙嗪的优势构象，能与多巴胺分子部分重叠而利于与受体的相互作用。

氯普噻吨 Chlorprothixene

化学名为（Z）- N，N - 二甲基 - 3 - (2 - 氯 - 9H - 亚噻吨基) - 1 - 丙胺，（Z）- 3 - (2 - chloro - 9H - thioxanthen - 9 - ylidene) - N，N - dimethyl - 1 - propanamine。

本品为淡黄色结晶性粉末；无臭，无味。在水中不溶，在三氯甲烷中易溶。熔点 96℃ ~99℃。

本品具有碱性，侧链的二甲氨基能与盐酸成盐。本品在室温条件下比较稳定，在光照和碱性条件下，可发生双键的分解，生成 2 - 氯噻吨和 2 - 氯噻吨酮。

本品的抗精神病作用不及氯丙嗪，但镇静作用较强，适用于伴有焦虑或抑郁的精神分裂症、焦虑性神经官能症和更年期抑郁症。

临床常用的噻吨类抗精神病药物还有珠氯噻醇（Zuclopenthixol）、替沃噻吨（Thiothixene）和氟哌噻吨（Flupentixol）。

珠氯噻醇

替沃噻吨

氟哌噻吨

三、丁酰苯类

在研究镇痛药哌替啶衍生物的过程中，发现如果将哌替啶 N 上的甲基用丙酰基取代时，镇痛作用下降，但用苯甲酰乙基取代时除具有吗啡样活性外还有类似氯丙嗪的作用；进一步的研究发现将苯甲酰乙基换成苯甲酰丙基，可使吗啡样作用消失，从而得到了丁酰苯类（Butyrophenones）抗精神病药。该类药物的抗精神病作用一般比吩噻嗪类强，同时用作抗焦虑药。

哌替啶

丙酰苯类似物

丁酰苯类似物

氟哌啶醇　Haloperidol

化学名为 1 - (4 - 氟苯基) - 4 - [4 - (4 - 氯苯基) - 4 - 羟基 - 1 - 哌嗪基] - 1 - 丁酮，4 - [4 - (4 - chlorophenyl) - 4 - hydroxy - 1 - piperidinyl] - 1 - (4 - fluorophenyl) - 1 - buta-none。

本品为白色或类白色的结晶性粉末；无臭，无味。几乎不溶于水，微溶于乙醚，略溶于乙醇，溶于三氯甲烷。熔点 149℃ ~ 153℃。

氟哌啶醇的合成以 1 - 氯 - 4 - 异丙烯基苯为原料，与氯化铵、甲醛缩合，得到的产物经盐酸加热脱水重排，再经溴化氢加成、水解生成 4 - (4 - 氯苯基) - 4 - 哌啶醇，然后与 4 - 氯 - 1 - (4 - 氟苯基) - 1 - 丁酮缩合制得。

本品口服后，在胃肠道吸收较好，在肝脏代谢，肾脏消除，有首过效应。代谢以氧化性 N - 脱烷基反应和酮基的还原反应为主。

本品的药理作用与吩噻嗪类抗精神病药物类似，特点是作用持久而强。对外周自主神经系统无显著作用，无抗组胺作用，抗肾上腺素作用也弱。临床用于治疗各种急慢性精神分裂症和躁狂症，对止吐也有效。本品的锥体外系副作用高达 80%，而且有致畸作用。

本品于 1985 年上市，是此类药物中最早应用于临床的抗精神失常药。后来的研究发现哌啶环上的苯环取代基以三氟甲基取代时（三氟哌多，Trifluperidol），活性超过氟哌啶醇。螺哌隆（Spiperone）是哌啶与咪唑酮的螺环化合物，活性也较强。氟哌利多（氟哌啶，Droperidol）具有非常强的安定作用和止吐作用，其安定作用是氯丙嗪的 200 倍，镇吐作用是氯丙嗪的 700 倍。

三氟哌多

螺哌隆

氟哌利多

在改造丁酰苯类结构过程中，人们还发现了二苯丁基哌啶类抗精神病药物，如五氟利多（Penfluidol）、氟司必林（Fluspirilene）和匹莫齐特（Pimozide）。这一类药物既是多巴胺受体阻断剂，又是钙离子通道阻滞剂。共同特点是作用时间长，对精神分裂症无论急性、慢性、阳性和阴性症状都有效，其他抗精神病药无此作用。

五氟利多

氟可必林

匹莫齐特

结构改造中总结出丁酰苯类抗精神病药物的构效关系，见图 3-2。

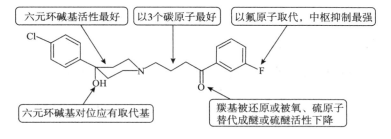

六元环碱基活性最好　以3个碳原子最好　以氟原子取代，中枢抑制最强

六元环碱基对位应有取代基　羰基被还原或被氧、硫原子替代成醚或硫醚活性下降

图 3-2　丁酰苯类药物的构效关系

四、苯二氮䓬类

对吩噻嗪类药物的噻嗪环用生物电子等排原理进行结构改造，将六元环扩为七元二氮䓬环得到苯二氮䓬类（Dibenzodiazepines）抗精神病药。其作用机制与经典的抗精神病药物不同，阻断 DA 受体的作用较经典的抗精神病弱，但具有阻断肾上腺素 α 受体、N 胆碱受体、组胺受体和 5 – 羟色胺（5 – HT）受体的作用。锥体外系反应及迟发性运动障碍等毒副作用较轻，可用于治疗多种类型的精神分裂症。

氯氮平 Clozapine

化学名为 8 – 氯 – 11 –（4 – 甲基 – 1 – 哌嗪基）– 5H – 二苯并［b, e］［1, 4］二氮杂䓬，8 – chloro – 11 –（4 – methyl – 1 – piperazingly）– 5H – dibenzo［b, e］［1, 4］diazepine，又名氯扎平。

本品为淡黄色结晶性粉末；无臭，无味。在水中几乎不溶，在乙醇中溶解，在三氯甲烷中易溶。熔点 181℃～185℃。

本品口服后在胃肠道吸收较好，在肝脏有首过效应。体内几乎全部代谢，包括 N – 去甲基化和 N – 氧化等途径。

本品被认为是非经典型抗精神病药物的代表，因锥体外系不良反应较轻，因而受到人们的重视，并对此作了大量的结构改造研究，得到一系列苯二氮䓬类抗精神病药物，见表 3 – 2。

表 3 – 2 苯二氮䓬类抗精神病药

药物名称	– X –	– R	– R¹	– R²
氯氮平 Clozapine	– NH –	– H	– Cl	– CH₃
洛沙平 Loxapine	– O –	– Cl	– H	– CH₃
氯噻平 Clothiapine	– S –	– Cl	– H	– CH₃
阿莫沙平 Amoxapine	– O –	– Cl	– H	– H

其他非经典抗精神病药物还有利培酮（Risperidone）、奥氮平（Olanzapine）、喹硫平（Quetiapine）和佐替平（Zotepine）等，这些药物没有或较少有锥体外系和迟发性的运动障碍等不良反应。

利培酮

奥氮平

喹硫平

佐替平

齐拉西酮（Ziprasidone）是由美国辉瑞（Pfizer）制药公司研发，于 2001 年得到美国食品药品管理局（FDA）批准上市的第五个非经典抗精神病药，适用于精神分裂症、急性躁狂症等，其甲磺酸盐的注射液于 2002 年上市，是第一个速效肌内注射的非经典抗精神病药物。阿立哌唑（Aripiprazole）是由日本大冢（Otsuka）公司研制，于 2002 年获得美国食品药品管理局（FDA）许可上市的第六个非经典抗精神病药物，适用于治疗精神分裂症、急性躁狂症及抑郁症等。

齐拉西酮

阿立哌唑

五、取代苯甲酰胺类

苯甲酰胺类药物（Benzamides）的发现源于止吐药甲氧氯普胺（Metoclopramide），动物实验表明甲氧氯普胺具有 DA 受体阻断作用，进一步构效关系研究表明，2 - 甲氧基苯甲酰胺结构是其抗精神病作用的关键，从而发现了一系列对急慢性及难治性精神分裂症均有疗效，兼具一定抗抑郁作用，且很少有锥体外系反应的苯甲酰胺类药舒必利（Sulpiride）、硫必利（Tiapride）等。

舒必利　Suipiride

化学名为 N － [（1 － 乙基 － 2 － 吡咯烷基）－ 甲基] － 2 － 甲氧基 － 5 －（氨基磺酰基）苯甲酰胺，5 －（aminosulfonyl）－ N － [（1 － ethyl － 2 － pyrrolidinyl）methyl] － 2 － methoxy-benzamide。

本品为白色或类白色结晶性粉末；无臭，味微苦。在水中几乎不溶，在三氯甲烷中极微溶解，在乙醇或丙酮中微溶，在氢氧化钠溶液中极易溶解。熔点 177℃ ~ 180℃。

本品结构中具有手性碳，左旋体活性强，目前已有左舒必利（Levosulpiride）上市，适用于治疗精神分裂症，亦可用于止吐和抗抑郁，锥体外系不良反应较少。

第二节 抗抑郁药

抑郁症是情感活动发生障碍的精神失常症，表现为情绪异常低落，常有强烈的自杀倾向，并有自主神经或躯体性伴随症状。抑郁症的病因复杂，可能与脑内去甲肾上腺素（Noradrenalin，NE）和 5 － 羟色胺（5 － Hydroxytryptamnie，5 － HT）的浓度降低及受体功能低下有关。临床常用的治疗药物，按作用机制不同，可分为①单胺氧化酶抑制剂（MAOI）；②去甲肾上腺素重摄取抑制剂（NRI）；③ 5 － 羟色胺重摄取抑制剂（SRI）等。

一、单胺氧化酶抑制剂

单胺氧化酶（MAO）是一种催化体内单胺类递质代谢失活的酶，有 MAO － A 和 MAO － B 两种亚型。单胺氧化酶抑制剂（Monoamine oxidase inhibitors，MAOIs）可以通过抑制 NE、肾上腺素、5 － HT 等的代谢失活，减少脑内 5 － HT 和 NE 的氧化脱胺代谢，使脑内受体部位神经递质 5 － HT 或 NE 的浓度增加，利于突触的神经冲动传递而达到抗抑郁作用。

吗氯贝胺 Moclobemide

化学名为 4 － 氯 － N [2 －（4 － 吗啉基）乙基] 苯甲酰胺，N －（morpholinoethyl）－ 4 － chlorobenzamide。

本品为白色结晶性粉末；无臭，味微苦。在水中微溶，在甲醇、乙醇或三氯甲烷中易溶。熔点 136℃ ~ 140℃。

本品于 1990 年首先在瑞典上市，是第一个用于临床的可逆性 MAO － A 抑制剂。不良反应轻，无催眠作用，在正常用量情况下无明显的镇静作用，临床适用于内源性抑郁症、轻度慢性抑郁症、精神性或反应性抑郁症的长期治疗，提高情绪改善抑郁症状。

二、去甲肾上腺素重摄取抑制剂

去甲肾上腺素重摄取抑制剂（Norepinephrine － reuptake inhibitors，NRIs）通过抑制神经突触对 NE 的重摄取，提高其在突触间隙中的浓度，达到抗抑郁的目的。该类药物的结构特点是均有三环，并具有一叔胺或仲胺侧链。临床试验发现丙米嗪具有较强的抗抑郁作用，在体内脱甲基生成的代谢产物地昔帕明（Desipramine）也有明显的抗抑郁作用。

盐酸阿米替林　Amitriptyline Hydrochloride

化学名为 N，N - 二甲基 - 3 -（10，11 - 二氢 - 5H - 二苯并［a，d］环庚烯 - 5 - 亚基）- 1 - 丙胺盐酸盐，3 -（10，11 - dihydro - 5H - dibenzo［a，d］cyclohepten - 5 - ylidene）- N，N - dimethyl - 1 - propanamine hydrochloride。

本品为白色结晶或白色粉末；味苦，有烧灼感，随后有麻木感。在水、甲醇、乙醇或三氯甲烷中易溶。熔点 196℃ ~ 197℃。

本品具有双苯并稠环共轭体系，并且侧链含有脂肪族叔胺结构。对日光较敏感，易被氧化，需避光保存，其水溶液不稳定。

本品在肝脏内脱甲基，生成活性代谢产物去甲替林，两者活性相同，但去甲替林的毒性较阿米替林低，已在临床上使用。

本品是临床上最常用的三环类抗抑郁药，能明显改善或消除抑郁症状。适用于各种抑郁症的治疗，尤其对内因性精神抑郁症疗效较好，不良反应少。

盐酸丙米嗪　Imipramine Hybrochloride

化学名为 N，N - 二甲基 - 10，11 - 二氢 - 5H - 二苯并［b，f］氮杂草 - 5 - 丙胺盐酸盐，10，11 - dihydro - N，N - dimethyl - 5H - dibenez［b，f］azepine - 5 - propanamine hydrochloride。

本品为白色或类白色的结晶性粉末；无臭或几乎无臭。在乙醚中几乎不溶，在水、乙醇或三氯甲烷中易溶。熔点 170℃ ~ 175℃。

本品遇硝酸显深蓝色，用于鉴别。

本品在肝脏代谢，大部分生成活性代谢物去甲丙米嗪（地昔帕明，Desipramine）。本品和地昔帕明均可进入血 - 脑屏障。经过 2 - 羟基化失活，大部分与葡萄糖醛酸结合，经尿排出体外。

本品用于治疗内源性抑郁症，反应性抑郁症及更年期抑郁症，也可用于小儿遗尿。

三、5 - 羟色胺重摄取抑制剂

从 20 世纪 60 年代开始，抗抑郁药的研发重点趋于开发选择性的神经递质抑制剂。5 - 羟色胺重摄取抑制剂（Serotonin - reuptake inhibitors，SRIs）选择性地抑制神经元突触前膜对 5 -

HT 的再摄取，从而增加其在突触间隙中的浓度，增强 5 – HT 系统功能，起到抗抑郁作用。

盐酸氟西汀 Fluoxetine Hydrochloride

化学名为 N – 甲基 – 3 – 苯基 – 3 –（4 – 三氟甲基苯氧基）– 丙胺盐酸盐，N – methyl – γ –［4 –（trifluoromethyl）phenoxy］benzenepropanamine hydrochloride。

本品为白色或类白色结晶性粉末，微溶于水，易溶于甲醇。

盐酸氟西汀的合成从 β – 甲氨基苯丙酮出发，经还原得 N – 甲基 – 3 – 羟基 – 苯丙胺，再与 4 – 三氟甲基氯苯缩合，最后通氯化氢成盐制得。

本品在胃肠道吸收，在肝脏代谢成活性的去甲氟西汀（Demethyl fluoxetine），在肾脏消除。本品有一手性碳原子，其中 S 异构体的活性较强，在体内代谢消除较慢。

本品为选择性的 5 – 羟色胺重摄取抑制剂，可提高 5 – 羟色胺在突触间隙中的浓度，从而改善病人的情绪，用于抗抑郁，选择性强，较少有抗 M 胆碱受体的副作用和心脏毒性。

临床上常用的 5 – 羟色胺重摄取抑制剂还有帕罗西汀（Paroxetine）、舍曲林（Sertraline）、西酞普兰（Citalopram）、艾司西酞普兰（Escitalopram）、氟伏沙明（Fluvoxamine）等。其临床用途和氟西汀类似，结构差异较大，虽无共同结构，但作用机制相似。

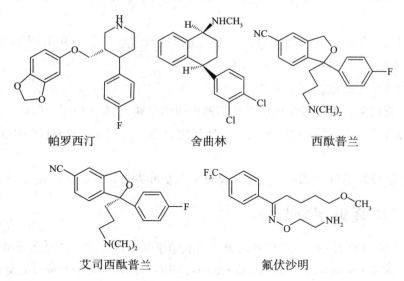

帕罗西汀   舍曲林   西酞普兰

艾司西酞普兰   氟伏沙明

第三节 神经退行性疾病治疗药

神经退行性疾病（Neurodegenerative disease）指大脑和脊髓的细胞神经元丧失的一种状态。大脑和脊髓由神经元组成，神经元有不同的功能，如控制运动，处理感觉信息，并做出决策等。大脑和脊髓的细胞一般不能再生，所以过度的损害可能是毁灭性的，不可逆转的。神经退行性疾病是由神经元或其髓鞘的丧失所致，随着时间的推移而恶化，导致功能障碍。神经退行性疾病治疗药可分为：①抗帕金森病药，影响运动功能；②抗阿尔茨海默病药，影响记忆以及认知功能；③中枢兴奋药，亦用于老年痴呆症的治疗。

一、抗帕金森病药

帕金森病（Parkinson disease，PD）是老年人的常见病，病变部位主要位于脑部的黑质、纹状体及黑质 – 纹状体通路。帕金森病患者体内，由于黑质病变，纹状体中的多巴胺减少，而乙酰胆碱含量不变，打破了多巴胺与乙酰胆碱之间的平衡，结果表现为多巴胺功能减弱，乙酰胆碱的功能相对亢进，从而引起一系列的帕金森病的症状。

目前抗帕金森病药（Antiparkinsonism agents）根据作用机制可分为拟多巴胺药、外周脱羧酶抑制剂、多巴胺受体激动剂、多巴胺加强剂和抗胆碱药物。

左旋多巴 Levodopa

化学名为（–）– 3 –（3，4 – 二羟基苯基）– L – 丙氨酸，（–）– 3 –（3，4 – dihydroxy-phenyl）– L – alamine。

本品为白色或类白色结晶性粉末；无臭，无味。在乙醇、三氯甲烷或乙醚中不溶，在水中微溶。本品有一个手性中心，临床用 L – 左旋体。熔点 284℃ ~ 286℃。

本品具有邻苯二酚结构，极易被空气中的氧氧化变色。其水溶液久置后，可变黄、红紫，直至黑色，高温、光、碱和重金属离子可加速其变化。因此本品注射液常加 L – 半胱氨酸盐酸盐作抗氧化剂，变黄则不能供临床使用。

本品口服后经小肠吸收，95% 在外周经多巴脱羧酶转化为多巴胺而消耗掉，临床上常与外周脱羧酶抑制剂合用，减少本品在外周的代谢，使进入脑内的药量显著增加，减少外周不良反应。

本品对轻、中度帕金森病患者效果较好，重度或老年患者较差。

二、抗阿尔茨海默病药

阿尔茨海默病（Alzheimer disease，AD）是一种进行性认知功能障碍和记忆力损害为主的中枢神经系统退行性疾病，与年龄高度相关。表现为记忆力、判断力及抽象思维等一般智力的丧失，但视力、运动能力等则不受影响。AD 的病因及发病机制尚未阐明，特征性病

理改变为 β – 淀粉样蛋白沉积形成的细胞外老年斑和 tau 蛋白过度磷酸化形成的神经细胞内神经元纤维缠结，以及神经元丢失伴胶质细胞增生等。

目前采用比较有特异性的治疗策略是增加中枢胆碱能神经功能，其中乙酰胆碱酯酶抑制剂（AChEI）效果比较好。

盐酸多奈哌齐　Donepezil Hydrochloride

化学名为 2，3 – 二氢 –5，6 – 二甲氧基 –2 –［［1 –（苯甲基）– 4 – 哌啶基］甲基］– 1H – 茚 – 1 – 酮盐酸盐，2，3 – dihydro – 5，6 – dimethoxy – 2 –［［1 –（phenylmethyl）– 4 – piperidinyl］methyl］–1H – inden – 1 – one hydrochloride。

本品为白色结晶性粉末；无臭，溶于水和乙酸。熔点 211℃～212℃。

盐酸多奈哌齐的制备以 3，4 – 二甲氧基苯甲醛为原料，与丙二酸缩合，经催化氢化、环合、重排、Aldol 缩合等反应，最后经盐酸酸化制得。

本品口服吸收好，主要代谢产物为 6 – O – 和 5 – O – 脱甲基衍生物及其葡萄糖醛酸结合物，以及 N – 去苯甲基衍生物和 N – 氧化物，原型药及代谢产物经肾和消化道排出。

本品于 1997 年上市，属于叔胺类乙酰胆碱酯酶抑制剂，易于透过血 – 脑屏障。临床上主要用于治疗老年痴呆症，对轻、中度 AD 患者效果较好，外周不良反应少，毒性低，剂量小，患者耐受性好。

目前临床常用的乙酰胆碱酯酶抑制剂主要有安理申（Donepezil）、艾斯能（Rivastigmine）、加兰他敏（Galantamine）、石杉碱甲（Huperzine）等，可选择性抑制乙酰胆碱的水解，显著提高患者的记忆，毒性小，应用广泛。

三、中枢兴奋药

中枢兴奋药（Central nervous system stimulants）是一类能够提高中枢神经系统机能活动的药物，作用于大脑、延髓和脊髓等部位。中枢兴奋药具有兴奋大脑、改善脑功能、选择性兴奋延髓呼吸中枢和改善脊髓传导等功能。本类药主要用于抢救呼吸衰竭、药物中毒或严重感染、创伤等引起中枢抑制的患者，因而又称为回苏药。

中枢兴奋药按化学结构可分为生物碱类、酰胺类、其他类。按作用部位可分为大脑皮层兴奋药、延髓兴奋药、脊髓兴奋药、反射性兴奋药、促智药。

（一）生物碱类

生物碱类（Alkaloids）中枢兴奋药物主要有咖啡因（Caffeine）、可可碱（Theobromine）和茶碱（Theophylline），这些均为黄嘌呤的甲基取代物，只是在取代位置和取代甲基的数目稍有不同。具有相似的药理作用，都能够兴奋中枢神经系统、兴奋心脏、松弛平滑肌及利尿，但作用强度随结构的差异而有所不同。中枢兴奋作用：咖啡因 > 茶碱 > 可可碱。黄嘌呤类药物的口服吸收较好，由于其结构与核苷酸及其代谢产物如次黄嘌呤、尿酸的结构相似，所以毒副作用较低。

咖啡因　Caffeine

化学名为1，3，7-三甲基-3，7-二氢-1H-嘌呤-2，6-二酮一水化合物，3，7-dihydro-1，3，7-trimethyl-1H-purine-2，6-dione monohydrate，又名三甲基黄嘌呤。

本品为白色或微黄绿色针状结晶；无臭，味苦。在乙醚中极微溶解，在水、乙醇或丙酮中略溶，在热水或三氯甲烷中易溶。熔点235℃～238℃。

本品的碱性极弱，为pK_a（HB$^+$）= 0.6，与强酸如盐酸、氢溴酸等也不能形成稳定的盐。为了增加本品在水中的溶解性，制成注射液使用，可用有机酸的碱金属盐如苯甲酸钠、水杨酸钠或枸橼酸钠等与其形成复盐。安钠咖注射液就是苯甲酸钠与咖啡因形成的复盐。

安纳咖注射液

本品与盐酸、氯酸钾置水浴上共热蒸干，所得残渣遇氨即显紫色；再加氢氧化钠试液数滴，紫色消失。此反应为紫脲酸铵反应，是黄嘌呤类生物碱的特征鉴别反应。

本品的饱和水溶液与碘试液及稀盐酸反应，生成红棕色沉淀，在过量的氢氧化钠试液中沉淀重新溶解，可用于鉴别。

本品在肝脏代谢，主要代谢产物为1-甲基黄嘌呤、7-甲基黄嘌呤、1，7-二甲基黄嘌呤、1-甲基尿酸、7-甲基尿酸、1，3-二甲基尿酸等。

本品的作用机制是抑制磷酸二酯酶的活性，进而减少 cAMP 的分解，提高细胞内 cAMP 的含量，加强大脑皮层的兴奋过程，主要用于对抗中枢抑制状态、中枢性呼吸衰竭、循环衰竭、神经衰弱和精神抑制等。

（二）酰胺类

酰胺类（Amides）中枢兴奋药主要有尼可刹米（Nikethamide）、茴拉西坦（Aniracetam）和吡拉西坦（Piracetam）等。尼可刹米为延髓兴奋药，主要用于各种原因导致的呼吸衰竭。茴拉西坦和吡拉西坦为促进大脑功能恢复药，用于治疗老年痴呆症。

吡拉西坦　Piracetam

化学名为 2 -（2 - 氧代 - 吡咯烷 - 1 - 基）乙酰胺，2 -（2 - oxo - 1 - pyrrolidine）acetamide，又名脑复康、吡乙酰胺。

本品为白色或类白色结晶性粉末；无臭，味苦。几乎不溶于乙醚，略溶于乙醇，易溶于水。熔点 151℃ ~ 154℃。

本品口服吸收完全，起效快，作用强，毒性低。存在明显首过效应，可通过血 - 脑屏障和胎盘屏障；主要以原型由尿液排出体外。

本品具有五元杂环内酰胺结构，为 γ - 氨基丁酸的衍生物，可直接作用于大脑皮层，具有激活、保护和修复神经细胞的作用，同时能促进海马部位乙酰胆碱的释放，增强胆碱能传递。临床用于老年精神衰退综合征、老年痴呆，也可用于脑外伤所致记忆障碍及弱智儿童等。

通过改变 2 - 吡咯烷酮的 1 位和 4，5 位的取代基，可以得到一系列拉西坦类（Racetams）改善脑功能的药物，这些药物具有毒性低，无严重不良反应等特点。奥拉西坦（Oxiracetam）由意大利史克比切姆公司于 1974 年首次合成，1987 年上市。本品可促进磷酰胆碱和磷酰乙醇胺的合成，促进脑代谢及对记忆思维的集中作用比吡拉西坦好，毒性小。普拉西坦（Pramiracetam）可改善记忆，提高大脑机敏度，且毒性低、耐受性好，可长期用药。奈非西坦（Nefiracetam）为认识增强药，通过大脑皮层的作用，增强认知能力和防止学习、记忆的损伤；茴拉西坦（Aniracetam）具有作用强、起效快、毒性低等优点，对健忘症、老年痴呆、脑血管后遗症等有很好的疗效。

奥拉西坦　　　　　　　　　　　普拉西坦

奈非西坦　　　　　　　　　　　茴拉西坦

三点小结

重点：熟悉抗精神病药、抗抑郁药的发展和结构类型。掌握代表药物的化学结构、命名、理化性质、体内代谢。

难点：各类药物的结构改造方法、构效关系、药物的作用靶点和重点药物的化学合成方法。

执业药师导航：掌握代表药物盐酸氯丙嗪、氯普噻吨、氟哌啶醇、舒必利、氯氮平、盐酸阿米替林、盐酸氟西汀、盐酸多奈哌齐、吡拉西坦、盐酸多奈哌齐、盐酸美金刚的结构类型、作用机制、构效关系、理化性质、代谢化学，能根据药物的结构特点推测其化学稳定性、毒性、药理活性及使用特点。熟悉代表药物的化学名称、合成路线及用途。

（胡春玲 黄 维）

扫码"练一练"

扫码"学一学"

第四章　镇痛药

人文知识介绍

　　弗里德里希·泽尔蒂纳（Friedrich W. Sertrner, 1783—1841），德国药剂师，1806 年首次提纯了吗啡，并以希腊神话中的梦神摩尔普斯（Morpheus）的名字来命名此新化合物为"吗啡"。1952 年，马歇尔·D·盖茨（Marshall D. Gates, 1915—2003）与其同事首次完成了吗啡化学全合成工作，开创了吗啡类镇痛药研究的先河，为合成镇痛药的开发打下了基础。

　　疼痛是许多疾病的常见症状，人体对疼痛刺激的反应不仅表现为疼痛的感觉，而且常常引起失眠或其他生理功能的紊乱，剧烈的疼痛甚至可导致休克。现常用的镇痛药有通过抑制前列腺素生物合成的解热镇痛药；还有激动阿片受体的麻醉性镇痛药，简称为镇痛药。这些药物的作用机制、作用部位、适应证及不良反应都不尽相同。

　　镇痛药主要作用于中枢神经系统，在不影响患者意识的情况下，选择性地抑制痛觉中枢，减轻疼痛的感觉。镇痛药通过激动中枢神经的阿片受体（包括 μ、κ 和 δ 等受体亚型）而发挥作用，故又称作阿片类镇痛药（Opioids analgesics）。这类药物常具有成瘾性和耐受性，应严格遵照国家《麻醉药物管理条例》进行管制。按照化学结构和来源，镇痛药可分为吗啡类生物碱、半合成镇痛药和合成镇痛药三大类。

第一节　吗啡及其衍生物

一、吗啡生物碱

　　吗啡系从罂粟（*Papaver somniferum* L.）或白花罂粟（*Papaver somniferum* L. var *album* D. C.）未成熟的浆果浓缩物中提取而得的生物碱。阿片的主要成分是吗啡，含量达 10%，另外还含可待因、蒂巴因、罂粟碱等 20 余种生物碱以及三萜类和甾类等多种化学成分。

吗啡 吗啡的立体构象

吗啡是由 5 个环（A、B、C、D、E）稠合而成的刚性分子，含有部分氢化的菲环。环上有 5 个手性碳原子（5R、6S、9R、13S 和 14R）。天然存在的吗啡为左旋体，环的稠合方式为 B、C 环呈顺式，C、D 环呈反式，C、E 环呈顺式。左旋吗啡在质子化状态时的立体构象呈 T 形，环 A、B 和 E 构成 T 形的垂直部分，环 C、D 为其水平部分，环 D 为椅式构象。

二、吗啡衍生物

自 1833 年吗啡用于临床后，其副作用逐步显现出来。在治疗剂量时可造成呼吸抑制、血压降低、恶心、嗜睡等，尤其在连续使用时易产生耐受和成瘾性。因此，对吗啡进行结构改造，以寻找成瘾性小、不良反应少的替代品，对吗啡的修饰主要在 2 位酚羟基、6 位醇羟基、7，8 位间双键、17 位氮原子上的取代基等。

如表 4 - 1 所示，将吗啡 3 位酚羟基甲基化得到可待因（Codeine），该药物的体内镇痛活性为吗啡的 20%，体外活性仅为吗啡的 0.1%，有轻度的成瘾性。临床上主要用作镇咳药，尤其对剧烈干咳效果良好。而当吗啡结构中的 3 位和 6 位的两个羟基均被乙酰化时，可得到海洛因（Heroin），这是第一个半合成前药，其镇痛活性增强，成瘾性更为严重，为国家法律明令禁用的毒品。将吗啡的 $N - CH_3$ 用其他烷基、链烯烃或芳烃基取代，其中活性最强的为苯乙基吗啡（$N - phenethylmorphine$），镇痛作用约为吗啡的 14 倍。以烯丙基取代 17 位氮原子上的甲基得到烯丙吗啡（Nalorphine），又称纳络啡，为阿片受体的部分激动剂，其镇痛作用极弱，有较强的吗啡阻断作用，几无成瘾性，临床上用作吗啡中毒的解救剂。

表 4 - 1　吗啡的重要衍生物（3、6 和 17 位结构改造）

药物名称	R_1	R_2	R_3
可待因	$- CH_3$	$- H$	$- CH_3$
海洛因	$- COCH_3$	$- COCH_3$	$- CH_3$
苯乙基吗啡	$- H$	$- H$	$- CH_2CH_2C_6H_5$
烯丙吗啡	$- H$	$- H$	$- CH_2CH = CH_2$

从表 4 - 2 中可看出，将吗啡的 7、8 位双键氢化还原，6 位羟基氧化成酮，得氢吗啡酮（Hydromorphone），镇痛作用为吗啡 8 ~ 10 倍。在氢吗啡酮的 14 位引入羟基，得羟吗啡酮（Oxymorphone）。两者镇痛作用强于吗啡，但副作用也更大。将氢吗啡酮和羟吗啡酮的 3 位羟基甲基化，可分别得到氢可酮（Hydrocodone）和羟考酮（Oxycodone），两者镇痛作用弱于吗啡。在氢吗啡酮的 5 位引入甲基得到美托酮（Metopon），镇痛作用比吗啡强，成瘾性降低。

表4-2 吗啡的重要衍生物（6位氧化，7、8位还原，5、14位取代）

药物名称	R^1	R^2	R^3
氢吗啡酮	–H	–H	–H
羟吗啡酮	–H	–H	–OH
氢可酮	–CH$_3$	–H	–H
羟考酮	–CH$_3$	–H	–OH
美托酮	–H	–CH$_3$	–H

如表4-3所示，在6位与14位之间引入乙烯基桥链，可得到高效镇痛药埃托啡（Etorphine），其镇痛活性为吗啡的2000～10000倍，但副作用大，主要用作研究阿片受体的工具药物。二氢埃托啡（Dihydroetorphine）的镇痛作用强于埃托啡，其副作用降低，可用于缓解癌症疼痛。烯丙基降依托啡既有镇痛又有阻断作用，镇痛效力较吗啡强，成瘾性低。将桥链乙烯基氢化饱和后衍生得到丁丙诺啡（Buprenorphine），为μ受体、κ受体的部分激动剂和δ受体的阻断剂，镇痛作用为吗啡的30倍，作用时间是吗啡的2倍，是缓解晚期癌症或术后疼痛的理想药物，并可用于海洛因成瘾后的戒毒。

表4-3 吗啡的重要衍生物（6、14位成环，7、17位取代）

药物名称	R^1	R^2	R^3
埃托啡	–CH$_3$	–CH$_2$CH$_2$CH$_3$	–CH＝CH–
二氢埃托啡	–CH$_3$	–CH$_2$CH$_2$CH$_3$	–CH$_2$–CH$_2$–
烯丙基降依托啡	–CH$_2$CH＝CH$_2$	–CH$_2$CH$_2$CH$_3$	–CH＝CH–
丁丙诺啡	—CH$_2$△	–C（CH$_3$）$_3$	–CH$_2$–CH$_2$–

从表4-4中可知，将羟吗啡酮结构中的17位改造后，可得到纳曲酮（Naltrexone）和纳洛酮（Naloxone），均为吗啡受体的阻断剂，小剂量能迅速逆转吗啡类作用，阻断作用为烯丙吗啡的10～20倍。

表4-4 吗啡的重要衍生物（14位羟基，17位取代）

药物名称	R^1	R^2
纳布啡	–OH	H$_2$C–△（环丁基）
纳曲酮	＝O	–CH$_2$△
纳洛酮	＝O	–CH$_2$CH＝CH$_2$

盐酸吗啡 Morphine Hydrochloride

·HCl·3H$_2$O

化学名为 17 - 甲基 - 3 - 羟基 - 4，5α - 环氧 - 7，8 - 二脱氢吗啡喃 - 6α - 醇盐酸盐三水合物，5α，6α - 7，8 - didehyro - 4，5 - epoxy - 3 - methoxy - 17 - methylmorphinan - 6 - ol hydro - chloride trihydrate。

本品为白色、有丝光的针状结晶或结晶性粉末；无臭；遇光易变质。在三氯甲烷或乙醚中几乎不溶，在乙醇中略溶，在水中溶解。天然存在的吗啡为左旋体，比旋光度为 -110° ~ -115°（测定温度 20℃），右旋体无镇痛及其他生理活性。

吗啡及其盐类不稳定，在光照下能被空气氧化，可生成伪吗啡（Pseudomorphine，又称双吗啡，Dimorphine）和 N - 氧化吗啡，伪吗啡的毒性较大。故本品应避光，密闭保存。

吗啡　　　　　　　　　　伪吗啡　　　　　　　　　　N - 氧化吗啡

本品在酸性溶液中加热，可以脱水并发生分子重排反应，生成具有催吐作用的阿扑吗啡（Apomorphine）。阿扑吗啡具有邻苯二酚的结构，极易被氧化，可用稀硝酸氧化成邻苯二醌而显红色，可作鉴别。《中国药典》中规定对吗啡中的阿扑吗啡做限量检查。

吗啡　　　　　　　　　阿扑吗啡　　　　　　　　邻醌化合物

本品有很多种颜色反应用作鉴别，这些反应现仍是各国药典的法定鉴别方法。如吗啡盐酸盐的水溶液与中性三氯化铁试液反应显蓝色，与甲醛硫酸反应显蓝紫色（Marqüis 反应），与钼硫酸试液反应呈紫色，继而变为蓝色，最后变为绿色（Frhde 反应）。

本品经皮下给药，因口服后肝脏的首过效应明显而致生物利用度低。结构中含有两个羟基，故发生第Ⅱ相生物结合反应为其主要代谢途径。如图 4 - 1，本品代谢时，3 位酚羟基既可以与葡萄糖醛酸结合，也可以与硫酸化结合。6 位羟基与葡萄糖醛酸的结合产物是其镇痛的作用形式。本品经过代谢生成 N - 去甲基吗啡，该产物活性低，毒性大。

本品为阿片受体的完全激动剂，可作用于中枢神经系统及消化道。可引起恶心、呕吐、便秘、排尿困难、呼吸抑制等不良反应，连续反复应用易产生耐受性和成瘾性，一旦停药即可产生戒断症状。因其对胎儿或新生儿呼吸抑制的副作用，故禁用于分娩及哺乳妇女止痛。

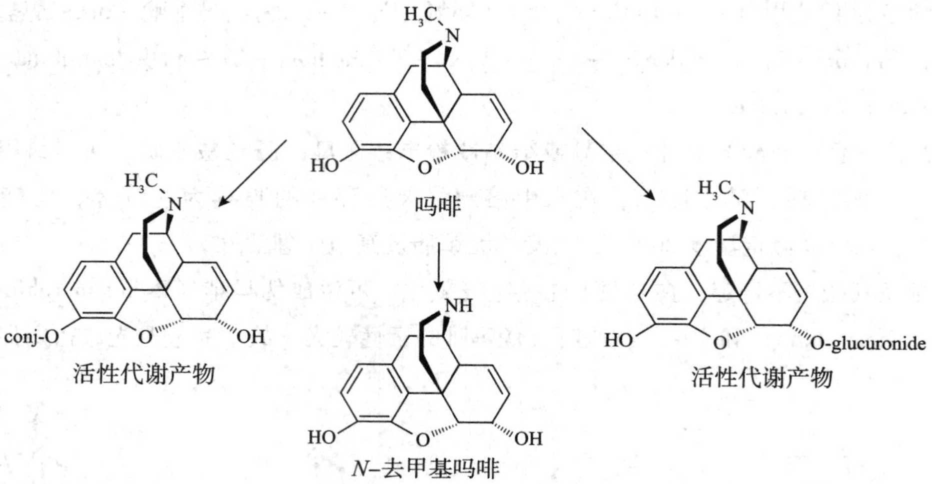

图 4-1　吗啡体内代谢转化

第二节　合成镇痛药

在对吗啡分子进行结构简化后，得到了选择性更好，成瘾性更低的合成镇痛药，按化学结构类型可分为吗啡喃类、苯并吗喃类、哌啶类、氨基酮类等。

一、吗啡喃类

吗啡喃类（Morphinans）镇痛药是去掉吗啡结构中呋喃环后的衍生物。去掉吗啡 E 环和 6-OH，7，8-双键还原，不改变其他环之间的稠和方式得到左啡诺，与吗啡的立体结构相同。左啡诺（Levorphanol）为强的 μ 受体激动剂，临床用其酒石酸盐，左啡诺极性小于吗啡，易于进入中枢，镇痛作用约为吗啡的 6 倍，作用时间延长。布托啡诺（Butorphanol）可竞争性阻断 μ 受体，因对 κ 受体起激动作用而产生镇痛作用，成瘾性较小，能减轻中度至重度疼痛，可作为麻醉辅助药物。

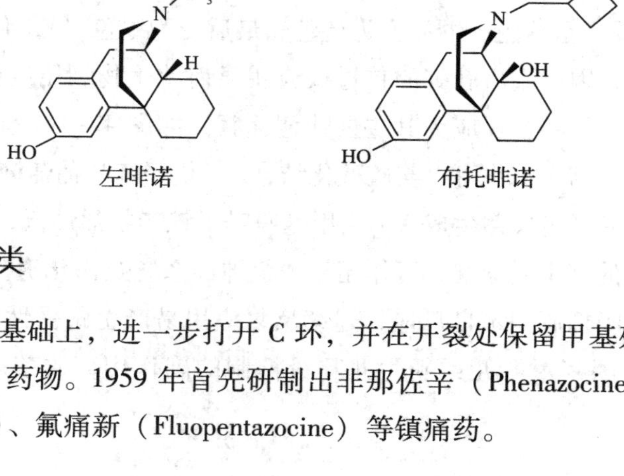

左啡诺　　　　　　布托啡诺

二、苯并吗喃类

在吗啡喃结构的基础上，进一步打开 C 环，并在开裂处保留甲基残基，得到苯并吗喃类（Benzomorphans）药物。1959 年首先研制出非那佐辛（Phenazocine），其后又研制出喷他佐辛（Pentazocine）、氟痛新（Fluopentazocine）等镇痛药。

R=-CH₂CH₂C₆H₅   非那佐辛

R=-CH₂CH=C(CH₃)₂   喷他佐辛

R=-(CH₂)₃-C(=O)-C₆H₄-F   氟痛新

喷他佐辛 Pentazocine

化学名为（±）-1，2，3，4，5，6-六氢-6，11-二甲基-3-（3-甲基-2-丁烯基）-2，6-甲撑-3-苯并吖辛因-8-醇，（2R，6R，11R）-rel-1，2，3，4，5，6-hexahydro-6，11-dimethyl-3-（3-methyl-2-butenyl）-2，6-methano-3-benzazocin-8-ol）。

本品为白色或微褐色粉末；无臭，味微苦。不溶于水，略溶于乙醚，微溶于苯和乙酸乙酯，可溶于乙醇，易溶于三氯甲烷。熔点为150℃～155℃。

喷他佐辛的合成以3，4-二甲基吡啶为原料，同时与碘甲烷及氯化对甲氧基苄基镁缩合，再经还原及环合生成中间体2′-羟基-N-5，9-三甲基-6，7-苯吗喃，再经酰化、氰化和水解得5，9-二甲基-2′-羟基-6，7-苯吗喃，后与二甲基溴丙烯反应即得。

本品结构中存在叔氮原子，可与酸成盐，临床上常用其盐酸盐。由于存在酚羟基，本品的稀硫酸溶液遇三氯化铁呈黄色。本品盐酸溶液可使高锰酸钾溶液褪色。

本品口服后自胃肠道吸收，肝脏首过代谢，口服生物利用度低。经肝代谢而失活，代谢产物及本品的葡萄糖苷经尿排出。

本品是第一个非麻醉性镇痛药，在临床上主要用于镇痛，无成瘾性，不良反应较小，为κ受体激动剂，对μ受体呈弱的阻断作用。镇痛效力为吗啡的1/3，为哌替啶的3倍。

三、哌啶类

在研究阿托品结构时，偶然发现其结构类似物哌替啶（Pethidine）具有镇痛作用，成为第一个合成镇痛药。哌替啶的结构，可看作仅保留吗啡A环和D环的类似物。对哌替啶进行结构修饰，得到一系列哌啶类（Piperidines）镇痛药，根据化学结构可分为4-苯基哌啶类和4-苯氨基哌啶类（表4-5）。

表4-5　4-苯基哌啶类和4-苯氨基哌啶类镇痛药

4-苯基哌啶类

哌替啶　　　　　　　阿法罗定　　　　　　倍他罗定

阿尼利定　　　　　　　　　匹米诺定

续表

4 - 苯氨基哌啶类

芬太尼　　　　　　　　　舒芬太尼　　　　　　　　　阿芬太尼

卡芬太尼　　　　　　　　　　　　瑞芬太尼

　　哌替啶是 μ 受体激动剂，镇痛作用弱于吗啡。根据生物电子等排原理，将哌替啶的 4 - 甲酸乙酯部分转变为同分异构的 4 - 哌啶醇丙酸酯，在哌啶环的 3 位引入甲基可得到阿法罗定（Alphaprodine）和倍他罗定（Betaprodine），这两个药物在体内经过代谢后会产生类似神经毒性的不良反应，故临床上已少用。哌啶环上 N - 甲基以较大的基团取代得到的 N - 苯基衍生物镇痛作用增强，如阿尼利定（Anileridine）和匹米诺定（Piminodine）。

　　在 4 - 苯基哌啶类结构中，哌啶环的 4 位引入苯胺基得到 4 - 苯氨基哌啶类镇痛药。代表药物是芬太尼，为 μ 受体激动剂，镇痛作用约为哌替啶的 500 倍，吗啡的 80 倍。以芬太尼为先导化合物进一步开发，得到舒芬太尼（Sulfentanil）、阿芬太尼（Alfentanil）、卡芬太尼（Carfentanil）和瑞芬太尼（Remifentanil）等一系列太尼类药物。其中舒芬太尼安全性较好，治疗指数高，镇痛作用强于吗啡 600 ~ 800 倍。阿芬太尼与舒芬太尼起效快，持续时间短，临床用于辅助麻醉。瑞芬太尼为选择性 μ 受体激动剂，作用强，起效快，由于分子结构中的酯键在体内可被非特异性血浆酯酶迅速水解，故该药作用持续时间短，无蓄积效应。

盐酸哌替啶　Pethidine Hydrochloride

　　化学名为 1 - 甲基 - 4 - 苯基 - 4 - 哌啶甲酸乙酯盐酸盐，1 - methyl - 4 - phenyl - 4 - piperidinecarboxylic acid ethyl ester hydrochloride，又名杜冷丁（Dolantin）。

　　本品为白色结晶性粉末；无臭或几乎无臭。在乙醚中几乎不溶，在三氯甲烷中溶解，在水或乙醇中易溶，pK_a（HB$^+$）= 8.7。易吸潮，遇光易变质，故应密闭保存。熔点为 186℃ ~ 190℃。其苦味酸盐的熔点 188℃ ~ 191℃。

　　本品水溶液用碳酸钠试液碱化，析出油滴状物质，放置后渐凝成固体。本品具有酯的性质，在酸催化下易水解，但因其结构中酯羰基邻位空间位阻较大，故水溶液短时间煮沸不易被水解。

本品给药后被血浆中的酯酶水解生成无镇痛活性的哌替啶酸，同时也在肝脏代谢，生成去甲基哌替啶和去甲基哌替啶酸，并与葡萄糖醛酸结合经肾排出体外。去甲基哌替啶镇痛活性仅为哌替啶的 1/2，且体内消除速率慢，易产生中枢毒性，引发惊厥。

哌替啶酸   哌替啶   去甲哌替啶   去甲哌替啶酸

本品为阿片 μ 受体激动剂，镇痛活性是吗啡的 1/8～1/6，成瘾性小，不良反应较少。具有起效快，持续时间短的特点，对新生儿呼吸抑制作用较小，临床上主要用于分娩时镇痛。

四、氨基酮类

美沙酮   美沙酮构象   右吗拉胺   右丙氧芬

氨基酮类（Aminoketones）药物可看作保留吗啡结构中 A 环的类似物，也可称之为二苯基庚酮类或苯基丙胺类，为开链吗啡类似物。代表药物是美沙酮，是一个高度柔性分子，结构中的羰基因极化作用，使碳原子上带有部分正电荷，通过静电相互作用与氨基氮原子上的孤对电子相互吸引，从而保持类似哌啶环（吗啡 D 环）的构象。

以美沙酮的结构为基础，开发出右吗拉胺（Dextromoramide）和右丙氧芬（Dextropropoxyphene）。右吗拉胺可口服，镇痛作用较吗啡强，成瘾性也较小。右丙氧芬为弱的阿片受体激动剂，其左旋体无镇痛作用，但有镇咳活性。右旋体于 1957 年用于临床，是成瘾性较小的镇痛药，镇痛作用与可待因相当，适用于由慢性病引起的疼痛。

盐酸美沙酮   Methadone Hydrochloride

· HCl

化学名为 4，4 - 二苯基 - 6 - 二甲氨基 - 3 - 庚酮盐酸盐，6 - dimethylamino - 4，4 - diphenyl - 3 - heptan - one hydrochloride。

本品为无色结晶或白色结晶性粉末；无臭，味苦。本品在乙醚中几乎不溶，在水中溶解，在乙醇或三氯甲烷中易溶。熔点为 230℃～234℃。水溶液在 20℃时的 pK_a 为 8.25。1% 水溶液

pH 为 4.5～6.5。具有旋光性，其左旋体镇痛活性大于右旋体。临床上常用外消旋体。

本品水溶液在光照下部分分解，生成棕色物质。由于空间位阻影响，羰基特征弱，如难以生成缩氨脲或腙，也难于被钠汞齐或异丙醇铝还原。本品的水溶液能与常见生物碱试剂反应，产生沉淀。

本品可口服，在肝脏代谢，主要代谢途径包括 N - 去甲基化、N - 氧化、苯环羟化及羰基氧化还原等。当同时服用肝药酶抑制剂（如硝苯地平、地西泮等）时，可造成蓄积中毒。若同服肝药酶诱导剂（如苯妥英、利福平等），可导致阿片戒断症状。当尿液 pH 增加，药物离子化程度降低，肾再吸收增加，作用时间延长。

本品为 μ 受体激动剂，镇痛作用比吗啡、哌替啶强，成瘾性发生较慢，作用时间长，毒性较大，有效剂量与中毒剂量比较接近。由于戒断症状较轻，因此常用作海洛因等成瘾造成的戒断治疗，称为"美沙酮维持疗法"。

五、其他类

曲马多（Tramadol）是具有吗啡样作用的环己烷衍生物，分子中有两个手性中心，临床用其外消旋体。该化合物为弱的 μ 阿片受体激动剂，能通过抑制单胺重摄取而阻断疼痛脉冲的传导，镇痛作用显著。本品短时间应用较少出现呼吸抑制等不良反应，成瘾性小，可代替吗啡用于中度急、慢性疼痛的镇痛。

曲马多   地佐辛   氢溴酸依他佐辛

地佐辛（Dezocine）具有激动和阻断阿片受体的双重作用，临床用作镇痛药，成瘾性小，化学结构为吗啡的 A、B 环类似物。依他佐辛（Eptazocine）为阿片受体部分激动剂，镇痛作用强于喷他佐辛，耐受性、依赖性较吗啡小。

六、镇痛药的构效关系

阿片类药物的化学结构差异较大，但却具有相似的药理作用；其镇痛作用具有立体特异性，例如仅吗啡的左旋体呈现出镇痛、呼吸抑制等生理活性。这使得药物研究人员对吗啡类药物的作用机制进行深入研究。

现已证实，各类镇痛药和阿片受体的亲和力大小与其镇痛强弱相关。已被分离和克隆出来的阿片受体有 μ、δ、κ 和 σ 四种不同的类型，可进一步细分为 μ_1、μ_2；δ_1、δ_2；κ_1、κ_2、κ_3 等亚型。μ 受体分布于中枢神经系统的各部位，μ 受体激动时镇痛活性最强，成瘾性也最强，是产生副作用的主要原因；δ 受体成瘾性较小，镇痛作用也不明显；κ 受体则主要分布在脊髓和大脑皮质，镇痛活性介于 μ 受体与 δ 受体之间，但有明显的致焦虑等不良反应。其中，痛觉神经传导主要由 μ_1 受体亚型介导，μ_2 受体具有控制呼吸抑制作用。因而，开发对 μ_1、κ 型具有专属激动作用的新药是寻求高效、安全和低成瘾型镇痛药的研究方向。

在对大量吗啡类镇痛药的结构进行分析后，归纳出该类药物分子具有以下结构特征：①具有一个平坦的芳环结构；②具有一个叔胺碱性中心，能在生理 pH 下大部分电离为阳离子，且该碱性中心与芳环共平面；③含有哌啶或类似于哌啶的空间结构，其烃基链部分凸出于芳环平面。

凹槽

平坦区

氢键接受部位

吗啡

喷他佐辛

哌替啶

美沙酮

吗啡类镇痛药的立体构象研究表明，吗啡以及各种合成镇痛药具有相似的立体构象：吗啡中的哌啶环为椅式构象，苯基以直立键取代在哌啶环的 4 位上；喷他佐辛、哌替啶等合成镇痛药，可通过键的旋转变为与吗啡相似的构象；开链化合物美沙酮通过羰基碳的正电荷与氨基氮原子上的孤对电子配位，使分子旋转而形成与吗啡相似的构象。

构效关系研究表明，吗啡类药物是通过与体内中枢神经系统中具有三维立体结构的受体相互作用而呈现出镇痛活性的。基于吗啡及合成镇痛药的共同活性构象，1954 年 Becket 和 Casy 提出了与之互补的镇痛药受体作用模型，即吗啡类药物的三点结合受体图像。包括：①一个负离子部位，与药物电离后的碱性阳离子结合；②一个适合芳环的平坦区，与药物通过范德华力相互作用；③一个与烃基链相适应的凹槽部位。

　　但是，吗啡类的镇痛活性与其立体结构严格相关，而右旋吗啡完全没有药效及其他生理活性，由此推断受体的结合点上还存在一定的立体空间要求。

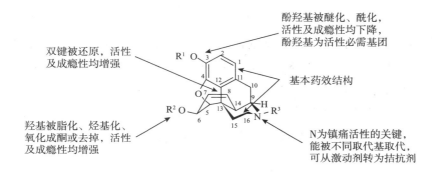

　　三点结合受体模型虽然促进了镇痛药的研究，但仍不能解释埃托啡类高效镇痛药的作用机制，也不能说明激动剂和阻断剂的本质区别。因而在三点结合模型基础上，Snuder 等提出了四点和五点模型，例如比三点结合模型多一个平坦的芳环结合区，可解释埃托啡对阿片受体亲和力比吗啡大得多，即埃托啡的苯基与受体形成第四个以疏水结合的作用部位；除三点结合以外，还有两个辅助连接区域，分别为一个激动剂结合位置和一个阻断剂结合位置，这样药物发挥激动或阻断作用取决于其结合的辅助区域位置。

　　目前吗啡类的镇痛药物的构效关系已非常明确，如图 4-2 所示。

图 4-2　吗啡类镇痛药的构效关系

三点小结

　　重点：熟悉吗啡生物碱、半合成镇痛药以及合成镇痛药的发展和结构类型。掌握代表镇痛药物的化学结构、命名、理化性质、体内代谢。掌握吗啡类镇痛药的构效关系。

　　难点：各类药物的作用靶点和重点药物的化学合成方法。镇痛药的构效关系。

　　执业药师导航：①作用阿片受体类药物的结构类型、作用机制、构效关系、理化性质和代谢特点；②代表药物：盐酸吗啡、盐酸哌替啶、阿芬太尼、瑞芬太尼、盐酸美沙酮、盐酸纳洛酮、酒石酸布托啡诺、右丙氧芬。

（黄　维　李念光）

扫码"练一练"

扫码"学一学"

第五章　抗生素

　　掌握抗生素药物的基本结构类型、结构特点和药理作用；熟悉抗生素代表药物青霉素、克拉维酸、舒巴坦等的结构和临床用途；掌握耐酸、耐酶、广谱青霉素的设计与合成；熟悉各类抗生素代表药物苯唑西林、氨苄西林、头孢氨苄、头孢拉定、氨曲南、阿米卡星、庆大霉素、红霉素、罗红霉素、阿奇霉素、氯霉素的结构和临床用途。

人文知识介绍

　　在抗生素被发现以前，人类文明的进程不时地被重复暴发的毁灭性的流行病所打断。中世纪时期，欧洲人口因为黑死病的爆发而急剧下降，当时人类不了解传染病发生的根源，因此并不知道如何预防和治疗此类疾病。直到 1929 年英国医生 Robert Fleming 发现青霉菌可以抑制周围共生细菌的生长，随后 20 年里，Florey、Chain 等分别从青霉菌中分离纯化青霉素并在临床上取得了巨大成功。随后，人们发现了链霉素（1943 年）、氯霉素（1947年）、新霉素（1949 年）、红霉素（1952 年）等其他的抗生素。

　　抗生素是微生物的次级代谢产物，在极低的浓度下，可抑制或杀灭细菌及其他微生物，且对宿主不产生严重毒性。抗生素的主要来源是生物合成（发酵），也可以通过化学全合成或半合成方法制得。半合成抗生素是在生物合成抗生素的基础上发展起来的，针对天然抗生素的化学稳定性、毒副作用、抗菌谱窄等方面存在的问题，通过结构改造，可增加稳定性，降低毒副作用，扩大抗菌谱，减少耐药性，改善生物利用度和提高治疗效力等。

　　在临床应用方面，多数抗生素通过抑制病原菌的生长，治疗细菌感染性的疾病。除了抗感染作用外，某些抗生素还具有抗肿瘤活性、免疫抑制作用和刺激植物生长作用。所以抗生素可用于医疗、农业、畜牧业和食品工业方面。本章将主要讨论抗微生物作用的抗生素。

　　抗生素的杀菌作用机制主要有以下四种。

　　1. 干扰细菌细胞壁合成　　细菌细胞壁具有维持细菌正常外形的功能，若出现缺损，细菌便膨胀、变形、破裂、自溶而死亡。细胞壁结构的主要成分为胞壁黏肽，由 N – 乙酰葡萄糖胺和与五肽相连的 N – 乙酰胞壁酸重复交联而成，其生物合成分为胞质内、胞质膜及胞质膜外三个阶段，磷霉素、环丝氨酸可阻碍胞质内黏肽前体 N – 乙酰胞壁酸的形成；万古霉素和短杆霉素可抑制胞质膜阶段的黏肽合成；而青霉素类和头孢菌素类 β – 内酰胺抗生素则对胞浆膜外黏肽的交联过程具有阻断作用，能抑制转肽酶的转肽作用，使细胞壁产生缺损，导致细菌死亡。因哺乳动物的细胞没有细胞壁，故不受这些药物的影响。这也是 β –

内酰胺类抗生素优于其他抗生素的主要原因。

2. 损伤细菌细胞膜　细菌细胞膜主要由类脂质和蛋白质成分组成，具有半透膜性质，起渗透屏障和运输物质的作用。多黏菌素 B 能与细胞膜上的磷脂结合，制霉菌素和两性霉素 B 则可与真菌细胞膜上的类醇类结合，使细胞膜完整性受损，通透性增加，导致菌体内蛋白质、核苷酸、氨基酸等重要物质外漏，从而使细菌死亡。

3. 抑制细菌蛋白质合成　细菌的核蛋白体为 70S，由 30S 和 50S 亚基组成。某些抗生素对细菌的核蛋白体具有高度选择性，氯霉素、林可霉素和大环内酯类抗生素能与 50S 亚基结合；氨基糖苷类抗生素及四环素类抗生素均能与 30S 亚基结合，从而抑制细菌蛋白质合成，影响或终止细菌的生长繁殖。

4. 抑制细菌核酸合成　利福平能抑制 DNA 依赖的 RNA 聚合酶，影响 mRNA 的转录。灰黄霉素的化学结构类似于鸟嘌呤，能进入 DNA 分子干扰 DNA 的合成。

抗生素的种类繁多，结构比较复杂。抗生素的分类方法多种多样，按化学结构可分为 β - 内酰胺类、四环素类、氨基糖苷类、大环内酯类以及其他类。

第一节　β - 内酰胺类抗生素

1929 年，英国医生 Fleming 首先发现青霉素有明显的抑制革兰阳性菌的作用。从 1941 年开始，青霉素 G 广泛应用于临床，1945 年，Brotzu 发现头孢菌素，1962 年研制出第一代头孢菌素。由于青霉素存在过敏反应、耐药性、抗菌谱窄以及性质不稳定等缺点，从 20 世纪 60 年代起，一系列具有广谱、耐酸、耐酶特点的半合成青霉素类不断涌现，与此同时，半合成头孢菌素类抗生素也得到飞速发展，第二代、第三代和第四代头孢菌素也相继出现。β - 内酰胺抗生素成为临床上应用最广泛的抗生素。

β - 内酰胺抗生素又可被分为青霉素类、头孢菌素类以及非典型的 β - 内酰胺抗生素类。非典型的 β - 内酰胺抗生素主要有碳青霉烯、青霉烯、氧青霉烷和单环 β - 内酰胺等。

X=H或OCH₃　　　　　　X=H或OCH₃
青霉素　　　　　　　　　头孢菌素

碳青霉烯　　青霉烯　　氧青霉烷　单环β-内酰胺

β - 内酰胺类抗生素的化学结构的特点：分子均有一个四元的 β - 内酰胺环，除单环 β - 内酰胺抗生素外，都通过四元环 N 原子和邻近的第三碳原子与另一个五元氢化噻唑环或六元氢化噻嗪环稠和，N 原子的 α 位都有一个羧基；β 位都有一个酰胺基侧链；两个稠合环不共平面，青霉素沿 N_1 - C_5 轴折叠，头孢菌素沿 N_1 - C_6 轴折叠；青霉素类抗生素的母核含有 3 个手性碳原子，构型为（2S，5R，6R），头孢菌素类的母核含有 2 个手性碳，构型是（6R，7R）。β - 内酰胺类抗生素的抗菌活性不仅与母核的手性碳的构型有关，也与酰胺基上取代基的结构有关，旋光异构体间的活性存在很大的差异。

β-内酰胺类抗生素的作用机制：通过β-内酰胺环开环与细菌细胞壁黏肽的交联过程中的转肽酶的酰化作用，使细胞壁缺损，产生杀菌作用。黏肽是细菌细胞壁的主要成分，是具有网状结构的含糖多肽，由N-乙酰葡萄糖胺和N-乙酰胞壁酸交替组成线状聚糖链短肽，这些高聚物需要在黏肽转肽酶的催化下进行转肽反应，完成高聚物转化成交联结构，最终合成细菌细胞壁（图5-1）。由于β-内酰胺类药物的结构与黏肽的D-丙氨酰-D-丙氨酸的末端结构类似，空间构象也相似，使酶识别错误，所以β-内酰胺类药物可抑制黏肽转肽酶的活性，竞争性地与黏肽转肽酶的活性中心以共价键结合，形成不可逆抑制（图5-2）。如细菌缺乏黏肽转肽酶的催化，则短肽不能转变成链状结构，因而无法合成细胞壁。因此细胞不能定型和承受细胞内的高渗透压，引起溶菌，造成细菌死亡。

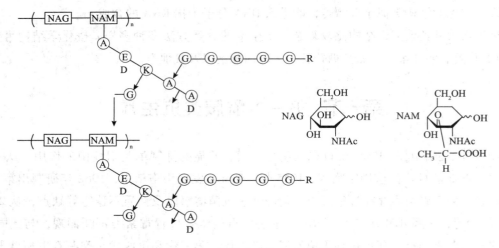

图5-1　细胞壁生物合成示意图

A：ala；E：glu；K：lys；G：gly；NAG：N-乙酰葡萄糖胺；NAM：N-乙酰胞壁酸

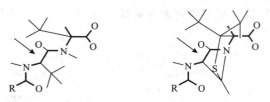

(a)黏肽D-丙氨酰-D-丙氨酸的末端构象　　(b)青霉素构象

图5-2　黏肽D-丙氨酰-D-丙氨酸末端构象与青霉素的构象比较

一、青霉素类

青霉素类（Penicillins）包括天然青霉素和半合成青霉素。天然青霉素是从菌种发酵制得，半合成青霉素是在6-氨基青霉烷酸（6-aminopenicillanic acid，6-APA）上接上适当的侧链，获得广谱、耐酸、耐酶的青霉素。

（一）天然青霉素

从青霉菌培养液和头孢菌素发酵液中得到天然的青霉素共 7 种，青霉素 G 、青霉素 F、双氢青霉素 F、青霉素 K、青霉素 N、青霉素 V、青霉素 X。其中以青霉素 G 的作用最强，产量最高，有临床应用价值。虽青霉素 G 可全合成获得，但成本很高。

青霉素G

青霉素F

双氢青霉素F

青霉素K

青霉素N

青霉素V

青霉素X

青霉素 G　Benzylpenicillin

化学名为（2S，5R，6R）-3，3-二甲基-6-（2-苯乙酰氨基-7-氧代-4-硫杂-1-氮杂双环 [3.2.0] 庚烷-2-甲酸，（2S，5R，6R）-3，3-dimethyl-7-oxo-6-[（2-phenylacetyl）amino]-4-thia-l-azabicyclo [3.2.0] heptane-2-carboxylic acid)，又名苄基青霉素，简称青霉素。它是第一个在临床上使用的抗生素，从青霉菌培养液中得到，若在发酵时加入少量的苯乙酸或苯乙酰胺作为前体，可以提高其产量。

本品为无定形白色粉末，$[a]_D = +282° = (c = 1mol/L，乙醇)$。不溶于石油醚，微溶于水，溶于甲醇、乙醇、乙醚、乙酸乙酯、苯、三氯甲烷、丙酮。游离的青霉素是一个有机酸（$pK_a = 2.65 \sim 2.70$），临床上常用其钠盐或钾盐，以增强其水溶性。钠盐的刺激性较钾盐小，故临床使用较多。但由于青霉素水溶液在室温下不稳定，易分解，因此，在临床上使用其粉针剂。

由于 β-内酰胺环的高度不稳定性，使其在酸、碱条件下或 β-内酰胺酶存在下，β-内酰胺环均易发生水解和分子重排。一旦 β-内酰胺环被破坏，即失去抗菌活性。金属离子、温度和氧化剂均可催化其分解反应。

由于两环不共平面，使β-内酰胺环中羰基和氮上的未共用电子对不能共轭，加之四元环的张力，造成β-内酰胺环具有高度化学反应活性。在酸性条件下，β-内酰胺环易受亲核试剂或亲电试剂的进攻，使β-内酰胺环破裂。在弱酸（pH=4）的室温条件下，侧链上羰基氧原子上的孤对电子作为亲核试剂进攻β-内酰胺环，再经重排生成青霉二酸，青霉二酸可进一步分解生成青霉醛和青霉胺。

青霉二酸   青霉醛   青霉胺

在强酸条件下或氯化高汞的作用下，β-内酰胺环发生裂解，生成青霉酸，青霉酸与水生成青霉醛酸，青霉醛酸不稳定，释放出二氧化碳，生成青霉醛。胃酸的酸性很强，在此条件可导致侧链酰胺键的水解和β-内酰胺环开环，而使青霉素失活。所以青霉素 G 不能口服，需注射使用，且须临时配制。

青霉酸

青霉醛酸   青霉醛

在碱性条件下或在某些酶（例如β-内酰胺酶）的作用下，碱性基团或酶中亲核性基团向β-内酰胺环进攻，生成青霉酸，青霉酸加热时易失去二氧化碳，生成青霉噻唑酸，遇氯化高汞青霉噻唑酸进一步分解生成青霉醛和青霉胺。

青霉酸

青霉噻唑酸   青霉醛   青霉胺

青霉素 G 遇到亲核性试剂如胺和醇时，胺和醇也同样会向 β - 内酰胺环进攻，生成青霉酰胺和青霉酸酯。

青霉素 G 抗菌作用强，特别对各种球菌和革兰阳性菌有很强的抑制作用。但青霉素 G 只对革兰阳性菌及少数革兰阴性菌效果好，对大多数阴性菌则无效。原因是革兰阳性菌细胞壁黏肽含量比革兰阴性菌高，所以青霉素 G 对阳性菌比较敏感。

（二）半合成青霉素

为解决青霉素 G 的不耐酸、不耐酶、抗菌谱窄等问题，利用 6 - 氨基青霉烷酸（6 - APA）进行结构修饰，可获得耐酸、耐酶和广谱青霉素等三类半合成青霉素，目前已经在临床上应用的半合成青霉素约有 40 多种。

6-APA

1. 耐酸青霉素　青霉素 V 是用于临床的另一个天然青霉素，其抗菌活性低于青霉素 G，但耐酸，可口服。其 6 位酰胺基连接的苯氧甲基具吸电子性，从而阻止了侧链羰基电子向 β - 内酰胺环的转移，提高了对酸的稳定性。根据此原理设计合成了在酰胺基 α 位引入含 O、N、X 等电负性大的原子的衍生物，如非奈西林（Pheneticillin）、丙匹西林（Propicillin）、阿度西林（Azidocillin）。非奈西林和丙匹西林口服吸收良好，血药浓度和持续时间优于青霉素 V。阿度西林在青霉素 G 的侧链上引入吸电子的叠氮，口服吸收比青霉素 V 强，抗菌谱和青霉素 V 相似，且对流感嗜血杆菌的活性更强。

$$\text{非奈西林} \quad R=-\underset{\underset{CH_3}{|}}{CH}OC_6H_5$$

$$\text{丙匹西林} \quad R=-\underset{\underset{C_2H_5}{|}}{CH}OC_6H_5$$

$$\text{阿度西林} \quad R=-\underset{\underset{N_3}{|}}{CH}OC_6H_5$$

2. 耐酶青霉素　细菌对青霉素产生耐药性的原因之一是细菌产生 β - 内酰胺酶，促使青霉素发生分解而失效。在半合成青霉素的研究过程中发现三苯甲基青霉素对 β - 内酰胺酶非常稳定，可能是由于三苯甲基有较大的空间位阻，阻止了化合物与酶活性中心的结合。

也由于空间阻碍酰胺侧链 R 与羧基间的单键旋转，降低了青霉素分子与酶活性中心作用的适应性，但三苯甲基青霉素的抗菌作用极低，无临床使用价值。于是合成了具有较大体积侧链的半合成青霉素，得到耐酶青霉素，如甲氧西林（Meticillin）及萘夫西林（Nafcillin）等。甲氧西林是用 2，6 - 二甲氧基苯甲酰基替代青霉素结构中的苯乙酰基。但很快细菌对甲氧西林也产生了耐药性。利用生物电子等排原理以 2′ - 甲氧基萘环取代苯环，得萘夫西林。

甲氧西林   萘夫西林

在苯环与侧链酰胺之间引入异噁唑环，并在异噁唑环 5 位引入甲基得苯唑西林（Oxacillin），因苯核及异噁唑环的吸电子效应和空间效应，具有耐酶，耐酸的作用特点，抗菌作用也比较强。可口服或注射。在苯环的邻位引入卤素，可进一步提高其耐酶、耐酸活性，并且显著地改善了药物代谢动力性质，如氯唑西林（Cloxacillin）、氟氯西林（Flucloxacillin）和双氯西林（Dicloxacillin），三者的血药浓度都高于苯唑西林。C5 位的取代基对其活性有较大的影响，取代基大于甲基时，抗菌活性降低；无甲基取代时，耐酶作用消失。

苯唑西林	R_1=H R_2=H
氯唑西林	R_1=Cl R_2=H
氟氯西林	R_1=Cl R_2=F
双氯西林	R_1=Cl R_2=Cl

将青霉素的 6α 位引入甲氧基，由于其空间位阻，可降低药物与 β - 内酰胺酶的契合，使 β - 内酰胺酶不易降解 β - 内酰胺环，因而提高药物对酶的稳定性。如替莫西林（Temocillin），对革兰阴性菌效果较强，且具有较好稳定性和较长的半衰期，为长效、耐酶的半合成青霉素类抗生素。除甲氧基外，引入甲酰胺基如福米西林（Formidacillin）不仅对 β - 内酰胺酶高度稳定，对肠杆菌属和铜绿假单胞菌有很强的抗菌活性，比青霉素强 10～20 倍。

替莫西林   福米西林

3. 广谱青霉素 青霉素 G 对革兰阳性菌有较强的抑制作用，对革兰阴性菌作用弱。天然青霉素 N 对革兰阳性菌的作用低于青霉素 G，但对阴性菌则显示较强的抑制作用。其化学结构与青霉素 G 差别仅在其侧链含有 D - α - 氨基己二酰胺，提示改变侧链可扩大抗菌谱，在青霉素的侧链引入 α - 氨基即为氨苄西林（Ampicillin），对革兰阳性菌、阴性菌都有较强抑制作用，为临床上使用的第一个广谱青霉素。α - 氨基可改变整个分子的极性，使其容易透过细胞膜，扩大了抗菌谱。但氨苄西林存在口服生物利用度低缺点，而阿莫西林（Amoxicillin），具有广谱、对酸稳定，口服吸收优于氨苄西林。

氨苄西林　　　　　　　　　　　　　　阿莫西林

随后发现的羧苄西林（Carbenicillin）和磺苄西林（Sulbenicillin）的抗菌谱进一步的扩大。对革兰阳性菌、阴性菌均有抑制作用，并且对铜绿假单胞菌和变形杆菌也有较强抑制的作用。

羧苄西林　　　　　　　　　　　　　　磺苄西林

在氨苄西林的氨基上引入杂环取代的酰胺基时，得到抗菌谱更广的青霉素衍生物，如哌拉西林（Pailaxilin）、阿帕西林（Apalcillin）、美洛西林（Mezlocillin）等。由于能迅速穿透多种革兰阳性菌的细胞膜，作用强而迅速，对铜绿假单胞菌有更强的抑制作用。利用前药设计方法，将氨苄西林 2 位羧基酯化，可提高生物利用度，改善口服吸收，如匹氨西林（Pivampicillin）。

哌拉西林　　　　　　　　　　　　　　阿帕西林

美洛西林　　　　　　　　　　　　　　匹氨西林

阿莫西林　Amoxicillin

化学名为（2S，5R，6R）-3，3-二甲基-6-[（R）-（-）-2-氨基-2-（4-羟基

苯基）乙酰氨基］-7-氧代-4-硫杂-1-氮杂双环［3.2.0］庚烷-2-甲酸三水合物，2S，5R，6R）-3，3-dimethyl-6-［（R）-（-）-2-amino-2-（4-hydroxyphenyl）acetylamino］-7-oxo-4-thia-1-azabicyclo［3.2.0］heptane-2-carboxylic acid trihyrate。又名羟氨苄青霉素。

本品为白色或类白色结晶性粉末，味微苦，不溶于乙醇，微溶于水，在水中（1mg/ml）比旋度为+290°~+310°。

本品的侧链为对羟基苯甘氨酸，有一个手性碳原子，临床用其右旋体，其构型为 R - 构型。化学结构中含有酸性的羧基、弱酸性的酚羟基和碱性的氨基，pK_a 分别是为 2.4、7.4 和 9.6。其 0.5% 水溶液的 pH = 3.5 ~ 5.5。其水溶液在 pH = 6 时比较稳定。

阿莫西林和氨苄西林具有相同的抗菌谱，对革兰阳性菌的抗菌作用与青霉素相同或稍低，对革兰阴性菌如淋球菌、流感杆菌、百日咳杆菌、大肠杆菌、布氏杆菌等的作用较强，但易产生耐药性。临床上主要用于泌尿系统、呼吸系统、胆道等的感染。

阿莫西林及其他含有氨基侧链的半合成 β - 内酰胺抗生素，由于侧链中游离的氨基对 β - 内酰胺环羰基的亲核进攻，引起开环聚合反应。聚合的速度随结构不同而异，影响因素主要有 β - 内酰胺环的稳定性，游离氨基的碱性（pK_a 值）和空间位阻等。其中阿莫西林的聚合速度最快，其聚合速度比氨苄西林快 4.2 倍。

各种糖类（葡萄糖和葡聚糖）和多元醇在碱性条件下均能加速其分解，发生分子内成环反应，生成 2，5 - 吡嗪二酮。因此不宜用葡萄糖溶液作为稀释剂。

（三）青霉素类的构效关系

6 位的侧链酰胺基团是抗菌谱的决定基团。提高极性，增强亲水性，可使其易于透过细胞膜而扩大抗菌谱。因此侧链 α 位上引入氨基、羧基和磺酸基等亲水性基团，可扩大抗菌谱，并能增强对青霉素结合蛋白的亲和力。

在 6β 位引入立体位阻较大基团或在 6α 位引入甲氧基或甲酰胺基，可增大立体位阻，提高 β - 内酰胺环对 β - 内酰胺酶的稳定性，因此耐酶。

青霉素噻唑环上的羧基是基本活性基团，被硫代酸或酰胺取代，活性降低；羧基被还原为醇时，则失去抗菌活性；对羧基酯化，则可增加口服吸收和改善药物代谢动力学性质。

青霉素母核的 3 个手性碳的构型至关重要，但噻唑环上的 2 个甲基不是必要基团。

（四）半合成青霉素的方法

半合成青霉素的原料是 6 - 氨基青霉烷酸（6 - APA），6 - APA 可以从无前体的青霉素发酵液中得到，也可以人工合成，但多采用从青霉素 G 通过酶解或化学裂解的方法得到，化学裂解法因耗能多、污染大而很少使用，故酶解法更具有实用价值。将青霉素酰化酶通过化学键固定在模板上，利用青霉素在偏碱性条件下，经青霉素酰化酶裂解青霉素制备 6 - APA，此法称为固定化酶法，适合进行大规模工业生产。再将 6 - APA 与相应的侧链进行缩合可制得各种半合成青霉素。

常用缩合方法有四种。① 酰氯法：是经常使用的方法，将侧链酸制成酰氯，以稀碱为缩合剂。在低温，中性或近中性（pH 6.5 ~ 7.0）条件下进行。② 酸酐法：将侧链酸制成酸酐或混合酸酐进行反应。③ DCC 法，也称为羧酸法：将侧链酸和 6 - APA 在有机溶剂中进行缩合，常以 N，N' - 二环己基碳二亚胺（DCC）作为缩合剂，该法具有收率高和步骤短的特点，但成本高。④ 固相酶法：用具有催化活性的酶，将其固定在一定的空间内，催化侧链与 6 - APA 直接缩合，此法工艺简单，收率高，但保证酶的催化活性是关键。

临床上半合成青霉素药物多为钠盐或钾盐，由于 β - 内酰胺环对碱不稳定，采用氢氧化钠或氢氧化钾进行成盐反应时，须十分小心地进行。对于对碱不稳定的半合成青霉素，可通过与有机酸盐（如异辛酸钠、醋酸钠等）反应成盐。

二、头孢菌素类

头孢菌素类（Cephalosporins）包括天然头孢菌素和半合成头孢菌素。

（一）天然头孢菌素

天然头孢菌素有头孢菌素 C（Cephalosporin C）和头霉素 C（Cephamycin C）。头孢菌素

C 的抗菌谱广、毒性较小，但对 β - 内酰胺酶稳定性较差，而且生物利用度低，头霉素 C 对 β - 内酰胺酶稳定。以它们为先导物进行结构改造，对半合成头孢菌素的发展起到积极作用，临床使用的头孢菌素均为半合成头孢菌素。

头孢菌素C   R=—H
头霉素C   R=—OCH₃

头孢菌素 C 为 D - α - 氨基己二酸与 7 - 氨基头孢烷酸（7 - ACA）缩合而成。7 - ACA 是其抗菌活性的基本母核，是由 β - 内酰胺环与氢化噻嗪环拼合而成。与青霉素不同，β - 内酰胺环氮上的孤对电子可与氢化噻唑环中的双键共轭，使 β - 内酰胺环趋于稳定。因此多数的头孢菌素类抗生素均耐酸。且相比较于青霉素，头孢菌素结构的环张力较小，因此比青霉素稳定。

但是 C3 位乙酰氧基为一个较好的离去基团，C2 和 C3 间的双键以及 β - 内酰胺环的氮原子形成一个较大的共轭体系，易接受亲核试剂对 β - 内酰胺羰基的进攻，使 C3 位乙酰氧基带着负电荷离去，导致 β - 内酰胺环开环，这是使头孢菌素药物活性降低的主要原因。

进入体内后，头孢菌素 C3 位的乙酰氧基易被体内的酶水解生成活性较小的 C3 羟基化合物而失活，同时因 C3 羟基和 C2 位的羧基处于 C2、C3 双键的同侧，使 C3 羟基易和 C2 羧基易形成较稳定的内酯环从而使头孢菌素失去抗菌活性。

3-羟基头孢菌素   头孢菌素内酯

（二）半合成头孢菌素的结构分类

半合成的头孢菌素的研究是发展的比较迅速的一个领域。从头孢菌素的结构出发，可进行结构改造的位置有：（Ⅰ）7 - 酰氨基部分；（Ⅱ）7 - α 氢原子；（Ⅲ）环中的硫原子；（Ⅳ）3 - 位取代基。

Ⅰ是抗菌谱的决定性基团；Ⅱ能影响对 β - 内酰胺酶的稳定性；Ⅲ影响抗菌效力；Ⅳ能影响抗菌效力和药代动力学的性质。因此半合成头孢菌素药物也比较多。从 20 世纪 60 年代初首次应用于临床以来，半合成头孢菌素类抗生素具有抗菌谱广、活性强、毒副作用低的特点。已有一、二、三、四代头孢菌素问世。

半合成头孢菌素常用的母核有：

7-ACA　　　　　7-ADCA

1. 第一代头孢菌素

头孢唑林　　　　　头孢噻啶

头孢匹林　　　　　头孢噻吩

头孢乙腈　　　　　头孢氨苄

头孢羟氨苄　　　　　头孢拉定

第一代头孢菌素虽耐青霉素酶，但不耐 β - 内酰胺酶，主要用于耐青霉素酶的金黄色葡萄球菌等敏感革兰阳性球菌和某些革兰阴性球菌的感染。

2. 第二代头孢菌素

头孢尼西　　　　　头孢呋辛

头孢丙烯

头孢雷特

头孢替坦

氯碳头孢

第二代头孢菌素与第一代头孢菌素在化学结构上没有明显的区别，但对多数 β – 内酰胺酶稳定，抗菌谱较第一代广，对革兰阴性菌的作用较第一代强，但革兰阳性菌的作用则较第一代低。

3. 第三代头孢菌素

头孢噻肟

头孢唑肟

头孢曲松

头孢他啶

头孢哌酮

头孢克肟

头孢地嗪

头孢地尼

头孢布烯

头孢泊肟酯

第三代头孢菌素在其侧链的化学结构上具有明显的特征，7 位的氨基侧链上含有 2－氨基噻唑－α－甲氧亚氨基乙酰基，由于亚氨基双键的引入，存在顺反异构，顺式体的侧链部分与 β－内酰胺环接近，因此具有对多数 β－内酰胺酶的高度稳定性。第三代头孢菌素的抗菌谱更广，对革兰阴性菌的活性强，但对革兰阳性菌的活性比第一代弱，部分药物抗铜绿假单胞杆菌活性较强。

顺式体

反式体

4. 第四代头孢菌素

头孢匹罗

头孢吡肟

头孢唑兰

头孢噻利

头孢喹肟

第四代头孢菌素在化学结构上的特征为：在 7 位连有 2－氨基噻唑－α－甲氧亚氨基乙酰基侧链，在 3 位存在季铵基团。其季铵基团与分子中的羧基形成内盐。由于较低 β－内酰胺酶亲和性与诱导性，可通过革兰阴性菌外膜孔道迅速扩散到细菌间质并维持高浓度，对青霉素结合蛋白亲和力强。因此其抗菌活性更强，尤其是对金黄色葡萄球菌等革兰阳性球菌，并且对 β－内酰胺酶（尤其是超广谱质粒酶和染色体酶）稳定，穿透力强。其中头孢喹肟是人兽两用的抗生素。

（三）半合成头孢菌素的构效关系

头孢菌素的构效关系如下。

（1）7 位侧链引入亲脂性基团，如苯环、噻吩、含氮杂环，并在 3 位引入杂环，可扩大抗菌谱，增强抗菌活性。如第一代头孢菌素的头孢噻吩（Cefalotin）、头孢噻啶（Cephaloridine）、头孢唑林（Cefazolin）和头孢匹林（Cephapirin）。

（2）7 位酰胺的 α 位引入亲水性基团 $-SO_3H$、$-NH_2$、$-COOH$，可扩大抗菌谱得到广谱头孢菌素，如头孢来星（Cephaloglycin）等，此类药物对铜绿假单胞菌的外壁有很高的渗透作用。这些基团的引入既增加了口服吸收，也极大改变了抗菌活性和对酶的稳定性。若同时用 $-CH_3$、$-Cl$ 或含氮杂环取代基代替 3 位上的取代基，除改进口服吸收外还可使其对革兰阴性菌和铜绿假单胞菌都有效。

头孢来星

（3）带有 7β 位为顺式 - 甲基亚氨基 -2 - 氨噻唑的侧链可提高对 β - 内酰胺酶的稳定性，并且可增强对革兰阴性菌外膜的渗透，从而扩大了抗菌谱。这主要是由于引入甲氧亚氨基后，甲氧基可占据 β - 内酰胺羰基的位置，阻止酶接近 β - 内酰胺环，因而具有耐酶、广谱的性质。

（4）7 位侧链上的甲氧基改变成羧基，可避免交叉过敏〔如将头孢噻肟（Cefotaxime）改造成头孢他啶（Ceftazidime）、头孢克肟（Cefixime）〕，且口服后血药浓度高，持续时间长，具有良好的生物利用度。

（5）3 位改造，如乙酰氧甲基被 $-CH_3$、$-Cl$ 等基团取代可增强抗菌活性，并改变药物在体内的吸收分布和对细胞的渗透性等药物代谢动力学性质。为了克服头孢菌素半衰期短，代谢不稳定，对 β - 内酰胺酶不稳定的缺点，除在 7 - 氨基上引入不同的酰基外，在 3 - 甲基位置上以多种硫代杂环取代乙酰氧基。其硫代杂环的结构特征和理化性质，如环的大小、位置、杂原子的类型数目、方向性和亲水性等均与其抗菌活性有关。以含有酸性功能基的杂环替代乙酰基，使蛋白结合力增强，血浆半衰期延长。

（6）2 位羧基是抗菌活性基团，不能改变。成酯可改善药物代谢动力学性质，改善口服吸收，提高生物利用度。在体内迅速被非特异性酯酶水解而释放出原药，可延长作用时间。

（7）3 位含有带正电荷的季铵基团，正电荷可增加药物对细胞膜的穿透力，并对 β - 内酰胺酶低亲和性，多为第四代头孢菌素。

（8）7α 位引入甲氧基的衍生物为头孢霉素类，由于甲氧基的空间位阻，增加药物对 β - 内酰胺酶的稳定性，并提高对厌氧菌的活性。但以其他烷氧基取代甲氧基时，则抗菌活性大大降低。

（9）5 位 S 用生物电子等排体 $-O-$、$-CH_2-$ 取代时，即为氧头孢菌素和碳头孢烯类。碳头孢烯为新结构的 β - 内酰胺类抗生素，由于立体位阻效应使药物耐 β - 内酰胺酶，具有广谱、耐酶、长效的特点。以 $-CH_2-$ 取代 S 原子，可增加药物在体内的稳定性。氧头孢菌素由于氧原子比硫原子体积小，两面角小，使母核环张力增大，所以其抗菌活性增强，对革兰阴性菌作用显著，并可改善其药代动力学性质。

（四）半合成头孢菌素的方法

头孢菌素类的半合成方法与青霉素类似，以 7 – 氨基头孢烷酸（7 – ACA）或去乙酰氧基头孢烷酸（7 – ADCA）为母核，在 7 位或 3 位连接不同的取代基。7 – ACA 和 7 – ADCA 的制备主要有亚硝酰氯法、硅酯法和青霉素扩环法，也可用头孢菌素脱酰酶由头孢菌素 C 制备 7 – ACA。

1. 亚硝酰氯法　以头孢菌素 C 为原料，在无水甲酸和惰性溶剂中，与亚硝酰氯反应，分子内环合形成亚胺醚，再水解得到 7 – 氨基头孢烷酸（7 – ACA）。

2. 硅酯法　先用三甲基氯硅烷对头孢菌素 C 的两个羧基进行酯化保护，然后用五氯化磷氯化得到偕氯亚胺，经正丁醇反应生成偕亚胺醚，水解同时去保护基得到 7 – ACA。

3. 青霉素扩环法　常用方法是以青霉素 G 的钾盐为原料，用氯甲酸三酸乙酯保护羧基，再将其氧化成亚砜青霉素，用磷酸催化扩环。扩环后的中间体经过与硅酯法类似的反应，即用五氯化磷氯化得到偕氯亚胺，经甲醇反应生成偕亚胺醚，水解得到 7 – ADCA。

得到 7 - ACA 和 7 - ADCA 后，采用酰氯法、酸酐法和 DCC 法和固相酶法，制备半合成头孢菌素。

头孢氨苄　Cefalexin

化学名为 (6R，7R) - 3 - 甲基 - 7 - [(R) - 2 - 氨基 - 2 - 苯乙酰胺基] - 8 - 氧代 - 5 - 硫杂 - 1 - 氮杂双环 [4.2.0] 辛 - 2 - 烯 - 2 - 甲酸一水合物，(6R，7R) - 7 - [[(2R) - amino - 2 - phenylacetyl] amino] - 3 - methyl - 8 - oxo - 5 - thio - 1 - azabicyclo [4.2.0] ota - 2 - exe - 2 - carboxylic acid monohydrate。又称为先锋霉素Ⅳ、头孢力新。

本品为白色或乳黄色结晶性粉末，微臭，在乙醇、三氯甲烷或乙醚中不溶，在水中微溶。pK_a 为 2.5、5.2 和 7.3，水溶液的 pH 为 3.5 ~ 5.5。头孢氨苄在固态比较稳定，其水溶液在 pH 8.5 以下较为稳定，但在 pH 9 以上则迅速被破坏。本品水溶液（5mg/ml）的比旋度为 +144° ~ +158°。

根据青霉素结构改造的成功经验，将氨苄西林的侧链苯甘氨酸和 7ACA 相接后，得到第一个用于口服的半合成头孢菌素头孢甘氨（Cephalosporins glycine）。

头孢甘氨

头孢甘氨能抑制绝大多数革兰阳性菌和奈瑟菌、大肠埃希菌及奇异变形杆菌。但头孢甘氨在体内易代谢成活性差的去乙酰氧基产物，需要浓度高，在临床上已少用。

将头孢甘氨 C3 位的乙酰氧基甲基换成甲基，得到头孢氨苄，由于 C3 无乙酰氧基，比头孢甘氨更稳定，且口服吸收较好。头孢氨苄对革兰阳性菌效果较好，对革兰阴性菌效果较差，临床上主要用于敏感菌所致的呼吸道、泌尿道、皮肤和软组织以及生殖器官等部位的感染的治疗。

头孢氨苄的成功让人们认识到 C3 位取代基的重要性，一系列含 7 位苯甘氨酰基的半合成头孢菌素相继被开发，具有吸收更好，且对一些革兰阴性菌活性更强。

头孢噻肟钠 Cefotaxime Sodium

化学名为（6R，7R）－3－［（乙酰氧基）甲基］－7－［（2Z）－（2－氨基－4－噻唑基）－（甲氧亚氨基）－乙酰氨基］－8－氧代－5－硫杂－1－氮杂双环［4.2.0］辛－2－烯－2－甲酸钠盐，sodium（6R，7R）－3－［（acetyloxy）methyl］－7－［［（2Z）－amino－4－thiazolyl）（methoxyimino）－acetyl］amino］－8－oxo－5－thio－1－azabicyclo［4.2.0］ota－2－exe－2－carboxylate。

本品为白色、类白色或淡黄白色结晶，无臭或微有特殊臭。不溶于三氯甲烷，微溶于乙醇，易溶于水。本品水溶液（10mg/ml）的比旋度为＋56°～＋64°。

本品结构中的甲氧肟基对β－内酰胺酶有高度的稳定作用。2－氨基噻唑基团可以增加药物与细菌青霉素结合蛋白的亲和力，因此具有耐酶和广谱的特点。

本品对革兰阴性菌（包括大肠杆菌、沙门菌、克雷伯菌、肠杆菌、柠檬酸杆菌、奇异变形杆菌、吲哚阳性变形杆菌和流感杆菌等）的抗菌活性高于第一代及第二代头孢菌素，尤其对大肠埃希菌作用强。对大多数厌氧菌有强效抑制作用，用于治疗敏感细菌引起的败血症、化脓性脑膜炎、呼吸道、泌尿道、胆道、骨和关节、皮肤和软组织、腹腔、消化道、五官以及生殖器等部位的感染，此外还可用于免疫功能低下、抗体细胞减少等防御功能低下的感染性疾病的治疗。

本品结构中的甲氧肟基为顺式，顺式异构体的抗菌活性是反式异构体的40～100倍。光照可使顺式异构体转化为反式，其钠盐水溶液在紫外光照射下，45分钟有50%转化为反式异构体，4小时后，95%转化为反式，因此本品通常须避光保存，临床使用时需临时配制。

（五）β－内酰胺类抗生素的过敏反应

过敏反应是β－内酰胺类抗生素的主要缺点之一，发生率较高，严重时会导致死亡。β－内酰胺类抗生素的过敏原分为外源性和内源性两种，外源性过敏原主要来自β－内酰胺类抗生素在生物合成时带入的残留量的蛋白多肽类杂质；内源性过敏原可能来自于生产、贮存和使用过程中β－内酰胺环开环自身聚合，所生成的高分子聚合物。如生产过程中的成盐、干燥，以及温度、pH等因素也可诱发聚合反应。青霉素类的主要抗原决定簇是青霉噻唑基，因此青霉素类抗生素之间能发生普遍的交叉过敏反应。而头孢菌素的抗原决定簇为7位侧链，因头孢菌素的β－内酰胺环开裂后不能形成稳定的头孢噻嗪基，而是生成以侧链为主，因此头孢菌素的过敏反应发生率低，且极少发生交叉过敏。

（六）非经典的 β – 内酰胺抗生素及 β – 内酰胺酶抑制剂

碳青霉烯、青霉烯、氧青霉烷和单环 β – 内酰胺抗生素统称为非经典的 β – 内酰胺抗生素。

1. 碳青霉烯类抗生素　从链霉菌发酵液中分离得到的沙钠霉素（Thienamycin）为碳青霉烯类的代表。可看作青霉素类结构中噻唑环上硫原子被亚甲基取代，由于亚甲基的夹角比硫原子小，加之 C2 与 C3 间的双键存在，使二氢吡咯环呈平面结构，而青霉素的氢化噻唑环则呈向外扭曲状。这一结构特征使沙钠霉素不太稳定，也给分离纯化带来了困难。在碳青霉烯的 3 位有一个氨基侧链，可对 β – 内酰胺的羰基产生亲核性进攻，导致其开环失效。6 位的氢原子处于 β 构型，不同于青霉素。研究表明，碳青霉烯类药物可结合于不同的青霉素结合蛋白，因此沙钠霉素有比较广的抗菌谱，抗菌作用也比较强，而且对 β – 内酰胺酶也有较强的抑制作用。

沙钠霉素　　　　　　　　　　　亚胺培南

沙钠霉素的主要缺点是化学性质不稳定，并且在体内易受肾脱氢肽酶的降解，需与肾脱氢肽酶的抑制剂西司他丁（Cilastain）合用。在沙钠霉素 3 位引入亚氨基即亚胺培南（Imipenem），稳定性提高，同时也可以提高对肾脱氢肽酶的稳定性。可通过细菌孔道扩散，对大多数 β – 内酰胺酶高度稳定。亚胺培南的抗菌活性和抑酶作用均比沙钠霉素强，尤其对脆弱杆菌、铜绿假单胞菌有高效，但单独使用时，易受肾肽酶代谢而分解失活。因此亚胺培南通常和西司他丁合用，西司他丁作为肾肽酶抑制剂，可保护亚胺培南在肾脏中不被肾肽酶破坏，同时也阻止亚胺培南进入肾小管上皮组织，因而减少亚胺培南的排泄，并减轻药物的肾毒性。

西司他丁　　　　　　　　　　　美罗培南

碳青霉烯类抗生素研究的重点为寻找对肾脱氢肽酶稳定的衍生物。美罗培南（Meropenem）为 4 位上带有甲基的广谱碳青霉烯类抗生素，对许多需氧菌和厌氧菌有很强的杀菌作用，其作用达到甚至超过第三代头孢菌素，且对肾脱氢肽酶稳定，故不需要并用肾肽酶抑制剂。具有血药浓度高，组织分布广等药代动力学特征，且性质稳定，其溶液于 37℃ 和 40℃ 下放置 2 天，基本不影响其抗菌活性。

2. 氧青霉素类抗生素　克拉维酸（Clavulanic Acid）是从链霉菌得到的非经典的 β – 内酰胺抗生素，属于氧青霉素类抗生素，也是第一个用于临床的 β – 内酰胺酶抑制剂。

克拉维酸 Clavulanic Acid

化学名为（Z）-（2S，5R）-3-（2-羟亚乙基）-7-氧代-4-氧杂-1-氮杂双环[3.2.0]庚烷-2-羧酸，（Z）-（2S，5R）-3-（2-Hydroxyethylidene）-7-oxo-4-oxa-1-azabicyclo[3.2.0]heptane-2-carboxylic acid，又名棒酸。

在克拉维酸的结构中羟甲基与异噁唑环中的氧处于同侧的称为克拉维酸，处于异侧的称为异克拉维酸，二者均有抑制 β-内酰胺酶的作用。

克拉维酸是由 β-内酰胺环和氢化异噁唑拼合而成，C3 为 sp^2 杂化碳原子，6 位无酰胺侧链，因此克拉维酸的环张力比青霉素要大得多。

克拉维酸的作用机制为克拉维酸与 β-内酰胺酶的催化中心相适应，β-内酰胺酶的催化中心亲核性的丝氨酸进攻克拉维酸，形成的酰化酶被水解得非常慢，亲电性的亚胺离子与 β-内酰胺酶的活化部位如羟基、氨基进行不可逆的烷化，使 β-内酰胺酶彻底失活。所以克拉维酸是一种"自杀性"的酶抑制剂。

克拉维酸常与青霉素或头孢菌素类药物联合应用以提高疗效，无论是对革兰阳性菌还是对革兰阴性菌产生的 β-内酰胺酶均有效，单独使用无效。临床上使用克拉维酸和阿莫西林组成复方制剂称为奥格门汀（Augmentin），可使阿莫西林增效 130 倍，用于治疗耐阿莫西林细菌所引起的感染。克拉维酸也可与其他 β-内酰胺类抗生素联合使用，可使抗菌活性增效 2~8 倍。

3. 青霉烷砜类 青霉烷砜类具有青霉烷酸的基本结构，是一种广谱的酶抑制剂，口服吸收差，一般静注给药。它的抑制酶活性比克拉维酸稍差，但化学性质更稳定。

舒巴坦 Sulbactam

化学名为（2S，5R）-3，3-二甲基-7-氧代-4-硫杂-1-氮杂双环[3.2.0]庚

烷 – 2 – 羧酸 – 4，4 – 二氧化物，（2S，5R） – 3，3 – Dimethyl – 7 – oxo – 4 – thia – 1 – azabicyclo［3.2.0］heptane – 2 – carboxylic acid – 4，4 – dioxide，又称为青霉烷砜。

临床常用其钠盐，为白色或类白色结晶性粉末，溶于水，其水溶液有一定的稳定性。熔点 148℃～151℃。舒巴坦为不可逆竞争性内酰胺酶抑制剂。当抑制剂去除后，酶的活性也不能恢复。其作用比较显著。舒巴坦对革兰阳性菌和革兰阴性菌都有作用，当与阿莫西林合用时，能显著提高抗菌作用，可用于治疗对阿莫西林耐药的金葡菌、脆弱拟杆菌、肺炎杆菌、普通变形杆菌引起的感染。

舒巴坦口服吸收很少，通常按 1：2 的形式与氨苄西林混合制成易溶于水的粉针，但其稳定性较差，极易破坏失效。将氨苄西林与舒巴坦以酯键相接即为舒他西林（Sultamicillin），是可口服的前药，在作用部位分解出舒巴坦与氨苄西林，产生协同作用。

舒巴坦 3 位甲基被取代后可得到一系列新结构的化合物，活性更强，其中他佐巴坦（Tazobactam）（通用名为三唑巴坦）已经上市，是不可逆的竞争性 β – 内酰胺酶抑制剂，抑酶谱的广度和活性都远远超过克拉维酸和舒巴坦。

舒他西林　　　　　　　　　　　　　　　他佐巴坦

4. 单环 β – 内酰胺类　　单环 β – 内酰胺抗生素的发展是由诺卡霉素（Noformicin）的发现而开始。诺卡霉素是 Nocardia uniformis 菌所产生的第一个单环 β – 内酰胺抗生素，含有 A～G 七个组分，其中 A 为主要组分。诺卡霉素 A 对酸、碱都比较稳定，这是其他天然 β – 内酰胺抗生素所不具备的特点。且与青霉素类和头孢菌素类抗生素无交叉过敏反应。诺卡霉素 A 对 β – 内酰胺酶稳定，但抗菌谱窄，且只有微弱的抗菌活性。但说明 β – 内酰胺抗生素中双环结构并不是抗菌活性所必需的。利用其母核 3 – 氨基诺卡霉素进行结构修饰，制备多种衍生物。氨曲南（Aztreonam）为第一个用于临床的全合成单环 β – 内酰胺类抗生素。

诺卡霉素A　　　　　　　　　　　　　　　　　　　　氨曲南

在氨曲南的 N 原子上连有强吸电子磺酸基团，更有利于 β – 内酰胺环打开。C2 位的 α – 甲基可以增加氨曲南对 β – 内酰胺酶的稳定性。

氨曲南对需氧的革兰阴性菌包括铜绿假单胞菌有很强的活性，对需氧的革兰阳性菌和厌氧菌作用较弱，对各种 β – 内酰胺酶稳定，能透过血 – 脑屏障，副反应少。临床用于呼吸道感染、尿路感染、软组织感染、败血症等，疗效良好。

氨曲南耐受性好，不良反应发生概率少。氨曲南过敏反应少，与青霉素类和头孢菌素类无交叉过敏反应，因此单环 β – 内酰胺抗生素是寻找不过敏、高效、广谱 β – 内酰胺抗生素的一个新的方向。

第二节　四环素类抗生素

四环素类抗生素是由放线菌产生的一类广谱抗生素（四环素、金霉素和土霉素等）及半合成衍生物，均具有并四苯基本结构。此类抗生素对革兰阴性菌和阳性菌、立克次体、衣原体、支原体以及某些原虫等均具有抑制活性，为许多细菌感染的首选药，如布鲁菌病、霍乱、斑疹伤寒、出血热等，也是很多细菌交叉感染的交替药物。该类药物具有可口服、抗菌谱广、毒性小和极少发生过敏反应的特点。

四环素类抗生素为并四苯衍生物，具有十二氢化并四苯的基本结构，如下图。

土霉素　R^1=-OH　R^2=-OH　R^3=-CH$_3$　R^4=-H
金霉素　R^1=-H　R^2=-OH　R^3=-CH$_3$　R^4=-Cl
四环素　R^1=-H　R^2=-OH　R^3=-CH$_3$　R^4=-H

第一个四环素类抗生素是 1948 年从金色链丝菌分离得到的金霉素（Aureomycin），并相继发现了土霉素（Oxytetracycline）、四环素（Tetracycline）及地美环素（Demeclocycline）等天然产物。

四环素　Tetracycline

化学名为 6 - 甲基 - 4 - （二甲氨基）- 3，6，10，12，12α - 五羟基 - 1，11 - 二氧代 - 1，4，4α，5，5α，6，11，12α - 八氢 - 2 - 并四苯甲酰胺，[6 - methyl - 4 - (dimethylamino) - 3，6，10，12，12α - pentahydroxy - 1，11 - dioxo - 1，4，4α，5，5α，6，11，12α - octahydro - 2 - naphthacenecarboxamide]。

在四环素类抗生素结构中都含有酸性的酚羟基和烯醇羟基及碱性的二甲氨基，所以该类药物均为两性化合物，pK_a 值分别为 2.8 ~ 3.4，7.2 ~ 7.8，9.1 ~ 9.7，其碱性基团为 4α - 二甲氨基，以盐酸盐药用。

四环素类抗生素在干燥条件下，固体都比较稳定，但遇日光可变色。在酸性及碱性条件都不够稳定。

（1）在酸性条件下（pH < 2 时），四环素类抗生素 C6 位上的羟基和 C5α 位上氢发生消除反应，生成无活性的橙黄色脱水物（脱水四环素）。由于 C6 上的羟基与 C5α 上的氢正好处于反式构型，在酸性条件下有利于发生消除反应。

在 pH 2~6 时，C4 二甲氨基很易发生可逆的差向异构化，某些阴离子如磷酸根、枸橼酸根、醋酸根离子的存在，可加速差向异构化。

四环素类药物的脱水产物及差向异构体的抗菌活性均降低或消失。且后者的毒性为四环素的 2~3 倍。四环素与其差向异构体在一定的条件下以动态平衡关系而互存。

土霉素由于 C5 羟基与 C4 位二甲氨基之间形成氢键，较四环素稳定。而金霉素由于 C7 氯原子的空间排斥作用，使 4 位异构化反应比四环素更易发生。

（2）在碱性条件下，由于 OH⁻ 的作用，C6 位上的羟基形成氧负离子，向 C11 位发生分子内亲核进攻，经电子转移，C 环破裂，生成无活性的内酯异构体。

（3）四环素类抗生素药物分子中的多个羟基、烯醇羟基及羰基，在近中性条件下能与多种金属离子形成不溶性配合物。与钙或镁离子形成不溶性的盐，与铁离子形成红色配合物，与铝离子形成黄色配合物。

这不仅给制剂带来不便，而且干扰口服时的血药浓度。也是临床产生儿童四环素牙的原因，同时影响儿童骨骼生长，因此小儿和孕妇应慎用或禁用。且不能和含金属离子的药物及富含钙、铁等金属离子的食物，如牛奶等同服。

四环素类抗生素主要通过抑制核糖体蛋白质的合成抑制细菌生长，四环素类抗生素与30S 细胞核糖体亚单位结合，破坏 tRNA 和 RNA 之间的密码子反密码子反应，因而阻止了氨酰－tRNA 与核糖体受体 A 位点的结合，抑制细菌的生长。细菌对四环素类抗生素的耐药性主要是由于抗性造成的，敏感菌获得抗性基因后形成耐药菌，这种抗性基因存在于质粒或易位子中。

第三节　氨基糖苷类抗生素

氨基糖苷类抗生素是由链霉菌、小单孢菌和细菌所产生的具有氨基糖苷结构的抗生素，这类抗生素的化学结构通常由 1，3－二氨基肌醇部分（如链霉胺、2－脱氧链霉胺、放线菌胺）与某些特定的氨基糖通过苷键相连而成。

链霉素　　　　　　2-脱氧链霉胺　　　　　　放线菌胺

由于其化学结构特点，这类抗生素都呈碱性，通常都以硫酸盐或盐酸盐用于临床。氨基糖苷类抗生素多为极性化合物，脂溶性较低，水溶性较高，口服给药时，在胃肠道很难被吸收。注射给药时，与血清蛋白结合率低，绝大多数在体内不代谢失活，以原药形式经肾小球滤过排出。因此对肾脏产生毒性。除肾毒性外，本类抗生素还对第Ⅷ对脑神经有毒性（耳毒性），引起失聪。

氨基糖苷类抗生素抗菌谱广，对需氧革兰阴性菌（包括铜绿假单胞杆菌）有强烈的抗菌作用，对革兰阳性菌也有抗菌作用，部分氨基糖苷类抗生素对耐酸性结核分枝杆菌也有抑制作用。是临床上使用较多的一类抗生素，已有数十个品种上市，在临床上常用的氨基糖苷类抗生素主要有链霉素（Streptomycin）、卡那霉素（Kanamycin）、庆大霉素（Gentamicin）、新霉素（Neomycin）、巴龙霉素（Paromomycin）和核糖霉素（Ribostamycin）等。

氨基糖苷类抗生素抑制细菌蛋白质的生物合成而呈现杀菌作用，主要包括 5 个方面：①与细菌核蛋白体 30S 亚基结合，使其不能形成 30S 始动复合物；②引起辨认三联密码错误；③抑制 70S 始动复合物的形成，从而抑制了蛋白质合成的始动；④抑制肽链延长，并使第 1 个 tRNA 自核蛋白体脱落，肽链中氨基酸顺序排错，导致错误蛋白质合成；⑤抑制70S 复合物解离，使核蛋白循环不能继续进行。

细菌产生钝化酶是对氨基糖苷类抗生素产生耐药性重要原因。钝化酶主要为三种：磷酸转移酶、核苷转移酶、乙酰转移酶。

一、链霉素类

链霉素　Streptomycin

链霉素（Streptomycin）是第一个发现的氨基糖苷类抗生素，由 *Streptomyces Griseus* 的发酵液中分离得到。链霉素由链霉胍、链霉糖和 *N* - 甲基葡萄糖组成。其分子结构中有三个碱性中心，可以和各种酸成盐，临床用其硫酸盐。

链霉素对结核杆菌的抗菌作用很强，临床上用于治疗各种结核病，特别是对结核性脑膜炎和急性浸润性肺结核有很好的疗效；对尿道感染、肠道感染、败血症等也有效，与青霉素联合应用有协同作用。缺点是易产生耐药性，对第Ⅷ对脑神经有损害及肾毒性。

二、卡那霉素及其衍生物

卡那霉素A　R¹=NH₂ R²=OH
卡那霉素B　R¹=NH₂ R²=NH₂
卡那霉素C　R¹=OH R²=NH₂

卡那霉素（Kanamycin）是由卡那霉素 A、卡那霉素 B、卡那霉素 C 组分组成的混合物，卡那霉素 A 是主要成分，为氨基去氧 - D - 葡萄糖与脱氧链霉胺缩合而成的碱性苷，是两分子的糖与一分子脱氧链霉胺形成的苷。临床上用其硫酸盐。

卡那霉素为广谱抗生素，对革兰阴性杆菌、阳性菌和结核杆菌都有效。临床上用于败血病、心内膜炎、呼吸道感染、肠炎、菌痢和尿路感染等。对听觉神经和肾脏有一定的毒性。

卡那霉素化学稳定性较好，在加热或酸碱条件下也不失去抗菌活性。卡那霉素容易产生耐药性，原因是一些带有 R 因子的革兰阳性菌，会产生"氨基糖苷钝化酶"，使氨基糖苷类抗生素失活。这种钝化酶主要为三种氨基糖苷转移酶，其中氨基糖转移酶（APH）使卡那霉素 C3 羟基磷酸化，氨基糖乙酰转移酶（AAC）使 C6 的氨基乙酰化，氨基糖腺苷转移酶（ANT）使 C2′的羟基腺苷化，使卡那霉素失去活性。

阿米卡星 Amikacin

化学名为 $O-3-$ 氨基 $-3-$ 脱氧 $-\alpha-D-$ 葡吡喃糖基 $-(1\rightarrow6)-O-[6-$ 氨基 $-6-$ 脱氧 $-\alpha-D-$ 葡吡喃糖基 $-(1\rightarrow4)-N'-]-[(2S)-4-$ 氨基 $-2-$ 羟基 $-1-$ 氧丁基 $]-2-$ 脱氧 $-D-$ 链霉胺，$\{O-3-$ amino $-3-$ deoxy $-\alpha-D-$ glucopyranosyl $-(1\rightarrow6)-O-[6-$ amino $-6-$ deoxy $-\alpha-D-$ glucopyranosyl $-(1\rightarrow4)-N'-]-[(2S)-4-$ amino $-2-$ hydroxy $-1-$ oxobuyl $]-2-$ deoxy $-D-$ streptamine$\}$。

本品为白色结晶性粉末，无臭，无味。对热、光及湿度较稳定。在乙醇中几乎不溶，在水中易溶。

阿米卡星为卡那霉素 A 分子中脱氧链霉素胺的 1 位氨基酰化衍生物，因引入的 L（−）− 4 − 氨基 − 2 − 羟基丁酰基的立体障碍，降低了对钝化酶的结构适应性。它不仅对卡那霉素敏感菌有效，对卡那霉素有耐药的铜绿假单胞菌、大肠杆菌和金葡菌均有显著作用，对上述细菌所产生的各种转移酶都稳定，血中浓度较卡那霉素高，毒性较小。所引入的氨基羟丁酰基侧链的构型对其抗菌活性很重要，若为 D（＋）型时，抗菌活性大为降低；若为（±）型抗菌活性降低一半。

三、庆大霉素 C 及其衍生物

庆大霉素（Gentamycin）是从小单孢菌发酵液中得到的混合物，包括庆大霉素 C_1、$C_{1\alpha}$ 和 C_2。三者的抗菌活性和毒性相似，临床用其硫酸盐。

庆大霉素C_1	R=-CHNHCH$_3$ (CH$_3$)
庆大霉素$C_{1\alpha}$	R=-CH$_2$NH$_2$
庆大霉素C_2	R=-CHNH$_2$ (CH$_3$)

庆大霉素为广谱的抗生素，尤对革兰阴性菌、大肠杆菌、铜绿假单胞菌、肺炎杆菌、痢疾杆菌有良好效用。临床上主要用于铜绿假单胞菌或某些耐药阴性菌引起的感染和败血症、尿路感染、脑膜炎和烧伤感染等。

庆大霉素可被庆大霉素乙酰转移酶 I 和庆大霉素腺苷转移酶酰化而失去活性，细菌对其产生耐药性，庆大霉素对听觉和肾毒性较卡那霉素小。

庆大霉素可以被由 ANT（2′）酶在 C2′ 腺苷化，在 C6′、C1、C2′ 分别被 AAC（6′）、

AAC（1）- Ⅰ和AAC - Ⅱ和AAC（2'）乙酰化而失活。庆大霉素经常与其他抗生素一起使用，其兼容性较好。但由于 β - 内酰胺抗生素可以在庆大霉素的C1位上酰化而失去抗菌活性，所以两者不能混合使用；若需两者使用时，必须在不同部位给药。

6'- N - 甲基庆大霉素 C_{1a} 称为小诺米星（Micronomicin），又称为沙加霉素，是由小单孢菌 *Micromonospora Sagamiensis var Nonoreducans* 产生的抗生素。其抗菌谱和用途与庆大霉素相似，但抗菌作用强，排泄较快。

近年来发展了一系列庆大霉素的衍生物，其代表药物有庆大霉素 C_{1a} 的 N - 异丝氨酰衍生物异帕米星（Isepamicin），西索米星（Sisomicin）及其 1 - N - 乙基化合物奈替米星（Netilmicin）。

四、新霉素类

新霉素（Neomycin）是由链霉素菌（*Streptomyces Fradiae*）产生的，已经分离出 A、B、C 三种成分，其中以新霉素 B 为主要成分。新霉素 B 和新霉素 C 水解后都生成新霉胺（Neamine）和新霉二糖胺（Neobiosamine），而新霉素 A 即为新霉胺，为脱氧链霉胺与 2，6 - 二氨基葡萄糖缩合得到的苷。新霉二糖胺是 2，6 - 二氨基葡萄糖和 D - 核糖缩合成的双糖胺。新霉素 C 和 B 的区别仅在新霉二糖胺 5 位上 - CH_2NH_2 与 - H 的取向不同，二者是立体异构体。但新霉素 C 的抗菌活性仅为新霉素 B 的一半，而毒性比新霉素 B 大二倍。新霉素 A 既是新霉素 B 和新霉素 C 的生物前体，也是其降解产物。新霉素药用为硫酸盐，其水溶液显右旋，临床上用于肠道、皮肤、耳、鼻、咽喉等感染，其毒性较大，不宜全身给药。

核糖霉素（Ribostamycin）是由链霉素菌（*Streptomyces Ribosidificus*）产生的抗生素，为新霉胺与 D - 戊糖缩合而成的苷。与新霉素的区别仅为 D - 戊糖 C3 位上未连接 2，6 - 二氨基葡萄糖，而是游离的羟基。因此可以用新霉素来半合成核糖霉素。虽然其抗菌作用比卡那霉素低，但其毒性较大多数的氨基糖苷类抗生素都低，所以安全性较好。

核糖霉素　　　　　　　　　　巴龙霉素

巴龙霉素（Paromomycin）是由放线菌（*Streptomyces Rimosus Paromoycinus*）产生的，其结构与新霉素 B 相似，仅在新霉胺的 C6 位上氨基被羟基取代。为肠道专用药物，用于治疗各种菌痢。

第四节 大环内酯类抗生素

大环内酯类抗生素是由链霉菌产生的一类抗生素，其结构特征为分子中含有一个内酯结构的 14 元或 16 元大环。通过内酯环上的羟基和脱氧氨基糖或 6 – 去氧糖缩合成碱性苷。此类药物主要有红霉素（Erythromycin）、螺旋霉素（Spiramycin）、麦迪霉素（Midecamycin）等。此类药物的碱性较弱，pH 大约为 8，游离碱不溶水，其葡萄糖醛酸盐和乳糖醛酸盐的水溶性较大，而其他盐如硬脂酸盐和十二烷基硫酸盐的水溶性降低。

大环内酯类抗生素一般均为无色的碱性化合物，易溶于有机溶剂。可与酸成盐，其盐易溶于水，化学性质不稳定，在酸性条件下易发生苷键的水解，遇碱其内酯环则易破裂。

大环内酯类抗生素在微生物合成过程中往往产生结构近似、性质相仿的多种成分。当菌种或生产工艺不同时，常使产品中各成分的比例有明显不同，影响产品的质量。

大环内酯类抗生素的应用仅次于 β – 内酰胺类抗生素，对革兰阳性菌和某些阴性菌、支原体等有较强的作用，特别是对 β – 内酰胺抗生素无效的支原体、衣原体、弯曲菌等感染有特效。大环内酯类抗生素为治疗军团菌病的首选药，还可以治疗艾滋病患者的弓形虫感染。除抗菌作用外，还发现了许多具有新生理活性（如抗寄生虫、抗病毒、抗肿瘤、酶抑制剂等）的新化合物，大环内酯类抗生素的另一特点是虽然血药浓度不高，但组织分布和细胞内移行性良好，因此临床上应用比较广泛。此类抗生素的抗菌谱和抗菌活性相似，与临床常用的其他抗生素之间无交叉耐药性，但细菌对同类药物仍可产生耐药性；毒性较低，无严重不良反应。

大环内酯类抗生素作用于敏感细菌的 50S 核糖体亚单位，通过阻断转肽作用和 mRNA 转位而抑制细菌的蛋白质合成。临床上细菌对大环内酯类产生耐药的原因是 50S 核糖体 RNA 的一个腺嘌呤残基转录后的甲基化，导致细菌对大环内酯类耐药。由于大环内酯类抗生素的化学结构有一定的近似性，故存在广泛的交叉耐药。

一、红霉素及其衍生物

红霉素 Erythromycin

化学名为 3 -［（2，6 - 二脱氧 - 3 - C - 甲基 - 3 - O - 甲基 - α - L - 吡喃糖基）氧］- 13 - 乙基 - 6，11，12 - 三羟基 - 2，4，6，8，10，12 - 六甲基 - 5 -［3，4，6 - 三脱氧 - 3 - （二甲氨基）- β - D - 吡喃木糖基］氧 - 1 - 氧杂环十四烷 - 1，9 - 二酮；3 -［（2，6 - dideo - 3 - C - methyl - 3 - O - methyl - α - L - ribo - hexopyranosyl）oxy］- 13 - ethyl - 6，11，12 - trihydroxy - 2，4，6，8，10，12 - hexamethyl - 5 -［3，4，6 - trideoxy - 3 - （dime-thyl - amino）- β - D - xylo - hexopyranosyl］oxy - 1 - oxacyclo tetradecan - 1，9 - dione。

本品为白色或类白色的结晶或粉末；无臭，味苦，微有引湿性。本品的水合物熔点为 135℃ ~ 140℃，熔融后又固化的无水物熔点为 190℃ ~ 193℃。微溶于水，易溶于甲醇、乙醇或丙酮。无水乙醇（20mg/ml）中比旋度为 - 71° ~ - 78°。

红霉素是由红霉内酯与脱氧氨基糖和克拉定糖缩合而成的碱性苷。红霉内酯环为 14 原子的大环，无双键，偶数碳原子上共有 6 个甲基，9 位上有一个羰基，C3、C5、C6、C12 位共有四个羟基，内酯环的 C3 位通过氧原子与克拉定糖相连，C5 通过氧原子与脱氧氨基糖相连。

红霉素是由红色链丝菌产生的抗生素，包括红霉素 A，B 和 C 组分。红霉素 A 为抗菌主要成分，C 的活性较弱，只为 A 的 1/5，而毒性则为 A 的 5 倍，B 不仅活性低且毒性大。通常所说的红霉素即指红霉素 A，而其他两个组分被视为杂质。

脱氧氨基糖

红霉素A R＝OH R¹＝CH₃

红霉素B R＝H   R¹＝CH₃

红霉素C R＝OH R¹＝H

红霉内酯

克拉定糖

由于红霉素的结构中存在多个羟基，在其 9 位上有一个羰基，因此红霉素在酸性条件下不稳定，易发生分子内的脱水环合。在酸性液中，红霉素 C6 位上的羟基与 C9 位的羰基形成半缩酮，再与 C8 位上氢消去一分子水，生成 8，9 - 脱水 - 6，9 - 半缩酮衍生物。然后 C12 位上的羟基与 C8、C9 位双键加成，进行分子内环合，生成 6，9，12 - 螺环酮；最后其 C11 位羟基与 C10 位上的氢消去一分子水，同时水解成红霉胺和克拉定糖。这种降解反应使红霉素失去抗菌活性。

脱水物

螺旋酮 → 红霉胺 + 克拉定糖

红霉素对各种革兰阳性菌有很强的抗菌作用，对革兰阴性菌如百日咳杆菌、流感杆菌、淋球菌、脑膜炎球菌等亦有效，而对大多数肠道革兰阴性杆菌则无活性。红霉素为耐药性金黄色葡萄球菌和溶血性链环菌引起的感染的首选药物。

红霉素抗菌谱窄，水溶性小，只能口服，而且在酸中不稳定，易被胃酸破坏，易分解迅速失去活性。为了增加红霉素的稳定性和水溶性，将红霉素 5 位的氨基糖上的 2″羟基制成各种酯的衍生物，如红霉素碳酸乙酯（Erythromycin ethyl carbonate），可配制混悬剂供儿童服用。红霉素硬脂酸酯（Erythromycin stearate）是一种无苦味、毒性低的衍生物，具有良好的药物代谢动力学性质，作用时间较长。琥乙红霉素（Erythromycin ethyl succinate）的特点是在水中几乎不溶。到体内水解后释放出红霉素而起作用，因其无味，且在胃中稳定，可制成不同的口服剂型，供儿童和成人应用。

红霉素碳酸乙酯	R= COOCH₂CH₃
红霉素硬脂酸酯	R= CO(CH₂)₁₆CH₃
琥乙红霉素	R= CO(CH₂)₂OCOCH₂CH₃

红霉素碳酸乙酯　　$R= COOCH_2CH_3$

红霉素硬脂酸酯　　$R= CO(CH_2)_{16}CH_3$

琥乙红霉素　　　　$R= CO(CH_2)_2OCOCH_2CH_3$

针对红霉素在酸性条件下的脱水环合降解。对 9 位羰基的结构改造比较成功，可利用多种途径改造 9 位，如将羰基转化成简单的肟，可以削弱分子内环合作用，但抗菌活性却有所降低。为了增强抗菌活性，将羰基与羟胺形成红霉肟，再与侧链缩合得到罗红霉素（Roxithromycin）。另一种成功的实例是阿奇霉素（Azithromycin），对红霉素进行结构改造后，不仅提高了活性，而且改善了药代动力学性质。

克拉霉素（Clarithromycin）是红霉素 C6 位羟基甲基化的产物，6 位羟基甲基化后，使红霉素 C9 位羰基无法形成半缩酮而增加其在酸中的稳定性。故克拉霉素耐酸，血药浓度高而持久，对需氧菌、厌氧菌、支原体、衣原体等病原微生物有效。其体内活性比红霉素强 2~4 倍，毒性低 2~12 倍，用量较红霉素小。

氟红霉素（Flurithromycin）是根据生物电子等排原理，在红霉素的 8 位引入 F 原子，其特点是可抑制分子内的分解反应，阻断形成脱水红霉素半缩酮的脱水过程，因而对酸稳定，半衰期为 8 小时，对肝脏没有毒性。

克拉霉素　　　　　　　　　　氟红霉素

地红霉素

地红霉素（Dirithromycin）为将红霉胺和 2 –（2 – 甲氧基乙氧基）乙醛进行反应，利用 C9 位氨基和 C11 位羟基易和醛基反应形成噁嗪环而得到的红霉素衍生物。它明显增加口服吸收后的生物转运，在细胞中可以保持较高的和长时间的药物浓度，为只需每天给药 1 次的红霉素长效衍生物。比红霉素作用强 2 ~ 4 倍，半衰期 32.5 小时，对酸稳定性较好。地红霉素为半合成的前体药物，它在体内水解为活性代谢物红霉胺。地红霉素不是 P450 的底物，所以与红霉素相比药物间的相互反应的危险性较小。

罗红霉素　Roxithromycin

化学名为 9 – {O – [（2 – 甲氧基乙氧基）– 甲基］肟} 红霉素，9 – {O – [（2 – me-thoxyethoxy – methyl）oxime］erythromycin}。

本品为白色或类白色的结晶性粉末，无臭，味苦，略有吸湿性；不溶于水，溶解于甲醇或乙醚，易溶于乙醇或丙酮。

罗红霉素为红霉素 C9 位肟的衍生物。研究过程中发现若将 9 位的羰基改换成肟或腙后，可以阻止 C6 位羟基与 C9 位羰基的缩合，增加其稳定性，但体外抗菌活性比较弱；当将 C9 位的肟羟基取代后，可明显改变药物的口服生物利用度，口服给药时体内抗菌活性较好，毒性也较低。罗红霉素是从一系列 O – 取代的红霉素肟衍生物中得到的一个活性最好的药物，具有较好的化学稳定性，口服吸收迅速，具有最佳的治疗指数，副作用小，抗菌作用比红霉素强6倍，在组织中分布广，特别在肺组织中的浓度比较高。

阿奇霉素 Azithromycin

阿奇霉素

化学名为（2*R*，3*S*，4*R*，5*R*，8*R*，10*R*，11*R*，12*S*，13*S*，14*R*）-13-[（2，6-二脱氧-3-*C*-甲基-3-*O*-甲基-α-*L*-吡喃核糖基）氧]-2-乙基-3，4，10-三羟基-3，5，6，8，10，12，14-七甲基-11-{[3，4，6-三脱氧-3-（二甲氨基）-β-*D*-吡喃木糖基]氧}-1-氧杂-6-氮杂环十五烷-15-酮，（2*R*，3*S*，4*R*，5*R*，8*R*，10*R*，11*R*，12*S*，13*S*，14*R*）-13-[（2-6-dideo-3-*C*-methyl-3-*O*-methyl-α-*L*-ribo-hexo-pyranosyl）oxy]-2-ethyl-3，4，10-trihydroxy-3，5，6，8，10，12，14-heptamethyl-11-{[3，4，6-trideoxy-3-（dimethylamino）-β-*D*-xylo-hexopyranosyl]oxy}-1-oxa-6-azacyclopentadecan-15-one}。

本品为白色或类白色的结晶性粉末；无臭，味苦；微有引湿性；几乎不溶于水，易溶于甲醇、丙酮、三氯甲烷、无水乙醇或稀盐酸溶液；熔点155℃，对酸稳定；［α］=-45°~-49°（无水乙醇）。

由于阿奇霉素的碱性更强，对许多革兰阴性杆菌有较大活性，在组织中浓度较高，体内半衰期比较长。由于在大环内酯的9a位上杂入一个甲氨基，阻碍了分子内部形成半酮缩醇的反应，因此与红霉素相比，在酸性超过胃酸300倍的情况下本品仍稳定。

阿奇霉素的一个突出优点是具有独特的药代动力学性质，吸收后可被转运到感染部位，达到很高的组织浓度，可比细胞外浓度高300倍。可用于多种病原微生物所致的感染，特别是性传染疾病，如淋球菌引起的感染。阿奇霉素吸收后，大部分以原型存在，主要代谢产物是二甲基化衍生物，失去抗菌活性。阿奇霉素的另一特点是抗菌后效应较长，可达2.3~4.7小时，优于β-内酰胺类抗生素。

阿奇霉素是将红霉素肟经贝克曼重排（Beckmann Rearrangement）后得到扩环产物，再经还原、*N*-甲基化等反应制得。它是第一个环内含氮的15元环的大环内酯红霉素衍生物。

Beckmann重排

阿奇霉素比红霉素具有更广泛的抗菌谱，对流感嗜血杆菌、β-内酰胺酶产生菌有很强的抑制作用。与其他红霉素衍生物不同，阿奇霉素对某些难对付的细菌具有杀菌作用，还可治疗艾滋病患者的分枝杆菌感染。

二、麦迪霉素及其衍生物

	R	R¹
麦迪霉素 A₁	OH	COCH₂CH₃
麦迪霉素 A₂	OH	COCH₂CH₂CH₃
麦迪霉素 A₃	=O	COCH₂CH₃
麦迪霉素 A₄	=O	COCH₂CH₂CH₃

麦迪霉素（Midecamycin）是由米加链霉菌（*Streptomyces Mycasfaciens*）产生的抗生素，属于 16 元环内酯的母核结构，与碳霉胺糖和碳霉糖结合成碱性苷，性状比较稳定，可溶于乙醇、甲醇、丙酮和三氯甲烷。和酒石酸成盐后可溶于水，配制成静脉滴注制剂供临床使用。麦迪霉素有 A₁、A₂、A₃ 和 A₄ 四种成分，但以 A₁ 成分为主。

麦迪霉素对革兰阳性菌、奈瑟菌和支原体有较好的抗菌作用，主要用于治疗敏感菌所致的呼吸道感染和皮肤软组织感染。

麦迪霉素的活性与亲脂性有关，在麦迪霉素的 C9、C2′、C3″及 C4″上引入酰基，其酰化物更易透入细胞中去，在 3″和 4″位引入酰基，可提高化合物进入细菌细胞的渗透性，改善大环内酯抗生素所特有的苦味，且吸收好，可长时间维持高的组织浓度，因而具有很好的抗菌力，此外还减轻了肝毒性，使用范围广。

三、螺旋霉素及其衍生物

螺旋霉素（Spiramycin）及衍生物是由螺旋杆菌新种（Streptomyces Spiramyceticus nsp）产生的含有双烯结构的 16 元环大环内酯抗生素，在其内酯环的 9 位与去氧氨基糖缩合成碱性苷。螺旋霉素本身为多组分抗生素，主要有螺旋霉素 Ⅰ、Ⅱ、Ⅲ三种成分。国外菌种生产的螺旋霉素以 Ⅰ 为主，国产螺旋霉素以 Ⅱ 和 Ⅲ 为主。

	R_1	R_2	R_3
螺旋霉素 I	H	H	H
螺旋霉素 II	COCH$_3$	H	H
螺旋霉素 III	COC$_2$H$_5$	H	H
乙酰螺旋霉素 I	H	H	COCH$_3$
乙酰螺旋霉素 II	COCH$_3$	H	COCH$_3$
乙酰螺旋霉素 III	COC$_2$H$_5$	COCH$_3$	COCH$_3$

螺旋霉素为碱性的大环内酯抗生素，味苦，口服吸收不好，进入体内后，部分水解脱碳霉糖变成活性很低的新螺旋霉素，再进一步水解失活。

为了增加螺旋霉素的稳定性和口服吸收程度，在 3″位和 4″位将其乙酰化得到乙酰螺旋霉素（Acetylspiramycin）。乙酰螺旋霉素为螺旋霉素的三种成分乙酰化的产物。国外商品以 4″单乙酰化合物为主，国内的乙酰螺旋霉素是以 3″，4″ – 双乙酰化合物为主。乙酰螺旋霉素体外抗菌活性比螺旋霉素弱，但对酸稳定，口服吸收比螺旋霉素好，在肠胃道吸收后脱去乙酰基变为螺旋霉素后发挥作用。

乙酰螺旋霉素与螺旋霉素抗菌谱相同，对革兰阳性菌和奈瑟菌有良好抗菌作用，主要用于治疗呼吸道感染、皮肤、软组织感染、肺炎、丹毒等。乙酰螺旋霉素对艾滋病人的隐孢子虫病、弓形体等有良好的疗效，并且有持续的抗菌后效应，它们在组织细胞内浓度高，不良反应低于红霉素。

第五节　氯霉素类抗生素和其他抗生素

氯霉素　Chloramphenicol

化学名为 D – 苏式 –（ – ）– N – [α – 羟基基甲基）– β – 羟基 – 对硝基苯乙基] – 2，2 – 二氯乙酰胺，2，2 – dichloro – N – [（1R，2R）– 2 – hydroxy – 1 – hydroxymethyl – 2 – (4 – nitrophenyl) ethyl] acetamide。

本品为白色或微带黄绿色的针状、长片状结晶或结晶性粉末，味苦，熔点 149℃ ~ 152℃。本品在水中微溶，甲醇、乙醇、丙酮或丙二醇中易溶。本品在无水乙醇中呈右旋性，比旋度 +18.5° ~ +21.5°；在醋酸乙酯中呈左旋性，比旋度 –25.5°。

氯霉素的合成以对硝基苯乙酮为原料，溴化生成对硝基 – α – 溴代苯乙酮，与环六亚甲基四胺成盐后，以盐酸水解得对硝基 – α – 氨基苯乙酮盐酸盐，用醋酐乙酰化再与甲醛缩合羟甲基化得对硝基 – α – 乙酰胺基 – β – 羟基苯丙酮，以异丙醇铝还原得（±）-苏阿糖型 -1 – 对硝基苯基 -2 – 乙酰胺基丙二醇，盐酸水解脱去乙酰基，以碱中和得（±）-苏阿

糖型 –1–对硝基苯基 –2–氨基丙二醇（氨基物），用诱导结晶法进行拆分，得 D –（–）–氨基醇，最后进行二氯乙酰化即得。

（反应式图）

关键中间体 – D（–）–氨基醇采用交叉诱导结晶法拆分。即在（±）–氨基醇消旋体的饱和水溶液中，加入少量 D –（–）–氨基醇结晶作为晶种，适当冷却，结晶成长，析出较多的 D –（–）–氨基醇结晶，迅速过滤，得产品。滤液再加入（±）–氨基醇消旋体，使成适当的饱和溶液，这时溶液中 L –（+）–氨基醇量大于 D –（–）–氨基醇，经适当冷却，析出 L –（+）–氨基醇，过滤后得 L –（+）产物。滤液再加入（±）–氨基醇消旋体，这时溶液中 D –（–）–氨基醇处于过量状态，经适当冷却，析出 D –（–）–氨基醇结晶。如此交叉循环拆分多次。应用这种拆分法，消旋体必须是两个对映体独立存在的外消旋混合物，消旋体的溶解度应比任何一种对映体大，在单一异构体结晶析出时，不会以外消旋的形式析出，消旋体仍留在母液中，达到分离的目的。这是手性化合物拆分的重要方法之一，属于物理拆分法。

氯霉素含有两个手性碳原子有四个旋光异构体。其中仅 1R, 2R（–）或 D –（–）–苏阿糖型（threo）有抗菌活性，为临床使用的氯霉素。合霉素（Synthomycin）是氯霉素的外消旋体，疗效为氯霉素的一半。

氯霉素是 1947 年由委内瑞拉链霉菌培养滤液中得到，确立分子结构后次年即用化学方法合成，并应用于临床。合成的氯霉素还有三种异构体，但活性均低于天然氯霉素。

本品性质稳定，能耐热，在干燥状态下可保持抗菌活性 5 年以上，水溶液可冷藏几个月，煮沸 5 小时对抗菌活性亦无影响。在中性、弱酸性（pH 4.5～7.5）较稳定，但在强碱性（pH 9 以上）或强酸性（pH 2 以下）溶液中，都可引起水解。

氯霉素的抗菌谱广，对革兰阴性菌及阳性菌都有抑制作用，但对前者的效力强于后者。临床上主要用以治疗伤寒、副伤寒、斑疹伤寒等，其他如对百日咳、沙眼、细菌性痢疾及尿道感染等也有疗效。但若长期和多次应用可产生可逆性骨髓抑制、再生障碍性贫血及灰婴综合征。

　　氯霉素的作用机制是抑制细菌的蛋白合成而引起抑菌作用，它能与细菌的 70S 核糖体的 50S 亚基可逆性结合，从而特异性地阻断氨酰 tRNA 与核糖体上受体结合，抑制肽链的延长。人的某些细胞线粒体中的 70S 核糖体与细菌相同，细菌对氯霉素的耐药机制主要通过质粒介导产生的乙酰转移酶使氯霉素转化为乙酰化衍生物而灭活。

　　为了避免氯霉素的苦味，增强抗菌活性，延长作用时间，或减少毒性，合成了它的酯类衍生物。棕榈氯霉素（Chloramphenicol palmitate），其特点是消除了氯霉素的苦味，便于儿童服用。琥珀氯霉素（Chloramphenicol succinate），可溶于稀碱液、丙酮和乙醇，微溶于水，可与碱形成水溶性盐，如与无水碳酸钠混合制成无菌粉末，临用前加灭菌注射用水溶解供注射用。

棕榈氯霉素	琥珀氯霉素	甲砜霉素

　　甲砜霉素（Thiamphenicol）为氯霉素的合成类似物。将氯霉素中的硝基用强吸电子基甲砜基取代后，抗菌谱与氯霉素基本相似，抗菌活性增强。临床用于呼吸道感染、尿路感染、败血症、脑炎和伤寒等，副反应较少。作用机理与氯霉素相同，主要是抑制细菌蛋白质的合成。混旋体与左旋体的抗菌作用基本一致。

林可霉素　R¹=OH　R²=H
克林霉素　R¹=H　　R²=Cl

　　林可霉素（Lincomycin）由链霉菌 4 – 1024 发酵产生的抗生素，克林霉素（Clindamycin）为林可霉素的 7 位羟基被氯取代的半合成衍生物。两者对革兰阳性菌效果好，对组织渗透力强，因此适用于骨髓炎。克林霉素的抗菌作用比林可霉素强 4~8 倍，并可口服。主要用于治疗葡萄球菌、溶血性链球菌、肺炎球菌引起皮肤软组织感染、上下呼吸道感染等。

三点小结

　　重点：熟悉 β – 内酰胺类、四环素类、氨基糖苷类、大环内酯类抗生素的结构类型及其药理作用，青霉素类药物的作用靶点及其构效关系，抗生素类药物的耐药机制。

　　难点：耐酸、耐酶以及广谱青霉素的设计原理、合成方法。

　　执业药师导航：①β – 内酰胺类抗生素药物的结构特点、理化性质和构效关系；②大环内酯类抗生素药物结构改造的目的；③氨基糖苷类以及四环素类抗生素药物产生毒副作用的机制及使用的注意事项。

（李念光　李晓坤）

扫码"练一练"

第六章　合成抗菌药、抗真菌药和抗寄生虫药

要点导航

掌握磺胺嘧啶、甲氧苄啶的结构、化学名称、理化性质、体内代谢及用途，熟悉磺胺类药物的作用机制，掌握抗代谢理论。熟悉喹诺酮抗菌药物的作用机制、构效关系，掌握诺氟沙星、环丙沙星、左氧氟沙星的结构、化学名称及用途。掌握抗结核药物的分类，掌握异烟肼、乙胺丁醇、对氨基水杨酸、利福平的化学结构、理化性质等。熟悉抗真菌抗生素的结构及药效特点。熟悉咪唑类驱肠虫药的发展概况，掌握阿苯达唑、磷酸氯喹的化学名称、结构、用途等，熟悉抗疟药物的发展及对天然产物的结构改造发现新药的过程。熟悉奎宁、青蒿素的结构和作用特点。

人文知识介绍

格哈德-杜马克（Gerherd-Domagk，1895—1964），德国化学家与药学家，1932年，杜马克发现"百浪多息"可以杀灭链球菌，开创了化学治疗的新纪元。1939年，杜马克被授予诺贝尔生理与医学奖。

越南战争期间，疟疾疫情难以控制。我国从1967年开始研究防治疟疾的新药计划。中国中医研究院终身研究员兼首席研究员屠呦呦从整理历代医籍开始，编辑了《抗疟单验方集》，组织鼠疟筛选抗疟药物。经过多次实验，最后将焦点锁定在青蒿上。但是青蒿的抗疟效果并不理想。屠呦呦认为，很有可能在高温的情况下，青蒿的有效成分就被破坏掉了。她改用乙醚制取青蒿提取物，最终在实验室里成功提取到青蒿中性提取物，获得对鼠疟、猴疟疟原虫100%的抑制率。

2011年9月，屠呦呦获得被誉为诺贝尔奖风向标的"拉斯克奖"，2015年10月，屠呦呦获得诺贝尔生理与医学奖，实现了中国人在自然科学领域诺贝尔奖零的突破。

合成抗菌药是指除抗生素以外的抗菌化合物，用于治疗细菌感染性疾病，应用非常广泛。本节主要介绍磺胺类药物及抗菌增效剂、喹诺酮类抗菌药、抗结核病药。合成抗菌药自1932年磺胺类药的先驱百浪多息（Prontosil）发现以来，发展很快，品种繁多。

第一节　磺胺类药物及抗菌增效剂

磺胺类药物（sulfonamides）的发现，开创了化学治疗的新纪元。从第一种磺胺类药物的出现到许多优良药物的应用以及作用机制学说的建立，只用了短短十几年的时间。它对药物化学的贡献不仅仅为临床上提供过较好的抗菌药物，奠定抗代谢学说的基础，对药物

化学的发展起到了重要作用。通过对磺胺类药物的副作用的深入研究，又发现了具有磺胺结构的利尿药和降血糖药。

　　磺胺类药物的母体对氨基苯磺酰胺（磺胺，Sulfanilamide）是在 1908 年作为偶氮染料的重要中间体被合成，其医疗价值无人注意。直到 1932 年 Domagk 发现含有磺酰氨基的偶氮染料百浪多息（Prontosil）可以使鼠或兔免受链球菌和葡萄球菌的感染。次年报告了用百浪多息治疗由葡萄球菌引起败血症的第一病例，引起世人瞩目。为克服百浪多息水溶性小，毒性较大的缺点，又合成了可溶性百浪多息（Prontosil Soluble），取得了较好的治疗效果。当时认为百浪多息的抗菌作用源于其分子结构中偶氮键。但其后发现百浪多息在体外无效，并非所有的含有偶氮键化合物均具有抗菌作用。偶氮基团为"生效基团"的说法被动摇。

磺胺

百浪多息

可溶性百浪多息

　　其后发现百浪多息在体内的代谢产物为对氨基苯磺酰胺，并确证双氨基苯磺酰胺在体内外均具有抗菌活性，由此确立磺酰胺类药物的基本结构。磺胺类药物的发展极为迅速，到 1946 年已经合成了 5500 多种磺胺类化合物，其中应用于临床的常用的有磺胺醋酰（Sulfacetamide）、磺胺噻唑（Sulfathiazole）和磺胺嘧啶（Sulfadiazine）等 20 余种。

　　1940 年青霉素的问世及在临床上应用，一度使磺胺类药物的研究发展受阻。但随着青霉素的不稳定性、过敏性、耐药性等缺点的暴露，使磺胺类药物的研究再度受到关注，磺胺类药物的开发又进入一个新时期，磺胺甲噁唑（Sulfamethoxazole）、磺胺甲氧嗪（Sulfamethoxypyridazine）等中长效磺胺类药物问世。此外，还发现了磺胺增效剂甲氧苄啶（Trimethoprim）。在此期间对磺胺类药物的作用机理和构效关系都进行了深入探讨，建立了药物化学的抗代谢学说。

磺胺醋酰　　　　　　磺胺噻唑　　　　　　磺胺嘧啶

磺胺甲噁唑　　　　　　磺胺异噁唑

近年来磺胺类药物研究速度放慢，但仍有少数优良药物被发现。如柳氮磺胺吡啶（Salazosulfapyridine），它吸收快，抗菌活性高，溶解度大，几乎全部以原药排出体外。磺胺乙基胞嘧啶（Sulfa - 1 - ethylcytosine），除在治疗慢性、溃疡性结肠方面疗效显著外，还可用于治疗风湿性关节炎，国外已批准用于类风湿性关节炎的治疗。

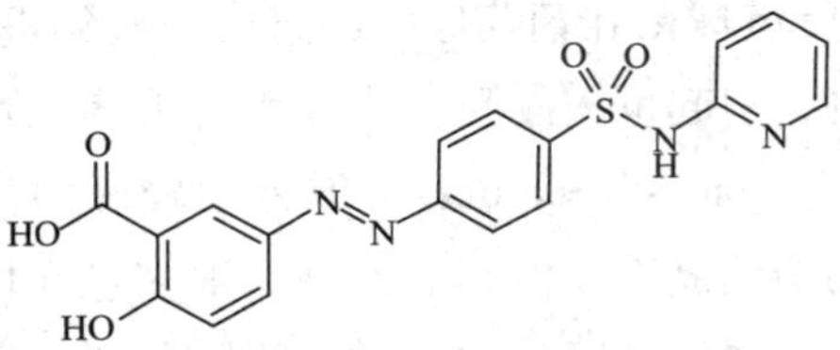

柳氮磺胺吡啶 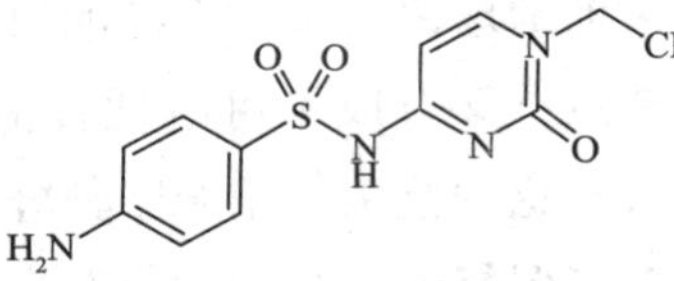　　　　　　　　　　　　　　　磺胺乙基胞嘧啶

关于磺胺类药物的作用机制有许多学说，其中以伍德 - 费尔兹（Wood - Fields）学说为人们公认和接受，并被实验所证实。该学说认为磺胺类药物能与细菌生长所必需的对氨基苯甲酸（p - Aminobenzoic acid，PABA）产生竞争性阻断，干扰细菌的酶系统对 PABA 的利用，影响了细菌的正常生长，因此有抑菌作用。

磺胺类药物之所以能与 PABA 竞争性阻断是由于其分子大小和电荷分布与 PABA 极为相似。PABA 离子的长度是 0.67nm，宽度是 0.23nm，磺胺类药物分子中的对氨基苯磺酰基部分的长度是 0.69nm，宽度是 0.24 nm，两者的长度及宽度几乎相等（图 6 - 1）。

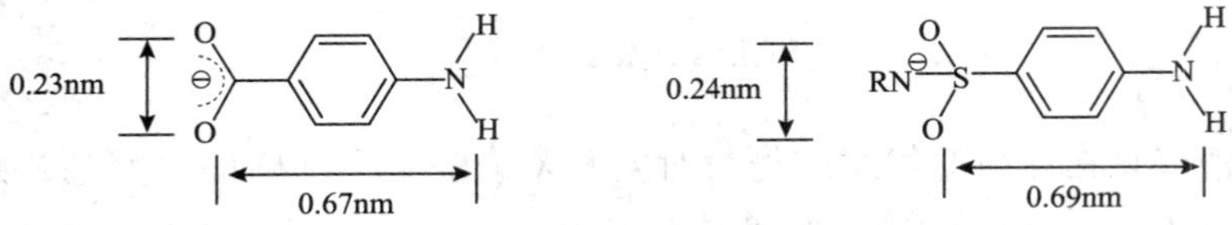

PABA　　　　　　　　　　　　　　　磺胺类药物

图 6 - 1　对氨基苯甲酸和磺胺类药物结构比较

经分子轨道方法计算，两者的表现电荷分布也极为相似。后来证明 PABA 是微生物合成二氢叶酸的重要原料，在二氢叶酸合成酶的催化下，PABA 与二氢蝶啶焦磷酸酯及谷氨酸或二氢蝶啶焦磷酸酯与对氨基苯甲酰谷氨酸合成二氢叶酸；再在二氢叶酸还原酶的作用下生成四氢叶酸（FAH_4），四氢叶酸进一步合成辅酶 F（图 6 - 2）。辅酶 F 为细菌 DNA 合成中所必需的嘌呤、嘧啶碱基的合成提供一个碳单位。因此，磺胺类药物与 PABA 竞争性阻断的结果使微生物的 DNA、RNA 及蛋白质的合成受到干扰，影响了细菌的生长繁殖。人体可以从食物中摄取二氢叶酸，所以磺胺类药物对人类的影响较小。

Wood - Fields 学说开辟了从代谢阻断寻找新药的途径。所谓代谢阻断就是设计与生物体内基本代谢物的结构有某种程度相似的化合物，使之竞争性地或非竞争性地和体内特定的酶作用，抑制酶的催化作用或干扰基本代谢物的利用，从而干扰生物大分子的合成；或以伪代谢物的身份掺入生物大分子的合成中，形成伪生物大分子，导致致死合成（Lethal synthesis），从而影响细胞的生长。代谢阻断概念已广泛应用于抗菌药、抗病毒药、抗疟药及抗肿瘤药等的设计中。

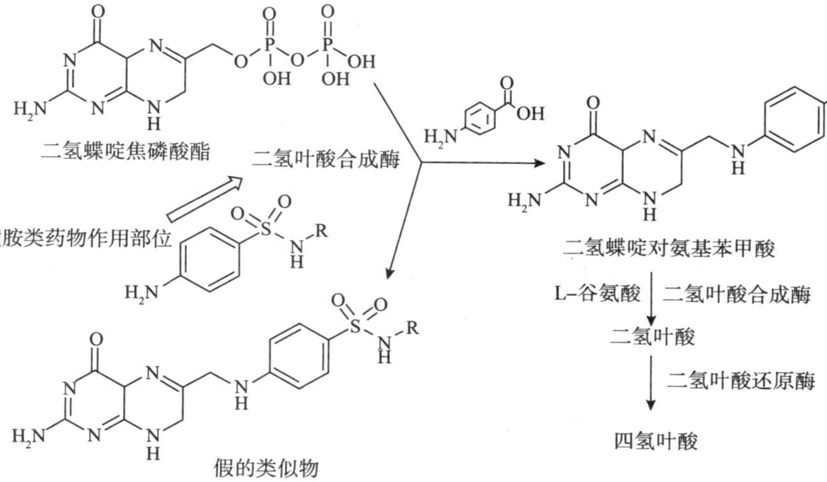

二氢蝶啶焦磷酸酯　　二氢叶酸合成酶

磺胺类药物作用部位

二氢蝶啶对氨基苯甲酸

L-谷氨酸 | 二氢叶酸合成酶

二氢叶酸

二氢叶酸还原酶

四氢叶酸

假的类似物

图 6 - 2　FAH₄ 合成过程和磺胺类药物作用机制

磺胺嘧啶　Sulfadiazine

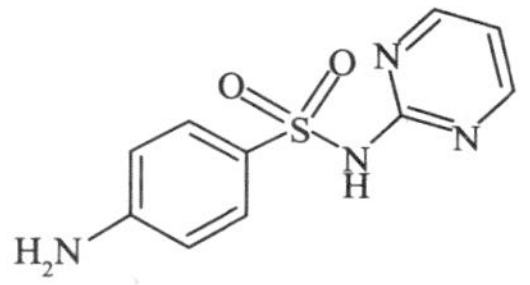

化学名为 N - 2 - 嘧啶基 - 4 - 氨基苯磺酰胺，4 - amino - N - (pyrimidin - 2 - yl) benzenesulfonamide。

本品为白色或类白色的结晶或粉末；无臭，无味；遇光色渐变暗。几乎不溶于水，微溶于乙醇或丙酮；溶解于稀盐酸，易溶于氢氧化钠试液或氨试液。熔点 255℃ ~ 256℃。应遮光、密封保存。

磺胺嘧啶的合成可采用对氨基苯磺酰氯与相应杂环反应即得。

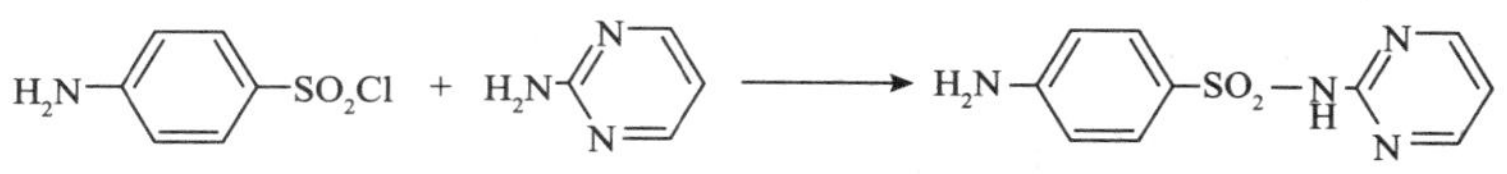

H_2N—◯—SO_2Cl + H_2N—◯ （嘧啶）—→ H_2N—◯—SO_2—NH—◯ （嘧啶）

本品显芳香第一胺的鉴别反应。呈铜盐反应，生成黄绿色沉淀，放置后变成紫色，亦可用于鉴别。

本品可与金属离子（如钠、银、锌等）形成磺胺嘧啶金属盐供药用。如磺胺嘧啶钠注射剂。由于磺胺嘧啶钠水溶液能吸收空气中二氧化碳，析出游离磺胺嘧啶沉淀，故在配制或贮存中应加以注意。与硝酸银溶液反应，则生成磺胺嘧啶银（Sulfadiazinum Argenticum），具有抗菌作用和收敛作用，用于烧伤、烫伤创面的抗感染，对铜绿假单胞菌有抑制作用。类似药物还有磺胺嘧啶锌（Sulfodiazine Zine），用于烧伤、烫伤创面的抗感染。

（磺胺嘧啶银结构式）

磺胺嘧啶银　　　　　　　　　　　　　磺胺嘧啶锌

本品优点是制菌力强，口服吸收完全，血药浓度较高，血浆蛋白结合力较低。本品口服 4 小时后血药浓度的 50% 以上可渗入脑脊液，为治疗和预防流脑的首选药物。其体内乙酰化作用、毒副作用较其他磺胺类药物低。

磺胺甲噁唑　Sulfamethoxazole

（磺胺甲噁唑结构式）

化学名为 N-（5-甲基-3-异噁唑基）-4-氨基苯磺酰胺，4-amino-N-（5-methylisoxazol-3-yl）benzenesulfonamide，又名磺胺甲基异噁唑，新诺明（SMZ）。

本品为白色结晶性粉末；无臭，味微苦。在水中几乎不溶，在稀盐酸，氢氧化钠试液或氨试液中易溶。熔点 168℃～172℃。

本品显芳香第一胺的鉴别反应。呈铜盐反应，生成草绿色沉淀，亦可用于鉴别。

本品应遮光，密封保存。本品能通过胎盘进入胎儿循环，并以低浓度分泌至乳汁，因此孕期及哺乳期妇女应予注意。

本品 1962 年问世，半衰期为 11 小时，抗菌作用较强。现多与抗菌增效剂甲氧苄啶合用，称为复方新诺明，即将磺胺甲噁唑和甲氧苄啶按 5:1 比例配伍，其抗菌作用可增强数倍至数十倍，应用范围也扩大，临床用于泌尿道和呼吸道感染及伤寒、布氏杆菌病等。

1948 年 Northey 总结了 5500 种磺胺类化合物的化学结构和抑菌作用的关系。

对氨基苯磺酰胺基为必需结构，即苯环上的氨基与磺酰胺基必须处在对位，在邻位或间位无抑菌作用；芳氨基上的取代基对抑菌活性有较大的影响。多数磺胺没有取代基，若有取代基，则必须在体内易被酶分解或还原为游离的氨基才有效，如 RCONH-，R-N=N-，-NO$_2$ 等基团，否则无效；磺酰胺基上 N-单取代化合物可使抑菌作用增强，而以杂环取代时抑菌作用较优。N,N-双取代化合物一般丧失活性；苯环若被其他芳环取代或在苯环上引入其他基团，抑菌活性降低或丧失；磺胺类药物的酸性离解常数（pK_a）与抑菌作用的强度有密切的关系，当 pK_a 值在 6.5～7.0 时，抑菌作用最强。

在研究抗疟药的过程中，发现 5-取代苄基-2，4-二氨基嘧啶类化合物的药物对二氢叶酸还原酶具有抑制作用，也可以影响辅酶 F 的形成，达到化学治疗的目的。其中甲氧苄啶（Trimethoprim，TMP）对革兰阳性和阴性菌均具有广泛的抑制作用。它对二氢叶酸还原酶产生可逆性地抑制，阻碍二氢叶酸还原为四氢叶酸，影响辅酶 F 的形成，从而影响微生物 DNA、RNA 及蛋白质的合成，抑制了其生长繁殖。

磺胺类药物与甲氧苄啶合用后，可产生协同抗菌作用，使细菌体内叶酸代谢受到双重阻断，抗菌作用增强数倍至数十倍，故甲氧苄啶又被称为磺胺增效剂。后来发现甲氧苄啶与其他抗生素合用也可增强抗菌作用。

甲氧苄啶　Trimethoprim

化学名为5-[（3，4，5-三甲氧基苯基）-甲基]-2，4-嘧啶二胺，5-（3，4，5-trimethoxybenzyl）pyrimidine-2，4-diamine，别名甲氧苄胺嘧啶。

本品为白色或类白色结晶性粉末；无臭，味苦；在水中几乎不溶，在三氯甲烷中略溶，在乙醇或丙酮中微溶；在冰醋酸中易溶。熔点199℃～203℃，pK_a为7.2。应遮光密封保存。

本品的稀硫酸溶液，加碘试液，即生成棕褐色沉淀。

本品加乙醇溶解，在287nm的波长处有最大吸收。

人和动物辅酶F的合成过程与微生物相同，但甲氧苄啶对人和动物的二氢叶酸还原酶的亲和力要比对微生物的二氢叶酸还原酶的亲和力弱10000～60000倍，所以，它对人和动物的影响很小，其毒性也较弱。

本品为抗菌药。甲氧苄啶常与磺胺嘧啶或磺胺甲噁唑合用，治疗呼吸道感染、肠道感染、脑膜炎和败血症等。对伤寒、副伤寒均有疗效，也可以与长效磺胺类药物合用，用于耐药恶性症的防治。

对甲氧苄啶的4位取代基改变，得到具有较强的抗菌作用的药物，如四氧普林（Tetroxoprim）及溴莫普林（Brodimoprim）等。与甲氧苄啶不同的其他抗菌增效剂有丙磺舒（Probenecid），其作用机制是抑制有机酸的排泄，从而提高有机酸药物在血液中的浓度。丙磺舒与青霉素合用时，由于降低青霉素的排泄速度，从而增强青霉素的抗菌作用。

溴莫普林　　　　　四氧普林　　　　　丙磺舒

第二节　喹诺酮类抗菌药

喹诺酮类药物按其母核的结构特征可以分为以下三类。

（1）萘啶羧酸类（Naphthyridinic acids）。

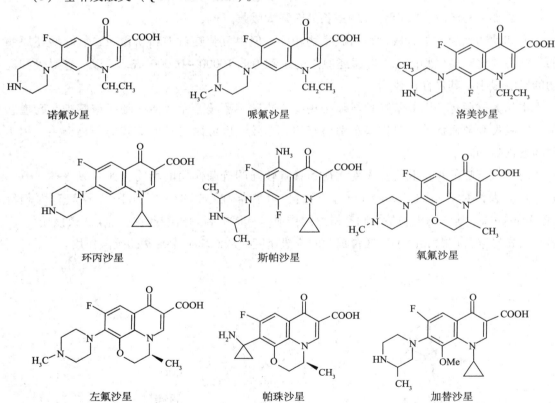

萘啶酸   依诺沙星   托舒氟沙星

（2）吡啶并嘧啶羧酸类（Pyridopymidinic acids）。

吡咯酸   吡哌酸

（3）喹啉羧酸类（Quinolinic acids）。

诺氟沙星   哌氟沙星   洛美沙星

环丙沙星   斯帕沙星   氧氟沙星

左氟沙星   帕珠沙星   加替沙星

  喹诺酮类抗菌药是一类以原核生物 DNA 回旋酶和拓扑异构酶Ⅳ为作用靶点的合成抗菌药。自 1962 年萘啶酸（Nalidixic acid）被发现以来，此类药物发展极为迅速，已成为仅次于 β - 内酰胺抗生素的抗菌药物，此类药物的发展大体上可分为三个阶段。

  第一阶段（1962—1969）以萘啶酸为代表，其特点是抗革兰阴性菌，对革兰阳性菌几乎无作用，易产生耐药性。但活性属于中等，而且体内易被代谢，作用时间短，中枢毒性较大，现已少用。

　　第二阶段（1970—1977）由于在其分子中引入对 DNA 回旋酶有亲和作用的哌嗪基团，使其抗菌活性大大增加。抗菌谱也从革兰阴性菌扩大到阳性菌并且对铜绿假单胞菌也有活性，药代动力学性质也得到改善，耐药性低，毒副作用小，临床上用于治疗泌尿道感染和肠道感染及耳鼻喉感染。代表药物为吡哌酸（Pipemidic acid）和西诺沙星（Cinoxacin）。

　　第三阶段（1978 年至今）在其药物分子中引入氟原子使其抗菌谱和药物代谢动力学性质达到极佳，除抗革兰阳性菌和阴性菌以外，对支原体和衣原体及分支杆菌也有作用。在除脑组织和脑脊液外的各种组织和体液中均有良好的分布，因此，应用范围从泌尿道和肠道，扩大到呼吸道感染、皮肤感染、骨和关节感染、腹腔感染、胃肠道感染、伤寒、败血症、淋病等，最令人可喜的是像斯帕沙星（Sparfloxacin）等新的喹诺酮类药物对结核杆菌显示强大的抑制作用。而且一些药物的药效可与头孢菌素相媲美。主要代表药物有诺氟沙星（Norfloxacin）、环丙沙星（Ciprofloxacin）、氧氟沙星（Ofloxacin）、左氧氟沙星（Levo-floxacin）、洛美沙星（Lomefloxacin）、依诺沙星（Enoxacin）、托舒氟沙星（Tosufloxacin）、帕珠沙星（Pazufloxacin）和加替沙星（Gatifloxacin）等。

　　喹诺酮类药物的作用机制主要是通过抑制 DNA 回旋酶和拓扑异构酶Ⅳ而抑制 DNA 的合成，从而发挥抑菌和杀菌作用。细菌 DNA 拓扑异构酶有Ⅰ、Ⅱ、Ⅲ、Ⅳ，其中拓扑异构酶Ⅰ、Ⅲ主要参与 DNA 的松解；拓扑异构酶Ⅱ又称 DNA 回旋酶，参与 DNA 超螺旋的形成；拓扑异构酶Ⅳ则参与细菌子代染色质分配到子代细菌中。但拓扑异构酶Ⅰ和Ⅲ对喹诺酮类药物不敏感，喹诺酮类药物的主要作用靶位是 DNA 回旋酶和拓扑异构酶Ⅳ。革兰阴性菌中 DNA 回旋酶是喹诺酮类的第一靶位，而革兰阳性菌中拓扑异构酶Ⅳ是第一靶位。

　　细菌耐药性产生的原因之一是由于细菌细胞壁的通透性发生了改变，而发生 DNA 聚合酶突变则较少，通透性的改变方式为降低亲水性小孔的通透性或通过改变激活的输出泵，但至今没有发现降低喹诺酮类药物细胞内的浓度和降解喹诺酮类药物的酶。

诺氟沙星　Norfloxacin

　　化学名为 1 - 乙基 - 6 - 氟 - 1, 4 - 二氢 - 4 - 氧代 - 7 - （1 - 哌嗪基）- 3 - 喹啉羧酸，1 - ethyl - 6 - fluoro - 4 - oxo - 7 - piperazin - 1 - yl - 1H - quinoline - 3 - carboxylic acid，又名氟哌酸。

　　本品为类白色至淡黄色结晶性粉末，无臭，味微苦，在空气中能吸收水分，遇光色渐变深。本品在水或乙醇中极微溶解，在二甲基甲酰胺中略溶，在醋酸、盐酸或氢氧化钠溶液中易溶。熔点 218℃～224℃。应遮光、密封，在干燥处保存。

诺氟沙星合成路线如下：

为了避免最后一步的副反应，采用如下的改进方法：

本品在室温下相对稳定，但在光照可分解，得到 7 - 哌嗪环开环产物。在酸性下回流可进行脱羧，得到 3 - 脱羧产物。

7-哌嗪环开环产物　　　　　7-哌嗪环开环产物　　　　　3-脱羧产物

本品为第三代喹诺酮类药物，具有良好的组织渗透性，抗菌谱广，对革兰阴性菌和革兰阳性菌都有较好的抑制作用，特别是对铜绿假单胞菌的作用大于氨基糖苷类的庆大霉素。主要用于敏感菌所致泌尿道、肠道及耳道感染。不易产生耐药性，使用较安全。

盐酸环丙沙星　Ciprofloxacin Hydrochloride

· HCl · H₂O

化学名为 1 - 环丙基 - 6 - 氟 - 1，4 - 二氢 - 4 - 氧代 - 7 - （1 - 哌嗪基） - 3 - 喹啉羧酸盐酸盐一水合物，1 - cyclopropyl - 6 - fluoro - 1，4 - dihydro - 4 - oxo - 7 - （piperazin - 1 -

yl）quinoline－3－carboxylic acid hydrochloric acid monohydrate，别名环丙氟哌酸。

本品为白色或类白色结晶性粉末，味苦；在三氯甲烷中几乎不溶，甲醇、乙醇中微溶，在水中溶解，在氢氧化钠试液中易溶。

本品稳定性好，室温保存 5 年未见异常。当在 0.05mol/L 盐酸中，90℃加热或用 1% 本品水溶液经 50000lux 光照 12 小时后，可检出以下分解产物：

化学名为（S）－（－）－9－氟－2，3－二氢－3－甲基－10－（4－甲基－1－哌嗪基）－7－氧代－7H－吡啶并［1，2，3－de］［1，4］苯并噁嗪－6－羧酸，（S）－（－）－9－fluoro－2，3－dihydro－3－methyl－10－（4－methylpiperazin－1－yl）－7－oxo－7H－pyrido［1，2，3－de］－1，4－benzoxazine－6－carboxylic acid，又名左氧沙星。

本品对铜绿假单胞菌、大肠杆菌、淋球菌、链球菌、金黄色葡萄球菌等所致的呼吸系统、泌尿系统、消化系统、皮肤、软组织、耳鼻喉等部位感染有效，可口服。

左氧氟沙星　Levofloxacin

本品为黄色或灰黄色结晶性粉末；无臭，味苦，遇光渐变色；在三氯甲烷、稀酸及0.1mol/L 氢氧化钠溶液中略溶，甲醇中微溶，冰醋酸中易溶。

本品的抗菌活性约为氧氟沙星的两倍，大于其右旋异构体 8～128 倍，归因于它们对 DNA 回旋酶的活性不同。且对葡萄球菌和链球菌以及厌氧菌的活性都比氧氟沙星强。水溶性是氧氟沙星的 8 倍，更易制成注射剂。其不良反应在已上市喹诺酮品种中最小。副反应发生率低（2.77%）。

本品临床上主要用于革兰阴性菌所致的呼吸系统、泌尿系统、消化系统、生殖系统感染等，亦可用于免疫损伤病人的预防感染。具有抗菌谱广、抗菌作用强的特点。

喹诺酮类药物的构效关系如下：

吡啶酮酸的 A 环是抗菌作用必需的基本药效基团，变化较小。其中 3 位 COOH 和 4 位 C＝O 与 DAN 回旋酶和拓扑异构酶Ⅳ结合，为抗菌活性必需；B 环可作较大改变，可以是骈合的苯环（X＝Y＝CH）、吡啶环（X＝N，Y＝CH）、嘧啶环（X＝Y＝N）等；1 位取代基为烃基或环烃基活性较佳，其中以乙基或与乙基体积相近氟乙基或体积较大环丙基的取代活性较好。此部分结构与抗菌强度相关；5 位可以引入氨基，但对活性影响不大。但可提高吸收能力或组织分布选择性；6 位引入氟原子可使抗菌活性增大，特别有助于对 DAN 回旋酶亲和性，改善了对细胞的通透性；7 位引入五元或六元杂环，抗菌活性均增加，以哌嗪基最好。但也增加对中枢的作用；8 位以氟、甲氧基取代或与 1 位以氧烷基成环，可使活性增加。

喹诺酮类药物结构中 3，4 位为羧基和酮羰基，极易和金属离子如钙、镁、铁、锌等形成螯合物，不仅降低了药物的抗菌活性，同时也使体内的金属离子流失，尤其对妇女、老人和儿童引起缺钙、贫血、缺锌等副作用。因此这类药物不宜和牛奶等含钙、铁等食物和药品同时服用，同时老人和儿童也不宜多用。

第三节　抗结核病药

1944 年，链霉素的问世开创了抗结核药物治疗的新时代。随后 1946 年对氨基水杨酸开发成功，1950 年乙胺丁醇（Ethambutol）的研制，1951 年异烟肼（Isoniazid）的顺利应用于临床，宣告了结核病从此进入了化学治疗（简称化疗）时代。链霉素、异烟肼和对氨基水杨酸组合被称为抗结核病的"老三化"。1952 年吡嗪酰胺、1955 年环丝氨酸以及 1956 年乙硫异烟胺和卡那霉素的先后问世为结核病的治疗添砖加瓦。1965 年利福平的问世被认为是结核病化疗史上具有里程碑意义的重大事件。

结核病是由有特殊细胞壁的耐酸结核杆菌引起的慢性细菌感染性疾病，因其细胞上存在高度亲水性的类脂，而对醇、酸、碱和某些消毒剂具有高度的稳定性。由于结核杆菌较一般的细菌生长周期长，所以需用药周期长，因而抗结核药物易产生耐药性。抗结核病药依据化学结构可分为两类：合成抗结核病药物和抗结核抗生素。

1944 年发现苯甲酸和水杨酸可促进结核杆菌的呼吸，根据抗代谢的药物设计原理，寻找其抗结核治疗药。终于在 1946 年发现了结核杆菌有选择抑制作用的对氨基水杨酸钠（Sodium Aminosalicylate）。其后，又发现抗结核药物异烟肼（Isoniazid）及运用随机筛选方法，得到盐酸乙胺丁醇（Ethambutol Hydrochloride）。此外，还有吡嗪酰胺（Pyrazinamide）等其他结构的药物。

吡嗪酰胺为在研究烟酰胺时发现的抗结核杆菌药物，是烟酰胺的生物电子等排体。乙硫酰胺（Ethionamide）为异烟肼胺的类似物，由于其耐受性和副作用，成为二线抗结核药。丙硫异烟胺（Prothionamide）是乙硫酰胺的乙基被丙基取代所得。其作用机制与异烟肼类似，被认为是前体药物，对结核杆菌都有较好的活性。

吡嗪酰胺　　　　乙硫酰胺　　　　　丙硫异烟胺

异烟肼　Isoniazid

化学名为 4 - 吡啶甲酰肼，4 - pyridinecarboxylic acid hydrazine，又名雷米封。

本品为无色结晶或白色结晶性粉末，无臭，味微甜后苦，遇光渐变质。本品极微溶于乙醚、乙醇，易溶于水。熔点 170℃ ~ 173℃，pK_a 为 10.8。

异烟肼的合成是以 4 - 甲基吡啶为原料，在五氧化二钒的催化下，与空气中的氧作用，氧化成异烟酸，再和水合肼缩合得本品。

本品的肼基具有较强的还原性，可被多种弱氧化剂氧化。如与氨制硝酸银试液、溴酸钾、溴、碘等作用，与溴酸钾的反应可用于含量测定。

本品可与铜离子或其他重金属离子络合，形成有色的螯合物，如与铜离子在酸性条件下生成一分子的螯合物显红色，在 pH 7.5 时形成两分子螯合物。

本品含酰肼结构，在酸或碱存在下不稳定，可水解生成异烟酸和游离肼，其毒性大，故变质后不可再供药用。光、重金属、温度、pH 等因素均可加速水解反应。

本品可与醛缩合生成腙，但其抗结核杆菌作用低于异烟肼，却可解决对异烟肼的耐药性问题。与香草醛缩合得异烟腙（Isoniazone）和与葡萄糖醛酸钠缩合得葡烟腙（Glyconiazide）。其抗结核作用与异烟肼相似，毒性略低，不损伤肝功能，常与乙胺丁醇和乙硫酰胺合用。

异烟腙　　　　　　　　　　　　葡烟腙

本品口服后迅速被吸收，食物及耐酸性药物可干扰或延误其吸收。因此，异烟肼应空腹使用。异烟肼在包括病灶在内的各种组织中均能有很好地吸收，其大部分的代谢物为失活产物，主要代谢物为 N－乙酰异烟肼，占服用量的 50%～90%，并由尿排出，N－乙酰异烟肼抗结核作用仅为异烟肼的 1%。在人体内这种乙酰化作用受到乙酰化酶的控制，此酶活性受基因控制。因此，应根据乙酰化速度的差异，调节病人用药量。

本品的构效关系研究表明肼基上的质子可以被烷基或芳基取代，但只 N^2 取代的衍生物有抗菌活性，而 N^1 取代的衍生物无抗菌活性，在吡啶核上引入取代基活性降低或失去，所有的衍生物活性低于异烟肼。

本品为临床上常用的抗结核药，具有疗效好，用量小，易于口服等优点。常与链霉素、卡那霉素和对氨基水杨酸钠合用，减少结核杆菌耐药性的产生。

本品主要代谢物为氨基的乙酰化物以及羧基与葡萄糖醛酸和甘氨酸的结合体。本品主要用于耐药性、复发性结核的治疗及某些抗结核药物不耐受时使用。将对氨基水杨酸与异烟肼制成复合物，为帕司烟肼（Pasiniazid）。

帕司烟肼

盐酸乙胺丁醇　Ethambutol Hydrochloride

化学名为（＋）－2，2′－（1，2－乙二基二亚氨基）－双－1－丁醇二盐酸盐，1－butanol－2，2′－（1，2－ethanediyldiamino）bis－dihydrochloride。

本品为白色结晶性粉末，无臭或几乎无臭；略有引湿性，几乎不溶于乙醚，极微溶于三氯甲烷，略溶于乙醇，极易溶于水。熔点 199℃～204℃，熔融时同时分解；$[\alpha]_D^{25}$＋6.0°～7.0°，pK_a 分别为 6.6、9.5。

乙胺丁醇含两个手性碳，有三个对映异构体，右旋体的活性是内消旋体 12 倍，为左旋体的 200～500 倍，药用为 R，R 构型的右旋体。对盐酸乙胺丁醇结构进行优化，但未能得到活性更好的衍生物。

本品的氢氧化钠溶液与硫酸铜试液反应，生成深蓝色络合物，此反应可用于鉴别。而且，盐酸乙胺丁醇的抗菌机制则可能与二价金属离子如 Mg^{2+} 结合，干扰细菌 RNA 的合成。

本品在体内两个羟基氧化代谢为醛，进一步氧化为酸，昼夜内口服量一半以上以原型由尿排出，仅 10%～15% 以代谢物形式排出。

本品的作用机制尚未完全阐明，可能与抑制敏感细菌的代谢，抑制 RNA 的合成，干扰结核杆菌蛋白代谢，从而导致细菌死亡。对生长繁殖期结核杆菌有较强的抑制作用，与其他抗结核药无交叉耐药性。长期服用可缓慢产生耐药性。盐酸乙胺丁醇主要用于治疗对异烟肼，链霉素有耐药性的结核杆菌引起的各型肺结核及肺外结核，可单用，但多与异烟肼，链霉素合用。

　　抗结核抗生素是指对结核杆菌有抑制或杀灭作用，临床用于治疗结核病的抗生素。主要有链霉素（Streptomycin）和利福霉素类（Rifamycins）、卡那霉素（Kanamycin）、环丝氨酸（Cycloserin）、紫霉素（Viomycin）、卷曲霉素（Capreomycin）等。

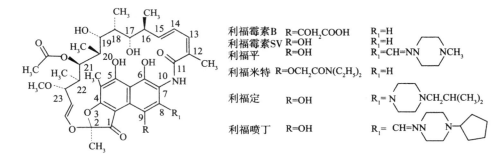

卷曲霉素IA R=OH
卷曲霉素IB R=H

卡那霉素

紫霉素　　　　　　　环丝氨酸

利福霉素B　R=COH₂COOH　R₁=H
利福霉素SV　R=OH　R₁=H
利福平　R=OH　R₁=CH=NN（四氢吡嗪）NCH₃
利福米特　R=OCH₂CON(C₂H₅)₂　R₁=H
利福定　R=OH　R₁=N（四氢吡嗪）NCH₂CH(CH₃)₂
利福喷丁　R=OH　R₁=CH=NN（四氢吡嗪）N（环戊基）

　　抗结核病抗生素均具有良好抗菌活性。其中链霉素在临床上是一线抗结核药物之一。由于结核病需长期治疗，易诱导结核菌产生耐药性，因此需与其他抗结核药物联用，以提高疗效，减少耐药性。利福平（Rifampin）、利福定（Rifandin）和利福喷丁（Rifapentine）对结核杆菌有强大抗菌作用，临床上除与其他抗结核药联用治疗肺结核病外，对泌尿生殖系统结核、骨和关节结核、淋巴结结核等亦有较好疗效，也列为第一线抗结核病药物。抗结核抗生素链霉素为氨基糖苷类抗生素，在抗生素章节中介绍。

利福平　Rifampin

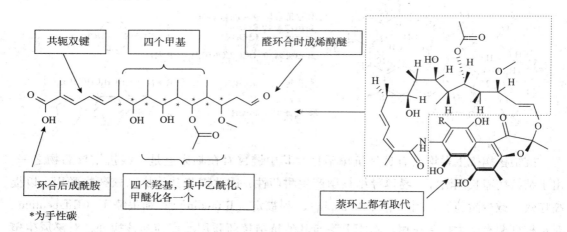

化学名为 3 - [[(4 - 甲基 - 1 - 哌嗪基) 亚氨基] 甲基] - 利福霉素，3 - {[(4 - methyl - 1 - piperazinyl) imino] methyl} rifamycin，又名甲哌利福霉素。

本品为鲜红色或暗红色结晶性粉末，无臭，无味；在水中几乎不溶，在甲醇中溶解，在三氯甲烷中易溶；遇光易变质，本品水溶液易氧化效价降低，遇亚硝酸液易被氧化成暗红色的酮类化合物。pK_a：1.7（8 - OH）、7.9（N），本品水溶液 pH 为 4.0 ~ 6.5。

本品分子中含 1，4 - 萘二酚结构，在碱性条件下易氧化成醌型化合物。其醛缩氨结构在强酸中易在 C = N 处分解。

利福霉素是含 27 个碳原子的大环内酰胺类抗生素类药物，由一个平面萘核与一立体脂肪链组成。由链丝菌发酵液中分离的天然利福霉素有 A、B、C、D、E 等几种，它们均为碱性，性质不稳定，仅利福霉素 B 分离得到纯品，其抗菌作用很弱。利福平是从利福霉素 B（Rifamycins B）得到的半合成抗生素，利福霉素 B 经氧化、水解、还原可得利福霉素 SV，利福霉素 SV 对革兰阴性菌和结核杆菌的作用较利福霉素 B 强，已用于临床，但口服吸收较差，对革兰阴性菌作用弱。

将利福霉素 B 的羧基可衍化成酯、酰胺、酰肼，其酰胺衍生物利福米特（Rifamide）的效果与利福霉素 SV 相似，已用于临床，但吸收不好，只能注射给药。为寻找口服吸收好、抗菌谱广、长效和高效的抗结核药物，对利福霉素结构改造，以 SV 与 1 - 甲基 - 4 - 氨基哌嗪形成的腙成为利福平。其抗结核活性比利福霉素高 32 倍，但缺点是细菌对其耐药性出现较快。以利福平为基础，进一步合成了新的衍生物，其中突出的有利福定（Rifandin）和利福喷丁（Rifapentine）。

利福定抗菌谱与利福平相似，对结核杆菌、麻风杆菌有良好的抗菌活性，其用量为利福平的 1/3 时，可获得近似或较高的疗效。对金黄色葡萄球菌有良好作用，对部分大肠杆菌也有一定抗菌活性。此外，对沙眼病毒也有抑制作用。

利福喷丁的抗菌谱性质与利福平相同，对结核杆菌、麻风杆菌、金黄色葡萄球菌、某些病毒、衣原体等微生物有抗菌作用，其抗结核杆菌的作用比利福平强 2～10 倍。

利福霉素类抗生素作用靶点是细菌 DNA 依赖 RNA 聚合酶（DDRP）。

利福平体内代谢是 C_{21} 的酯键水解，生成脱乙酰基利福平，其活性只为原药的 1/10～1/8。利福平代谢物具有色素基团，因而尿液、粪便、唾液、痰液及汗液常现橘红色。

第四节　抗真菌药

真菌（Fungus）是一类没有叶绿素、不能自制养料、以寄生或腐生的方式生活的低等动物。真菌属真核动物，有明显的核膜，而细菌无明显的核膜。真菌储藏的养料为肝糖，而绿色植物主要储藏淀粉。真菌的适应能力很强，自然界几乎到处都有。真菌感染性疾病是危害人类健康的重要疾病之一，真菌感染可分为感染表皮、毛发和指甲等部位的浅表真菌感染和感染皮下组织和内脏的深部真菌感染。浅表性真菌感染为一种传染性强的常见病和多发病，占 90%。近年来由于临床上广谱抗生素的大量使用或滥用，破坏了细菌和真菌间的共生关系，器官移植和艾滋病的传播等，使机体的免疫机能降低。导致深部真菌病的发病率明显增加，严重者可导致死亡。

20 世纪 30 年代末从微生物发酵代谢产物中分离得到灰黄霉素；1944 年报道了唑类化合物的抗真菌作用；1958 年灰黄霉素被用于临床，同年上市了第一个唑类抗真菌药物；相对于抗细菌药物的开发，新品抗真菌药物的开发速度比较缓慢。目前，临床使用的抗真菌药物按结构可分为抗生素、唑类抗真菌药和其他类。

抗真菌抗生素药物分为多烯和非多烯两类。非多烯主要有灰黄霉素（Griseofulvin）和西卡宁（Siccanin），它们对深部真菌病显抑制作用，由于生物利用度低和毒性大，上述药物只用于浅表真菌感染。

多烯类抗生素的分子内都含有共轭多烯亲脂大环内酯环并连有一个氨基糖，亲脂性比较强，水溶性小。因结构有共轭多烯基团，故对热和光不稳定。常见的多烯类抗生素有两性霉素 B（Amphotericin B）、制霉菌素 A_1（Nystatin A_1）等。

多烯类药物结构特点是含碳数目为 12～14 及 35～37 的大环内酯类，有独特的亲水和亲脂区域。亲水区包含几个醇羟基，一个羧基以及糖基。亲脂区是由 4～7 个共轭双键构成的部分药效团。共轭双键的数目与其在体外的抗真菌活力直接相关，而对哺乳动物细胞的毒性则成反相关。

多烯类抗生素只是在二甲基甲酰胺、二甲基亚砜、吡啶等极性溶剂中溶解度较大。临床使用的静脉注射剂为去氧胆酸和磷酸缓冲液组成的胶体制剂。

抗真菌抗生素作用机制是抗生素与真菌细胞膜上的甾醇结合，损伤膜的通透性，导致细菌细胞内钾离子、核苷酸、氨基酸等外漏，破坏正常代谢而起抑菌作用。除支原体外，细胞上缺少甾醇的细菌不能被多烯类抗生素所作用。游离甾醇和细胞膜上甾醇竞争多烯类抗生素，而使多烯类抗生素作用减少。哺乳动物细胞膜上的甾醇主要为胆甾烷醇，多烯类抗生素可以使其对含有麦角甾醇囊的亲和力大于对含有胆固醇囊亲和力的 10 倍。

两性霉素 B   Amphotericin B

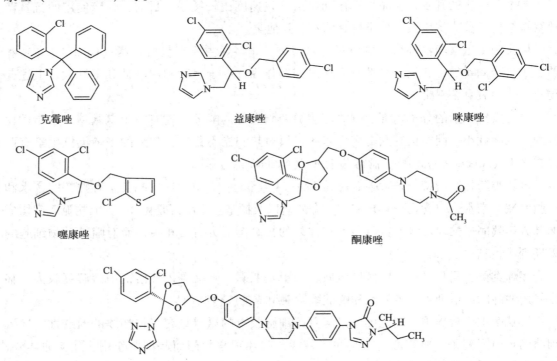

两性霉素 B 是从链霉菌（*streptomycesnodosus*）的培养液中分离而得的一类多烯类抗真菌药。黄色或橙黄色粉末；无臭或几乎无臭，无味；有引湿性，在日光下易被破坏失效。在水、无水乙醇、三氯甲烷或乙醚中不溶，在甲醇中极微溶解，在二甲基甲酰胺中微溶，在二甲亚砜中溶解。在中性或酸性介质中可形成盐，虽水溶性增高但抗菌活性会下降，其脱氧胆酸钠盐可做注射剂。

与其他抗真菌药物相比，基于其药效和安全性考虑，在治疗皮肤真菌感染时，很少使用多烯类抗生素。制菌霉素被推荐于治疗由白色念珠菌引起的艾滋病患者的鹅口疮和食管炎。同样，本品可单独使用或与 5 - 氟胞嘧啶合用，治疗由新型隐球菌引起的艾滋病患者的脑膜炎。

唑类抗真菌药物源于 20 世纪 60 年代末克霉唑（Clotrimazole）抗真菌作用的发现，随后大量的唑类抗真菌药物被开发，临床上常用的药物有益康唑（Econazole）、咪康唑（Miconazole）、酮康唑（Ketoconazole）、氟康唑（Fluconazole）、噻康唑（Tioconazole）和伊曲康唑（Itraconazole）等。

克霉唑   益康唑   咪康唑

噻康唑   酮康唑

伊曲康唑

克霉唑为第一个在临床上使用的唑类抗真菌药物，虽然对深部真菌感染有作用，但由于吸收的不规则和毒性大，只能外用。硝酸咪康唑、益康唑和噻康唑其化学结构类似，为广谱的抗真菌药物，其作用优于克霉唑。特别是硝酸咪康唑除可用于黏膜、阴道的白色念珠菌及皮肤真菌感染外，还可用于深部真菌感染。为临床上常见的抗真菌药物。酮康唑是第一个口服有效的咪唑类广谱抗真菌药物，对皮肤真菌及深部真菌感染均有效。伊曲康唑是1980年合成的三氮唑类药物，用三氮唑代替了咪唑环，该药具有广谱抗真菌作用，体内体外抗真菌作用比酮康唑强5～100倍。

咪唑类和三氮唑类抗真菌药的结构特点为：①分子中至少含有一个唑环（咪唑或三氮唑）；②都以唑环1位氮原子通过中心碳原子与芳烃基相连，芳烃基一般为一卤或二卤取代苯环。

氟康唑　Fluconazole

化学名为 α -（2，4-二氟苯基）- α -（1 H -1，2，4-三唑-1-基甲基）-1 H -1，2，4-三唑-1-基乙醇，2-（2，4-difluorophenyl）-1，3-bis（1 H -1，2，4-triazol-1-yl）propan-2-ol。

本品为白色或类白色结晶性粉末；无臭或微带特异臭，味苦；在乙醚中不溶，在二氯甲烷、水或醋酸中微溶，在乙醇中溶解，甲醇中易溶；熔点137℃～141℃。

氟康唑的合成以2，4-二氟苯甲酸甲酯与三氮唑甲基氯化镁作用一步得到。

本品是根据咪唑类抗真菌药物构效关系研究结果，以三氮唑替换咪唑环得到。它的特点是与蛋白结合率较低，生物利用度高并具有穿透中枢的特点，对白色念珠菌及其他念珠菌、黄曲菌、烟曲菌、皮炎芽生菌、粗球孢子菌、荚膜组织胞质菌等有抗菌作用。

本品对真菌的细胞色素P450有高度的选择性，它可使真菌细胞失去正常的甾醇，而使14-甲基甾醇在真菌细胞内蓄积，起到抑制真菌的作用。氟康唑在尿中大量以原型排泄，胃的酸性并不影响其吸收。氟康唑口服吸收可达90%。空腹服药，1～2小时血药浓度达峰值，其半衰期约30小时，在所有体液、组织中，尿液及皮肤中的药物浓度为血浆浓度的10倍。在唾液、痰、指甲中与血浆浓度相近，脑脊液中浓度低于血浆，为0.5～0.9倍。

克霉唑　Clotrimazole

化学名为1－[（2－氯苯基）二苯甲基]－1H－咪唑，1－[（2－chlorophenyl）diphenyl－methyl]－1H－imidazole。

本品为白色或微黄色结晶粉末；无臭，无味，稍有吸湿性，不溶于甲醇或三氯甲烷，溶于丙酮或乙醇。在酸性水溶液中煮沸迅速水解。高浓度溶液在遮光、低温环境下稳定。

本品吸收几无规律，仅外用。

本品临床上主要用于治疗皮肤念珠菌感染，体癣，甲癣，脚癣，花斑癣等。

酮康唑　Ketoconazole

化学名为1－乙酰基－4[4－[2－（2，4－二氯苯基）－2（1H－咪唑－1－甲基）－1，3二氧戊环－4－甲氧基]苯基]－哌嗪，1－[4－（4－{[（2R，4S）－2－（2，4－dichloro－phenyl）－2－（1H－imidazol－1－ylmethyl）－1，3－dioxolan－4－yl]methoxy}phenyl）piperazin－1－yl]ethan－1－one。

本品为类白色结晶性粉末；无臭，无味。本品在水中几乎不溶，在乙醇中微溶，在甲醇中溶解，在三氯甲烷中易溶。熔点147℃～151℃。

本品属咪唑类抗真菌药，可抑制真菌细胞膜麦角甾醇的生物合成，影响细胞膜的通透性，而使其生长受到抑制。除对皮肤真菌、酵母菌和一些深部真菌有抑制作用，还对孢子转变为菌丝体有抑制作用。

本品临床上用于上述真菌引起的表皮和深部感染的治疗。由于可降低血清睾酮水平，故可用于前列腺癌的缓解治疗。

1981年发现了萘替芬（Naftifine）为烯丙胺类结构的抗真菌药，具有较高的抗真菌活性，局部用药治疗皮肤癣菌的效果优于益康唑，治疗白色念珠菌病效果同克霉唑。由于其良好的抗真菌活性及新颖的结构特征，而受到重视。继而又发现抗菌作用更高、毒性更低的特比萘芬（Terbinafine）和布替萘芬（Butenafine）。特比萘芬与萘替芬相比，其抗菌谱更广，抗真菌作用更强、更安全、毒性低、副作用小，可口服或外用。其药物作用机制与萘替芬相同，都是角鲨烯环氧化酶的抑制剂。布替萘芬则对发癣菌、小孢子菌和表皮癣菌等皮肤真菌具有较强的作用，且经皮肤、角质层渗透迅速，潴留时间长，24小时仍可保留高浓度。另外，还有胞嘧啶的衍生物氟胞嘧啶（Flucytosine），对念珠菌、隐球菌等较好的疗效。其结构与抗肿瘤药物氟尿嘧啶相似，在酸、碱性条件下，可水解脱氨生成氟尿嘧啶。

萘替芬

布替萘芬

氟胞嘧啶

托萘酯

托西拉酯

利拉萘酯

阿莫罗芬

阿莫罗芬（Amorolfine）原为农业使用的杀菌药物，意外发现它对曲霉和青霉等非着色丝状菌的所有致病真菌表现很好的抗菌活性，尤其对皮肤真菌和糠秕马色霉菌最为敏感。它为无色或几乎无色的澄明液体，它是一种新型的抗真菌药，主要抑制次麦角类固醇转化成麦角甾醇所需的还原酶和异构酶，造成次麦角类醇蓄积，麦角类固醇大量减少，导致胞膜结构和功能受损，从而杀伤真菌。同时阿莫罗芬还造成异常几丁质沉积，导致真菌生长障碍，还抑制 NADH 氧化酶和琥珀细胞色素 C 还原酶等活性，体外药理活性有极高。

托萘酯（Tolnaftate）为适用于治疗体癣、股癣、手足癣等浅表皮肤真菌感染的药物，经结构改造得托西拉酯（Tolciclate）和利拉萘酯（Liranaftate）。前者对皮肤丝状菌体有很强的抗菌作用。后者抗真菌谱广，对包括须发菌在内的皮肤菌具有强大的抗真菌活性，且口服时不诱导胆固醇的生物合成。

特比萘芬　Terbinafine

化学名为（E）－ N －（6，6－二甲基－2－庚烯－4－炔基）－ N －甲基－1－萘甲胺，[（2E）－6，6－dimethylhept－2－en－4－yn－1－yl]（methyl）（naphthalen－1－ylmethyl）amine。

本品为烯丙胺类抗真菌药，抑制真菌细胞麦角甾醇合成过程中的鲨烯环氧化酶，使鲨烯在细胞中蓄积而起杀菌作用。人体细胞对本品的敏感性为真菌的万分之一。

本品是一个丙烯胺类广谱抗真菌药物，对于皮肤、发和甲的致病性真菌包括皮肤癣菌均有广泛的抗真菌活性。对于酵母菌，因菌种的不同而具有杀菌效应或抑菌效应。特比萘芬特异地干扰真菌固醇生物合成的早期步骤，由此引起麦角固醇的缺乏，并使角鲨烯在细胞内的积聚，从而导致真菌细胞死亡。角鲨烯环氧化酶与细胞色素 P450 系统无关系，故特比萘芬不影响激素或其他药物的代谢。适用于浅表真菌引起的皮肤、指甲感染。

第五节 抗寄生虫药

寄生虫是指一种生物一生中大多数时间寄居于另一种动物（宿主）上，同时，对宿主造成损害。它们寄生于人体，夺取人体营养、对人体造成机械性损伤、释放出毒素及抗原性物质等，对人类的健康造成重大危害。寄生虫病遍及世界各地，在许多国家中，由寄生虫引起人类疾病的发病率已经对社会和经济产生巨大影响。在一些发展中国家，寄生虫病发病率高达 80%。本节介绍驱肠虫药、抗血吸虫病和抗疟原虫药。

一、驱肠虫药物

凡能作用于肠寄生虫、如蛔虫、钩虫、蛲虫及绦虫等，将其杀死或驱除出体外的药物为驱肠虫药（Anthelmintic drugs）。理想的驱肠虫药，应对肠寄生虫具有高度的选择性，对人体应吸收极少，毒性低，对胃肠道黏膜的刺激性少。此类药物根据化学结构分为哌嗪类、咪唑类、嘧啶类、三萜和酚类。目前临床使用的驱虫药物多为咪唑类药物。主要有左旋咪唑（Levamisole）、甲苯咪唑（Thiabendazole）、噻苯达唑（Mebendazole）、奥苯达唑（Oxibendazole）及阿苯达唑（Albendazole）。

左旋咪唑

噻苯达唑

甲苯咪唑

奥苯达唑

阿苯达唑

盐酸左旋咪唑 Levamisole Hydrochloride

化学名为 S - 6 - 苯基 - 2，3，5，6 - 四氢咪唑并［2，1 - b］噻唑盐酸盐，(S) - 6 - Phenyl - 2，3，5，6 - tetrahydroimidazo［2，1 - b］［1，3］thiazole。

本品为白色或微黄色针状结晶性粉末，味苦。极微溶于丙酮，微溶于三氯甲烷，易溶于乙醇，极易溶于水。熔点为 225℃ ~230℃。

本品为 S – 构型左旋体，驱虫作用是外消旋体的 2 倍，而且毒副作用较低。本品水溶液与氢氧化钠溶液共沸，噻唑环被破坏而产生巯基，可与硝普钠中的亚硝酰基结合，迅速生成红色配位化合物。

本品结构中有叔氮原子，可与氯化汞试液、碘试液、碘化汞钾和苦味酸等生物碱沉淀试剂反应。

本品为广谱驱虫药。临床上主要用于驱蛔虫，且对蛲虫和钩虫也有效，对丝虫成虫、幼虫及微丝幼虫也有明显作用。另外，本品还有免疫调节作用，可使细胞免疫力较低者得到恢复。

阿苯达唑　Albendazole

化学名为 N – ［（5 – 丙巯基）– $1H$ – 苯并咪唑 – 2 – 基］氨基甲酸甲酯，methyl ［6 – (propylthio) – $1H$ – benzoimidazol – 2 – yl］carbamate。

本品为白色或类白色粉末；无臭，无味。溶于大多数有机溶剂，在水中不溶，在冰醋酸中可溶。熔点为 206℃ ~212℃。

阿苯达唑的合成是以农药多菌灵为起始原料，用乙酸做溶剂，通入氯气，与干燥硫氰酸钠在氮气保护下 20℃ ~30℃反应 4 小时，然后与硫化钠反应，再在乙醇中与溴丙烷反应，加热回流 1.5 小时，以酸碱精制得本品。

本品灼烧后产生硫化氢气体，能与醋酸铅试纸反应生成硫化铅，使试纸变为黑色。

本品具有含氮杂环结构，在稀硫酸中加碘化铋钾试液，产生红棕色沉淀。

本品为广谱高效驱虫药，通过抑制虫体对葡萄糖的摄取而使其不能生存和繁殖，对钩虫、蛔虫、鞭虫、蛲虫的成虫和虫卵都有抑制作用。研究表明治疗剂量的阿苯达唑有致畸和胚胎毒性，所以 2 岁以下儿童及孕妇禁用。

二、抗血吸虫病药物

血吸虫病是全世界流行最广，危害人体健康最严重的寄生虫病。血吸虫分为曼氏血吸虫、埃及血吸虫及日本血吸虫三种，在我国流行的是日本血吸虫。

抗血吸虫病药物（Antischi stosomals drugs）可以分为锑剂和非锑剂两类。锑剂有酒石酸锑钾、葡萄糖酸锑钾、没石子酸锑钾等，均因毒性大，对肝脏和心脏有一定毒性，现已少用。非锑剂药物中，吡喹酮（Praziquantel）是新型广谱抗寄生虫药物，对日本血吸虫的作用较为突出。还有硝硫氰胺（Nithocyanamine）及其衍生物硝硫氰酯（Nitroscanate）等。

硝硫氰胺对血吸虫有显著的杀灭作用。这可能由于其可使虫体的三羧酸循环代谢受到干扰，使虫体缺乏能量供应，最后导致死亡。但由于排泄慢，可引起蓄积中毒。硝硫氰酯的毒性略低于硝硫氰胺。

吡喹酮　Praziquantel

化学名为 2 - 环己基甲酰基 - 1，2，3，6，7，11b - 六氢 - 4H - 吡嗪并 [2，1 - α] 异喹啉 - 4 - 酮，2 - （cyclohexylcarbonyl） - 1，2，3，6，7，11b - hexahydro - 4H - pyrazino [2，1 - a] isoquinolin - 4 - one。

本品为白色或类白色结晶性粉末；味苦。在乙醚或水中不溶，在乙醇中溶解，在三氯甲烷中易溶。熔点为 136℃ ~ 141℃。

本品结构中有两个手性中心，左旋体疗效高于外消旋体，目前临床使用的是外消旋体。

吡喹酮的制备以异喹啉为起始原料，与苯甲酰氯和氰化钾经 Reissert 反应，再与氯乙酰氯缩合，然后在叔丁醇钾存在下环合，再经磷酸水解去苯甲酰基，最后用环己甲酰氯进行酰化得本品。

本品为异喹啉类广谱抗寄生虫药，对虫的糖代谢有明显的抑制作用，影响虫对葡萄糖的摄入，促进虫体内糖原的分解，使糖原明显减少或消失。本品在低浓度时（5μg/ml）可刺激血吸虫使其兴奋，较高浓度（5mg/ml）时则引起虫体挛缩。本品对三种血吸虫均有效，且对日本血吸虫的作用更突出，具有疗效高、疗程短、代谢快及毒性低的优点。

三、抗疟药

疟疾是通过被疟原虫感染的雌性按蚊传播的疾病。自然界大约有近百种疟原虫，四种在人体上可引起疟疾，其余的物种能传染鸟、猴、家畜及爬行动物。抗疟药（Antimalarial drugs）是指能预防、治疗或控制疟疾传播的药物。

引起人类疟疾的原虫有四种，即间日疟原虫、蛋形疟原虫（引起间日疟，都是 48 小时发作一次）、三日疟原虫（引起三日疟，72 小时发作一次）及恶性疟原虫（引起恶性疟，每 48 小时发作一次或呈弛张热）。

疟原虫的增殖可分为有性生殖和无性生殖两个阶段，前者在按蚊体内进行，后者在人体内进行。各种抗疟药通过影响疟原虫的不同发育阶段而发挥作用。

代表药物有磷酸氯喹、磷酸伯氨喹、奎宁、乙胺嘧啶、青蒿素、蒿甲醚（蒿乙醚）、青蒿琥酯等。

奎宁 Quinine

化学名为 6 – 甲氧基 – α – （5 – 乙烯基 – 2 – 奎宁环基）– 4 – 喹啉甲醇，6 – methoxy – α – （5 – vinyl – 2 – quiniclidinyl）– 4 – quinoline methanol。

对各种红细胞内期疟原虫的滋养体有杀灭作用，能控制临床症状。不良反应有金鸡纳反应，心肌抑制作用，特异质反应，子宫兴奋作用和中枢抑制作用。主要用于耐氯喹或耐多药的恶性疟，尤其是脑型疟疾的救治。

本品含有两个碱基，分别为喹啉环和喹核碱的两个氮原子，临床用其硫酸盐或二盐酸盐。

奎宁通过与疟原虫的 DNA 结合，形成复合物，抑制 DNA 的复制和 RNA 的转录，从而抑制原虫的蛋白质合成，作用较氯喹为弱。另外，奎宁能降低疟原虫氧耗量，抑制疟原虫内的磷酸化酶而干扰其糖代谢。

奎宁	奎尼丁
辛可宁	辛可尼丁

从植物中得到的奎宁异构体如奎尼丁（Quinidine）、辛可宁（Cinchonine）和辛可尼定（Cinchonidnie）等，其光学立体异构活性各不相同。其中奎尼丁（3*R*，4*S*，8*R*，9*S*）对氯喹敏感耐药恶性疟原虫物种的活性比奎宁大 2~3 倍，且奎尼丁又是钠通道阻滞剂，比奎宁（3*R*，4*S*，8*S*，9*R*）有更大的对心脏的副作用和降血压作用。

每日用量超过 1g 或长期使用，有耳鸣、头痛、恶心、呕吐，视力听力减退等症状，严重者产生暂时性耳聋，停药后常可恢复，此为金鸡纳反应。

奎宁可抑制或杀灭（间日疟、三日疟）及恶性疟原虫的红内期，有解热作用和子宫收缩作用。临床上用于控制疟疾的症状。

将奎宁的仲醇基与氯甲酸乙酯反应，得到前药优奎宁（Euquinine），又称无味奎宁仍保留抗疟作用，口服后在消化道内水解转化为奎宁。适于儿童服用。

奎宁口服后吸收迅速并完全，在体内主要代谢途径为羟基化氧化代谢生成2，2′-二羟奎宁，其抗疟作用大大减弱。因此，开发了2-取代喹啉醇类抗疟新药，如甲氟喹（Mefloquine）等。

甲氟喹

甲氟喹有两个手性中心，但四个光学异构体活性均相同，能与细胞膜结合，有杀红内期原虫的长效作用，因此临床上使用混旋体。主要用于对氯喹显耐药性和对多种药物显耐药性的疟疾的预防和治疗。

磷酸氯喹　Chloroquine Phosphate

·2H₃PO₄

化学名为 N'，N'-二乙基-N^4-（7-氯-4-喹啉基）-1，4-戊二胺二磷酸盐，N'-（7-chloroquinolin-4-yl）-N，N-diethyl-pentane-1，4-diamine。

本品为白色结晶性粉末，无臭，味苦。遇光渐变色；水溶液显酸性反应。本品在乙醇、三氯甲烷、乙醚或苯中几乎不溶，在水中易溶。

本品是人工合成的 4 - 氨喹啉类衍生物。本品具有手性碳原子，药用消旋体。本品水溶液遇三硝基苯酚试液，产生黄色沉淀。

本品对各种疟原虫的红细胞内期裂殖体有杀灭作用，可迅速控制症状。其特点是疗效高，生效快。对红细胞外期无效。氯喹为弱碱性药物，大量进入疟原虫体内，使细胞液的 pH 升高，对蛋白质分解酶不利，使疟原虫分解和利用血红蛋白的能力降低，导致必需氨基酸缺乏，从而抑制疟原虫的繁殖。

氯喹在体内的代谢转化是在肝中进行的，主要代谢产物是去乙基氯喹，有活性。小部分（10% ~15%）氯喹以原型经肾排泄，其排泄速度可因尿液酸化而加快，碱化则减慢。约8%随粪便排泄，氯喹也可乳汁分泌。

磷酸伯胺喹　Primaquine Phosphate

化学名为 N^4 - （6 - 甲氧基 - 8 - 喹啉基）- 1，4 - 戊二胺二磷酸盐，N - （6 - methoxy - quinolin - 8 - yl）pentane - 1，4 - diamine。

本品为 8 - 氨基喹啉衍生物，作为防止疟疾复发和传播的抗疟药物，对良性疟疾红细胞外期裂殖体中的各型疟原虫配子体有较强的杀灭作用，因而用于控制良性疟的复发。由于本品可杀灭热体血液中的各型疟原虫的配子体，因此具有阻断疟疾传播的作用。

主要对间日疟继发性红细胞外期和各种疟原虫的配子体有较强的杀灭作用，是根治间日疟和控制疟疾传播的最有效的药物。此药毒性大，6 - 磷酸葡萄糖脱氢酶缺乏症的患者易发生急性溶血性贫血和高铁血红蛋白血症。

由于伯氨喹可杀灭热体血液中的各型疟原虫的配子体，因此具有阻断疟疾的传播作用。临床用于防治间日疟、三日疟的复发和传播，以及防止恶性疟的传播。

本品代谢产物主要有 8 - （3 - 羧基 - 1 - 甲基丙氨基）- 6 - 甲氧基喹啉、5 - 羟基伯氨喹和 5 - 羟基 - 6 - 脱甲基伯氨喹。注射时可引起低血压，因此只能口服。

乙胺嘧啶　Pyrimethamine

化学名为 6 - 乙基 - 5 - （4 - 氯苯基）- 2，4 - 嘧啶二胺，5 - （4 - chlorophenyl）- 6 - ethyl - 2，4 - pyrimidinediamine。

本品为二氢叶酸还原酶抑制剂，通过抑制疟原虫的二氢叶酸还原酶，干扰疟原虫的叶酸正常代谢，使核酸合成减少，从而抑制疟原虫的细胞核分裂，使疟原虫的繁殖受到抑制。

乙胺嘧啶对恶性疟及间日疟原虫红细胞前期有效，常用作病因性预防药。其特点是作用持久，服药一次作用可维持一周以上。为了杀灭耐乙胺嘧啶虫株，近年来国外将乙胺嘧啶和二氢叶酸合成酶抑制剂磺胺多辛一起组成复合制剂，起到双重抑制作用。

此外，乙胺嘧啶也能抑制疟原虫在蚊体内的发育，故可阻断传播。临床上用于预防疟疾和休止期抗复发治疗。

乙胺嘧啶治疗量使用时，毒性很低，安全。长期大剂量应用可导致叶酸缺乏，如恶心、呕吐、腹痛、腹泻等，偶可出现巨幼细胞贫血、白细胞缺乏症等。但如定期检查血常规，及早停药，可自行恢复。给予亚叶酸钙可改善骨髓造血功能。

青蒿素　Artemisinin

化学名为（3R，5aS，6R，8aS，9R，12S，12aR）八氢–3，6，9–三甲基–3，12–桥氧–12H–吡喃并［4，3–j］–1，2–苯并二塞平–10（3H）–酮，（3R，5aS，6R，8aS，9R，12S，12aR）–octahydro–3，6，9–trimethyl–3，12–epoxy–12H–pyrano［4，3–j］–1，2–benzodioxepin–10（3H）–one。

本品为无色针状晶体，味苦。在水中几乎不溶，在乙醇和甲醇、乙醚及石油醚中可溶解，在丙酮、乙酸乙酯、三氯甲烷、苯及冰醋酸中易溶。熔点156℃～157℃。

本品是我国科学家在1971年首次从菊科植物黄花蒿提取的新型结构的倍半萜内酯化合物，具有高效、速效的特点，本品主要对间日疟、恶性疟、抢救脑型疟疾效果良好，对氯喹有耐药性的恶性疟原虫感染也有效。但有口服活性低、溶解性小、复发率高等缺点。

本品对疟原虫红内期裂殖体有杀灭作用，能迅速控制症状和杀灭疟原虫，与氯喹几乎无交叉耐药性，特别是对耐氯喹的恶性疟也显较强的活性。抗疟作用较青蒿素强10～20倍。在体内的主要代谢物为脱醚甲基生成双氢青蒿素。

双氢青蒿素（Dihydroartemisinin）、青蒿琥酯（Artesunate）、蒿甲醚（Artemether）和蒿乙醚（Arteether）等为青蒿素的衍生物。将青蒿素C10位羰基还原得到双氢青蒿素（Dihydroartemisinin），其抗鼠疟比青蒿素强1倍，为青蒿素在体内还原代谢物。双氢青蒿素经醚化得蒿甲醚、蒿乙醚。蒿甲醚毒性比青蒿素低，抗疟活性比青蒿素强，是青蒿素的10～20倍，特别对耐氯喹的恶性疟也显较强的活性，复发率较低，不良反应较轻。蒿乙醚对疟原虫红内期有强大且快速的杀灭作用，能迅速控制临床发作及症状。治疗期间产生蓄积。肌注后3～12小时达到最高血药浓度，半衰期为20～24小时。蒿乙醚在体内大部分经代谢成双氢青蒿素，继而与葡萄糖醛酸结合经胆汁排泄，较小部分（20%～30%）以双氢青蒿素葡萄糖醛酸结合物的形式从尿液排泄。青蒿琥酯（Artesunate）是用琥珀酸对双氢青蒿素进行酯化得到的水溶性药物，可口服或静脉注射给药。口服后体内分布甚广，以肠、肝、肾较高。作用强度与氯喹相当，起效比氯喹快。适用于抢救脑疟和危重昏迷的疟疾患者。

双氢青蒿素

蒿甲醚

蒿乙醚

青蒿素

青蒿琥酯

青蒿素的过氧基团可产生自由基，对红细胞内期滋养体有杀灭作用，用于治疗间日疟、恶性疟，对脑型疟和耐氯喹虫株感染仍有良好疗效。但最大缺点是复发率高。不良反应少见。但大剂量时对动物胚胎有毒性作用，故孕妇禁用。

本品结构中含有过氧键，遇碘化钾试液氧化析出碘，加淀粉指示剂，立即显紫色。含内酯结构，加氢氧化钠水溶液加热后水解，遇盐酸羟胺试液及三氯化铁液生成深紫红色的异羟肟酸铁。

青蒿素在体内的代谢物为双氢青蒿素、脱氧双氢青蒿素、3α - 羟基脱氧双氢青蒿素和 9，10 - 二羟基双氢青蒿素。

青蒿素的结构与活性关系研究表明，其抗疟活性的存在归于内过氧化物 - 缩酮 - 乙缩醛 - 内酯的结构，且内过氧键为活性必需，脱氧青蒿素（双氧桥被还原为单氧），完全失去抗疟活性。经进一步的研究认为，疏水基团的存在和过氧化桥的位置对其活性至关重要。

通过对青蒿素及其类似物的抗疟活性研究，进一步总结了青蒿素的结构和活性之间的关系如下。

（1）内过氧化结构的存在对活性是必需的，脱氧青蒿素就完全丧失了抗疟活性。

（2）虽然内过氧化结构对产生抗疟活性是必需的，但只有内过氧桥还不能产生足够的抗疟活性，青蒿素抗疟活性的存在归于内过氧化桥 - 缩酮 - 乙缩醛 - 内酯的结构以及在 1，2，3 - 三氧杂环己烷的 5 位氧原子的存在。

（3）研究证明，疏水基团的存在和过氧化结构的位置对其活性至关重要。再其分子中引起亲水性集团并使其极性增大，则导致抗疟活性减小。在很多青蒿素衍生物中，都可以看到为保持和增加抗疟活性，一定的亲脂性是非常重要的。

（4）10 位的羰基对于保持抗疟活性并不是最重要的，可还原为羟基及进一步烃化。

（5）9 位取代基及其立体构型对活性有较大的影响，由于对过氧化结构存在立体障碍，当甲基由 R 型转化为 S 型，抗疟活性降低；同样，将六元环变为七元环，由于构型改变，活性也降低。

青蒿素的抗疟作用与自由基的调节有关。血红蛋白消化的结果是使在寄生虫中的血红蛋白积累。血红蛋白中铁离子与青蒿素反应，通过内过氧化物的均裂产生自由基。通过自由基重排得到碳自由基，而碳自由基可对特殊的疟原虫蛋白进行共价键的结合和损害。

三点小结

重点：磺胺嘧啶、喹诺酮类药物的化学结构特征及药效学特点，诺氟沙星的化学名、结构等，异烟肼、硝酸益康唑、氟康唑、阿苯达唑、磷酸氯喹等典型药物。

难点：抗代谢学说、利福霉素抗生素类结构和活性关系、青蒿素的结构和作用特点。

执业药师导航：磺胺类药物及抗菌增效剂的结构特点、理化性质、作用机制、毒副作用及使用特点等，重点掌握磺胺嘧啶、磺胺甲噁唑、甲氧苄啶；喹诺酮类药物的结构特点、理化性质、构效关系、化学稳定性、体内代谢特点，代表药物盐酸诺氟沙星、盐酸环丙沙星、盐酸左氧氟沙星（氧氟沙星）等；抗结核药物的结构特点与化学稳定性和毒副作用之间的关系，代表药物硫酸利福平等，合成抗结核药物的结构特点、理化性质，推测药物的化学稳定性、体内代谢特点，产生的毒副作用及使用特点，代表药物异烟肼、盐酸乙胺丁醇、对氨基水杨酸钠等；唑类抗真菌药物的结构特点、理化性质、作用机制和构效关系，代表药物酮康唑、氟康唑等；驱肠虫药物的结构特点、理化性质、作用机制、构效关系、化学稳定性、体内作用过程、代谢特点，产生毒副作用原因及使用特点，代表药物阿苯达唑。抗血吸虫病药物吡喹酮；抗疟药的结构特点、理化性质、作用机制和构效关系等，磷酸氯喹、奎宁、青蒿素等。

（李晓坤　李庶心）

扫码"练一练"

第七章　抗病毒药

要点导航

　　掌握金刚烷胺、奥司他韦、碘苷、阿昔洛韦、利巴韦林、齐多夫定的结构、化学名称、理化性质、体内代谢及用途。熟悉帕拉米韦、替诺福韦酯、恩曲他滨、沙奎那韦的结构、化学名称及用途。熟悉抗病毒药的结构类型和作用机制。了解抗丙肝病毒药物以及替诺福韦酯、恩曲他滨的合成路线。

人文知识介绍

　　1961 年 W. H. 普罗索夫（Prusoff. W. H.）发现碘苷，又名疱疹净，第一个上市的抗病毒药物，属于第一代核苷类药物。碘苷在治疗当时常见的疱疹病毒和牛痘病毒中发挥了巨大的作用，但是，由于碘苷的毒副作用较大，限制了临床使用。1975 年发现阿糖腺苷，随后吗啉胍、三氟胸苷、安西他滨、阿糖胞苷、利巴韦林等抗病毒药相继上市。1977 年阿昔洛韦（ACV，无环鸟苷）问世，该药具有较高选择性和低毒性，开创了核苷类药物抗病毒治疗新纪元，其发明者为美国药理学家格特鲁德·B·埃（Gertrude Belle Elion）和罗斯·埃里昂（Ruth Elion），因此获得 1988 年诺贝尔生理学或医学奖。1983 年罗伯特·C·加略（Robert C. Gallo）和吕克·蒙塔尼耶（Luc Montagnier）发现人免疫缺陷病毒（艾滋病毒），1987 年第一个抗艾滋病药物齐多夫定被美国食品药品管理局（FDA）批准上市。1995 年何大一发现抗艾滋病"鸡尾酒"疗法，1996 年何大一因此被美国《时代》周刊评选为本年度风云人物，2001 年美国时任总克林顿向他颁发了"总统国民勋章"。

第一节　抗非反转录病毒药物

　　抗病毒药物根据其作用的部位分为：抑制病毒复制的药物（Agents Acting on Viral Replication），干扰病毒核酸复制的药物（Agents Acting on Viral Nucleic Acid Replication），影响核糖体翻译的药物（Agents Acting on Viral Ribosome Translation）。

一、抑制病毒复制的药物

（一）金刚烷胺类

这类药物的基本结构特征是含有饱和三环癸烷金刚烷（Aamantane）环，形成刚性笼状结构。主要包括盐酸金刚烷胺（Amantadine Hydrochloride）、盐酸金刚乙胺（Rimantadine Hydrochloride）。

金刚烷   盐酸金刚烷胺   盐酸金刚乙胺

金刚烷胺   Amantadine

化学名为三环 [3, 3, 1, 1^{3,7}] 癸烷 – 1 – 胺盐酸盐, tricyclo [3, 3, 1, 1^{3,7}] decan – 1 – amine hydrochloride。

本品为白色结晶或结晶性粉末，无臭，味苦。在水或乙醇中易溶，在三氯甲烷中溶解。

本品主要是抑制病毒颗粒穿入宿主细胞，也可以抑制病毒早期复制和阻断病毒基因的脱壳及核酸向宿主细胞的侵入，达到治疗和预防病毒的感染疾病。

本品能有效预防和治疗所有 A 型流感毒株，尤其是亚洲流感病毒 A₂ 毒株。另外，对德国水痘病毒、B 型流感病毒、一般流感病毒、呼吸合胞体病毒和某些 RNA 病毒也具有一定的活性。盐酸金刚烷胺口服有很好地吸收，可通过血 – 脑屏障，并可分泌于唾液、鼻腔分泌物和乳汁中，约 90% 的药物以原型排泄，主要从肾小管排泄。在流感流行人群的预防用药，保护率可达 50% ~ 79%，对已发病者，如在 48 小时内给药，能有效地改善症状；24 小时内用药，体温可明显下降；36 小时内用药，其余症状也显著减轻。

本品口服吸收后，能穿透血 – 脑屏障，引起中枢神经系统的毒副反应，如头痛、失眠、兴奋、震颤。但在治疗剂量下毒性较低，由于金刚烷胺的这一特点，本品也可用于抗震颤麻痹。

金刚烷胺的类似物还有金刚烷乙胺（Rimantadine Hydrochloride），是盐酸金刚烷胺的衍生物，其抗 A 型流感病毒的活性比盐酸金刚烷胺强 4 ~ 10 倍而中枢神经的副作用也比较低。该药通过抑制特异蛋白的释放，而干扰病毒脱壳，而且能抑制反转录酶而发挥抗病毒活性或者抑制病毒特异性 RNA 的合成，但却不影响病毒的吸附和穿入，该药在肾排泄前被代谢掉。

（二）神经氨酸酶抑制剂

流感病毒的神经氨酸酶（Neuraminidase，NA）又称唾液酸酶，是存在于流感病毒 A 和 B 表面的糖蛋白，是病毒复制过程的关键酶。神经氨酸酶可促进新生的流感病毒从宿主细胞的唾液酸残基释放，并加速流感病毒的复制过程，对流感的预防和治疗发挥重要的作用（图 7 – 1）。

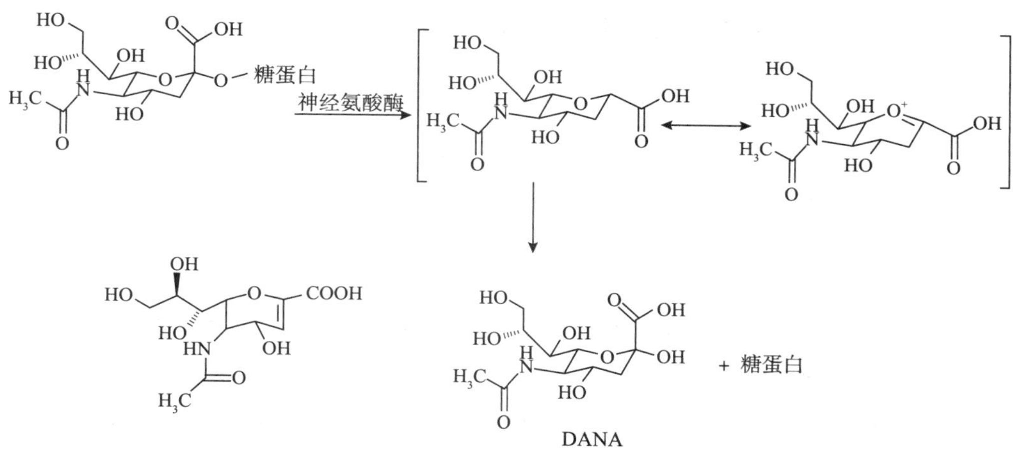

图 7-1 神经氨酸酶水解神经氨酸-糖蛋白复合物示意图

在研究过程中通过模拟这一过渡态结构，设计了第一个神经氨酸酶抑制剂 2-脱氧-2，3-二脱氢-N-乙酰神经氨酸（DANA），与唾液酸相比，前者和神经氨酸酶的结合能力高约 1000 倍，但对流感病毒 NA 的特异性很差，对流感病毒动物模型研究中的效果也不理想。扎那米韦（Zanamivir）可以特异性地抑制 A、B 型流感病毒神经氨酸酶，阻止子代病毒从感染细胞表面释放，防止病毒呼吸扩散，从而抑制流感病毒的复制。但本品的极性很大，口服生物利用度低，只能以静脉注射、滴鼻或吸入给药。

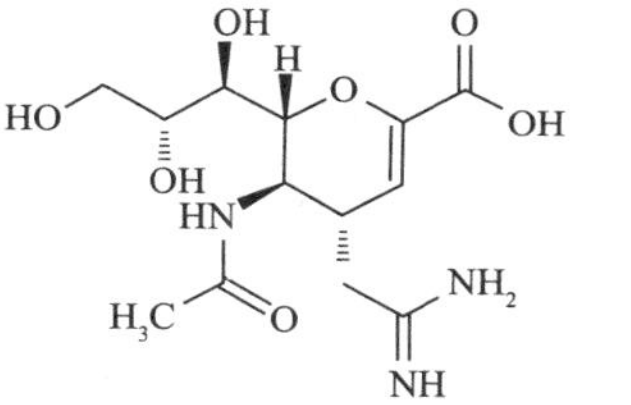

扎那米韦 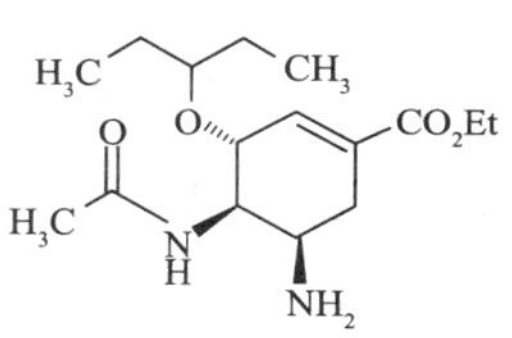   奥司他韦 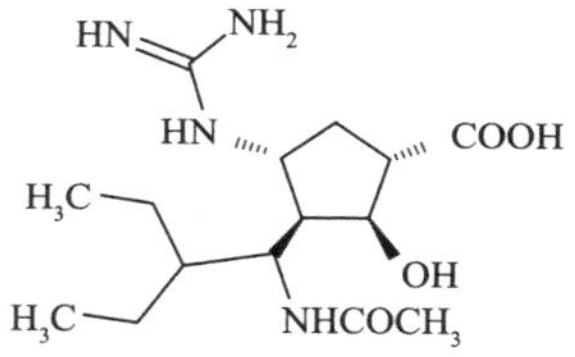   帕拉米韦

因此，神经氨酸酶在流感病毒致病和传播中的作用至关重要，随着研究的深入，人们对神经氨酸酶的结构和性能的认识更加彻底，流感神经氨酸酶抑制剂的研究也得到更大发展。目前，上市的神经氨酸酶抑制剂有扎那米韦（Zanamivir）、奥司他韦（Oseltamivir）和帕拉米韦（Peramivir），它们对所有的流感病毒亚型均有效（包括 A 型和 B 型流感病毒），是特异性最强的抗流感药物。

根据流感病毒神经氨酸酶与唾液酸结合的 X-衍射晶体结构，并利用分子模型计算和计算机辅助设计，得到了第一个上市的药物扎那米韦（Zanamivir）。扎那米韦可以特异性地抑制 A、B 型流感病毒神经氨酸酶，阻止子代病毒从感染细胞表面释放，防止病毒呼吸扩散，从而抑制流感病毒的复制。但是由于扎那米韦分子本身的极性很大，口服给药的生物利用度低，只能以静脉注射、滴鼻或吸入给药。在扎那米韦的基础上设计并合成了全碳六元环结构的衍生物奥司他韦（Oseltamivir）。

磷酸奥司他韦 Oseltamivir Phosphate

化学名为（3R，4R，5S）－4－乙酰胺基－5－氨基－3－（1－乙基丙氧基）－1－环己烯－1－羧酸乙酯磷酸，ethyl（3R，4R，5S）－4－acetamido－5－amino－3－（1－ethylpropoxy）－1－cyclohexene－1－carboxylate，phosphate，又名达菲（Tamiflu）。

本品为白色至黄白色粉末，易溶于水。

本品为口服制剂，主要通过干扰病毒从被感染宿主细胞表面的释放来减少病毒传播。临床上用于预防和治疗 A 和 B 型流感病毒导致的流行性感冒，是预防和治疗 H5N1 型禽流感的首选药物。

奥司他韦的合成可由（－）－莽草酸与乙醇成酯得莽草酸乙酯，丙酮保护得到 3，4－O－亚异丙基莽草酸乙酯，经甲磺酰化，缩酮交换，接着三乙基硅烷、四氯化钛立体专一性还原开环，环氧化，叠氮化钠开环，再次甲磺酰化，接着经 Staudinger 反应得到关键中间体氮丙啶，再用叠氮化钠开环，氨基乙酰化，还原叠氮基为氨基得奥司他韦，再与磷酸成盐得到磷酸奥司他韦。

本品第一个口服有效的流感病毒神经氨酸酶抑制剂，还是有效治疗禽流感的药物。

本品对 A、B 型流感病毒均有抑制作用，抑制 NA 的活性是扎那米韦的 3.6 倍，对扎那米韦耐药的变异株仍有效，与流感病毒 NA 的亲和力比人类同一种酶的亲和力大 100 万倍，被认为是目前开发特异性最高的药物。奥斯他韦对人和动物的毒性极低，由于 NA 具有相对保守性，所以扎那米韦和奥司他韦极少产生耐药性，且两者作用点不完全相同，故不易发生交叉耐药。

帕拉米韦　Peramivir

化学名为（1S，2S，3R，4R，）－3－（（R）－1′－乙酰氨基－2′－乙基）丁基－4－胍基－2－羟基－1－环戊基酸，（1S，2S，3R，4R）－3－（（1R）－1－acetamido－2－ethylbutyl）－4－guanidino－2－hydroxycyclopentane carboxylic Acid。

近年来，我国局部地区发生的流感，也是由甲型流感病毒的变异株引发的。2013 年 H7N9 病毒首次在人身上发现，过去只在动物间传染。应对上海、江苏、浙江等地新发的人感染 H7N9 禽流感疫情，中国国家食品药品监督管理总局以保障国家公共卫生安全需求为指引，第一时间部署并批准中国自主研发的 H_7N_9 人禽流感新药帕拉米韦氯化钠注射液上市。

相比于帕拉米韦，奥司他韦是口服制剂，不便于重症患者使用，并且由于其上市时间相对早，发现出现耐药性。帕拉米韦与奥司他韦结构不同，适用于对奥司他韦耐药的患者的治疗；此外，由于帕拉米韦是注射剂，半衰期长，临床使用还具有起效快、持续时间长的特点。帕拉米韦的批准上市，对于流感重症患者、无法接受吸入或口服药品治疗的患者、对奥司他韦产生耐药的患者提供了新的治疗选择。

二、干扰病毒核酸复制的药物

正常细胞被病毒感染后，成为病毒繁殖的场所，病毒的基因组和蛋白在宿主细胞内大量的合成，从而导致全身性疾病。因此，干扰病毒的核酸复制就可以抑制病毒的繁殖，这类药物主要通过选择性地抑制病毒的转录酶或其他重要酶，如激酶、聚合酶，从而阻断病毒特有的 RNA 和 DNA 的合成。

该类药物从结构上分为核苷类和非核苷类。

（一）核苷类

核苷类抗病毒药物的研究是基于代谢阻断的原理，主要有嘧啶核苷类化合物和嘌呤核苷类化合物，可以进一步分为非开环类和开环类。

1. 环核苷类 1959 年合成的碘苷（Idoxuridine）是第一个临床有效的抗病毒核苷类药物。除了碘苷外，还有一些如曲氟尿苷（Trifluridine），其作用机理和碘苷相类似，其水溶性较大，对Ⅰ型和Ⅱ型单纯疱疹病毒均有效。可用于治疗眼睛疱疹感染和抗碘苷的病毒疾病。阿糖胞苷（Cytarabine）是胞嘧啶衍生物，能阻止脱氧胞嘧啶核苷的形成，抑制病毒 DNA 的合成，和碘苷的作用机理基本相同。本品在体内转变成单磷酸酯、双磷酸酯及三磷酸酯，从而抑制 DNA 多聚酶和还原酶。临床上用于治疗带状疱疹病毒所引起的感染。

碘苷 Idoxuridine

化学名为 5 - 碘代 - 2′ - 脱氧尿嘧啶核苷，1 - (2 - deoxy - β - D - ribofuranosyl) - 5 - iodouracil，别名碘苷、疱疹净。

本品为白色结晶性粉末。本品在水、甲醇、乙醇或丙酮中微溶，在三氯甲烷或乙醚中几乎不溶，在稀盐酸中微溶，在氢氧化钠试液中易溶。熔点为 176℃ ～ 184℃，熔融时同时分解。比旋度为 +25° ～ +30°。

本品对单纯疱疹病毒和牛痘病毒等 DNA 病毒有效，对流感病毒等 RNA 病毒无效。由于毒副作用较大，且应用范围较窄，水溶性较小，在临床上应用较少。

其化学结构和胸腺嘧啶脱氧核苷相似，可和胸腺嘧啶脱氧核苷竞争性地抑制 DNA 聚合酶，阻碍病毒 DNA 的合成。碘苷本身无活性，它在体内被细胞和病毒胸腺嘧啶核苷激酶磷酸化生成三磷酸碘苷，后者是活性形式。在 3 次磷酸化过程中，由于单纯疱疹病毒编码的病毒胸腺嘧啶核苷激酶催化活性高于细胞内的酶，从而造成碘苷在病毒中的浓度高于正常细胞，使其抗疱疹病毒具有选择性。

　　碘苷是胸苷磷酸化酶和胸苷酸合成酶的底物。这两个酶使得碘苷和单磷酸碘苷在体内分别分解为 5 - 碘代尿嘧啶和单磷酸尿苷。这就是碘苷口服或非血管注射给药时无效的原因。

　　阿糖腺苷（Vidarabine）是嘌呤核苷类抗病毒药物。阿糖腺苷是天然存在的化合物，由链霉素的培养液中提取得到的，也可以通过全合成制备。

　　阿糖腺苷在体内也是通过转化为其三磷酸酯衍生物而干扰 DNA 合成的早期阶段。

　　具有抗单纯疱疹病毒（HSV - 1 和 HSV - 2）作用，临床上用以治疗单纯疱疹病毒性脑炎和免疫缺损病人的带状疱疹和水痘感染，但对巨细胞病毒无效。

　　阿糖腺苷经静脉滴注给药，进入体内被腺苷脱氨酶脱氨生成阿拉伯糖次黄嘌呤，抗病毒作用减弱。因此设计合成了碳环类似物环状阿糖腺苷，它可以阻断腺苷脱氨酶，并能在水中稳定存在，具有较好的抗 DNA 病毒活性。

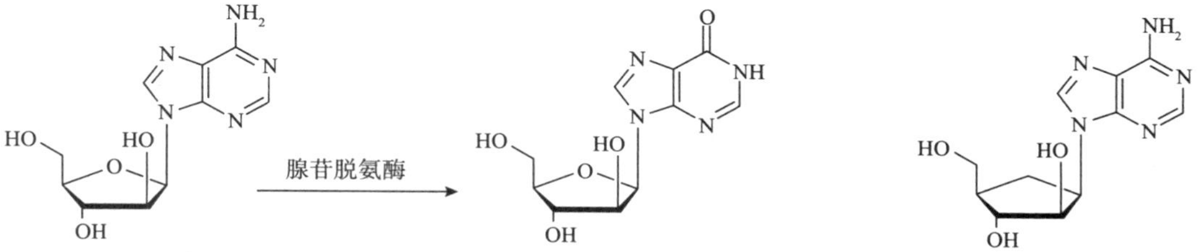

阿糖腺苷　　　　　　　　阿拉伯糖次黄嘌呤　　　　　　　碳环类似物

（箭头标注：腺苷脱氨酶）

利巴韦林　Ribavirin

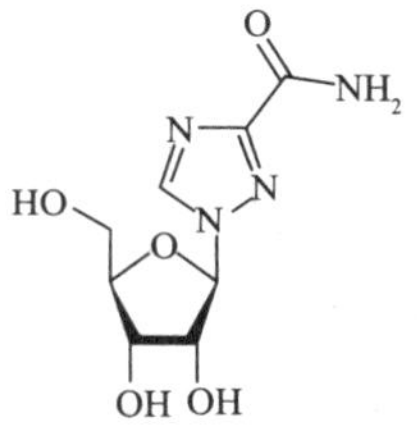

　　化学名为 1 - β - D - 呋喃核糖基 - 1H - 1，2，4 - 三氮唑 - 3 - 羧酰胺，1 - β - d - Ribofuranosyl - 1H - 1，2，4 - triazole - 3 - carboxamide，又名三氮唑核苷，病毒唑（Virazole）。

　　本品为白色或类白色结晶性粉末；无臭，无味。本品在水中易溶，在乙醇中微溶，在乙醚或二氯甲烷中不溶。熔点 166℃ ~ 168℃。

　　利巴韦林的合成是以三氮唑甲酸酯为原料在酸催化下和核糖缩合而成。

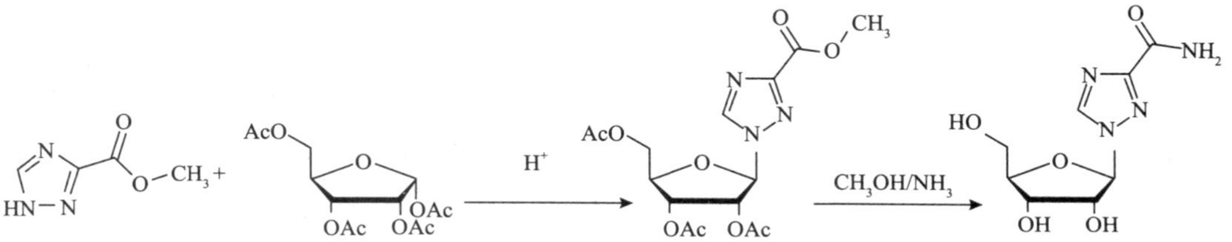

（反应式上方标注：H^+　　　　CH_3OH/NH_3）

　　本品于 1972 年由美国加州核酸研究所首次报道，为广谱抗病毒药，可用于治疗麻疹、水痘、腮腺炎等，也可用喷雾、滴鼻方法治疗上呼吸道病毒感染及静脉注射治疗小儿腮病毒性肺炎均取得较好疗效。对流行性出血热能明显缩短退热时间，使尿蛋白转阴，血小板恢复正常。该药在体内经磷酸化，能抑制病毒的聚合酶和 mRNA，也可以抑制免疫缺陷病毒（HIV）感染者出现艾滋病前期症状。

本品可视为磷酸腺苷（AMP）和磷酸鸟苷（GMP）生物合成前体氨基咪唑酰胺核苷（AICAR）的类似物。本品与鸟苷的空间结构有很大的相似性，因此本品易被细胞内的嘌呤核苷激酶一磷酸化，继之三磷酸化。所得利巴韦林一磷酸酯可以抑制单磷酸次黄嘌呤核苷（IMP）脱氢酶，从而抑制了 GMP 的生物合成。

鸟苷   腺苷   AICAR

本品在使用过程中有较强的致畸作用，故孕妇禁用。大剂量使用时，可致心脏损害。

2. 开环核苷类　由于腺苷类药物在体内易被脱氨酶转化成脱氨化合物而丧失活性，在寻找腺苷脱氨酶抑制剂的过程中，发现一些开环的核苷有较好的抗病毒活性。

开环核苷类抗病毒药物有阿昔洛韦（Aciclovir）、更昔洛韦（Ganciclovir）、喷昔洛韦（Penciclovir）和泛昔洛韦（Famciclovir），泛昔洛韦是喷昔洛韦前体药物，体内经脱乙酰化和氧化，产生活性代谢物，生物利用度可达 70% 以上。

阿昔洛韦的前药地昔洛韦在水中溶解度比阿昔洛韦大 18 倍，口服吸收好，毒副作用小，进入体内后被黄嘌呤氧化酶作用转化为阿昔洛韦而产生活性。

伐昔洛韦是阿昔洛韦的缬氨酸酯前药，胃肠道吸收好，在体内经肠壁或肝脏代谢生成阿昔洛韦继而转化为三磷酸酯而产生作用，克服了阿昔洛韦口服吸收生物利用度低的缺点。临床用于治疗急性的局部带状疱疹。

更昔洛韦作用机制和阿昔洛韦相似。对巨细胞病毒的作用比阿昔洛韦强，但毒性比较大，主要用于治疗巨细胞病毒引起的严重感染。

喷昔洛韦是更昔洛韦的电子等排体。和阿昔洛韦相比，具有相同的抗病毒谱，在停药后仍可保持较长时间的抗病毒活性，而阿昔洛韦停药后其抗病毒活性会迅速消失。

泛昔洛韦是喷昔洛韦的前药。口服后在胃肠道和肝脏中迅速被代谢产生喷昔洛韦，生物利用度达 77%。

西多福韦是胞嘧啶非环状核苷类衍生物，进入体内后被宿主细胞的酶转化为活化的西多福韦二磷酸酯而发挥作用。对痘疮病毒有较强的抑制作用，对耐阿昔洛韦的 HSV 病毒株和耐更昔洛韦的病毒株也有效。副作用较大，会引起肾小管损伤而产生肾毒性。

阿德福韦是腺嘌呤的非环状核苷衍生物，对嗜肝病毒，反转录病毒及痤疮病毒都具有明显的抑制作用，对拉米夫定（3TC）耐药的病毒变异株有较好的抑制作用。临床上用于治疗慢性乙型肝炎，对晚期 AIDS 患者能延长其存活时间，且无致畸、诱变、致癌及胚胎毒性。

替诺福韦酯（TDF）是第一个用于人类免疫缺陷病毒（HIV）感染治疗的核苷酸反转录酶抑制剂（NRTI），2009 年美国肝病协会（AASLD）指南推荐 TDF 作为 CHB 治疗的一线用药。

地昔洛韦

伐昔洛韦

更昔洛韦

喷昔洛韦

泛昔洛韦

西多福韦

阿德福韦

富马酸替诺福韦酯

阿昔洛韦 Aciclovir

化学名为 9 - （2 - 羟乙氧甲基）鸟嘌呤，2 - amino - 9 - [（2 - hydroxyethoxy）methyl] - 1*H* - purin - 6（9*H*）- one，又名无环鸟苷（Aciclovir）。

本品为白色结晶性粉末；无臭，无味。本品在冰醋酸或热水中略溶，在乙醚或二氯甲烷中几乎不溶，在氢氧化钠试液中易溶。

阿昔洛韦制备有多种合成方法，其中一条较有实用价值的路线，以鸟嘌呤核苷为起始原料，经乙酸酐的酰化，然后在对甲苯磺酸为催化剂下，和1，3-二氧戊环缩合，最后在甲胺的水溶液胺解而制得阿昔洛韦，此路线适合工业化生产。

本品是第一个上市的开环类核苷类抗病毒药物，系广谱抗病毒药物，现已作为抗疱疹病毒的首选药物。本品是开环的鸟苷类似物，其作用机理独特，只在感染的细胞中被病毒的胸苷激酶磷酸化成单磷酸或二磷酸核苷（在未感染的细胞中不被细胞胸苷激酶磷酸化），而后在细胞酶系中转化为三磷酸形式，才能发挥其干扰病毒 DNA 合成的作用，因此在病毒和宿主之间具有很高的选择性。

本品可以看成是在糖环中失去 C2′位和 C3′位的嘌呤核苷类似物，其专一性地在相应于 C5′位羟基的位置上磷酸化，并掺入到病毒的 DNA 中。由于该化合物不含有相当的 C3′位羟基，为链中止剂，从而使病毒的 DNA 合成中断。阿昔洛韦被广泛用于治疗疱疹性角膜炎、生殖器疱疹、全身性带状疱疹和疱疹性脑炎及病毒性乙型肝炎。

本品缺点水溶性差，口服生物利用度低。

富马酸替诺福韦酯　Tenofovir Disoproxil Fumarate

化学名为（R）-[[2-（6-氨基-9H-嘌呤-9-基）-1-甲基乙氧基]甲基]膦酸二异丙氧羰氧基甲酯富马酸盐，9-（（R）-2-（（Bis（（（isopropoxycarbonyl）oxy）methoxy）phosphinyl）methoxy）propyl）adenine fumarate，商品名为Viread。

本品用于治疗乙型肝炎病毒（HBV）、人类免疫缺陷病毒（HIV）感染。本品和其他反转录酶抑制剂合用于乙肝、艾滋病的治疗。

替诺福韦（TDF）口服吸收差，通过添加两个酯基转换为替诺福韦酯后，肠道吸收显著增加，在体外实验中其疗效提高约50倍。TDF以剂量300mg/d口服生物利用度为25%，给予高脂饮食后可升高。本品吸收后脱去酯基转换成替诺福韦，以被动内吞的形式进入细胞，在磷酸激酶作用下激活为活性二磷酸形式，与5′-三磷酸脱氧腺苷酸竞争结合反转录酶（HBV DNA聚合酶），由于缺乏3′-OH，DNA链的延长被阻断，从而抑制病毒复制。TDF主要通过肾小球滤过和肾小管主动分泌排泄，服药72小时后，70%~80%的药物以原型随尿液排出。基底膜外侧的尿酸盐转运蛋白将药物运输至近曲小管细胞，由顶膜转运体MRP-4和MRP-2分泌至小管内腔。

胃肠道症状是替诺福韦酯最常见的副作用，发生率为11%，可出现恶心、呕吐、腹痛、腹泻等。在长期应用替诺福韦酯的HIV感染者，曾有骨密度减少和骨软化症的报道。

（二）非核苷类

非核苷类抑制病毒核酸复制的药物有膦甲酸（Foscarnet）和膦乙酸（Phonocarboxylic Acid）等，用来抑制病毒DNA聚合酶，抑制疱疹病毒的复制，还可以抑制HIV反转录病毒，用于治疗艾滋病的综合征。

膦甲酸（PFA）　膦甲酸钠　膦乙酸(PAA)

三、影响核糖体翻译的药物

核糖体是蛋白质合成的场所，DNA中所含的遗传信息通过转录作用传递到mRNA中，然后再经转录作用将遗传信息从mRNA传递到蛋白质结构中去。影响核糖体转录的药物阻断了在细胞核糖体上将mRNA的遗传信息转录到蛋白质合成中去，这样病毒DNA照样产生，宿主细胞也会被破坏，但不产生感染性病毒。

美替沙腙（Methisazone）为缩氨硫脲类化合物，可以抗前病毒，包括天花和牛痘，对某些RNA病毒如鼻病毒、流感病毒、副流感病毒、脊髓灰质炎病毒也有抑制作用。该药为影响核糖体翻译的药物，其作用机制是阻断在细胞核糖体上将mRNA的遗传信息翻译到蛋白质合成中，从而减少病毒蛋白质的合成。

酞丁安（Taidingan）是我国自行研制的缩氨硫脲类抗病毒药物，对沙眼衣原体和单纯疱疹病毒Ⅰ型和Ⅱ型有强效抑制作用，临床用作滴眼剂治疗各型沙眼，外用油膏治疗单纯疱疹、带状疱疹和尖锐湿疣。

美替沙腙 酞丁安

第二节　抗艾滋病药物

与抗非反转录病毒药物相对应的是抗反转录病毒药物，其中主要的反转录病毒为人类免疫缺陷病毒（Human immunodeficiency virus，HIV），其引起的获得性免疫缺陷综合征（Acquired immunodeficiency syndrome，AIDS），即艾滋病，是一种致命性的传染病。艾滋病疫情蔓延和扩散之迅速，死亡率之高是空前的，被称为世界级瘟疫，成为举世瞩目的严重的公共卫生和社会问题，对人类健康生存和社会经济发展构成严重的威胁。HIV 的致病机理、预防和治疗已成为研究者们的重要课题。

自 1987 年第一个治疗 HIV 感染的药物齐多夫定（Zidovudine，AZT）被美国食品药品管理局（FDA）批准上市以来，迄今为止治疗艾滋病的药物已发展到 31 个品种，是抗病毒药物发展史上进展最迅速的药物。抗艾滋病药物主要有核苷类反转录酶抑制剂、非核苷类反转录酶抑制剂、蛋白酶抑制剂、整合酶抑制剂和进入抑制剂 5 大类。其中 HIV 对宿主细胞的依附、与受体相互作用以及 HIV 与细胞的融合属于病毒的入侵过程，是前后紧密相关的 3 个步骤，抑制这 3 个步骤所涉及的受体或酶的药物分子都称为 HIV–1 进入抑制剂。值得一提的是，进入抑制剂和整合酶抑制剂是抗艾滋病药物研究领域的重大突破，它们拥有不同于以往抗艾滋病药物的全新作用机制，因此在一定时间内会有效抵抗对其他药物耐药的 HIV 感染，并很可能由此引发和带动更多的联合治疗新药的产生，为艾滋病病人提供更多和更有效的治疗途径和选择。

一、反转录酶抑制剂

治疗艾滋病的药物齐多夫定就是核苷类 HIV 反转录酶抑制剂。随后陆续被批准上市的核苷类反转录酶抑制剂有拉米夫定（Lamivudine）、扎西他滨（Zalcitabine）、司他夫定（Stavudine），其中拉米夫定因其活性高、毒性低、耐受性好，以及与齐多夫定的协同作用而成为一个卓有成效的组合单元，成就了 3 个新的抗 HIV 复方制剂：双汰芝（Combivir，齐多夫定 + 拉米夫定）、三协唯（Abunidazole，齐多夫定 + 拉米夫定 + 阿巴卡韦）和 Epzicom（阿巴卡韦 + 拉米夫定）。这些将 2 个或 3 个核苷类反转录酶抑制剂制成固定剂量的单一片剂的联合疗法（Combination therapy）具有毒性低、用量少、病毒耐药性发展缓慢等显著优点，对 HIV 的复制起到了有效的抑制作用。

由于核苷类反转录酶抑制剂会引起宿主细胞线粒体损坏，毒副作用大，而且长期单独用药促使病毒迅速产生抗药性，因此，药物学家一方面对现有反转录酶抑制剂进行结构改造或剂型改进，发展第二代抗病毒药物。

扎西他滨（Zalcitabine）的作用机理与齐多夫定相同，和齐多夫定联用时，有加合和协同的抗病毒作用。副作用为周围神经病变。

司他夫定（Stavudine）为脱氧胸苷的脱水产物，对酸稳定，口服吸收良好。其作用机制和 AZT，DDC 相似。对 HIV – I 和 HIV – II 有同等抑制作用，对齐多夫定耐药的 HIV 病毒株有抑制作用，但骨髓毒性比 AZT 低 10 倍以上。

拉米夫定（Lamivudine）是双脱氧硫代胞苷化合物，作用机制和 AZT 相似。对反转录酶的亲和力大于人 DNA 聚合酶的亲和力，具有选择性作用。口服吸收良好，生物利用度可达 72% ~ 95% 。

去羟肌苷（Didanosine）是嘌呤核苷类衍生物，进入体内后在酶的作用下生成二脱氧腺苷（DDA）的 5′ – 单磷酸酯，再在体内磷酸化酶的作用下生成 DDA 的三磷酸酯，DDA 的三磷酸酯在反转录酶的作用下掺入到初生 HIV 病毒的 DNA 中，终止前病毒 DNA 的延长而发挥作用。

阿巴卡韦（Abacavir）常用其硫酸盐，临床上和其他药物，如齐多夫定、拉米夫定、司他夫定等合用有很好的协同作用，用于治疗 HIV 感染的病人。本品的口服吸收好（> 75%），能穿过血 – 脑屏障进入脑部和脊髓液。本品的主要副作用有头痛、恶心、呕吐、不适和皮疹。

扎西他滨	司他夫定	拉米夫定	去羟肌苷

阿巴卡韦	依法韦仑	奈韦拉平

依法韦仑（Efavirenz）是野生型和耐药变异型 HIV – 1 的有效抑制剂，和茚地那韦（Indinavir）合用可显著增加 CD4 – T 淋巴细胞的数量和减少 HIV – RNA 的量。

奈韦拉平（Nevirapine）为专一性的 HIV – I 反转录酶抑制剂，仅可抑制 HIV 病毒的反转录酶活性，对其他的反转录酶无作用。构效关系研究结果表明：①三个环中，外侧二个环中的一个必须是吡啶环，当这二个环均为吡啶环时，效果最好；②吡啶基的 4 位须有一个体积小的亲脂性取代基；③内酰胺必须有一个游离的氢质子。本品和核苷类抑制剂合用时有相加作用，对 AZT 耐药的 HIV 病毒株也有效。缺点是快速诱导耐药性。

齐多夫定　Zidovudine

化学名为3′-叠氮基-2′，3′-双脱氧胸腺嘧啶核苷，1-［（2R，4S，5S）-4-azido-5-（hydroxymethyl）oxolan-2-yl］-5-methylpyrimidine-2，4-dione（AZT）。

本品为白色或类白色结晶性粉末；无臭；熔点106℃~112℃。

齐多夫定的合成是由脱氧胸腺嘧啶核苷为起始原料，和2-氯-1，1，2-三氟三乙胺反应，得到环状化合物，再和叠氮化锂反应制得齐多夫定。

本品为胸苷的类似物，在其脱氧核糖部分的3位上以叠氮基取代，它可以对能引起艾滋病病毒和T细胞白血病的RNA病毒有抑制作用，为抗逆转酶病毒药物。从1986年起被推荐在临床上治疗艾滋病和艾滋病有关的疾病。它在胃肠道吸收较好，在机体组织和体脑脊液中较高，其生物利用度为60%，半衰期约为1小时，在体内被代谢成无活性的葡萄糖醛酸结合物从尿中排除。该药对光、热敏感，所以齐多夫定应在15℃~25℃以下避光保管。

恩曲他滨　Emtricitabine

化学名为 5 – 氟 – 1 – (2R，5S) – [2 – 羟甲基 – 1，3 – 氧硫环 – 5 – 酰] 胞嘧啶，4 – ami-no – 5 – fluoro – 1 – ((2R，5S) – 2 – (hydroxymethyl) – 1，3 – oxathiolan – 5 – yl) pyrimidin – 2 (1H) – one。

本品为白色、类白色粉末或结晶性粉末，熔点 136℃ ~ 140℃。

本品为一种新型的核苷类反转录酶抑制剂，其化学结构与目前临床上广泛使用的其他核苷类似物不同之处在于其 C5 位上的氟基，作用机制类似于拉米夫定（Lamivudine），较拉米夫定血浆半衰期更长，抗病毒活性更好。2003 年 7 月 2 日得到美国食品药品管理局（FDA）批准在美国上市，商品名为 Emtriva。

本品有较好药动学特性，可以每天给药 1 次，使患者有更好的依从性。可以液体形式服用，特别适合于儿童。由于恩曲他滨在细胞系统内表现出良好的药动学特性及低毒性，被视为抗 HIV 和 HBV 的潜在良药。

临床研究表明，本品的毒性较小，一般均能耐受，其安全性明显优于拉米夫定，但仍有 1% 的患者因不良反应而停药。最常见的与治疗相关的不良反应为头痛、腹泻、恶心、头晕和皮疹；皮肤变色，典型报道为高色素沉着，通常影响手掌和脚掌，发生率为 2%。

二、蛋白酶抑制剂

免疫缺陷病毒（HIV）蛋白酶抑制剂是治疗艾滋病的另一类药物。HIV 如果不从前蛋白裂解出来，就无感染性。有两种 HIV 蛋白产物是裂解成熟蛋白的前体，裂解过程受 HIV 蛋白酶的催化，所释放出的蛋白对病毒的复制起决定性作用，这些蛋白包括蛋白酶本身及反转录酶、整合酶和结构蛋白。此类蛋白酶抑制剂有沙喹那韦（Saquinavir）、利托那韦（Ritonavir）、茚地那韦（Indinavir）和奈非那韦（Nelfinavir）。

沙喹那韦　　　　　　　　　　　　　　奈非那韦

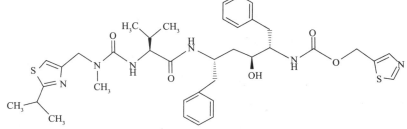

利托那韦

洛匹那韦

茚地那韦

安普那韦

安普那韦（Amprenavir）通过抑制 HIV 病毒编码的蛋白酶发挥作用，能特异性抑制病毒编码的天冬氨酸蛋白酶，从而阻断 gag 和 gag 包膜多聚蛋白的加工，导致产生无功能病毒。

利托那韦能和 HIV 蛋白酶的活性部位可逆地结合，阻止多肽的形成及后期的病毒的成熟。

洛匹那韦为 HIV 的蛋白酶抑制剂，可以减少 HIV 的病毒量，提升 CD4$^+$ 细胞数量。两者合用时，利托那韦可以抑制细胞色素 P450 对罗匹那韦的代谢，增加洛匹那韦的血药浓度。

沙奎那韦　Saquinavir

化学名为 N′−[（1S，2R）−3−[（3S，4aS，8aS）−3−[（叔丁基氨基）甲酰］八氢−2（1H）−异喹啉基]−2−羟基−1−苄基丙基]−2−[（2−喹啉甲酰）氨基]−丁二酰胺，N′−[（1S，2R）−3−[（3S，4aS，8aS）−3−[[（1，1−Dimethylethyl）amino] carbonyl] octahydro−2（1H）−isoquinolinyl]−2−hydroxy−1−（phenylmethyl）propyl]−2−[（2−quinolinylcarbonyl）amino]−butanediamide，又名双喹纳韦，沙奎那维。

本品是白色结晶性固体。比旋度为 −55.9°（C = 0.5，甲醇）。微溶于水。

在 HIV 感染的细胞中，HIV 蛋白酶特异性地裂解病毒前体蛋白，使感染性病毒颗粒能最终形成。这些病毒前体蛋白存在分解位点，只能被 HIV 和其密切相关病毒的蛋白酶识别。沙奎那韦是一种类肽，结构上模拟这些分解位点。因此，沙奎那韦与 HIV−1 和 HIV−2 蛋白酶的活性部位恰好可以紧密结合，体外显示可逆和选择性抑制蛋白酶的活性，而较人类蛋白酶的亲和力大约低 5 万倍。

本品与苯丙氨酸 – 脯氨酸肽键过渡态结构类似，它能有效地抑制 HIV 多聚蛋白及其防止成熟病毒颗粒的形成和减慢病毒的复制过程。对急性或慢性感染细胞，单独使用或与齐多夫定合用有增效作用，对齐多夫定有耐药性的病毒，沙喹那韦也有效，其口服生物利用度约为 40%。

本品为第一个上市的治疗艾滋病的蛋白酶抑制剂。与核苷类似物（齐多夫定等）不同，沙奎那韦直接作用于病毒靶酶，不需经代谢激活，对静止细胞也有潜在作用。

细胞实验结果表明：沙奎那韦在与其他反转录酶抑制剂（如齐多夫定、扎西他滨、去羟肌苷等）进行两联或三联治疗 HIV – 1 感染时，有附加的协同抗病毒作用，但毒性并不增加。

第三节　抗丙肝病毒药物

丙型肝炎是一种由丙型肝炎病毒（Hepatitis C Virus，HCV）引起的急、慢性炎症，以血液和体液传播为主要的感染途径，HCV 病毒血症持续 6 个月未清除者为慢性感染，慢性 HCV 感染可以引起肝硬化和肝癌，是终末期肝脏疾病主要原因之一。抗病毒治疗是阻止慢性丙型肝炎进展为终末期肝病的重要手段，抗丙型肝炎病毒治疗先后经历了干扰素单药治疗、普通干扰素与利巴韦林联合治疗以及聚乙二醇干扰素与利巴韦林联合治疗的时代。虽然聚乙二醇干扰素联合利巴韦林仍然是我国目前治疗 HCV 的标准方案，但是仍有相当一部分患者不能治愈或无法耐受该治疗方案。2011 年以来针对 HCV 生活周期中病毒蛋白靶向特异性治疗的化学药物的迅速发展，目前正进入直接抗病毒药物（Direct Acting Antiviral agents，DAA）治疗的新时代。在临床研究中已展现出诱人的前景，DAA 不仅能明显提高抗病毒的疗效，且治愈率高、副作用小、耐药率低、疗程短，未来抗丙型肝炎病毒治疗将以联合治疗为主。

目前直接抗 HCV 病毒药物（DAA）主要包括 NS 3/4A 蛋白水解酶抑制剂、NS5A 非结构蛋白抑制剂和 NS5B 聚合酶抑制剂。目前获批上市的 NS3/4A 蛋白酶抑制剂有第一代蛋白酶抑制剂特拉匹韦（Telaprevir）和博赛匹韦（Boceprevir），以及第二代蛋白酶抑制剂阿舒瑞韦（Asunaprevir）。与第一代蛋白酶抑制剂相比，第二代蛋白酶抑制剂的疗效更高且不良反应较小。NS5A 抑制剂是目前已知抗病毒活性最强的小分子抑制剂，对 HCV 各个基因型均有较好的抗病毒效果，且副作用很小，和已知药物没有明显的药物相互作用。目前已经上市的 NS5A 抑制剂主要有达拉他韦（Daclatasvir）、雷迪帕韦（Ledipasvir）等。NS5B 抑制剂目前主要有两种：一种是核苷（酸）抑制剂索菲布韦（Sofosbuvir），另一种是非核苷抑制剂达沙布韦（Dasabuvir）。NS5B 抑制剂具有泛基因型活性，且毒性低、药物相互作用小。Sofosbuvir 美国吉利德（Gilead）公司研发的产品，是美国食品药品管理局（FDA）于 2013 年 12 月批准上市的第一个直接抗丙肝药物，也是首个用于治疗 HCV 感染而无需同时使用干扰素的安全有效的药物。

无干扰素、直接抗病毒药物联合治疗方案的问世为丙型肝炎患者带来了福音，丙型肝炎已是一种可以治愈的疾病。多种直接抗病毒药物的复方制剂已进入临床使用，Harvoni（吉利德公司）是雷迪帕韦（Ledipasvir）和索菲布韦（Sofosbuvir）的复方制剂，2014 年 10 月被美国食品药品管理局（FDA）批准用治疗 GT1 型 HCV 患者，是第一个被批准用于治疗基因 1 型 HCV 患者且不需要联合干扰素或利巴韦林的全口服抗丙肝方案，2015 年 11 月

Harvoni 获美国食品药品管理局（FDA）批准扩大适应证，用于基因 4、5、6 型 HCV 和 HIV 合并感染患者。

达拉他韦   阿舒瑞韦

索菲布韦

三点小结

重点：熟悉抗病毒药的发展、分类和结构类型。掌握代表药物的化学结构、命名、理化性质、体内代谢。

难点：各类药物的结构改造方法和重点药物的化学合成方法。

执业药师导航：

1. **基本要求**　①结构类型、作用机制、构效关系和理化性质；②抗病毒药物的结构特点与化学稳定性和毒副作用之间的关系。

2. **核苷类抗病毒药物**　①核苷类抗病毒药物的结构特点、理化性质、作用机制和构效关系，推测药物的化学稳定性、体内作用过程、代谢特点，可能产生的毒副作用及使用特点。②代表药物：阿昔洛韦、盐酸伐昔洛韦、喷昔洛韦、更昔洛韦、泛昔洛韦、阿德福韦、齐多夫定、司他夫定、拉米夫定、扎西他滨。

3. **非核苷类抗病毒药物**　代表药物奈韦拉平、依法韦仑。

4. **蛋白酶抑制剂**　代表药物茚地那韦、沙奎那韦、奈非那韦。

5. **其他抗病毒药物**　代表药物利巴韦林、盐酸金刚烷胺、金刚乙胺、磷酸奥司他韦、膦甲酸钠。

扫码"练一练"

（李庶心　李家明）

扫码"学一学"

第八章　抗肿瘤药

❈❈ 人文知识介绍 ❈❈

　　含砷化物中药及其制剂的使用在中国传统医学中有悠久的历史，含砷化物的中药矿物主要有砒石、雄黄和雌黄，其中砒石主要成分为 As_2O_3，雄黄主要成分为 As_2S_2 或 As_4S_4。青黄散最早记录于《仙拈集》卷三，由青黛和雄黄组成，20 世纪 60 年代，中医专家周霭祥开始使用青黄散治疗急性早幼粒细胞白血病，20 世纪 80 年代中医专家黄世林在青黄散的基础上，设计了复方黄黛片（由雄黄、青黛、丹参、太子参组成）用于急性早幼粒细胞白血病的治疗，5 年生存率可达 87%。陈竺院士等科学家在传统医学的影响下，提出了用全反式维 A 酸、三氧化二砷（砒霜）协同治疗急性早幼粒细胞性白血病，并在分子水平上阐明了它们的作用机制。在深入研究的基础上，也揭示了抗肿瘤中药复方黄黛片方药间的君、臣、佐、使关系及其协同效应。他们的杰出研究，展示了中医药的魅力，扩大了中医药的影响，也使急性早幼粒细胞白血病有望成为可以治愈的疾病。

　　正常细胞的生长分化是受严密控制的，一旦细胞不按正常细胞的新陈代谢规律生长，变得不受约束和控制，并呈无规律的迅速生长，以至可以破坏正常组织器官的结构并影响其功能，这就形成了肿瘤。肿瘤在临床上有良性和恶性之分，良性肿瘤一般不发生转移，易于治疗，危害性相对较小。恶性肿瘤能以浸润方式蔓延和扩散，难以治疗，危害性大。恶性肿瘤已成为一种严重危害人类健康的重大疾病，其发病率受环境污染等诸多致癌因素的影响，呈上升趋势。恶性肿瘤的治疗方法主要有手术治疗、放射治疗、药物治疗（化学治疗）、免疫治疗和中医中药治疗等，临床上多采用综合治疗方案，但药物治疗仍是肿瘤治疗的重要手段之一。

　　抗肿瘤药物是指用于治疗恶性肿瘤的药物，又称抗癌药。自 20 世纪 40 年代氮芥用于治疗恶性淋巴瘤以来，肿瘤的化学治疗取得了很大进展。陆续开发了直接作用于 DNA，破坏其结构和功能的抗肿瘤药；干扰 DNA 和核酸合成的抗肿瘤药物；干扰肿瘤细胞有丝分裂的药物等。随着对肿瘤细胞生物学、分子生物学和基因组学研究的不断深入，为抗肿瘤药的研究提供了新的方向和新靶点。肿瘤分子靶向治疗因具有疗效高、不良反应较少而备受瞩目，一批分子靶向药物陆续被批准上市，成为抗肿瘤药物的重要组成部分。近年来，肿瘤免疫治疗是肿瘤领域的研究热点，以 Car－T、PD－1/PD－L1 抑制剂为代表的肿瘤免疫疗法在临床治疗中取得了积极进展，为肿瘤患者带来了新的希望。然而，肿瘤的耐药、转移依旧是人类面临的难题，仍需要人们为此付出艰辛的努力，直至彻底攻克肿瘤。

抗肿瘤药按其作用原理和来源可分为生物烷化剂、抗代谢药物、抗肿瘤抗生素、抗肿瘤植物有效成分及其衍生物、分子靶向治疗药物等。

第一节 生物烷化剂

生物烷化剂也称烷化剂，是抗肿瘤药物中使用最早也是较为重要的一类药物。这类药物具有高度的化学活性，在体内能够形成缺电子活泼中间体或其他具有活泼亲电性基团的化合物，进而与生物大分子（如 DNA、RNA 或某些重要的酶类）中含丰富电子的基团（如氨基、羟基、巯基、羧基、磷酸基等）发生共价结合，使 DNA 分子发生断裂或使其丧失活性，从而产生抗肿瘤作用。

生物烷化剂属于细胞毒性药物，抗肿瘤活性强，但选择性较差，毒副作用较大，在抑制和毒害增生活跃的肿瘤细胞的同时，对一些增殖较快的正常细胞（如骨髓细胞、肠上皮细胞、生殖细胞和毛发细胞等）也会产生抑制作用，会导致许多严重的副反应，如骨髓抑制、恶心、呕吐及脱发等。生物烷化剂按化学结构可分为氮芥类、乙撑亚胺类、甲磺酸酯及卤代多元醇类、亚硝基脲类等。

一、氮芥类

氮芥类（Nitrogen mustards）抗肿瘤药的发现源于芥子气，芥子气实际上是一种烷化剂类毒剂，20 世纪 40 年代人们发现其对淋巴瘤有一定的治疗作用，因对人体毒性太大，不能作为药用，但在此基础上发展了氮芥类抗肿瘤药。氮芥类抗肿瘤药是 β－氯乙胺类化合物的总称，其结构由烷基化部分和载体部分组成。烷基化部分是抗肿瘤活性的功能基，载体部分旨在改善药物在体内的吸收、分布等药代动力学性质，以提高药物的选择性和抗肿瘤活性，并降低毒性。根据载体部分结构的不同，氮芥类药物又可分为脂肪氮芥、芳香氮芥、氨基酸氮芥、甾体氮芥和杂环氮芥等。

芥子气　　　　　载体部分　　烷基化部分

（一）脂肪氮芥

当载体部分为脂肪烃基时为脂肪氮芥，脂肪氮芥中的氮原子碱性较强，在游离状态或生理 pH（7.4）条件下，氮原子可使烷基化部分的 β－氯原子离去形成亲电性更强的乙撑亚胺离子，极易与细胞成分的亲核中心（X^-，Y^-）发生烷化反应，毒害细胞。脂肪氮芥的烷化历程一般认为是双分子亲核取代反应（S_N2），反应速率取决于烷化剂和亲核中心的浓度（图 8 - 1）。

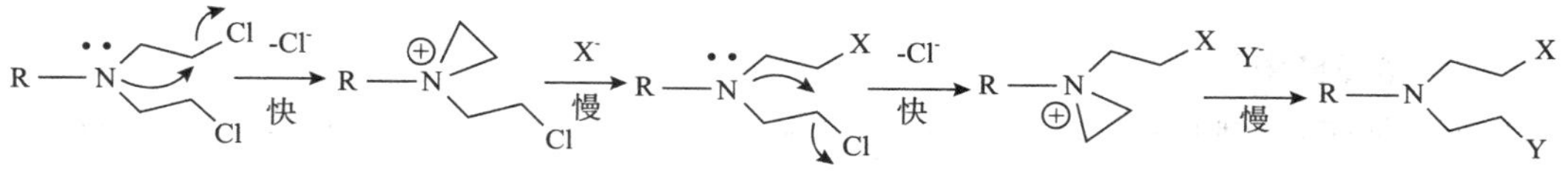

图 8 - 1 脂肪氮芥的烷化历程

脂肪氮芥属于强烷化剂，对肿瘤细胞的杀伤能力较强，抗瘤谱广，但选择性较差，毒性也较大。盐酸氮芥（Mechlorethamine hydrochlride）是临床上使用最早的脂肪氮芥，主要用于淋巴瘤和霍奇金病的治疗，但选择性差，毒性大。为了改变脂肪氮芥的不足，人们以氮芥为先导化合物进行结构改造，通过减少氮原子上的电子云密度来降低氮芥的反应活性，达到降低毒性的目的。人们首先想到的是在氮芥的氮原子上引入一个氧原子以降低氮原子的电子云密度，得到了盐酸氧氮芥（Mechlorethaminoxide hydrochloride）。氧氮芥在体内被还原成氮芥发挥作用，其抗肿瘤活性和毒性均比氮芥小。脂肪氮芥的结构改造在提高选择性，降低毒性的同时，也会降低脂肪氮芥的抗肿瘤活性。

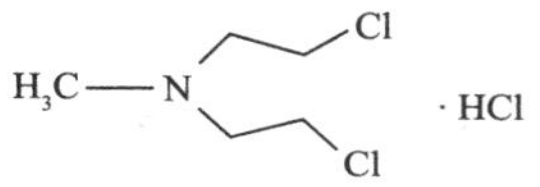

盐酸氮芥 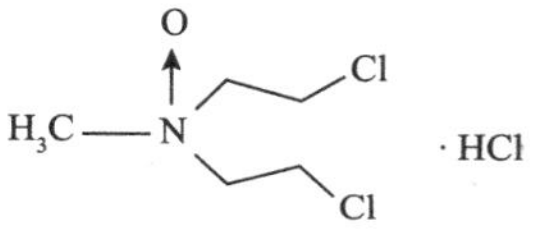　　　　　　　　　　盐酸氧氮芥

（二）芳香氮芥

以芳香环替代脂肪氮芥的脂肪烃基载体部分，就得到了芳香氮芥。芳香氮芥中氮原子上的孤对电子与芳环发生 p - π 共轭，降低了其电子云密度，减弱了其碱性，因此芳香氮芥不能像脂肪氮芥那样很快形成环状乙撑亚胺离子，而是失去氯原子形成碳正离子中间体，再与细胞成分的亲核中心（X^-，Y^-）发生烷化反应。芳香氮芥的烷化历程一般是单分子亲核取代反应（S_N1），反应速率取决于烷化剂的浓度（图 8 - 2）。与脂肪氮芥相比，芳香氮芥的氮原子碱性较弱，烷基化能力较低，因此其抗肿瘤活性较脂肪氮芥弱，毒性比脂肪氮芥低。

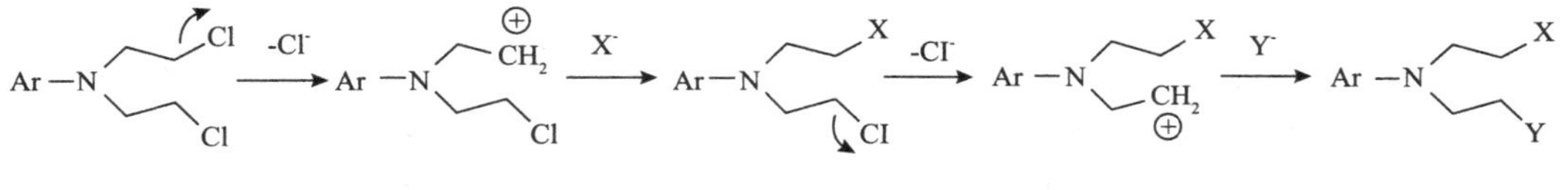

图 8 - 2 芳香氮芥的烷化历程

通过对一系列人工合成的芳香烷酸类氮芥的研究，发现了抗肿瘤药苯丁酸氮芥（Chlorambucil）。苯丁酸氮芥主要用于治疗慢性淋巴细胞白血病，对淋巴肉瘤、霍奇金病、卵巢癌也有较好的疗效。其钠盐水溶性较好，易被胃肠道吸收，在体内迅速转变成游离的苯丁酸氮芥发挥作用。

苯丁酸氮芥

（三）氨基酸氮芥

为了增加药物在肿瘤部位的浓度和亲和性，以提高疗效，人们以氨基酸作为载体部分，发现了一系列氨基酸氮芥。用于临床的主要有美法仑（Melphalan）、氮甲（Formylmelphalan，*N*－甲酰溶肉瘤素）、邻脂苯芥（Ocaphan）和硝卡芥（Nitrocaphan）等。美法仑对乳腺癌、卵巢癌、结肠癌、淋巴肉瘤和多发性骨髓瘤等具有较好的疗效。美法仑的载体部分为L－苯丙氨酸，L－苯丙氨酸属于人体必需氨基酸，是一个良好的载体，药效研究表明，美法仑与其对映体相比具有更高的活性。氮甲是我国学者对美法仑结构中的氨基进行甲酰化修饰获得的抗肿瘤药，临床上使用的为消旋体，化学名为（±）－*N*－甲酰－对［双－（β－氯乙基）－氨基］苯丙氨酸，其对精原细胞瘤的疗效显著，对多发性骨髓瘤、恶性淋巴瘤也有效。且毒性低于美法仑，可以口服给药。

美法仑   氮甲

邻脂苯芥   硝卡芥

（四）杂环氮芥

人们以核酸合成中的一些杂环作为烷化剂的载体，开发出一些杂环氮芥类抗肿瘤药，如多潘（Dopan）、乌拉莫司汀（Uramustine）和苯达莫司汀（Bendamustine）等。多潘和乌拉莫司汀对慢性粒细胞白血病、淋巴细胞白血病和恶性淋巴瘤等疗效较好。苯达莫司汀于20世纪70年代早期由德国开发上市，2008年美国食品药品管理局（FDA）批准用于慢性淋巴细胞白血病的治疗。

多潘   乌拉莫司汀   苯达莫司汀

有报道认为磷酰胺酶在肿瘤组织中的活性高于正常组织，人们以此为依据，运用前药原理将氮芥类功能基部分与含磷酰胺基的结构结合，得到前体药物，期望该前体药物优先在肿瘤组织中被磷酰胺酶催化裂解为去甲氮芥［HN（CH₂CH₂Cl）₂］发挥抗肿瘤作用，以提高选择性，降低毒副作用。此外磷酰胺基作为吸电子基团，会使烷基化部分氮原子上的电子云密度降低，减弱其烷基化能力，使毒性下降。在合成含磷酰胺基结构的氮芥类化合物中，环磷酰胺（Cyclophosphamide）和异环磷酰胺（Ifosfamide）已成为优秀的氮芥类抗肿瘤药。环磷酰胺抗瘤谱广，用于恶性淋巴瘤、急性淋巴细胞白血病、多发性骨髓瘤、肺癌、神经母细胞瘤等的治疗，毒性比其他氮芥类抗肿瘤药低。异环磷酰胺是在环磷酰胺结构的基础上，将环外氮原子上的一个氯乙基移到环内氮原子上得到的抗肿瘤药，临床上用于卵巢癌、乳腺癌、骨及软组织肉瘤等的治疗。异环磷酰胺与环磷酰胺相比，其治疗指数高，毒性小，与其他烷化剂无交叉耐药性。环磷酰胺和异环磷酰胺均属于生物前药，在体内经酶代谢活化后发挥抗肿瘤作用。我国学者研制的甘磷酰芥（Glyfostin）结构中也具有磷酰胺基，其对恶性淋巴瘤、乳腺癌、小细胞肺癌、子宫癌和慢性白血病等有效。

环磷酰胺　　　　　　　异环磷酰胺　　　　　　　甘磷酰芥

环磷酰胺　Cyclophosphamide

化学名为 $P-[N，N-$双（$\beta-$氯乙基）$]-1-$氧$-3-$氮$-2-$磷杂环己烷$-P-$氧化物一水合物，$N，N-$Bis（$2-$chloroethyl）tetrahydro$-2H-1，3，2-$oxazaphosphorin$-2-$amine$-2-$oxide monohydrate。

本品为白色结晶或结晶性粉末，失去结晶水即液化。本品在水或丙酮中溶解，在乙醇中易溶。本品 2% 水溶液的 pH 为 4.5~6.5。熔点为 48.5℃~52℃。

环磷酰胺的合成是以二乙醇胺为原料，在无水吡啶中与三氯氧磷同时进行氯化和磷酰化反应，合成氮芥磷酰二氯，再和 3-氨基丙醇反应制得油状的无水环磷酰胺，然后在含水丙酮中重结晶得到环磷酰胺一水合物。

本品属于生物前药，体外对肿瘤细胞无效，只有进入体内，经过代谢活化后才能发挥作用。本品在肝脏中被细胞色素 P450 酶氧化生成 4-羟基环磷酰胺，在正常组织中可进一步氧化为无毒的 4-酮基环磷酰胺，也可经互变异构生成开环的醛基化合物，并在肝脏中进一步氧化成无毒的羧基化物。肿瘤组织因缺乏正常组织所具有的酶，不能进行上述代谢，只能经非酶促反应 β-消除（逆 Michael 加成反应）生成丙烯醛和磷酰氮芥，磷酰氮芥可进一步水解为去甲氮芥，丙烯醛、磷酰氮芥、去甲氮芥都是较强的烷化剂，环磷酰胺的代谢途径见图 8 - 3。本品的毒性比其他氮芥小，但部分病人可观察到膀胱毒性，可能与代谢产物丙烯醛有关。

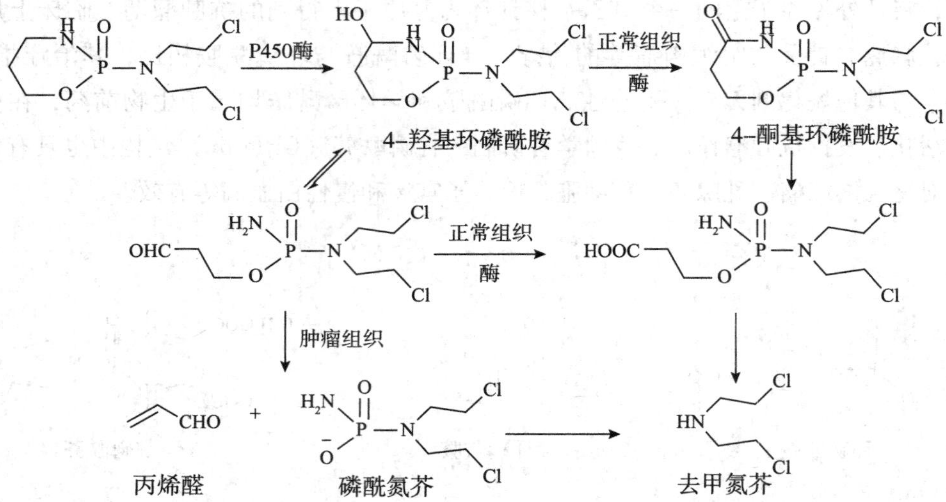

图 8 - 3 环磷酰胺的代谢途径

本品水溶液不稳定，遇热更容易分解，因此应在溶解后尽快使用。本品的分解过程见图 8 - 4。

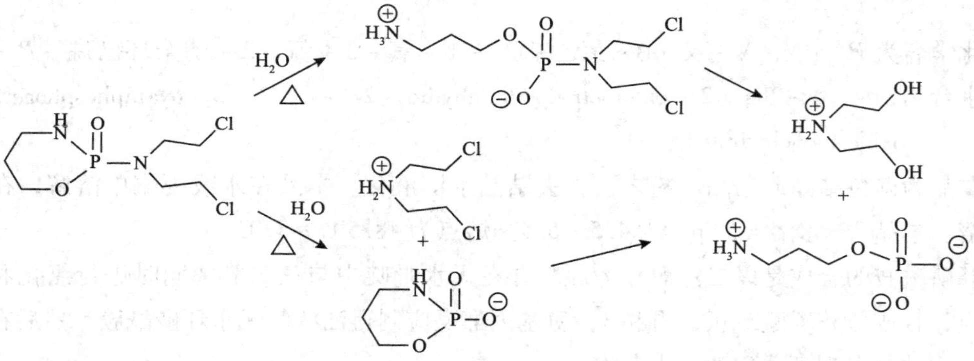

图 8 - 4 环磷酰胺的分解

本品主要用于恶性淋巴瘤、急性淋巴细胞白血病、多发性骨髓瘤、肺癌、神经母细胞瘤等的治疗，对乳腺癌、卵巢癌、鼻咽癌也有效。

（五）甾体氮芥

甾体激素受体在肿瘤细胞中分布较多，甾体激素相对容易被肿瘤细胞选择性摄取，将甾体激素与烷化剂结合，能够提高药物的选择性，降低毒性。例如苯丁酸氮芥与泼尼松龙 C21 位上的羟基经酯化反应得到泼尼莫司汀（Prednimustine），在雌二醇结构中引入氮芥功能基部分得到了磷酸雌莫司汀（Estramustine Phosphate），两者的选择性较好，泼尼莫司汀用于治疗恶性淋巴瘤和慢性淋巴细胞白血病，磷酸雌莫司汀主要用于前列腺癌的治疗。

泼尼莫司汀

磷酸雌莫司汀

二、乙撑亚胺类

脂肪氮芥在体内是通过转化为乙撑亚胺活性中间体发挥烷基化作用，在此基础上人们合成了一些直接含有乙撑亚胺活性基团的化合物。为了降低乙撑亚胺基团的反应活性，借鉴氮芥类药物的研究经验，同样在氮原子上用吸电子基团取代，以达到降低毒性的目的。此类研究中最具代表性的药物是噻替哌（Thiotepa）。噻替哌为细胞周期非特异性药物，具有较强的细胞毒作用。噻替哌结构中氮杂环丙基能对核苷酸中的腺嘌呤、鸟嘌呤的 N_3 和 N_7 进行烷基化，发生交联作用，干扰 DNA 的合成。噻替哌对酸不稳定，不能口服，加之分子结构的脂溶性大，在胃肠道的吸收较差，须注射给药。其注射给药后能迅速分布到全身，在肝脏中很快被细胞色素 P450 酶系代谢成替哌（Tepa）而继续发挥作用。噻替哌临床上用于卵巢癌、乳腺癌、膀胱癌和消化道癌的治疗，是膀胱癌治疗的首选药物，采用直接注射入膀胱，疗效较好。

噻替哌

替哌

三、甲磺酸酯及卤代多元醇类

甲磺酸酯基（-OMs）和对甲苯磺酸酯基（-OTs）在有机化学反应中是很好的离去基团，它们使与之相连的 C-O 键变得活泼，极易受到亲核性试剂的进攻而断键离去，因此甲磺酸酯类烷化剂的研究备受关注，在系列研究中发现了抗肿瘤药白消安（Busulfan）。

白消安

白消安也称马利兰，作为双功能基烷化剂在体内能和细胞内多种含丰富电子的亲核性成分反应，如能与 DNA 分子中鸟嘌呤 N7 进行烷基化交联。本品口服吸收良好，吸收后迅速分布到各组织中，半衰期为 2~3 小时，几乎所有药物经代谢后均以甲烷磺酸形式自尿中缓慢排出，24 小时排出不到 50%，因此要注意反复用药引起的蓄积性毒性。本品主要用于治疗慢性粒细胞白血病，其疗效优于放射治疗。本品的主要不良反应为消化道反应、骨髓抑制、白细胞及血小板减少等。白消胺在氢氧化钠溶液中不稳定可水解生成丁二醇，再脱水能产生具有特殊臭味的四氢呋喃。

  临床使用的卤代多元醇类抗肿瘤药有二溴甘露醇（Mitobronitol）和二溴卫矛醇（Mitolactol），前者主要用于慢性粒细胞白血病的治疗，后者对一些实体瘤如胃癌、肺癌、结肠癌、乳腺癌等有一定的疗效。通常认为卤代多元醇在体内通过脱卤化氢，形成环氧化物而产生烷基化作用。二溴卫矛醇脱溴化氢后生成的双脱水卫矛醇（Dianhydrogalactitol）对白血病 L1210 细胞的抑制作用比二溴卫矛醇强 3 倍。

二溴甘露醇   二溴卫矛醇   双脱水卫矛醇

四、亚硝基脲类

  亚硝基脲类（Nitrosoureas）是一类具有 β–氯乙基亚硝基脲结构的烷化剂，具有广谱的抗肿瘤活性。此类药物的脂溶性较大，易透过血–脑屏障，适用于脑瘤、转移性脑瘤及其他中枢神经系统肿瘤、恶性淋巴瘤等的治疗。临床上使用的亚硝基脲类抗肿瘤药有卡莫司汀（Carmustine）、洛莫司汀（Lomustine）、司莫司汀（Semustine）、尼莫司汀（Nimustine）等。卡莫司汀结构中具有两个 β–氯乙基基团，洛莫司汀和司莫司汀是将卡莫司汀结构中的一个 β–氯乙基分别用环己基和 4–甲基环己基置换得到的抗肿瘤药。洛莫司汀对脑瘤的疗效不及卡莫司汀，但对霍奇金病、肺癌及若干转移性肿瘤的疗效优于卡莫司汀，司莫司汀的抗肿瘤疗效优于卡莫司汀和洛莫司汀，毒性较低，主要用于脑瘤、肺癌及胃肠道肿瘤的治疗。尼莫司汀临床上用其盐酸盐，是水溶性亚硝基脲类抗肿瘤药，用于脑瘤、消化道肿瘤、肺癌、恶性淋巴瘤和慢性白血病的治疗。福莫司汀（Fotemustine）是由法国施维雅公司开发，于 1989 年上市的亚硝基类抗肿瘤药，用于原发性脑内肿瘤和播散性黑色素瘤的治疗。福莫司汀分子结构中有一个手性碳原子，药用消旋体。

卡莫司汀   洛莫司汀   司莫司汀

尼莫司汀   福莫司汀

  亚硝基脲类药物结构中由于 N–亚硝基的存在，使得连有亚硝基的氮原子与相邻羰基之间的键变得不稳定，在生理 pH 环境下受 OH^- 离子的影响，分解成重氮氢氧化物中间体和异氰酸酯，异氰酸酯能够导致细胞内生物大分子发生氨甲酰化，使细胞受到损伤，重氮氢氧化物中间体则进一步快速分解，生成氯乙基正离子，氯乙基正离子与 DNA 的碱基发生烷基化产生抗肿瘤作用（图 8 –5）。亚硝基脲的结构特点决定了亚硝基脲类药物在酸性和碱性溶液中均不稳定，分解时放出氮气和二氧化碳。

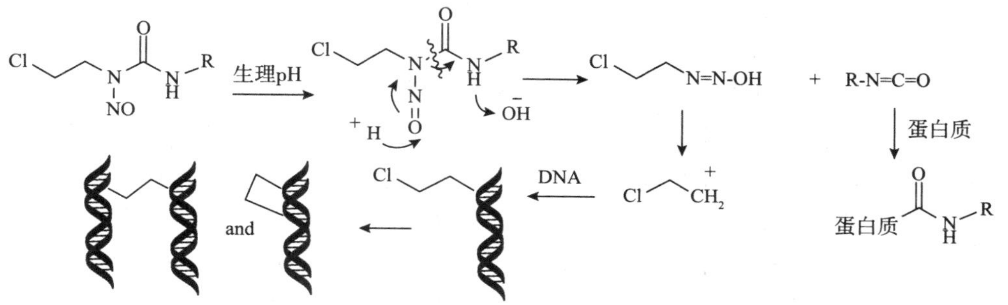

图 8-5 亚硝基脲类药物的作用机制

卡莫司汀　Carmustine

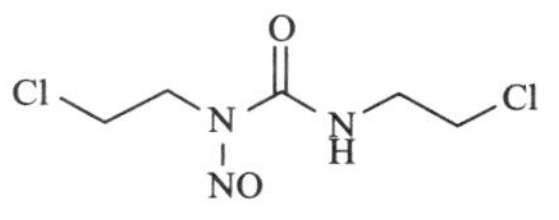

化学名为 1, 3 - 双 (2 - 氯乙基) - 1 - 亚硝基脲, N, N' - Bis (β - chloroethyl) - N - nitrosourea。

本品为无色至微黄或微黄绿色的结晶或结晶性粉末；无臭。在水中不溶，在甲醇或乙醇中溶解。熔点 30℃～32℃，熔融时分解。

本品除在酸性和碱性溶液中均不稳定外，对热也极不稳定，在 30℃～32℃会熔融分解，因此应置于冰箱中 5℃ 以下保存。

本品不溶于水，其注射液为含卡莫司汀的聚乙二醇灭菌溶液。本品注射后分解迅速，化学半衰期为 5 分钟，生物半衰期为 15～30 分钟。本品由肝脏代谢，代谢物可在血浆中停留数日，造成延迟骨髓毒性，可能有肝肠循环。96 小时有 60%～70% 由肾排出（其中原型不到 1%），1% 由粪便排出，10% 以二氧化碳形式由呼吸道排出。本品脂溶性好，可通过血-脑屏障，脑脊液中的药物浓度为血浆中的 50% 或以上。

本品临床上主要用于脑瘤、转移性脑瘤及其他中枢神经系统肿瘤、恶性淋巴瘤的治疗，对恶性淋巴瘤、多发性骨髓瘤，及与其他药物合用对恶性黑色素瘤有效。

本品的不良反应主要为消化道反应和迟发性骨髓抑制等。

五、金属配合物类

自 1969 年 Rosenberg 首次报道顺铂（Cisplatin）对动物肿瘤具有显著的抗肿瘤活性后，引起了人们对金属配合物（Organoplatinum compound）抗肿瘤药物研究的重视，合成了大量金属配合物，先后证实了铂、金、锡、钌、铑、锗、铜等的配合物具有抗肿瘤活性，其中以铂类配合物的研究最为充分，目前进入临床使用的金属配合物类抗肿瘤几乎都是铂类配合物。顺铂作为首个铂类抗肿瘤药于 1979 年在美国上市，是治疗睾丸癌、卵巢癌、膀胱癌、头颈部肿瘤、小细胞和非小细胞肺癌最广泛使用的抗癌药物之一。但顺铂缺乏对肿瘤组织的选择性，会导致一些严重的副作用，如肾功能损害、神经毒性、骨髓抑制、消化道反应等。此外，长期或大剂量使用顺铂治疗可能引起严重的贫血。为了获得更为高效、低毒的铂类抗肿瘤药物，人们选用不同的胺和羧酸作为配体与铂络合，合成了一系列铂配合物，从中获得了一些抗肿瘤活性好，毒副作用较低的药物，如卡铂（Carboplatin）、奈达铂

（Nedaplatin）、奥沙利铂（Oxaliplatin）、庚铂（Heptaplatin）、乐铂（Lobaplatin）、和米铂（Miriplatin）等。卡铂是第二个进入临床的铂类抗肿瘤药，其结构以 1，1 - 环丁烷二羧酸根代替顺铂结构中的两个氯离子，增加了药物的溶解度。卡铂的作用机制与顺铂相同，疗效与顺铂相似，但毒副作用较小，与顺铂相比，肾、耳、神经毒性明显降低。临床上主要用于小细胞及非小细胞肺癌、卵巢癌、头颈部肿瘤、膀胱癌、子宫内膜及子宫颈癌等的治疗。与非铂类抗肿瘤药无交叉耐药性，可与多种抗肿瘤药联合使用。奥沙利铂化学名为草酸根 - （1R，2R - 环己烷二胺）合铂，作为第一个手性铂配合物类抗肿瘤药于 1996 年上市。奥沙利铂性质稳定，在水中溶解度介于顺铂和卡铂之间。对大肠癌、卵巢癌的疗效较好，对非霍奇金淋巴瘤、非小细胞肺癌、头颈部肿瘤有效，也是第一个对显示对结肠癌有效的铂类抗肿瘤药。体内外研究表明，奥沙利铂与顺铂和卡铂无交叉耐药性，可用于对顺铂和卡铂耐药的肿瘤株。米铂化学名为顺式 - ［双十四烷酸］ - （1R，2R - 环己烷二胺）合铂，是新开发的一种脂溶性的铂类抗肿瘤药，于 2009 年在日本上市，用于肝癌的治疗。

顺铂　　　　　卡铂　　　　　奈达铂　　　　奥沙利铂

庚铂　　　　　　乐铂　　　　　　米铂

铂类抗肿瘤药属于细胞周期非特异性药物，作用机制是使肿瘤细胞的 DNA 复制停止，阻碍细胞分裂。以顺铂为例，在体内低氯环境中顺铂结构中的氯易解离，形成水合阳离子，水合阳离子还可进一步去质子形成羟基化配合离子，这些活泼离子理论上可与 DNA 鸟嘌呤和腺嘌呤的 N7 位两个结合位点结合，形成链内、链间、DNA - 蛋白质交联，但研究表明，主要以链内交联为主。在体内，顺铂与 DNA 的两个鸟嘌呤碱基 N7 位络合成一个封闭的五元螯合环，从而破坏了两条多核苷酸链上嘌呤和胞嘧啶之间的氢键，扰乱 DNA 的正常双螺旋结构，使其局部变性失活而丧失复制能力。反式铂配合物则无此作用。

在大量对铂类配合物抗肿瘤活性研究中，归纳和总结出此类配合物的基本构效关系。①中性铂配合物一般比离子型配合物具有更高的抗肿瘤活性；②烷基伯胺或环烷基伯胺取代顺铂中的氨，可明显提高治疗指数；③双齿配体代替两个单齿配体，一般可增强其抗肿瘤活性。因为双齿配体的化合物不像单齿配体化合物那样容易转变为反式配合物而失去活性；④取代的配位体要有适当的水解速率，它们的水解速率与药物活性呈如下关系：

$$NO_3 > H_2O > Cl^- > Br^- > I^- > N_3 > SCN^- > NH_3 > CN^-$$
高活性　　　　活性　　　　非活性　　　　低毒性

为了寻找抗瘤谱广，能克服耐药性的铂类配合物，人们大胆创新，逐渐摆脱了上述构效关系的束缚，空间位阻较大的铂配合物、铂（Ⅳ）配合物、多核铂配合物，甚至反式铂配合物等许多结构新颖的铂类配合物被设计出来，相关研究正在进行之中，有望为此类药物增添新的品种。

顺铂 Cisplatin

$$\begin{array}{c} H_3N \\ \\ H_3N \end{array} Pt \begin{array}{c} Cl \\ \\ Cl \end{array}$$

化学名为（*Z*）－二氨二氯合铂，cis－dichlorodiamine platium。

本品为亮黄色或橙黄色的结晶性粉末，无臭。不溶于乙醇，微溶于水，略溶于二甲基甲酰胺，易溶于二甲基亚砜。本品在室温条件下对光和空气稳定，可长期贮存。加热至170℃时即转化为反式，溶解度降低，颜色发生改变，在270℃时熔融并分解成金属铂。

本品水溶液不稳定，能逐渐水解和转化为反式，生成水合物（Cisplatin hydrate－1 和 Cisplatin hydrate－2），它们能进一步水解生成无抗肿瘤活性却有剧毒的低聚物（Cisplatin polymer－1 和 Cisplatin polymer－2），但有毒低聚物在0.9%氯化钠溶液中极不稳定，可迅速完全转化为顺铂，因此本品供药用的是含有甘露醇和氯化钠的冻干粉针，用前用注射用水配成每毫升含1mg顺铂、9mg氯化钠和10mg甘露醇的溶液，临床使用中不会导致低聚物中毒危险。

Cisplatin hydrate-1

Cisplatin hydrate-2

Cisplatin polymer-1

Cisplatin polymer-2

本品对多数实体肿瘤均有效，用于治疗睾丸癌、卵巢癌、膀胱癌、头颈部肿瘤、小细胞和非小细胞肺癌等肿瘤，为临床中联合化疗最常用的药物之一。

第二节 抗代谢药物

抗代谢抗肿瘤药简称抗代谢药物，其化学结构与基本代谢物很相似，大多数抗代谢药物正是以代谢物为先导化合物，运用诸如生物电子等排原理等药物设计方法获得的。其作用机制为通过抑制肿瘤细胞生存和复制所必需的叶酸、嘌呤、嘧啶和嘧啶核苷的合成途径，导致肿瘤细胞死亡。由于它们的作用点不同，一般无交叉耐药性。到目前为止尚未发现肿瘤细胞有独特的代谢途径，由于正常细胞和肿瘤细胞之间的生长分数存在差别，理论上抗代谢药物能够杀伤肿瘤细胞而不至于影响正常细胞，实际上此类药物的选择性较小，对增殖较快的正常组织如骨髓、消化道黏膜等也呈现毒性。抗代谢药物在肿瘤治疗中占有重要地位，是化疗常用药物之一，临床中常用有嘧啶类抗代谢物、嘌呤类抗代谢物和叶酸类抗代谢物等。

一、嘧啶类抗代谢物

嘧啶类抗代谢物（Pyrimidine antimetabolites）主要有尿嘧啶和胞嘧啶两类。

（一）尿嘧啶类抗代谢物

尿嘧啶掺入肿瘤组织的速度较其他嘧啶快，根据生物电子等排原理，用卤原子替代尿嘧啶结构中的氢原子合成了一系列卤代尿嘧啶衍生物，其中以氟尿嘧啶（Fluorouracil，5 - FU）的抗肿瘤作用最好。氟原子的半径（r = 1.33Å）和氢原子的半径（r = 1.20Å）相近，氟尿嘧啶的体积与尿嘧啶几乎相当，加之 C - F 键的稳定性，在代谢过程中不易被解离，能在分子水平上代替正常代谢物，成为胸腺嘧啶合成酶抑制剂，使胸腺嘧啶脱氧核苷酸合成受阻，抑制 DNA 的合成，导致肿瘤细胞死亡。氟尿嘧啶抗肿瘤作用机制见图 8 - 6。

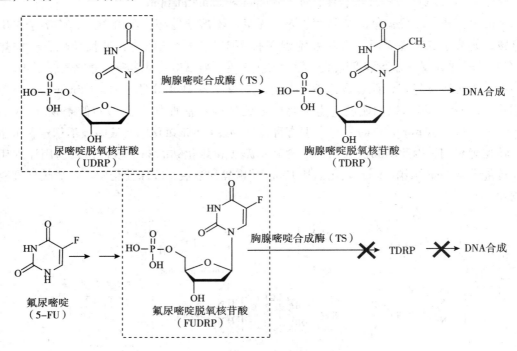

图 8 - 6   氟尿嘧啶抗肿瘤作用机制

　　氟尿嘧啶是治疗实体肿瘤的首选药物，疗效虽好，但毒性较大。为了提高疗效，降低毒性，人们研发了一系列氟尿嘧啶的衍生物，其中毒性较小、疗效较好的抗肿瘤药有替加氟（Tegafur）、双呋氟尿嘧啶（Difuradin）、去氧氟尿苷（Doxifluridine）和卡莫氟（Carmofur）等。氟尿嘧啶衍生物需要在体内通过转化为氟尿嘧啶发挥药效作用。去氧氟尿苷在体内经嘧啶核苷酸磷酸化酶作用转化为氟尿嘧啶，这种酶的活性在肿瘤组织内比正常组织高，去氧氟尿苷在肿瘤细胞内转化为氟尿嘧啶的速度较快，所以对肿瘤细胞具有一定的选择性，治疗指数高于氟尿嘧啶，主要用于胃癌、结直肠癌、乳腺癌的治疗。卡莫氟系氟尿嘧啶前体药物，为口服抗代谢药物。口服后从肠道迅速吸收，在体内缓慢释出氟尿嘧啶而发挥抗肿瘤作用。口服后有效血药浓度较氟尿嘧啶静脉给药长久。抗瘤谱广，治疗指数高，对多种实验肿瘤有较好的抗肿瘤作用。临床上对胃癌、结直肠癌及乳腺癌有一定疗效，尤以结、直肠癌的有效率较为突出。

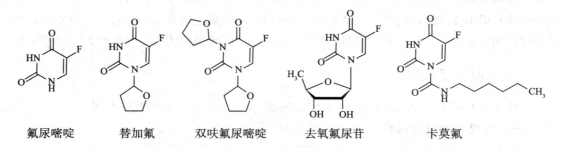

氟尿嘧啶　　　替加氟　　　双呋氟尿嘧啶　　　去氧氟尿苷　　　卡莫氟

氟尿嘧啶 Fluorouracil

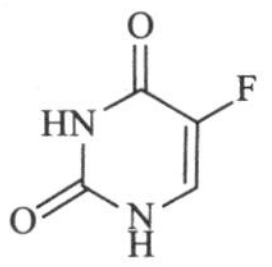

化学名为 5 - 氟 - 2，4（1*H*，3*H*）- 嘧啶二酮，5 - fluoro - 2，4（1*H*，3*H*）- pyrimidin-edione，简称 5 - FU。

本品为白色或类白色的结晶或结晶性粉末，熔点为 281℃ ~ 284℃（分解）。在三氯甲烷中几乎不溶，在乙醇中微溶，在水中略溶，在稀盐酸或氢氧化钠中溶解。本品在空气和水溶液中都非常稳定。

氟尿嘧啶的合成是以氯乙酸乙酯为原料，在乙酰胺中与 KF 进行卤交换反应合成氟乙酸乙酯，然后与甲酸乙酯缩合得到氟代甲酰乙酸乙酯钠盐，再与甲基异脲缩合成环，稀盐酸水解即得本品。

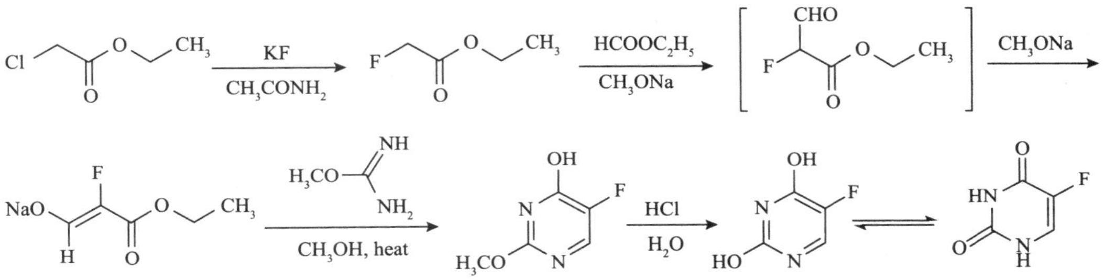

本品口服吸收不完全，需注射给药，注射液为本品加适量氢氧化钠制成的灭菌水溶液。由于本品在亚硫酸氢钠水溶液中较不稳定，因此，在注射液中不能添加亚硫酸氢钠作为抗氧剂。在亚硫酸氢钠水溶液中的分解过程为亚硫酸根与本品 C5 - C6 位双键进行加成，形成不稳定的 5 - 氟 - 5，6 - 二氢 - 6 - 磺酸尿嘧啶，接着消去 SO_3H^- 或 F^-，分别生成氟尿嘧啶和 6 - 磺酸基尿嘧啶。若在强碱中，则开环，最后生成 2 - 氟 - 3 - 脲丙烯酸和氟丙醛酸（图 8 - 7）。

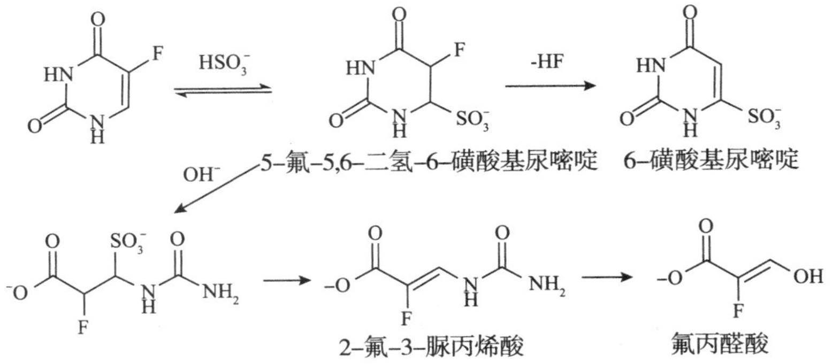

图 8 - 7 氟尿嘧啶在亚硫酸氢钠溶液中的分解过程

氟尿嘧啶静脉给药后，广泛分布于体液中，并在 4 小时内从血中消失。它在被转换成核苷酸后，被增殖较快的组织及肿瘤所优先摄取，氟尿嘧啶容易进入脑脊液中。约20%以原型从尿排泄，其余大部分在肝肝脏通过尿嘧啶代谢机制代谢。

本品抗瘤谱广，对消化道肿瘤、乳腺癌、卵巢癌、绒毛膜上皮癌、子宫颈癌、肝癌、膀胱癌、皮肤癌（局部涂抹）等均有一定疗效，是治疗实体肿瘤的首选药物。不良反应主要为骨髓抑制，消化道反应等。

（二）胞嘧啶类抗代谢物

在研究尿嘧啶类抗代谢药物构效关系时发现，尿嘧啶4位的氧被氨基取代后得到的胞嘧啶衍生物也有较好的抗肿瘤活性。阿糖胞苷（Cytarabine）在体内先经脱氧胞苷酶催化磷酸化，转变为阿糖胞苷酸（Ara – CMP），再转化为二磷酸和三磷酸阿糖胞苷（Ara – CDP和Ara – CTP），三磷酸阿糖胞苷通过抑制DNA聚合酶及少量以伪代谢物形式掺入DNA分子，阻止DNA的合成，发挥抗肿瘤作用。主要用于急性粒细胞白血病的治疗，与其他抗肿瘤药合用可以提高疗效。盐酸阿糖胞苷的口服吸收较差，通常是通过连续静脉滴注给药，才能获得较好的效果，这是因为该药物会被体内脱氨酶脱氨失活。为了避免阿糖胞苷在体内脱氨失活，利用前药原理将其氨基用长链脂肪酸酰化，得到了依诺他滨（Enocitabine）和棕榈酰阿糖胞苷（N – Palmitoyl – Arac），它们在体内通过代谢为阿糖胞苷而起效，抗肿瘤作用比阿糖胞苷强而持久。安西他滨（Cyclocytidine）为合成阿糖胞苷的中间体，体内代谢比阿糖胞苷慢，作用时间长，副作用较轻。临床用于各类急性白血病的治疗亦用于治疗单疱疹性角膜炎和虹膜炎，对急性粒细胞白血病的疗效较佳。

阿糖胞苷　　　　依诺他滨　　　　棕榈酰阿糖胞苷　　　　安他西滨

目前此类药物在市场中表现突出的是吉西他滨（Gemcitabine）和卡培他滨（Capecitabine）。

吉西他滨　　　　卡培他淀

吉西他滨为双氟取代的胞嘧啶核苷衍生物，在体内经核苷激酶代谢为二磷酸吉西他滨（dFdCDP）和三磷酸吉西他滨（dFCTP）发挥作用，dFdCDP可抑制核糖核苷还原酶，导致细胞内三磷酸脱氧核糖核苷酸减少，抑制 DNA 的合成，而自身磷酸化过程能被反馈性加速，具有自我增效作用；dFdCTP 可掺入 DNA，抑制 DNA 聚合酶造成链终止，使细胞周期停滞在 S 期，并阻断由 G_1 向 S 期过渡，属细胞周期特异性抗肿瘤药。临床上主要用于治疗胰腺癌和非小细胞肺癌，也可用于膀胱癌、乳腺癌及其他实体肿瘤的治疗。卡培他滨结构上虽属于胞嘧啶核苷衍生物，但实际上是氟尿嘧啶（5 – FU）的前体药物。卡培他滨进入人体后，先在肝脏中被羧酸酯酶转化为无活性的 5′ – 脱氧 – 5 – 氟胞嘧啶，后在肝脏和肿瘤组织胞苷脱氨酶的作用下转化为 5′ – 脱氧 – 5 – 氟尿嘧啶，最后在经胸苷磷酸化酶催化水解为 5 – FU 而起作用。胸苷磷酸化酶在实体瘤的分布量比周围正常组织高 10 倍以上，因此卡培他滨的释放具有靶向性，在维持高效抗肿瘤活性的同时减轻了耐受性，也降低了不良反应。临床中主要用于晚期乳腺癌、结肠癌、直肠癌的治疗，对紫杉醇和蒽醌类抗肿瘤药物耐药的恶性乳腺癌，也有较高活性。

二、嘌呤类抗代谢物

腺嘌呤和鸟嘌呤是构成 DNA 和 RNA 的重要组分，次黄嘌呤是腺嘌呤和鸟嘌呤生物合成的中间体。

次黄嘌呤 → (生物转化) → 腺嘌呤 + 鸟嘌呤

嘌呤类抗代谢物（Purine antimetabolites）主要是次黄嘌呤和鸟嘌呤的衍生物。巯嘌呤（Mercaptopurine，6 – MP）为次黄嘌呤的类似物，在体内经酶促反应转变为有活性的 6 – 硫代次黄嘌呤核苷酸（硫代肌苷酸），抑制腺酰琥珀酸合成酶，阻止次黄嘌呤核苷酸（肌苷酸）转变为腺苷酸（AMP），还可抑制肌苷酸脱氢酶，阻止肌苷酸氧化为黄嘌呤核苷酸，从而抑制 DNA 和 RNA 的合成。临床用于各种急性白血病的治疗，对绒毛膜上皮癌和恶性葡萄胎也有效。巯嘌呤水溶性差，我国科研人员开发了巯嘌呤水溶性前体药物磺巯嘌呤钠（Sulfomercapine sodium），临床用途与 6 – MP 相同，显效比 6 – MP 快，毒性较低。R – S – SO₃Na 键遇酸或巯基化合物均可分解为 6 – MP，由于肿瘤组织的 pH 比正常组织低，巯基化合物的含量也较高，所以磺巯嘌呤钠对肿瘤具有一定的选择性。奈拉滨（Nelarabine）为脱氧鸟嘌呤核苷酸类似物 9 – β – D – 阿糖呋喃糖鸟嘌呤（ara – G）的水溶性前药。在体内依次经脱氨、磷酸化作用转变为具有活性的 ara – G 三磷酸盐（ara – GTP），ara – GTP 可在白血病原始细胞（leukemia last cell）中逐渐积聚并掺入 DNA，抑制 DNA 合成，导致细胞凋亡。临床用于治疗两种较少见、恶性度高的血液系统肿瘤 T 细胞急性淋巴细胞白血病和 T 细胞淋巴母细胞淋巴瘤。磷酸氟达拉滨（Fludarabine phosphate）是阿糖腺苷的 2 – 氟代衍生物，具有与阿糖胞苷类似的抗肿瘤机制，但不被腺苷脱氨酶脱氨灭活。摄入后迅速经去磷酸化转化为氟达拉滨，氟达拉滨在细胞内经复磷酸化变成有抗肿瘤活性的氟达拉滨三磷酸酯，抑制 DNA 和 RNA 的合成。磷酸氟达拉滨临床上用于治疗 B 细胞慢性淋巴细胞白血病（CLL），对常规方案治疗失败的患者有效。克拉屈滨（Cladribine）为 2 – 氯脱氧腺苷，由于 2 位氯原子的存在，不能被腺苷脱氨酶代谢。所以，克拉屈滨在细胞内经脱氧胞苷激酶磷酸化途径进行代谢，形成具有抗肿瘤活性的克拉屈滨三磷酸酯活性代谢物，在淋巴细胞内积聚并引起细胞死亡。临床用于毛细胞白血病、慢性淋巴细胞白血病、小淋巴细胞白血病、套细胞淋巴瘤的治疗。氯法拉滨（Clofarabine）为嘌呤核苷类似物，作用机制与氟达拉滨和克拉屈滨类似。既抑制 DNA 聚合酶，又抑制核糖核酸还原酶，并可避免腺苷脱氨酶及蛋白酶的降解作用，它能更有效地被脱氧胞苷激酶磷酸化，在白血病细胞中消除更慢，因此具有更强的细胞毒性，对不同的肿瘤株和肿瘤模型都表现出了很强的抗癌活性。2004年美国食品药品管理局（FDA）批准用于治疗儿童难治性或复发性急性淋巴细胞性白血病（ALL）。此外，氯法拉滨还具有潜在的广谱抗肿瘤特性，对多种实体瘤的临床研究正在进行之中。

疏嘌呤　　　　磺疏嘌呤钠　　　　奈拉滨

磷酸氟达拉滨　　　　克拉屈滨　　　　氯法拉滨

三、叶酸类抗代谢物

叶酸（Folic acid）是核酸生物合成的代谢物，也是红细胞发育生长的重要因子，临床用作抗贫血药。但叶酸缺乏时，白细胞减少，因此叶酸的阻断剂可用于缓解急性白血病。

叶酸

叶酸在体内被二氢叶酸还原酶还原成二氢叶酸，再进一步还原成四氢叶酸，四氢叶酸经生物转化为辅酶 F 后参与核酸的合成。如果体内的叶酸代谢受到干扰，嘌呤核苷酸、胸腺嘧啶核苷酸的合成将受到影响，因而对 DNA 和 RNA 的合成产生抑制，阻碍肿瘤细胞的生长。叶酸抗代谢物（Folate antimetabolites）按照作用的靶酶不同可分为：二氢叶酸还原酶（DHFR）抑制剂、胸苷合成酶（TS）抑制剂、氨基咪唑碳酰胺核糖核苷酸甲酰基转移酶（AICARTF）抑制剂、甘氨酰胺核糖核苷酸甲酰基转移酶（GARTF）抑制剂、多聚谷氨酸合成酶（FPGS）抑制剂、丝氨酸羟甲基转移酶（SHMT）抑制剂等。氨基蝶呤（Aminopterin）和甲氨蝶呤（Methotrexate，MTX）的化学结构与叶酸相似，通过竞争性抑制 DHFR 发挥作用，属于经典的叶酸阻断剂类抗肿瘤药。

R=H　氨基蝶呤
R=CH₃　甲氨蝶呤

　　氨基蝶呤主要用于治疗急性白血病，亚急性白血病及牛皮癣等皮肤病。甲氨蝶呤用于治疗急性白血病、绒毛膜上皮癌和恶性葡萄胎，对头颈部肿瘤、乳腺癌、宫颈癌、消化道癌和恶性淋巴癌也有一定疗效。甲氨蝶呤的抗肿瘤作用强，但毒性大，肿瘤细胞极易产生耐药性。为了降低毒性和避免 MTX 耐药机制，人们开发了一些新的叶酸阻断剂，如雷替曲塞（Raltitrexed）和培美曲塞（Pemetrexed）。雷替曲塞为新一代水溶性胸苷酸合成酶抑制剂，在体内被细胞主动摄入后迅速代谢为多谷氨酸类化合物抑制胸苷酸合成酶活性，从而抑制 DNA 的合成。雷替曲塞能在细胞内潴留，长时间发挥作用。临床用于晚期直肠癌、结肠癌的治疗，疗效优于氟尿嘧啶。培美曲塞是一种多靶点抗代谢类抗肿瘤药，作为叶酸阻断剂进入细胞后经聚谷氨酸化转化为活性形式抑制胸苷酸合成酶、二氢叶酸合成酶、甘氨酰核苷酸甲酰转移酶、氨基咪唑甲酰胺核苷酸甲酰基转移酶等叶酸依赖性酶，通过干扰胸腺嘧啶核苷酸和嘌呤核苷酸的生物合成，达到抗肿瘤目的，临床用于非小细胞肺癌和耐药性间皮瘤的治疗。

雷替曲塞　　　　　培美曲塞

甲氨蝶呤　Methotrexate

　　化学名为 L-(+)-N-[4-[[2, 4-二氨基-6-蝶啶基]甲基]甲氨基]苯甲酰基]谷氨酸，N-[4-[[(2, 4-diamino-6-pterridinyl) methyl] methylamino] benzoyl]-L-glutamic acid，简称 MTX。

　　本品为橙黄色结晶性粉末，熔点为 185℃~204℃（分解）。在水、乙醇、三氯甲烷或乙醚中几乎不溶，在稀盐酸中溶解，在稀碱溶液中易溶。

　　本品在强酸性溶液中不稳定，酰胺基会水解，生成蝶呤酸和谷氨酸而失去活性。

蝶呤酸
＋
谷氨酸

本品为叶酸阻断剂，与二氢叶酸还原酶的亲和力比二氢叶酸强 1000 倍，几乎是不可逆地和二氢叶酸还原酶结合，使二氢叶酸不能转化为四氢叶酸，从而影响辅酶 F 的生成，干扰 DNA 和 RNA 的合成，阻碍肿瘤细胞的生长。本品临床用于治疗急性白血病、绒毛膜上皮癌和恶性葡萄胎，对头颈部肿瘤、乳腺癌、宫颈癌、消化道癌和恶性淋巴癌也有一定疗效。

本品的不良反应主要为骨髓抑制、肝肾功能损伤、脱发等。大剂量使用引起中毒反应时，可用亚叶酸钙（Leucovorin calcium）解救。亚叶酸钙在体内可转化为四氢叶酸，能有效对抗甲氨蝶呤引起的中毒反应，与甲氨蝶呤合用可降低毒性，但不降低抗肿瘤活性。

亚叶酸钙

第三节　抗肿瘤抗生素

从抗生素首次发现至今几十年的研究发展中，人们逐渐发现部分抗生素具有抗肿瘤活性，这些抗生素被称之为抗肿瘤抗生素。已发现的抗肿瘤抗生素大多直接作用于 DNA 或嵌入 DNA，干扰其模板功能，为细胞周期非特异性药物。目前在临床中使用的主要有多肽类抗生素（Peptide antibiotics）和蒽醌类抗生素两大类。

一、多肽类抗生素

（一）放线菌素 D

放线菌素 D（Dactinomycin D）是从放线菌（Str. Parvullus）培养液中提取的一种多肽类抗生素。1957 年我国从放线菌 Str. Melanochromogenes（广西桂林土壤中分离出）培养液中得到的抗生素，与国外报道的放线菌素 D 结构相同，被命名为更生霉素。放线菌素 D 结构由 3 - 氨基 - 1，8 - 二甲基 - 2 - 吩噁嗪酮 - 4，5 - 二甲酸与两个多肽酯环 [由 L - 苏氨酸（L - Thr）、D - 缬氨酸（D - Val）、L - 脯氨酸（L - Pro）、N - 甲基甘氨酸（MeGly）、L - N - 甲基缬氨酸（L - MeVal）组成] 通过羧基与环多肽侧链连接构成。

放线菌素D

本品为鲜红色结晶或橙红色结晶性粉末，熔点为 243℃～248℃（分解）。无臭，有引湿性，遇光和热不稳定。几乎不溶水，微溶于乙醇，略溶于甲醇，在丙酮、三氯甲烷或异丙醇中易溶。

本品与 DNA 结合能力较强，但结合方式是可逆的，抑制以 DNA 为模板的 RNA 多聚酶，从而抑制 RNA 的合成。本品与 DNA 的结合方式可能是通过其发色团（吩噁嗪酮部分）嵌入 DNA 的碱基对之间，而其肽链则位于 DNA 双螺旋的小沟内。本品为细胞周期非特异性药物，临床用于肾母细胞瘤、恶性葡萄胎、绒毛膜上皮癌、恶性淋巴瘤、横纹肌肉瘤等的治疗。与放射治疗合用，可以提高肿瘤对放射治疗的敏感性。不良反应主要为骨髓抑制和消化道反应等。

（二）博来霉素

博来霉素（Bleomycin）也称争光霉素，是从放线菌（Str. Verticillus）和 72 号放线菌培养液中提取的一组碱性糖肽类抗生素，主要包括 Bleomycin A_2、Bleomycin B_2、Bleomycin A_5 等。用于临床的是以 Bleomycin A_2、Bleomycin B_2 为主要成分的混合物，国产平阳霉素则是 Bleomycin A_5 的单一成分。博来霉素族抗生素的抗肿瘤作用机制是在体内与 Fe^{2+} 形成 Bleomycin－Fe^{2+} 复合物，可以导致 DNA 裂解、断链，阻止 DNA 复制，影响肿瘤细胞 DNA 合成，达到治疗肿瘤的目的。博来霉素临床应用已 40 多年，抗癌活性强，对淋巴癌、鳞状细胞癌、肺癌和睾丸癌等具有良好的疗效，无明显骨髓抑制，不引起白细胞减少，不抑制机体的免疫功能，但能引起肺纤维化。

博来霉素

二、醌类抗生素及其衍生物

醌类抗肿瘤抗生素（Anthracyclines）主要有丝裂霉素 C（Mitomycin C）和蒽醌类。其中蒽醌类抗生素的抗瘤谱广，疗效较高，在临床中发挥着重要作用。

（一）丝裂霉素 C

丝裂霉素 C 是一种从放线菌 *Streptomyces Caespitosus* 的培养液中分离得到的抗肿瘤抗生素。我国从放线菌 H2760 菌株培养液中得到的抗生素化学结构与文献报道的丝裂霉素 C 相同，称为自力霉素。丝裂霉素 C 结构中含有三个抗肿瘤活性基团：苯醌、亚乙基亚胺和氨基甲酸酯，在体内酶的作用下首先醌被还原成氢醌，再脱去一分子甲醇生成双功能基的烷化剂，与 DNA 的鸟嘌呤和胞嘧啶碱基结合，导致 DNA 交联，抑制 DNA 的合成和功能。

丝裂霉素C

丝裂霉素 C 为细胞周期非特异性抗肿瘤药，临床用于治疗消化道癌、肺癌、肝癌、乳腺癌、结肠直肠癌、胰腺癌等多种肿瘤。不良反应与其他烷化剂相近，主要有骨髓抑制、消化道反应等。

（二）蒽醌类抗生素及其衍生物

蒽醌类抗生素是 20 世纪 70 年代发展起来的，主要代表药物有多柔比星（Doxorubicin）、柔红霉素（Daunorubicin）及其类似物等。蒽醌类抗生素的作用机制主要是通过直接嵌入 DNA 的碱基对之间，干扰转录过程，阻止 mRNA 的形成而达到抗肿瘤目的。这类药物既抑制 DNA 的合成又抑制 RNA 的合成，所以对细胞周期各个阶段均有作用，为细胞周期非特异性药物。

多柔比星   柔红霉素

多柔比星又名阿霉素，是由 *Streptomycs Peucetium Var. Caesius* 培养液中分离得到的一种蒽环糖苷类抗生素，由于蒽醌共轭结构的存在，为橘红色针状结晶，熔点为 201℃ ~205℃。临床用其盐酸盐，盐酸多柔比星易溶于水，水溶液稳定，在碱性条件下不稳定，迅速分解。多柔比星结构由脂溶性蒽醌环部分和水溶性柔红糖胺组成，既有酸性酚羟基又有碱性氨基，整个分子易通过细胞膜进入肿瘤细胞，因此具有很强的抗肿瘤活性。多柔比星为广谱抗肿瘤药，临床用于急性白血病、乳腺癌、肺癌、淋巴瘤及多种其他实体瘤的治疗。

柔红霉素是由放线菌 *Streptomycs Peucetins* 培养液提取得到的抗生素，从我国河北省正定县土壤中亦获得同类放线菌株并分离出结构相同的抗生素，命名为正定霉素。柔红霉素与多柔比星的结构非常相似，差异仅在 C9 位侧链上（多柔比星 C9 位侧链为羟乙酰基，柔红霉素 C9 位侧链为乙酰基），两者的作用基本相同，但柔红霉素的抗瘤谱较多柔比星窄，临床上主要用于治疗急性粒细胞和急性淋巴细胞白血病。

多柔比星和柔红霉素的主要副作用为骨髓抑制和心脏毒性。其心脏毒性可能为醌环被还原成半醌自由基，引起脂质过氧化反应，以及体内代谢物刺激产生炎性因子等因素引起心肌损伤所致。为了降低毒副作用，人们开发出一些多柔比星和柔红霉素的结构衍生物，如表柔比星（Epirubicin）、吡柔比星（Pirarubicin）、依达比星（Idarubicin）、佐柔比星

（Zorubicin）等。表柔比星又名表阿霉素，是多柔比星在柔红糖胺 4′ 位羟基差向异构化的产物。抗肿瘤作用与多柔比星相似，但骨髓抑制和心脏毒性比多柔比星低 25%。吡柔比星是多柔比星柔红糖胺部分 4′ 位羟基与四氢吡喃的醚化衍生物。抗肿瘤机制是通过直接嵌入 DNA 双螺旋链，抑制 DNA 聚合酶，阻止核酸合成，使肿瘤细胞终止于 G_2 期不能进入 M 期，导致肿瘤细胞死亡。临床主要用于治疗恶性淋巴瘤、急性白血病、乳腺癌、泌尿道上皮癌（膀胱癌及输尿管癌）、卵巢癌，也可用于子宫颈癌、头颈部癌和胃癌的治疗。不良反应主要为骨髓抑制，心脏毒性和胃肠道反应较多柔比星低。依达比星也称去甲氧柔红霉素，为柔红霉素类似物，因蒽环第 4 位缺少一个甲氧基，故比柔红霉素的脂溶性高，更易透过细胞膜。本品通过直接嵌入 DNA 双螺旋链，抑制 DNA 的复制和转录，及抑制拓扑异构酶Ⅱ 的活性，发挥抗肿瘤作用。用于成人未经治疗的急性髓性白血病的诱导缓解和成人复发和难治性急性髓性白血病的诱导缓解。用于成人和儿童急性淋巴细胞性白血病（ALL）的二线治疗。佐柔比星为半合成的柔红霉素衍生物，临床用于急性淋巴细胞白血病和急性原始粒细胞白血病的治疗，疗效与多柔比星相似。

表柔比星

吡柔比星

依达比星

佐柔比星

阿克拉霉素

阿克拉霉素（Aclacinomycin）为放线菌 *Stre. Galilaeus* 产生的一种新的蒽环抗生素，它能嵌入肿瘤细胞的 DNA 上，抑制核酸的合成，特别是 RNA 的合成，主要用于治疗急性粒细胞性白血病、急性淋巴细胞性白血病、恶性淋巴瘤，对胃癌、肺癌、乳腺癌、卵巢癌也有效。心脏毒性低于其他蒽醌类抗生素。

在广泛研究的基础上，归纳出蒽醌类抗肿瘤抗生素的主要构效关系：①A 环的几何结构和取代基对保持活性至关重要，C13 位羰基和 C9 位羟基是与 DNA 碱基对产生氢键作用的关键药效基团。②C9 位和 C7 位的手性不能改变，否则将失去活性。若 C9 位与 C10 位间脱水形成双键，则使 A 环结构发生改变而丧失活性。③若将 C9 位的羟基替换成甲基，会导致蒽酮与 DNA 亲和力下降而丧失活性。

Cheng 等在研究某些天然和合成的抗肿瘤药物的构效关系时，提出了 N－O－O 三角环状结构药效团的设想（图 8－8），在此基础上人们设计合成了一系列蒽环类化合物，其中米托蒽醌（Mitoxantrone）具有较好的抗肿瘤活性，其结构及抗癌作用与多柔比星相近，明显强于环磷酰胺、氟尿嘧啶、甲氨蝶呤和阿糖胞苷，因其无氨基糖结构，不产生自由基，且有抑制脂质过氧化作用，故对心脏毒性较低。临床用于治疗晚期乳腺癌、非霍奇金淋巴瘤和成人急性淋巴细胞白血病的复发。比生群（Bisantrene）是继米托蒽醌后的第二个用于临床的合成蒽环类抗肿瘤药，可以抑制 DNA 和 RNA 的合成，抗瘤谱与米托蒽醌相似，无明显的心脏毒性，对恶性淋巴瘤、肺癌、肾癌、卵巢癌、急性白血病和黑色素瘤有效。比生群的成功研究，说明 N－O－O 三角环状结构并非产生抗肿瘤活性的必需药效团。

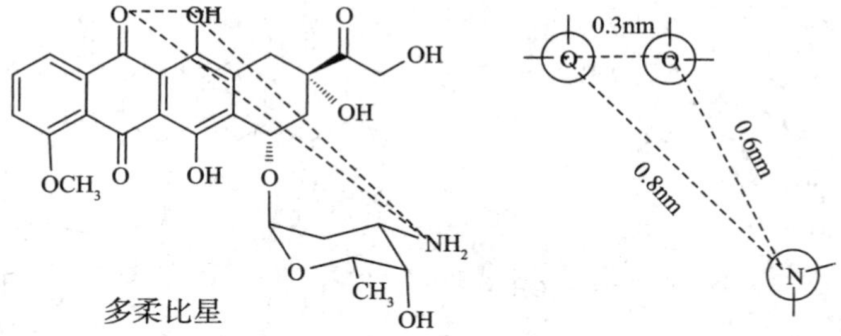

图 8－8　Cheng N－O－O 三角形药效图的设想

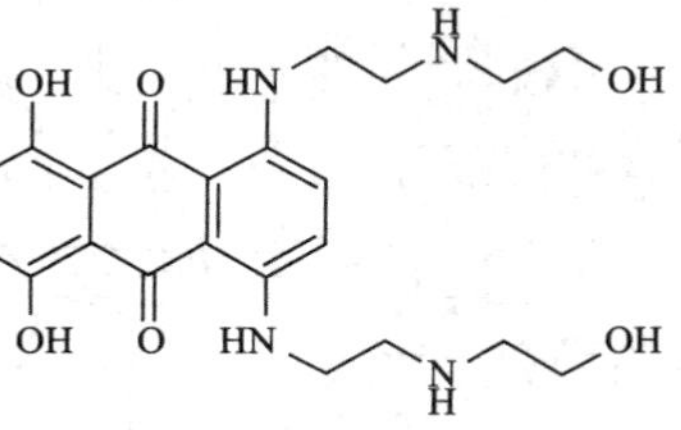

多柔比星

米托蒽醌 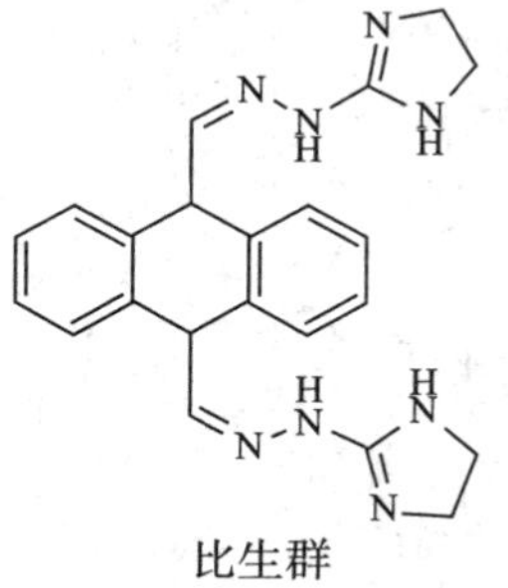　　　　　　　　　　　比生群

第四节　抗肿瘤植物有效成分及其衍生物

天然产物结构丰富多样，生物活性广泛，是先导化合物的重要来源之一。从植物中寻找抗肿瘤药和以植物有效成分为先导化合物进行结构修饰和改造已成为国内外抗肿瘤药物研究的重要组成部分，成功开发了许多药物供临床使用，为肿瘤治疗发挥着重要作用。

一、喜树碱及其衍生物

喜树碱（Camptothecin）和羟基喜树碱（Hydroxycamptothecin）是从中国特有的珙桐科植物喜树（*Camptotheca accuminata Decaisene*）中分离得到的五个稠合环的内酯生物碱。

喜树碱

羟基喜树碱

　　喜树碱有较强的细胞毒性，对胃癌、肝癌、膀胱癌及白血病等恶性肿瘤有较好的疗效，但毒性较大。主要不良反应主要有骨髓抑制、消化道反应及泌尿系统毒性等。羟基喜树碱的天然含量低于喜树碱，但抗肿瘤活性更高，临床用于肠癌、肝癌和白血病的治疗，毒性低于喜树碱，很少引起血尿和肝肾功能损伤。喜树碱和羟基喜树碱均不溶于水，也难溶于有机溶剂，给临床应用带来了困难。为了增加水溶性，研究人员首先想到的是将内酯环解离形成羧酸钠，以增加溶解度，但喜树碱钠盐的抗肿瘤活性有明显下降，仅为喜树碱的 1/10，而毒性明显，研究工作陷入了困境。20 世纪 80 年代后期发现了喜树碱新的作用机制，即作用于 DNA 拓扑异构酶 I，通过形成喜树碱－拓扑异构酶 I－DNA 三元稳定的可逆性复合物，使 DNA 复制、转录等受阻，导致肿瘤细胞死亡。新作用机制的发现又引起了人们的重视，构效关系研究显示内酯环是重要的药效团之一。在体内，内酯结构比例越高抗肿瘤活性越强，通过在分子结构中引入脂肪胺类基团，然后成盐酸盐，既可增加溶解度，又可维持 pH 的偏酸性，从而增加内酯环的稳定性。在陆续设计、合成的一些水溶性较大的衍生物中盐酸伊立替康（Irinotecan Hydrochloride）和盐酸拓扑替康（Topotecan Hydrochloride）已成为上市药物。伊立替康属前体药物，在体内（主要是肝脏）经代谢生成 SN－38 而起作用。其盐酸盐溶于水，不溶于三氯甲烷等有机溶剂。盐酸伊立替康主要用于小细胞、非小细胞肺癌、结肠癌、卵巢癌、子宫癌、恶性淋巴癌等的治疗。盐酸拓扑替康是另一个半合成的水溶性喜树碱衍生物，主要用于治疗转移性卵巢癌，对小细胞肺癌、结肠癌、直肠癌的疗效也比较好。

R=

; R=H(SN-38)

盐酸伊立替康

盐酸拓扑替康

二、鬼臼毒素及其衍生物

　　鬼臼毒素（Podophyllotoxin）是从喜马拉雅鬼臼（*Podophyllum emodi*）和美鬼臼（*Podophyllum peltatum*）根茎中分离得到的木脂素类化合物，具有较强的细胞毒性，能够抑制细胞中期的有丝分裂，但毒性反应严重，不能用于临床。通过结构改造获得了抗肿瘤药依托泊苷（Etoposide）和替尼泊苷（Teniposide）。依托泊苷简称 VP－16，为细胞周期特异性抗肿瘤药，作用晚 S 期或 G$_2$ 期。与鬼臼毒素不同，其作用靶点为 DNA 拓扑异构酶 II，通过形成 VP - 16 - 拓扑异构酶Ⅱ - DNA 三元稳定的可逆性复合物，阻碍 DNA 修复发挥抗肿瘤作用。依托泊苷的毒性明显低于鬼臼毒素，主要用于治疗小细胞肺癌、淋巴瘤、睾丸癌、急性粒细胞白血病，对卵巢癌、乳腺癌、神经母细胞瘤也有效。依托泊苷存在水溶性差的问题，为了增加溶解度，将依托泊苷 4′位酚羟基成磷酸酯就得到了依托泊苷磷酸酯（Etoposide phosphate），依托泊苷磷酸酯为 VP - 16 的前体药物，给药后可迅速转化为依托泊苷发挥药效作用。替尼泊苷简称 VM - 26，化学结构与依托泊苷类似，作用机制和临床用途也同依托泊苷基本相同。替尼泊苷和依托泊苷剂量相等时，替尼泊苷的活性大于依托泊苷，但依托泊苷的化疗指数较高。替尼泊苷的脂溶性较高，能透过血 - 脑屏障，为脑瘤治疗的首选药物。鬼臼毒素 4 位羟基差向异构化得到的表鬼臼毒素活性增强，而毒性低于鬼臼毒素，依托泊苷和替尼泊苷均为 4′- 去甲基表鬼臼毒素的衍生物，且正在研究之中的鬼臼毒素衍生物也均为表鬼臼毒素结构。

鬼臼毒素

依托泊苷

替尼泊苷

依托泊苷磷酸酯

三、紫杉烷类

紫杉醇（Taxol）最早是从太平洋红豆杉（*Taxus brevifolia*）树皮中分离出的一种具有紫杉烯环的二萜类化合物，具有很强的抗肿瘤活性，临床主要用于治疗卵巢癌、乳腺癌及非小细胞肺癌。紫杉醇在红豆杉树皮中含量很低（最高约 0.02%），来源有限，后来在浆果紫杉（*Taxus baccata*）树叶中提取得到了含量较高的 10 - 去乙酰浆果赤霉素Ⅲ，以其为原料经半合成得到了另一个紫杉烷类（Taxanes）抗肿瘤药多西他赛（Docetaxel）。与紫杉醇相比，多西他赛在细胞内药物浓度高、滞留时间长，活性更强，抗瘤谱更广。本品对顺铂、依托泊苷、氟尿嘧啶或紫杉醇耐药的肿瘤细胞株不产生交叉耐药，临床用于先期化疗失败（包括蒽环类抗肿瘤药）的晚期或转移性乳腺癌及对以顺铂为主的化疗失败的晚期或转移性非小细胞肺癌的治疗，对卵巢癌、胃癌、头颈部肿瘤、小细胞肺癌等也有效。卡巴他赛

（Cabazitaxel）的化学结构与多西他赛类似，为 2010 年上市的半合成紫杉烷类抗肿瘤药，对已接受过多西他赛治疗的激素难治性、转移性前列腺癌（HRPC）有显著疗效。

紫杉醇

多西他赛

卡巴他赛

紫杉烷类抗肿瘤药的作用机制是通过诱导和促使微管蛋白聚合成微管，同时抑制所形成的微管解聚，产生稳定的维管束，使微管束的动态再生受阻，细胞在有丝分裂时不能形成正常的有丝分裂纺锤体，抑制了细胞分裂和增殖，从而发挥抗肿瘤作用。

紫杉烷类药物大多难溶于水，其注射剂通常需用乙氧基醚类（Polysorbate－80）和乙醇等助溶，一些助溶剂有导致过敏的风险，因此，以增加溶解度和提高靶向性的紫杉烷类药物新剂型和化学修饰仍是研究的热点。

四、长春碱类

长春碱类（Vinca Alkaloids）抗肿瘤药是由夹竹桃科植物长春花（*Catharanthus roses* 或 *Vinca rosea L.*）分离得到的具有抗肿瘤活性的生物碱，主要有长春碱（Vinblastine）和长春新碱（Vincristine）。长春碱类药物均能作用于细胞增殖周期的有丝分裂期，通过抑制微管蛋白聚合成微管，又可诱导微管的解聚，妨碍纺锤体的形成，使核分裂停止于中期（作用机制与紫杉烷类抗肿瘤药相反）。

长春碱　　　　　　　　　　　　长春新碱

长春碱常用其硫酸盐，为白色或类白色结晶性粉末，无臭，有引湿性，遇光或热易变黄，易溶于水。长春碱除作用于微管蛋白外，也作用于细胞膜，干扰细胞膜对氨基酸的转运，使蛋白质的合成受抑制；还可通过抑制 RNA 多聚酶的活性而抑制 RNA 的合成，将细胞杀死于 G_1 期。对恶性淋巴瘤、绒毛膜癌及睾丸癌有效，对肺癌、乳腺癌、卵巢癌及单核细胞白血病也有一定疗效。消化道反应、骨髓抑制、神经系统毒性等不良反应明显。长春新碱与长春碱的化学结构差异很小，只是在长春碱二氢吲哚环部分的 N－CH$_3$ 换成了 N－CHO，其作用机制与长春碱类似，对动物肿瘤的疗效强于长春碱，毒性反应也与长春碱相似，但骨髓抑制和消化道反应轻而神经系统毒性较大。临床用于急性和慢性白血病、恶性淋巴瘤、小细胞肺癌及乳腺癌的治疗，对睾丸癌、卵巢癌、消化道瘤及黑色素瘤也有效。

长春地辛（Vindesine）为半合成的长春碱衍生物，又名长春酰胺，对光较稳定，但遇热易分解。本品对实验动物肿瘤的抗瘤谱较广，较低剂量的作用强度为长春新碱的 3 倍，为长春碱的 10 倍；在高剂量作用强度与长春新碱相等，为长春碱的 3 倍。毒性介于长春碱和长春新碱之间，骨髓抑制虽较长春碱轻，但较长春新碱强，神经毒性为长春新碱的 1/2。与长春碱和长春新碱无交叉耐药性，临床用于肺癌、恶性淋巴瘤、乳腺癌、食管癌、黑色素瘤等治疗。

长春瑞滨（Vinorelbine）是另一个半合成的长春碱衍生物，具有广谱抗肿瘤活性，除作用有丝分裂微管外，对轴突微管也有亲和力，故可引起神经毒性，但较长春新碱轻。临床主要用于非小细胞肺癌、乳腺癌、卵巢癌、淋巴瘤的治疗，尤其对非小细胞肺癌的疗效较好。

长春地辛　　　　　　　　　　　　长春瑞滨

五、三尖杉碱类

高三尖杉酯碱（Homoharringtonine）为从三尖杉（Cephatotaxus fortuneif.）或同属植物中分离得到的生物碱，也可由三尖杉碱半合成制得。我国从 20 世纪 70 年代起，率先用于急性髓系白血病（AML）和慢性粒细胞白血病（CML）的治疗，疗效显著。2012 年美国食品药品管理局（FDA）批准 Teva 制药公司开发的 Omacetaxine mepesuccinate（商品名 Synribo）用于治疗对 2 种以上酪氨酸激酶抑制剂（TKI）耐药或不能耐受的慢性粒细胞白血病（CML）患者。Omacetaxine mepesuccinate 与高三尖杉酯碱化学结构一致。本品通过抑制真核细胞蛋白质的合成，使多聚核糖体解聚，干扰蛋白核体糖功能，及抑制胞内 DNA 的合成等作用机制发挥抗肿瘤作用。

高三尖杉酯碱

第五节 抗肿瘤药的发展趋势

随着分子生物学、基因组学和蛋白组学等学科的快速发展，人们对肿瘤的发生和发展的生物学机制有了更深入的了解，许多与肿瘤相关的信号传导机制和关键作用靶点被揭示，为肿瘤的靶向治疗奠定了坚实基础。直接损伤 DNA、抑制 DNA 合成、抑制有丝分裂等传统细胞毒类药物的抗肿瘤活强，但缺乏选择性，毒副作用较大。与传统细胞毒类药物不同，肿瘤靶向治疗药物通过作用于肿瘤细胞的特异性靶点来阻滞肿瘤细胞的生长，因此更具精准性，对正常细胞的作用相对较小，毒副作用相对较轻。肿瘤分子靶向治疗因具有疗效高、不良反应少且轻等特点而备受瞩目，各种新型分子靶向治疗药物及肿瘤免疫疗法已成为近年来的研究热点，并逐步成为临床肿瘤治疗的重要组分。

一、蛋白激酶抑制剂

蛋白激酶是真核细胞中最大的基因家族，对细胞增殖、周期化进程、凋亡、分化、存活等多种细胞过程都有至关重要的调节作用。蛋白酪氨酸激酶（Protein tyrosine kinases，PTK）是蛋白激酶家族中最为重要的一类，按其结构、功能及存在位置大致分为受体型蛋白酪氨酸激酶（RPTK）和非受体型蛋白酪氨酸激酶（NRPTK）两类。受体型蛋白酪氨酸激酶均为单次跨膜蛋白，包括表皮生长因子受体（EGFR）家族、血管内皮生长因子（VEGFR）家族、血小板衍生生长因子受体（PDGFR）家族、成纤维细胞生长因子受体（FGER）家族等；非受体型蛋白酪氨酸激酶主要有 Src 家族、Trc 家族、ZAP70 家族、JAK 家族、Abl 和 Wee 等。蛋白酪氨酸激酶的功能是催化 ATP 的磷酸基转移到下游蛋白的酪氨酸（Tyr）残基上，使残基磷酸化，在正常细胞的信号转导机制中具有重要作用，若有异常表达将导致许多疾病，特别是肿瘤的产生，且与肿瘤的侵袭、转移，肿瘤新生血管生成等密切相关。因此，抑制酪氨酸激酶的过度表达，以恢复生理平衡，将成为一种新的治疗手段。过去十多年时间里人们成功研发了一批基于酪氨酸激酶信号通路的全新肿瘤治疗药物，被批准用于肿瘤的治疗。酪氨酸激酶抑制剂的信号转导通路分析见图 8 - 9。

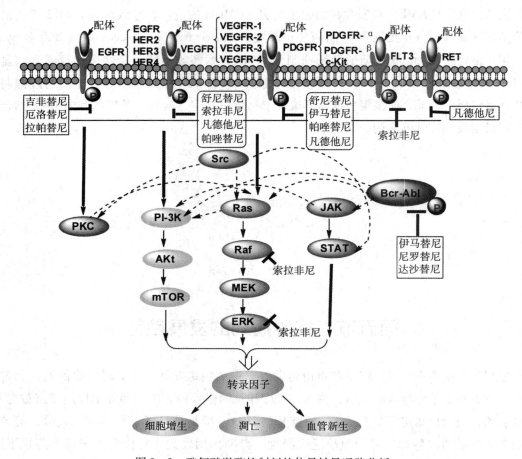

图 8-9 酪氨酸激酶抑制剂的信号转导通路分析

（一）非受体酪氨酸激酶抑制剂

非受体型蛋白酪氨酸激酶（NRPTK）是胞内蛋白的一个大家族，大多数存在于胞内质，少数黏附于细胞膜上，在调节细胞增殖、分化、迁移和存活等细胞过程中起着重要作用。以非受体型蛋白酪氨酸激酶为靶点进行药物合理设计，获得许多非受体酪氨酸激酶抑制剂，其中伊马替尼（Imatinib）、达沙替尼（Dasatinib）和尼罗替尼（Nilotinib）已进入临床使用。

伊马替尼

达沙替尼

尼罗替尼

伊马替尼由 Novartis 公司在 20 世纪 90 年代研发，被认为是第一个经药物合理设计而发现的药物。其发现源于对蛋白激酶 C（PKC）抑制剂的研究，在高通量筛选 PKC 抑制剂时发现了先导化合物 2 - 苯胺嘧啶类化合物。在随后的结构改造中，研究人员发现在苯胺环上引入酰胺基团可提高相应衍生物抑制 Bcr - Abl 的活性，而在苯胺衍生物 6 位引入甲基可消除对 PKC 的抑制活性，再进一步优化得到了伊马替尼。

先导化合物　　　　　　衍生物　　　　　　引入甲基

伊马替尼

伊马替尼对慢性粒细胞白血病（CML）具有明显疗效，2001 年由美国食品药品管理局（FDA）批准上市，商品名 Gleevec，是第一个上市的小分子激酶抑制剂。伊马替尼主要是针对 Bcr - Abl 靶点研发而成的，在体内外均可在细胞水平上抑制"费城染色体"的 Bcr - Abl 酪氨酸激酶。但进一步研究表明，它并非仅仅能抑制 Bcr - Abl，主要通过同时抑制细胞膜上的 PDGFR、c - Kit 受体激酶以及细胞内 Bcr - Abl 酪氨酸激酶，从而抑制下游 Ras、Raf、MEK、JAK、STAT 和 PI - 3K、Akt 三条细胞信号转导通路，抑制肿瘤细胞增殖，促进癌细胞凋亡和抑制肿瘤血管生成。口服伊马替尼的平均绝对生物利用度为 98%。消除半衰期为 18 小时，活性代谢产物半衰期为 40 小时，人体内主要循环代谢产物为 N - 去甲基哌嗪衍生物（体外药效与原药相似）。

伊马替尼临床用于治疗费城染色体阳性的慢性粒细胞白血病和恶性胃肠道间皮瘤，更多的适应证仍在进一步研究之中。

尽管伊马替尼疗效显著，且对正常细胞不产生影响，但在使用过程中也出现了耐药性的问题。其耐药的主要原因是由于一些患者体内表达的 Abl 激酶的基因位点发生了突变，导致 Abl 激酶关键区域的氨基酸改变，影响了药物与靶点的结合。2006 年上市的达沙替尼能同时作用于包括 Abl 在内的多个酪氨酸激酶靶点，抑制肿瘤细胞的生成。目前主要用于治疗对伊马替尼耐药的慢性粒细胞白血病和急性淋巴细胞白血病的治疗。尼罗替尼也为 Bcr - Abl 激酶抑制剂，是由伊马替尼分子结构改造获得的，增加了药物分子与突变的 Abl 激酶靶点的亲和力，从而达到更好的抑制效果。临床主要用于治疗对伊马替尼耐药或不能耐受的慢性淋巴细胞白血病，还可用于难治性或复发的费城染色体阳性的急性淋巴细胞白血病、胃肠道基质细胞瘤等的治疗。

（二）受体酪氨酸激酶抑制剂

已上市的受体酪氨酸激酶抑制剂主要包括表皮生长因子受体酪氨酸激酶抑制剂和多靶点酪氨酸激酶抑制剂。

1. 表皮生长因子受体酪氨酸激酶（EGFR - TK）抑制剂 表皮生长因子受体家族包括 erbB$_1$（EGFR）、erbB$_2$（HER$_2$）、erbB$_3$（HER$_3$）和 erbB$_4$（HER$_4$）4 种，与配体结合后会激活许多下游信号传导通路，参与肿瘤细胞的增殖、黏附、侵袭、转移、凋亡和肿瘤血管生成等。erbB$_1$ 和 HER$_2$ 在乳腺癌、卵巢癌、肺腺癌、胃癌、膀胱癌、非小细胞肺癌和原发性肾细胞癌等实体癌中均有过度表达。以 EGFR 为靶点的小分子靶向药物吉非替尼（Gefitinib）、厄洛替尼（Erlotinib）已在临床中使用了十几年，为非小细胞肺癌的治疗发挥积了极作用。针对 EGFR 敏感突变和 T790M 突变出现的耐药性问题，又陆续上市了 Afatinib、Neratinib、Osimertinib 和 Olmutinib 靶向药物。

吉非替尼   厄洛替尼

吉非替尼为第一个选择性表皮生长因子受体酪氨酸激酶（EGFR - TK）抑制剂，可竞争性结合于细胞表面 EGFR - TK 催化区域上的 Mg^{2+} - ATP 结合位点，抑制 EGFR 磷酸化，阻断其信号传导，从而抑制肿瘤细胞的生成及存活。吉非替尼是一种苯胺喹唑啉类化合物，由 AstraZeneca 公司开发，于 2002 年上市，商品名 Iressa。吉非替尼口服吸收缓慢，生物利用度约为 60%，3~7 小时后达到血药浓度峰值，消除半衰期为 48 小时。在肝脏中主要通过 CYP450 - 3A4 酶系代谢，主要代谢产物为吗啉环的开环产物、脱氟化物及脱甲基化物。吉非替尼适用于治疗既往接受过化学治疗或不适于化疗的局部晚期或转移性非小细胞肺癌（NSCLC）。

厄洛替尼也是一种高效、可口服、特异性的表皮生长因子受体酪氨酸激酶（EGFR - TK）抑制剂，口服生物利用度约为 60%，半衰期为 36 小时，主要通过 CYP450 - 3A4 酶系代谢。2004 年美国食品药品管理局（FDA）批准用于治疗化疗一周期以上失败的晚期或转移的非小细胞肺癌患者。

2. 多靶点酪氨酸激酶抑制剂 吉非替尼和厄洛替尼均为作用于 EGFR 单一靶点的酪氨酸激酶抑制剂，在晚期非小细胞肺癌的治疗中成效显著，但患者也会出现耐药性，其抗药性主要由继发性的 EGFR T790M 突变和原癌基因肝细胞生长因子受体（MET）的扩增造成的。由此可见细胞信号传导网络庞大且复杂，涉及激酶也多，单一靶点的激酶抑制剂所产生的作用是有限的，因此研发能同时抑制多种受体酪氨酸激酶及相关信号通路的多靶点酪氨酸激酶抑制剂（Muti - target tyrosine kinase inhibitors, MTKI）有望提高抗肿瘤效果，减缓耐药性的产生。多靶点酪氨酸激酶抑制剂属研究热点，几十个药物已开发上市，尚有一批候选药物正处于研究之中。

拉帕替尼是由 GlaxoSmithKline 公司研发，于 2007 年上市的药物。拉帕替尼对 EGFR 和 HER2 具有很强的抑制活性，主要通过同时抑制细胞膜上的 EGFR、HER2 及 P95HER2 受体激酶的活化，达到抑制下游 Ras/Raf/MEK、PI3K/Akt 两条细胞信号转导通路，达到抗肿瘤效果。临床上主要用于转移性乳腺癌的一线治疗。

拉帕替尼

索拉非尼（Sorafenib）是由 Bayer 和 Onyx Pharmaceticals 共同开发的口服多靶点酪氨酸激酶抑制剂，2005 年在美国上市。索拉非尼主要通过同时抑制细胞膜上 VEGFR、PDGFR、Flt3、c – Kit 受体激酶以及细胞内 Raf – 1 激酶，抑制下游 Ras/Raf/MEK 和 PI3K/Akt 两条细胞信号转导通路，从而抑制肿瘤细胞的增殖，促进癌细胞凋亡，抑制肿瘤血管生成达到抗肿瘤目的。

索拉非尼

索拉非尼口服吸收迅速，与口服溶液相比，片剂相对生物利用度为 38% ~49%，达峰时间约为 3 小时，平均消除半衰期约为 25 ~48 小时，血浆蛋白结合率为 99.5%。索拉非尼主要通过肝脏代谢酶 CYP3A4 进行氧化代谢，以及通过 UGT1A9 进行葡萄糖醛酸化代谢。目前已知索拉非尼有 8 种代谢产物，其中吡啶 N 氧化物为主要代谢产物，约占总代谢产物的 9% ~16%。索拉非尼主要以原型物（占总剂量 51%）和代谢物方式随粪便排泄，有部分葡萄糖醛酸化代谢产物（占总剂量 19%）随尿液排泄。

索拉非尼用于晚期肾细胞癌和不能手术治疗及远处转移的肝细胞癌的治疗，对黑色素瘤和非小细胞肺癌也有一定的治疗作用。

克唑替尼（Crizotinib）是由美国辉瑞公司开发的一种 ALK/c – Met/ROS 多靶点的蛋白激酶抑制剂。2011 年美国食品药品管理局（FDA）批准用于 ALK 阳性的局部晚期和转移的非小细胞肺癌的治疗。2016 年美国食品药品管理局（FDA）将克唑替尼适应证扩展到含有 ROS – 1 基因突变的转移性非小细胞肺癌患者。克唑替尼也成为第一个被美国食品药品管理局（FDA）批准用于 ROS – 1 阳性非小细胞肺癌患者的治疗药物。针对克唑替尼耐药后的治疗，又陆续开发上市了 Ceritinib、Alectinib、Brigatinib 和 Lorlatinib 靶向药物。

克唑替尼

二、组蛋白去乙酰化酶抑制剂

研究发现，肿瘤的发生与核小体核心组蛋白 N – 端的赖氨酸残基的乙酰化和去乙酰化的失衡有密切关系。在体内，其动态平衡是由组蛋白乙酰化酶（Histone acetyl transferases，HAT）和组蛋白去乙酰化酶（Histone deacetylase，HDAC）共同维持。它们分别通过催化组蛋白 N-端赖氨酸残基的乙酰化和去乙酰化，改变核小体中碱性蛋白与 DNA 链之间的静电吸引力，从而调节核小体之间的聚集状态，激活或者抑制基因转录过程。近些年的研究发现 HDAC 是调控基因转录的关键蛋白酶，其功能的异常与肿瘤的发生和发展有直接关系。当 HDAC 过度表达，就会导致特定基因的不正常抑制，从而导致肿瘤和其他疾病的发生。因此，如果能抑制 HDAC 的活性便可增加组蛋白的乙酰化，诱导对乙酰化敏感的启动子，从而激活抑癌基因的转录。组蛋白乙酰化酶抑制剂（Histone deacetylase inhibitors，HDACI）以 HDAC 为靶标，通过抑制 HDAC 活性，调节组蛋白的乙酰化状态，促进抗肿瘤转录因子的转录和表达，调控相关信号通路，发挥抗肿瘤的生物效应。研究显示，HDAC 抑制剂能通过促进细胞分化，阻滞细胞周期，诱导细胞凋亡，上调肿瘤抑制基因的表达等作用，达到抗肿瘤目的。组蛋白去乙酰化酶（HDAC）抑制剂是基于表观遗传学理论发现的一类新型抗肿瘤药物，是目前抗肿瘤药物研发的热点之一，伏立诺他、罗米地辛、西达本胺、Belinostat 和 Panobinostat 已获得批准进入临床使用。

伏立诺他（Vorinostat，SAHA）是第一个上市的 HDAC 抑制剂类新型抗肿瘤药，由 Merck 公司开发，美国食品药品管理局（FDA）于 2006 年批准用于其他两种药物治疗效果不佳，病情恶化或病情反复患者的皮肤 T 细胞淋巴瘤（CTCL）的治疗。Vorinostat 的临床效果显著，不仅可以治疗皮肤 T 细胞淋巴瘤，对一些常见的实体肿瘤如乳腺癌、前列腺癌、卵巢癌、非小细胞肺癌也有抑制作用。因与大多数抗肿瘤药具有不同的作用机制，Vorinostat 与其他药物的联合治疗有更好的临床应用前景。

西达本胺（Chidamide）是深圳微芯生物自主研发的 HDAC 抑制剂，2015 年我国 CFDA 批准适用于既往至少接受过一次全身化疗的复发或难治的外周 T 细胞淋巴瘤（PTCL）患者的治疗。

伏立诺他   西达本胺

三、蛋白酶体抑制剂

蛋白酶体（proteasome）是一个广泛分布于真核细胞细胞质和细胞核中的多亚基大分子复合物，具有多种催化功能，可以选择性地降解细胞内的蛋白质，是细胞代谢的一个重要组成部分。蛋白酶体的功能是通过泛素-蛋白酶体通路（ubiquitin - proteasome pathway，UPP）实现。泛素-蛋白酶体通路由 26S 蛋白酶体和泛素酶（E1、E2、E3）等多个催化活性蛋白酶组成的 ATP 依赖性蛋白水解酶复合体，是生物体内进行蛋白质选择性降解的重要途径之一。UPP 广泛参与细胞周期调控、细胞凋亡、DNA 修复、细胞信号转导、蛋白的跨膜定位和细胞表面膜受体的内化等多种生理过程，对细胞生长、个体发育有重要影响。蛋白酶体抑制剂（proteasome inhibitor）通过抑制蛋白酶体的活性，进而影响细胞生长相关蛋白、细胞因子和信号分子的表达，干扰细胞原有的增殖、分化和凋亡过程，对肿瘤细胞生长的抑制更为明显，显示出良好的临床应用价值。

硼替佐米（Bortezomib）是第一个应用于临床的蛋白酶体抑制剂，通过特异性可逆地抑制 26S 蛋白酶体的活性，阻断 NF－κB 等多条通路，从而抑制多种重要调节蛋白的降解，诱导细胞凋亡，具有广泛的抗肿瘤作用。

硼替佐米

硼替佐米为注射冻干粉针，用药后平均消除半衰期为 9～15 小时。在血浆浓度为 100～1000ng/ml 的范围内，血浆蛋白结合率为 83%。硼替佐米主要通过细胞色素 P450 酶系进行氧化代谢，参与代谢的酶包括 CYP3A4、CYP2C19、CYP1A2、CYP2D6、CYP2C9，主要代谢途径为去硼酸化形成两种去硼酸代谢产物，后经羟基化代谢为几种代谢产物，去硼酸代谢产物对 26S 蛋白酶抑制剂没有活性。代谢产物通过肾脏和肝脏消除，不到 10% 原型药物通过尿排出。

硼替佐米临床主要用于多发性骨髓瘤（MM）和套细胞淋巴瘤（MCL）的治疗。

四、肿瘤免疫疗法

肿瘤免疫治疗（Cancer immunotherapy）是通过调动机体的免疫系统，增强抗肿瘤免疫力，从而抑制和杀伤肿瘤细胞。以 PD－1/PD－L1 抑制剂、Car－T 为代表的肿瘤免疫治疗是当前肿瘤治疗领域中最为热门的研究方向之一。

1. PD－1/PD－L1 抑制剂　程序性死亡－1 受体（PD－1，programmed death－1）是一种重要的免疫抑制分子，为 CD28 超家族成员。PD－1 主要在激活的 T 细胞和 B 细胞中表达，是激活型 T 细胞的一种表面受体，PD－1 有两个配体，分别是 PD－L1（B7－H1）和 PD－L2（B7－DC）。机体内的肿瘤微环境会诱导浸润的 T 细胞高表达 PD－1 分子，肿瘤细胞会高表达 PD－1 的配体 PD－L1 和 PD－L2，导致肿瘤微环境中 PD－1 通路持续激活，PD－L1 与 PD－1 结合后，T 细胞功能会被抑制，不能向免疫系统发出攻击肿瘤的信号。针对 PD－1 或 PD－L1 设计特定的抗体药物（小分子靶向抑制剂也在研发中），阻止 PD－1 和 PD－L1 的识别过程，恢复 T 细胞功能，从而使 T 细胞可以杀死肿瘤细胞。PD－1 抑制剂 Nivolumab、Pembrolizumab，PD－L1 抑制剂 Atezolizumab、Avelumab、Durvalumab 已被美国食品药品管理局（FDA）批准上市。

2. Car－T 免疫疗法　CAR－T（Chimeric Antigen Receptor T－Cell Immunotherapy）是嵌合抗原受体 T 细胞免疫疗法，其基本原理就是利用病人自身的免疫细胞来清除肿瘤细胞，达到肿瘤治疗的目的。CAR－T 疗法需先从癌症患者身上分离免疫 T 细胞，然后用基因工程技术给 T 细胞加入一个能识别肿瘤细胞并且同时激活 T 细胞的嵌合抗体，也即制备 CAR－T 细胞。通过体外培养，大量扩增 CAR－T 细胞，再把扩增好的 CAR－T 细胞回输到患者体内杀死肿瘤细胞。2017 年美国食品药品管理局（FDA）批准了 Kymriah、Yescarta 两款 Car－T 免疫疗法。

进入 21 世纪后，抗肿瘤药物的研发战略是在深入研究肿瘤生物学机制的基础上，不断开发分子靶向性药物和肿瘤免疫疗法。迄今为止，许多分子靶向药物和肿瘤免疫疗法已经在临床上起了极其重要甚至是奇迹般的作用。有些已经按照循证医学的原则进入了国际肿瘤学界公认的标准治疗方案和规范。分子靶向治疗和免疫疗法尽管临床应用时间不长，但已成为肿瘤治疗的重要方向。如能将分子靶向治疗、免疫疗法和其他治疗手段更好地结合起来，有望进一步提高肿瘤的治疗效果和改善患者的生存质量。

三点小结

重点： 掌握代表药物的化学结构、命名、理化性质、体内代谢及临床用途。熟悉烷化剂、抗代谢药物、抗肿瘤抗生素及抗肿瘤植物有效成分的发展及结构类型和特点。

难点： 各类药物的结构改造方法、构效关系、药物的作用靶点和重点药物的化学合成方法。抗肿瘤药物的发展趋势。

执业药师导航：

1. 基本要求 ①抗肿瘤药的分类、结构类型、作用机制、构效关系、理化性质和代谢特点；②结构特点与化学稳定性和毒副作用之间的关系。

2. 烷化剂 ①烷化剂类抗肿瘤药物的结构类型和特点、理化性质、作用机制和构效关系，推测药物的化学稳定性、体内作用过程、代谢特点，产生毒副作用原因及使用特点；②代表药物：美法仑、环磷酰胺、异环磷酰胺、白消安、卡莫司汀、司莫司汀、噻替哌、顺铂、奥沙利铂。

3. 抗代谢药物 ①抗代谢类抗肿瘤药物的结构类型和特点、理化性质、作用机制和构效关系，推测药物的化学稳定性、体内作用过程、代谢特点，产生毒副作用原因及使用特点；②代表药物：氟尿嘧啶、去氧氟尿苷、卡莫氟、盐酸阿糖胞苷、吉西他滨、卡培他滨、氟达拉滨、巯嘌呤、甲氨蝶呤、亚叶酸钙、雷替曲塞、培美曲塞。

4. 抗肿瘤天然药物及其衍生物 ①抗肿瘤天然药物及其半合成衍生物的结构特点、理化性质、作用机制和构效关系，推测药物的化学稳定性、体内作用过程、代谢特点，产生毒副作用原因及使用特点；②代表药物：盐酸多柔比星（阿霉素）、盐酸柔红霉素、盐酸表柔比星、盐酸米托蒽醌、依托泊苷（依托泊苷磷酸酯）、替尼泊苷、硫酸长春碱、硫酸长春新碱、硫酸长春地辛、酒石酸长春瑞滨、紫杉醇、多西他赛、羟喜树碱、盐酸伊立替康、盐酸拓扑替康。

5. 基于肿瘤生物学机制的药物 ①该类抗肿瘤药物的作用机制、结构特点、理化性质和构效关系，推测药物的化学稳定性、体内作用过程、代谢特点，产生毒副作用原因及使用特点；②代表药物：甲磺酸伊马替尼、吉非替尼、厄洛替尼、索拉非尼、硼替佐米。

6. 激素类药物 ①激素调节与肿瘤发生的关系，该类抗肿瘤药物的作用机制、结构特点、理化性质和构效关系，推测药物的化学稳定性、体内作用过程、代谢特点，产生毒副作用原因及使用特点；②代表药物：氟他胺、枸橼酸他莫昔芬、枸橼酸托瑞米芬、来曲唑、阿那曲唑。

扫码"练一练"

（李家明　米浩宇）

第九章 拟胆碱药和抗胆碱药

要点导航

掌握拟胆碱药和抗胆碱药的分类及主要作用机制；掌握氯贝胆碱、溴新斯的明、碘解磷定、硫酸阿托品的结构、化学名称、理化性质、体内代谢及用途；熟悉胆碱受体激动剂和 M 胆碱受体阻断剂类药物的构效关系；熟悉毛果芸香碱、溴丙胺太林、氯化琥珀胆碱、泮库溴铵的结构、化学名称及临床用途；了解乙酰胆碱酯酶抑制剂、胆碱受体阻断剂的新进展；了解抗阿尔茨海默病药的发展趋势。

人文知识介绍

公元前 4 世纪古希腊哲学家和科学家泰奥弗拉斯托斯（Theophrastus）记述了曼陀罗可以治疗伤口、痛风、失眠，当时人们还迷信地认为它是个有魔力的"爱情药水"，而其中就有阿托品的成分。埃及的一种植物天仙子（Henbane，莨菪子）提取物中也含有阿托品。让凯撒、安东尼拜倒的埃及艳后克里奥佩拉，就用它来滴眼，使她的眼睛更诱人。

德国化学家弗里德里希·费迪南·龙格（Friedrich Ferdinand Runge）首先研究了阿托品散瞳的效应。1831 年，药剂师 Mein 从植物中成功得提取到阿托品纯结晶。而 1901 年德国化学家里夏德·维尔施泰特（Richard Willsttter）（因研究植物色素于 1915 年获得诺贝尔奖）首次合成阿托品。1917 年，英国化学家罗伯特·鲁宾逊（Robert Robinson）（因研究植物染料和生物碱于 1947 年获得诺贝尔奖）发明了简单的托品酮合成法。

外周神经系统，也称周围神经系统，按照传导兴奋的方向不同可分为传入神经和传出神经。其中传出神经系统的神经递质为乙酰胆碱和去甲肾上腺素，因而影响传出神经系统功能的药物可分为拟胆碱药、抗胆碱药、拟肾上腺素药和抗肾上腺素药。

乙酰胆碱（Acetylcholine，Ach）是运动神经、交感神经节前神经元和副交感神经的化学递质。乙酰胆碱的生物合成发生在突触前神经细胞内，由胆碱和乙酰辅酶 A 在胆碱乙酰基转移酶（Choline acetyltransferase）的催化下合成，神经冲动使之释放并与突触后膜上的胆碱受体结合而产生生理效应。乙酰胆碱随后被乙酰胆碱酯酶催化水解为胆碱和乙酸而失活。目前临床上利用药物作用于胆碱受体和乙酰胆碱酯酶作为主要治疗手段。

$$H_3C-\overset{O}{\underset{}{C}}-SCoA \ + \ HO-CH_2CH_2-\overset{+}{N}(CH_3)_3 \ \xrightarrow{\text{胆碱乙酰基转移酶}} \ H_3C-\overset{O}{\underset{}{C}}-O-CH_2CH_2-\overset{+}{N}(CH_3)_3$$

乙酰辅酶A　　　　　　　胆碱　　　　　　　　　　　　　　乙酰胆碱

第一节　拟胆碱药

拟胆碱药是一类模拟乙酰胆碱作用于胆碱受体的药物。按作用环节和机制的不同，可分为胆碱受体激动剂和乙酰胆碱酯酶抑制剂两种类型。

一、胆碱受体激动剂

烟碱（Nicotine）和毒蕈碱（Muscarine）是最早发现的乙酰胆碱受体激动剂（Cholinoreceptor agonists），但它们的生理效应却不尽相同。其中，位于副交感神经节后纤维所支配的效应器细胞膜上的胆碱受体对毒蕈碱较为敏感，称为毒蕈碱受体（M胆碱受体）；位于神经节细胞和骨骼肌细胞膜上的胆碱受体对烟碱比较敏感，称为烟碱受体（N胆碱受体）。

烟碱　　　　　　　　　毒蕈碱

M胆碱受体和N胆碱受体分为多种亚型，其中M_1受体分布于大脑皮质、海马、纹状体、周围神经节和分泌腺体，其生理功能与传递神经元的兴奋冲动有关，调节大脑的各种功能，还调节汗腺、消化腺的分泌。其激动剂用于治疗青光眼、老年痴呆，阻断剂用于治疗消化道溃疡。M_2受体分布于中枢神经系统（脑干、脑桥）和心脏等周围效应器组织，其生理功能为引起心肌收缩力减弱，传导减慢。激动剂用于治疗心脏病和心动过速，阻断剂用于治疗心动缓慢性心律失常。M_3受体分布于腺体和平滑肌，其生理功能为引起血管平滑肌舒张，胃肠道和膀胱平滑肌收缩，括约肌松弛，瞳孔缩小，腺体分泌增加。激动剂用于治疗痉挛性血管病，手术后腹气胀、尿潴留。阻断剂用于治疗慢性阻塞性呼吸道疾病、尿失禁。N_1受体分布于神经节，其生理功能为释放乙酰胆碱。阻断剂用于治疗高血压。N_2受体分布于神经骨骼肌接头，阻断剂用于松弛骨骼肌。

乙酰胆碱作为胆碱受体的天然配体，对M胆碱受体和N胆碱受体均有作用，分别产生M样作用和N样作用，是胆碱受体激动剂。乙酰胆碱具有十分重要的生理作用，但不能作为药物使用。乙酰胆碱在胃部易被胃酸水解；在血液中易被酶解或酸解；没有选择性，临床上无使用价值。临床应用的胆碱受体激动剂是根据乙酰胆碱的化学结构和构效关系研究，设计开发的具有耐酸、耐酶且具有选择性的乙酰胆碱类似物。

对乙酰胆碱的构效关系研究，得到M受体激动剂的基本药效基团模型。分子中带正电荷的氮原子对活性是必需的，能与受体上的羧基阴离子结合；酯基氧原子是必要的，可与受体形成氢键；酰基末端的烃基与受体的疏水部分结合；氮原子与氧原子的距离以相隔两个碳原子为宜。

胆碱受体激动剂的构效关系规律如下：

$$R-CH_2-\overset{\overset{\displaystyle O}{\|}}{C}-CH_2-CH_2-\overset{+}{N}\diagdown$$
β　α

酰基部分　　亚乙基　　季铵部分

（1）氮原子可以是叔氮原子，但以季铵盐最佳。

（2）氮原子上所连烃基的大小不能超过甲基。如以乙基取代则拟胆碱活性降低，如被三个乙基取代，则由激动剂转变为阻断剂。

（3）氮原子与酯的氧原子间隔两个碳原子最佳，也就是氮原子与酰基末端相距五个原子活性最强。

（4）亚乙基上 α 位被甲基取代，则 M 作用和 N 作用均降低。亚乙基上 β 位被甲基取代，则 N 作用大大降低，同时可以减弱乙酰胆碱酯酶的酶解作用，延长作用时间。亚乙基上连接甲基，产生手性碳原子，不同构型的分子表现不同的药理活性，说明配体与受体结合存在空间特异性。

（5）酰基可以转换成氨甲酰基，仍保留拟胆碱活性，如卡巴胆碱和氯贝胆碱。由于氨基甲酸酯亲电性较弱，水解活性比羧酸酯小，因此不易被乙酰胆碱酯酶催化水解，也不易在胃肠道中水解，可以口服给药。

氯贝胆碱　Bethanechol Chloride

化学名为（±）- 氯化 N，N，N - 三甲基 - 2 - 氨基甲酰氧基 - 1 - 丙胺，（±）- 2 - [（aminocarbonyl）oxy] - N，N，N - trimethyl - 1 - propanaminium chloride。

本品为无色或白色吸湿性结晶或白色结晶性粉末，有轻微氨样气味。几乎不溶于三氯甲烷和乙醚，易溶于乙醇，极易溶于水。熔点 218℃ ~219℃，熔融时分解。

氯贝胆碱的合成由氯代异丙醇与光气反应，再经酰胺化和胺解，即可制得氯贝胆碱。

本品为 M 胆碱受体激动剂，尤其对胃肠道和膀胱平滑肌的选择性较高，对心血管系统几乎无影响。可以口服，在体内不易被胆碱酯酶水解失活。临床上主要用于手术后腹胀气、尿潴留以及其他原因所致的胃肠道或膀胱功能异常。

毛果芸香碱　Pilocarpine

化学名为（3S - cis）- 3 - 乙基 - 二氢 - 4 - [（1 - 甲基 - 1H - 5 - 咪唑基）甲基] - 2 - (3H) - 呋喃酮，（3S - cis）- 3 - ethyl - dihydro - 4 - [（1 - methyl - 1H - imidazol - 5 - yl）methy] - 2（3H）- furanone，别名匹罗卡品。

本品硝酸盐为无色结晶或白色结晶性粉末、无臭；遇光易变质。在三氯甲烷或乙醚中不溶，在乙醇中微溶，在水中易溶。具有吸湿性，水溶液显酸性。

本品是从芸香科植物毛果芸香（*Pilocarpus jaborandi*）叶中分离出的一种生物碱。

本品在碱性条件下，C-3位发生差向异构化，生成无活性的异毛果芸香碱。

本品结构中含有内酯环，在碱性条件下可被水解，生成无活性的毛果芸香碱钠盐而溶解。

本品不同于乙酰胆碱，在体内形成质子化的季铵正离子而显活性。

本品具有M胆碱受体激动作用，对汗腺、唾液腺的作用强大，易造成瞳孔缩小，眼内压降低。临床用硝酸盐或盐酸盐滴眼液，可缩瞳、降低眼压，用于治疗原发性青光眼。

二、乙酰胆碱酯酶抑制剂

乙酰胆碱酯酶（AChE）作为已知效率最高的酶之一，具有两个重要的活性区域，分别是阴离子结合区域和酯结合区域。临床上使用的胆碱酯酶抑制剂是一种能可逆性地与乙酰胆碱酯酶的酯解部分或阴离子部分结合，从而阻碍乙酰胆碱酯酶对乙酰胆碱水解的药物。乙酰胆碱被水解的速度减慢，使得神经末梢释放的乙酰胆碱在受体部位浓度增高，从而增强并延长了乙酰胆碱的生理作用。

根据与乙酰胆碱酯酶结合程度不同，乙酰胆碱酯酶抑制剂（Acetylcholinesterase inhibitors）可分为可逆性乙酰胆碱酯酶抑制剂、不可逆性乙酰胆碱酯酶抑制剂和胆碱酯酶复活剂。

1864年人们从西非出产的植物毒扁豆中发现了毒扁豆碱（Physostigmine）。1925年确定了该化合物的结构。它是最先发现并用于临床的可逆性乙酰胆碱酯酶抑制剂，拟胆碱作用比乙酰胆碱强300倍。毒扁豆碱易被胃肠道、皮下组织和黏膜吸收，在体内大部分被胆碱酯酶催化水解失活，易透过角膜，具有缩瞳降低眼内压等作用，临床上使用其水杨酸盐治疗青光眼。毒扁豆碱由于天然资源有限，不易合成，且其水溶液很不稳定，放置后可逐渐水解成毒扁豆酚（Physostigmol）而失去抑制胆碱酯酶的作用。又因其毒性较大，药理作用特异性低、易成瘾性等缺点，限制了其临床应用，人们对其进行了合成代用品的研究。

毒扁豆碱

毒扁豆酚

从毒扁豆碱的结构改造中发现，叔氨基替换成季铵基可增强抗胆碱酯酶的作用。由于乙酰胆碱本身也是季铵化合物，因此季铵阳离子被认为是抑制乙酰胆碱酯酶的基本结构。

由毒扁豆碱水解成毒扁豆酚后失去活性，说明氨基甲酸酯基团对酶抑制作用的重要性。后来用 $N，N$ - 二甲基氨基甲酸酯取代 N - 甲基氨基甲酸酯，则酯键的稳定性提高，从而找到疗效较好的新斯的明（Neostigmine），其溴化物溴新斯的明可用于治疗重症肌无力、腹气胀、尿潴留等。

溴新斯的明是经典的乙酰胆碱酯酶抑制剂，药物本身是乙酰胆碱酯酶催化反应的底物。近年来，相继研发出新型的抗胆碱酯酶药。这些药物比乙酰胆碱对乙酰胆碱酯酶具有更高的亲和力，但药物分子本身却不是乙酰胆碱酯酶催化反应的底物，他们只是在一段时间内占据了酶的活性部位使之不能催化乙酰胆碱的水解。这些药物被称为非经典的抗胆碱酯酶药，仍属于可逆性乙酰胆碱酯酶抑制剂。

近年来随着对阿尔茨海默病（Alzheimers disease，AD）研究的深入，发现阿尔茨海默病患者体内中枢神经系统中乙酰胆碱的浓度较低，通过抑制乙酰胆碱酯酶可以提高脑内乙酰胆碱的水平，起到治疗作用。如上世纪末上市的他克林（Tacrine），多奈哌齐（Donepezil），卡巴拉汀（Rivastigmine）等。开发新型乙酰胆碱酯酶抑制剂，寻找抗老年痴呆药已成为引人注目的研究领域。

| 他克林 | 多奈哌齐 | 卡巴拉汀 |

溴新斯的明 Neostigmine Bromide

化学名为溴化 $N，N，N$ - 三甲基 - 3 - 二甲氨基甲酰氧基苯胺，3 - [[（dimethylamino）carbonyl] oxy] - $N，N，N$ - trimethylbenzenaminium bromide。

本品为白色结晶性粉末；无臭，味苦。几乎不溶于乙醚，易溶于乙醇和三氯甲烷，极易溶于水，水溶液呈中性。熔点 171℃ ~ 176℃，熔融时分解。

溴新斯的明的合成以间氨基苯酚为原料，经甲基化、成盐后与二甲氨基甲酰氯成酯，再经季铵化即可制得溴新斯的明。

本品在氢氧化钠溶液中加热即被水解，生成间二甲氨基酚钠盐，再与重氮苯磺酸试液反应生成红色的偶氮化合物，可用于鉴别。

本品临床用于口服，甲硫酸新斯的明供注射用，用于治疗重症肌无力和术后腹气胀及尿潴留。大剂量时可引起恶心、呕吐、腹泻、流泪、流涎，可用阿托品对抗。

有机磷酸酯由于可与乙酰胆碱酯酶的酶解部位反应生成磷酰化乙酰胆碱酯酶，其很难水解以致很难释放出乙酰胆碱酯酶，属于不可逆乙酰胆碱酯酶抑制剂。结果导致乙酰胆碱在体内蓄积，发生一系列中毒症状，需及时用胆碱酯酶复活剂救治。有机磷酸酯目前常被用作杀虫剂，如美曲膦酯、敌敌畏、乐果等。

有机磷酸酯与乙酰胆碱酯酶酶解部位反应形成磷酰化酶。生成的磷酰化酶还可继续发生酶的复能或酶的老化。老化的磷酰化酶分子中磷酸酯键水解开裂，生成磷酸酯阴离子，难以再发生水解去磷酰基，因此必须在酶的老化之前及时救治。胆碱酯酶复活剂即被设计用于有机磷农药的解毒剂，以恢复胆碱酯酶的活性。

碘解磷定　Pralidoxime Iodide

化学名为 1 - 甲基 - 2 - 吡啶甲醛肟碘化物，2 - [（Hydroxyimino）methyl] - 1 - methylpyridinium iodide），又名解磷毒，派姆（PAM）。

本品为黄色颗粒状结晶粉末；无臭，味苦。不溶于乙醚和三氯甲烷，微溶于乙醇，可溶于热乙醇中，溶于水。熔点 220℃ ~ 227℃。

本品水溶液遇光易分解。其稳定性与 pH 有关，pH 在 3.2 ~ 4.9 之间最稳定，但在碱性时很快分解，并有 CN - 生成，使毒性增加。

第二节 抗胆碱药

抗胆碱药一般不阻碍乙酰胆碱在神经末梢的释放，但可以与胆碱受体结合，阻碍乙酰胆碱与胆碱酯酶相互作用，从而干扰由胆碱能神经传递引起的生理功能。这类药物按作用部位和作用的受体的亚型不同，可分为 M 受体阻断剂和 N 受体阻断剂。

一、M 胆碱受体阻断剂

M 胆碱受体阻断剂（Muscarinic antagonists）能可逆性竞争阻断乙酰胆碱的作用，呈现抑制腺体（汗腺、唾液腺和胃腺）分泌、散大瞳孔、加快心率、松弛支气管和胃肠道平滑肌等作用。临床用于治疗胃肠道痉挛导致的绞痛、散瞳、消化性溃疡等，也可用于帕金森病的治疗、抗胆碱酯酶药的中毒解救及运动障碍。主要包括茄科生物碱类和人工合成药物。

（一）茄科生物碱类

从茄科植物颠茄、曼陀罗及莨菪中分离提取而得的生物碱有阿托品（Atropine，莨菪碱外消旋体）、东莨菪碱（Scopolamine）、山莨菪碱（Anisodamine）和樟柳碱（Anisodine）。它们有类似的结构、药理作用和用途。

阿托品   东莨菪碱

山莨菪碱   樟柳碱

阿托品具有外周及中枢 M 受体阻断作用，能抑制腺体分泌，解除平滑肌痉挛，抗心律失常，抗休克。由于其具有中枢兴奋性等毒副作用，可将其制成季铵盐，因难以通过血－脑屏障，而不产生中枢作用，如甲溴阿托品（Atropine Methobromide）和异丙托溴铵（Ipratropium Bromide）分别用于消化道和呼吸系统。

甲溴阿托品

异丙托溴铵

东莨菪碱具有左旋性，遇稀碱液时易发生消旋化。(－)-东莨菪碱活性比消旋体大两倍，临床多用其氢溴酸盐。东莨菪碱作用与阿托品相似，易于透过血-脑屏障和胎盘，但与阿托品不同之处是对中枢神经系统有明显的抑制作用，临床用作镇静药，用于全麻前给药、预防和控制晕动症、震颤麻痹，还用于内脏平滑肌痉挛、睫状肌麻痹和有机磷酸酯中毒等。在东莨菪醇氮原子上引入烷基，成为季铵离子，可避免中枢神经副作用，如甲溴东莨菪碱（Scopolamine Methobromide）、氧托溴铵（Oxitropium Bromide）和丁溴东莨菪碱（Scopolamine Butylbromide），这些药物分别用于溃疡和胃肠道痉挛，慢性支气管炎和支气管哮喘，解除内脏绞痛及各种内窥镜检查的术前用药。

甲溴东莨菪碱

氧托溴铵

丁溴东莨菪碱

山莨菪碱和樟柳碱是 20 世纪 70 年代，国内学者从茄科植物唐古特山莨菪中分离出的两种结构类似的新型生物碱。山莨菪碱氨基醇部分为 6-(S)-羟基莨菪醇，樟柳碱阻断 M 胆碱受体的作用与阿托品相似或稍弱，临床用于抢救感染中毒性休克，治疗血栓及各种神经痛等。

阿托品、山莨菪碱、东莨菪碱和樟柳碱等茄科生物碱中，当分子中存在环氧基时，由于脂溶性增大，易进入中枢，产生中枢样副作用；若环氧基开环，形成羟基，则由于极性较大，而使中枢作用减弱。它们的中枢作用强弱顺序为东莨菪碱＞阿托品＞山莨菪碱。樟柳碱的结构中同时具有环氧基及羧酸 α 位羟基，其中枢作用弱于阿托品，但比山莨菪碱强。

硫酸阿托品　Atropine Sulphate

化学名为 α-羟甲基苯乙酸-8-甲基-8-氮杂双环［3.2.1］-3-辛酯硫酸盐一水合物，α-（Hydroxymethyl）benzeneacetic acid（3-endo）-8-methyl-8-azabicyclo［3.2.1］oct-3-yl ester sulphate monohydrate。

本品为无色结晶或白色结晶性粉末；无臭，味苦。难溶于三氯甲烷、丙酮和乙醚，易溶于乙醇，极易溶于水。熔点 190℃～194℃，熔融时分解。

本品为莨菪酸和莨菪醇结合形成的酯，也称莨菪碱。莨菪醇亦称托品（Tropine），具有莨菪烷（Tropane）骨架，C-3α 位具有羟基，结构中有三个手性碳原子 C-1、C-3 和 C-5，因内消旋而无旋光性。莨菪烷及莨菪醇可有椅式和船式两种稳定的构象，两者互为平衡。通常写成能量较低的椅式。

莨菪烷　　　　　莨菪醇（椅式）　　　　莨菪醇（船式）

莨菪酸是 α-羟甲基苯乙酸，又称托品酸（Tropic acid）。天然的（-）-莨菪酸为 S 构型。莨菪酸在分离提取过程中易发生消旋化。虽然左旋体的抗 M 胆碱作用比消旋体强 2 倍，但左旋体的中枢兴奋作用也比右旋体强 8～50 倍，毒性更大。所以临床上使用安全性好，易于制备的外消旋体。

阿托品含叔胺结构，碱性较强，其水溶液可使酚酞呈红色。结构中的酯键在 pH 为 3.5～4.0 时最稳定，中性水溶液 100℃加热 30 分钟仍然稳定，碱性条件易水解，生成莨菪醇和消旋莨菪酸。

本品具有 Vitali 反应，反应过程是：用发烟硝酸加热处理时，发生硝基化反应，生成三硝基衍生物；再加入氢氧化钾醇溶液和一小粒固体氢氧化钾，初显深紫色，后转成暗红色，最后颜色消失，这是莨菪酸的特征反应。

本品在肝脏中代谢，代谢产物包括托品和托品酸。

（二）合成 M-胆碱受体阻断剂

茄科生物碱类虽是强效的抗胆碱药，但由于它们药理活性广泛，在应用时常导致副作用的产生，如阿托品用作胃肠道平滑肌解痉时，常引起口干、心悸、视力模糊等不良反应。随着近年来对 M 受体亚型的分类及对其功能的进一步了解，寻找副作用小、选择性更高的 M 受体阻断剂成为抗胆碱药物研究的热点。若能选择性作用于胃黏膜壁细胞上的 M_1 受体，则可抑制胃腺细胞分泌胃酸和胃蛋白酶原，从而可防止消化性溃疡的发展；对胃肠平滑肌 M_2 受体的阻断，则可抑制胃肠平滑肌的痉挛，解除疼痛。

分析阿托品的结构可以发现，虚线框中的氨基醇酯部分与乙酰胆碱很相似，从而认定氨基乙醇酯是"药效基本结构"。另外，阿托品的酰基上连有苯基，对阻断 M 受体功能十分重要。这些 M 胆碱受体阻断剂的共同特征是：分子一端有含氮的正离子部分，与受体的负离子位点结合；分子另一端为较大的环状基团，该基团可通过范德华力或疏水键与受体结合；这两端由一定长度的结构单元（如酯基等）连接在一起，分子中一定的位置上存在羟基，可以增加与受体的结合。由此，将阿托品的结构进行简化、改造，设计合成了多种以溴丙胺太林为代表的季铵类和叔胺类抗胆碱药。

阿托品

M 胆碱受体阻断剂的基本结构

M 胆碱受体阻断剂各部分的结构与作用特点总结如下。

（1）阻断剂上的 R_1 和 R_2 部分通过与 M 受体结合，阻碍乙酰胆碱与受体的结合。当 R1 和 R2 为碳环或杂环时，可产生较强的阻断乙酰胆碱的活性，两个环不同时活性更好。用于胃及十二指肠溃疡、慢性胃炎、胃酸分泌过多及痉挛等。

（2）R_3 可以是 H、OH、CH_2OH 或 $CONH_2$。当 R_3 为 OH 或 CH_2OH 时，可通过形成氢键使之与受体结合紧密，作用增强。故多数 M 受体阻断剂的 R_3 为 OH。

（3）大多数抗胆碱药的 X 结构通常是酯键（-COO-），即氨基醇酯类。X 也可以是醚键（-O-），即氨基醚类。将 X 去掉，R_3 为 OH 时，即为氨基醇类。将 X 去掉且 R_3 为 H 时，则为氨基酚类。当 X 是酰胺或将 X 去掉且 R_3 为甲酰胺时，即为氨基酰胺类。

（4）氮原子可以为叔胺，也可以为季铵，后者活性更大。质子化的叔胺或季铵可以与 M 受体的负离子位点结合。N 上取代基通常以甲基、乙基、丙基或异丙基为好，也可以形成杂环等。

（5）环取代基到氨基氮原子之间的距离以 2~4 个碳原子为宜，2 个碳原子时活性最佳，继续延长碳链则活性降低或消失。

溴丙胺太林　Propantheline Bromide

化学名为溴化 *N* – 甲基 – *N* – 1 – 甲基乙基 – *N* – 2 – （9*H* – 呫吨 – 9 – 甲酰氧基）乙基 – 2 – 丙胺，*N* – Methyl – *N* – （1 – methylethyl）– *N* – [2 – （9*H* – xanthen – 9 – ylcarbonyl）oxy] ethyl] – 2 – propanaminiumbromide，又名普鲁本辛（Probanthine）。

本品为白色或类白色的结晶性粉末；无臭，味极苦；微有引湿性。在乙醚中不溶，在水、乙醇或三氯甲烷中极易溶解。熔点为 157℃~164℃，熔融时分解。

本品与氢氧化钠试液煮沸，酯键被水解生成呫吨酸钠，经盐酸中和，析出呫吨酸固体，用稀乙醇重结晶后，熔点 213℃~219℃，熔融时分解。呫吨酸遇硫酸显亮黄或橙黄色，并显微绿色荧光。

本品属于季铵类抗胆碱药，不易透过血 – 脑屏障，中枢副作用小，主要用于胃及十二指肠溃疡的辅助治疗，也用于胃炎、胰腺炎、胆汁排泄障碍等。

二、N 胆碱受体阻断剂

根据对 N 胆碱受体亚型的选择性不同，N 胆碱受体阻断剂（Nicotinic antagonists）分为 N_1 受体阻断剂和 N_2 受体阻断剂。

（一）N_1 胆碱受体阻断剂

N_1 胆碱受体阻断剂又称神经节阻断药。其能在交感和副交感神经节选择性地占据 N_1 胆碱受体控制的离子通道，或与 N_1 胆碱受体结合，阻碍乙酰胆碱与受体结合，从而阻断神经冲动在神经节中的传递，导致血管舒张，血压下降，用于高血压的治疗。如美卡拉明（Mecamylamine）和六甲溴铵（Hexamethonium bromide）。

美卡拉明　　　　　　　　　　　　　六甲溴铵

（二）N_2 胆碱受体阻断剂

N_2 胆碱受体阻断剂又称神经肌肉阻断药。其作用于骨骼肌神经肌肉接头处的运动终板

膜上的 N_2 胆碱受体，阻碍神经冲动在神经肌肉接头处的正常传递，引起骨骼肌的松弛。故又称骨骼肌松弛药。手术时应用该类药物，肌肉松弛可不再依赖全身麻醉的深度，故可减少麻醉药的用量，避免深度麻醉引起患者的呼吸、循环抑制等不良后果，是临床麻醉时使用的重要辅助药物。

临床使用的肌肉松弛药除 N_2 受体阻断剂外，还包括作用于中枢的肌肉松弛药。中枢性肌肉松弛药通过阻滞中枢内中间神经元的冲动传递，使骨骼肌松弛，如氯唑沙宗，主要用于治疗骨骼肌疾病和肌肉痉挛疼痛。

骨骼肌松弛药按作用机制可分为非去极化型和去极化型两大类。非去极化型肌松药，又称竞争性肌松药。药物与乙酰胆碱竞争运动终板膜上的 N_2 受体，因为无内在活性，不能激活受体，但又阻断了乙酰胆碱与 N_2 受体结合，使骨骼肌松弛。当给予抗胆碱酯酶药后，随着终板膜处乙酰胆碱的水平增大，可使神经肌肉阻断作用逆转，易于控制，使用安全。

去极化型肌肉松弛药与运动终板膜上的 N_2 受体结合并激活受体，使终板膜及邻近肌细胞膜长时间去极化，阻断神经冲动的传递，使终板对乙酰胆碱的反应降低，导致骨骼肌松弛。多数去极化肌松药不易被乙酰胆碱酯酶分解破坏，作用类似于过量的乙酰胆碱长时间作用于受体。故本类药物过量时，不能用抗胆碱酯酶药解救，不易控制。因此这类药物应用没有非去极化肌松药广泛。但本类药物中的氯化琥珀胆碱，因起效快，且易被血浆中的胆碱酯酶水解失活，持续时间短，易于控制，尚在临床中应用。

氯化琥珀胆碱　Succinylcholine Chloride

$$H_3C-\overset{+}{N}(CH_3)_2-CH_2CH_2-O-\overset{O}{\underset{O}{C}}-CH_2CH_2-\overset{O}{C}-O-CH_2CH_2-\overset{+}{N}(CH_3)_3 \cdot 2Cl^- \cdot 2H_2O$$

化学名为二氯化 2，2′-[（1，4-二氯-1，4-亚丁基）双（氧）] 双 [N，N，N-三甲基乙胺] 二水合物，2，2′-[（1，4-dioxo-1，4-butanediyl）bis（oxy）] bis [N，N，N-trimethyl-ethanaminiudi，又名司可林。

本品为白色或几乎白色的结晶性粉末；无臭，味咸。本品在乙醚中不溶，在乙醇或三氯甲烷中微溶，在水中极易溶解。熔点为 157℃～163℃，无水物的熔点为 190℃。无水物具有吸湿性。

本品具有酯键结构，在固体结晶状态稳定，水溶液中可分解。水解速度受 pH 和温度的影响而变化，在碱性条件易水解。最后生成 2 分子氯化胆碱和 1 分子琥珀酸。本品的注射液用丙二醇作溶剂，稳定性较好。

$$H_3C-\overset{+}{N}(CH_3)_2-CH_2CH_2-O-\overset{O}{C}-CH_2CH_2-\overset{O}{C}-O-CH_2CH_2-\overset{+}{N}(CH_3)_3 \xrightarrow{H_2O} HO-\overset{O}{C}-CH_2CH_2-\overset{O}{C}-OH + 2HO-CH_2CH_2-\overset{+}{N}(CH_3)_3\ Cl^-$$

本品经注射给药后，在血浆中迅速被血浆胆碱酯酶水解。先生成 1 分子胆碱和 1 分子琥珀酸单胆碱酯，后者缓慢分解成胆碱和琥珀酸。很少以氯化琥珀胆碱的分子形式从尿中排泄。

本品为去极化型外周骨骼肌松弛药，松弛作用产生迅速，持续时间短。常用于气管内插管手术的全身麻醉。

苯磺阿曲库铵 Atracurium besilate

化学名为2，2′-［1，5-亚戊基双［氧-（3-氧代-3，1-亚丙基）］］双［（3，4-二甲氧苯基）甲基］-1，2，3，4-四氢-6，7-二甲氧基-2-甲基异喹啉］二苯磺酸盐，2，2′-［1，5-pentanediylbis［oxy（3-oxo-3，1-propanediyl）］］bis［1-（3，4-dimethoxyphenyl）methyl］-1，2，3，4-tetrahydro-6，7-dimethoxy-2-methylisoquinolinium）dibenzenesulfonate，别名卡肌宁。

本品易发生碱催化的 Hofmann 消除反应和酸、碱催化的酯水解反应，因此制备注射剂应控制 pH 在3.5，并在2℃~8℃储存。

本品分子结构中具有4个手性中心：C-1、N-2、C-1′、N-2′，理论上存在16个旋光异构体，但是由于分子的对称因素等原因，异构体数目减少，在这些异构体中，以1R-cis、1′R-cis 的顺苯磺阿曲库铵活性最强，为苯磺阿曲库铵的3倍，不引起组胺释放和心血管副作用，目前已用于临床。

双季铵结构是生物碱类非去极化型肌松药的结构特点，两个季铵氮原子相隔10~12个原子，同时季铵氮原子上有较大取代基团，此外多数还都含有苄基四氢异喹啉的结构。以此结构为基础，从加速药物代谢的角度，设计合成了以苯磺阿曲库铵为代表的一系列四氢异喹啉类神经肌肉阻断剂，如多库氯铵和米库氯铵。这是运用软药原理设计新药的一个成功实例。

多库氯铵

米库溴铵

泮库溴铵　Pancuronium Bromide

化学名为1，1'－[3α，17β－双－（乙酰氧基）－5α－雄甾烷－2β，16β－二基] 双－[1－甲基哌啶] 二溴化物，1，1'－[（2β，3α，5α，16β，17β）－3，17－bis（acetyloxy）androstane－2，16－diyl] bis－[1－methylpiperdinium] dibromide。

本品为白色或近白色结晶或结晶性粉末；无臭，味苦，有引湿性；几乎不溶于乙醚，能溶于乙醇、三氯甲烷和二氯甲烷，易溶于水。水溶液呈右旋。熔点为213℃～218℃，在2℃～8℃密封保存。

本品为雄甾烷衍生物，分子中手性中心为2S，3S，5S，8R，9S，10S，13S，14S，16S，17R。在其结构中环 A 和环 D 部分，各存在一个乙酰胆碱样的结构片段，属于双季铵结构的肌松药。

本品的肌松作用约为氯化筒箭毒碱的5～6倍，起效时间（4～6分钟）和持续时间（120～180分钟）与氯化筒箭毒碱相近，无神经节阻断作用，不促进组胺释放，治疗剂量时对心血管系统影响较小。

本品属于甾类非去极化型神经肌肉阻断药，此类药物的研究始于20世纪60年代初，当初发现一些具有雄甾烷母核的季铵生物碱具有肌肉松弛作用，经结构改造后于1968年将泮库溴铵引入临床。之后陆续有该类新药问世，如维库溴铵（Vecuronium bromide）和罗库溴铵（Rocuronium bromide）等。

维库溴铵　　　　　　　　　　　　　　罗库溴铵

三点小结

重点：掌握代表药物的化学结构、命名、理化性质、体内代谢及临床用途。熟悉拟胆碱药物和抗胆碱药的发展及结构类型和特点。

难点：各类药物的结构改造方法、构效关系、药物的作用靶点和重点药物的化学合成方法。拟胆碱药物和抗胆碱药的发展趋势。

执业药师导航：

1. **基本要求**　①结构类型、作用机制、构效关系、理化性质和代谢特点；②结构特点与化学稳定性和毒副作用之间的关系。

2. **胆碱受体激动剂**　①胆碱受体激动剂类药物的结构特点、理化性质和构效关系，推测药物的化学稳定性、体内代谢特点，可能产生的毒副作用及使用特点；②代表药物：硝酸毛果芸香碱、氯贝胆碱。

3. **乙酰胆碱酯酶抑制剂**　①乙酰胆碱酯酶抑制剂类药物结构特点、理化性质和构效关系，推测药物的化学稳定性、体内代谢特点，可能产生的毒副作用及使用特点；②代表药物：溴新斯的明、碘解磷定。

4. **M胆碱受体阻断剂**　①M胆碱受体阻断剂类药物结构特点、理化性质和构效关系，推测药物的化学稳定性、手性特征、体内代谢特点，可能产生的毒副作用及使用特点；②代表药物：硫酸阿托品、氢溴酸东莨菪碱、丁溴东莨菪碱、氢溴酸山莨菪碱、溴丙胺太林、异丙托溴铵、氧托溴铵。

5. **N胆碱受体阻断剂**　①N胆碱受体阻断剂类药物结构特点、理化性质和构效关系，推测药物的化学稳定性、手性特征、体内代谢特点，可能产生的毒副作用及使用特点；②代表药物：氯化琥珀胆碱、苯磺顺阿曲库铵、多库氯铵、米库氯铵、泮库溴铵。

（米浩宇　牟佳佳）

扫码"练一练"

第十章　拟肾上腺素能药物

要点导航

　　掌握拟肾上腺素能药物肾上腺素、重酒石酸去甲肾上腺素、盐酸多巴胺、盐酸麻黄碱、硫酸沙丁胺醇等的结构、化学名、性质及应用。熟悉拟肾上腺素能药物的构效关系。了解拟肾上腺素能药物的稳定性和代谢过程。

人文知识介绍

　　不知道同学们有没有这样的经历，购买新康泰克或白加黑的时候，药店会让你出示身份证，这是因为新康泰克和白加黑中含有一种叫作麻黄碱的成分。麻黄碱能治疗支气管哮喘，也用于过敏性反应以及鼻黏膜充血肿胀引起的鼻塞等的治疗。其本身是一种肾上腺受体激动剂，有一定的中枢兴奋作用，而且是制造冰毒，摇头丸等精神毒品的原料。购买麻黄碱类药物麻黄碱含量大于30毫克的复方制剂，一定要出示身份证和医生开具的处方单。以免被不法分子钻空子，提取其中的麻黄碱，制造精神类毒品来谋取利益。

　　肾上腺素能神经递质包括：去甲肾上腺素（Norepinephrine，NE），多巴胺（Dopamine）和肾上腺素（Epinephrine）。其中，去甲肾上腺素是由交感神经节后神经元分泌的。而多巴胺和肾上腺素是由锥体外系分泌的。由于它们都含有邻苯二酚的结构，因此又称儿茶酚胺。它们都在突触前神经细胞内合成，生物合成途径如图 10 - 1。L-酪氨酸是合成的起始原料，在胞质内经酪氨酸羟化酶作用形成左旋多巴，再经芳香 L-氨基酸脱羧酶催化形成多巴胺。多巴胺进入囊泡后经多巴胺-β-羟化酶转化成去甲肾上腺素，在苯乙醇-N-甲基转移酶作用下生成肾上腺素。

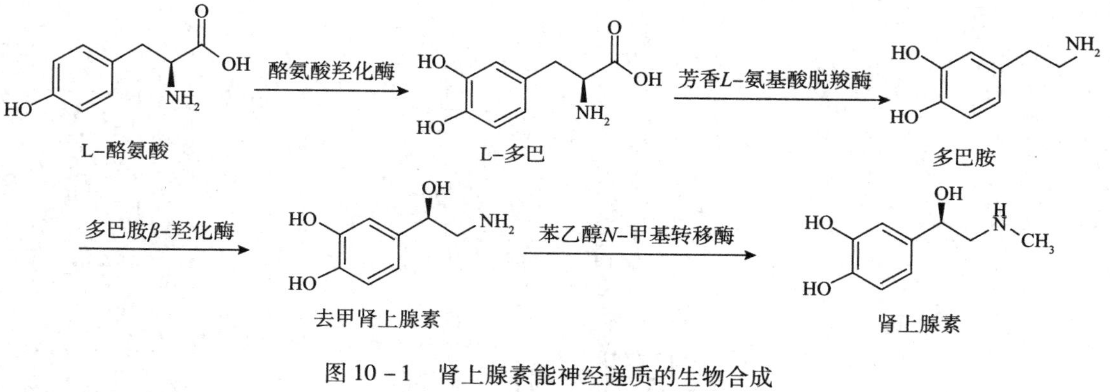

图 10 - 1　肾上腺素能神经递质的生物合成

肾上腺素能的神经递质合成后储存于囊泡当中，神经冲动作用于神经末梢后，产生去极化，使递质释放到突触间隙，递质与突触后膜上的受体结合，通过级联放大反应，产生生理学效应。递质消除的主要途径为重摄取，返回突触前膜的递质一部分储存到囊泡当中，一部分被单胺氧化酶（MAO）代谢失活。突触间隙的递质还可激动突触前膜的 α_2 受体，负反馈性抑制递质的释放。突触间隙没有被重摄取的递质，会在儿茶酚胺－O－甲基转移酶（COMT）或 MAO 的代谢下失活（图 10-2，图 10-3）。

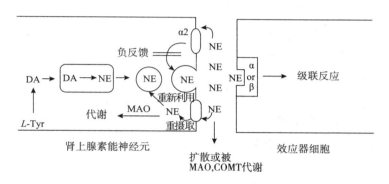

图 10-2　肾上腺素的合成、释放、与受体作用，重摄取机制

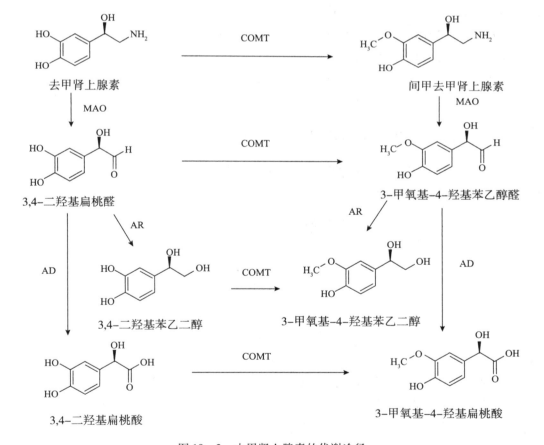

图 10-3　去甲肾上腺素的代谢途径

COMT：儿茶酚－O－甲基转移酶；MAO：单胺氧化酶；

AR：醛还原酶；AD：醛氧化酶

肾上腺素能的神经递质与肾上腺素受体结合后，能产生各种生物学效应。1948 年，Ahlquist 根据肾上腺素受体对去甲肾上腺素、肾上腺素和异丙肾上腺素（Isoproterenol）的反应性不同，将其分为两大类，即 α 受体和 β 受体。α 受体对上述儿茶酚胺的反应性顺序为去甲肾上腺素＞肾上腺素＞异丙肾上腺素；而 β 受体的反应性顺序为去甲肾上腺素＜肾上腺素＜异丙肾上腺素，正好与 α 受体相反。根据生理效应的不同，α 受体可分为 α_1 和 α_2 亚型，β 受体可分为 β_1、β_2 和 β_3 亚型。目前已知的所有肾上腺素受体都是 G 蛋白偶联受体。G 蛋白偶联受体由三个部分组成，即受体蛋白、G 蛋白和效应器酶系或离子通道。受体蛋白与配体结合后，受体分子构象发生改变，在细胞膜上位移，与胞内侧的 G 蛋白结合，活化腺苷酸环化酶系统，作用于效应器酶系或离子通道，引发一系列生理效应。

拟肾上腺素能药物，或称肾上腺素受体激动剂，是一类化学结构与肾上腺素相似的药物，能产生与肾上腺素能神经兴奋相似的效应。由于化学结构均为胺类，部分药物又有儿茶酚的结构片段，故又称拟交感胺或儿茶酚胺。根据药物的作用机制不同，分为直接作用药、间接作用药和混合作用药。直接作用药能直接与肾上腺素受体结合发挥兴奋作用；间接作用药不直接与受体结合，但能促进肾上腺素能神经末梢释放递质，即增加受体部位递质的浓度而间接发挥作用；混合作用药是兼具直接和间接作用的药物。

拟肾上腺素能药物作用于不同的肾上腺素受体亚型会产生不同的生理效应。兴奋 α_1 受体的药物，临床用于升高血压和抗休克；兴奋 α_2 受体的药物，用于治疗鼻黏膜充血和降眼压；兴奋中枢 α_2 受体的药物，用于降血压；兴奋 β_1 受体的药物，用于强心和抗休克；兴奋 β_2 受体的药物，用于平喘、改善微循环和防止早产；β_3 受体激动剂可发展成为治疗肥胖症和糖尿病的药物。按照拟肾上腺素能药物对受体的选择性不同可分为：①非选择性 α 和 β 受体激动剂；②选择性 α 受体激动剂；③选择性 β 受体激动剂。

一、非选择性 α 和 β 受体激动剂

非选择性 α 和 β 受体激动剂同时具有较强的 α 受体和 β 受体兴奋作用，主要包括肾上腺素、盐酸麻黄碱和盐酸多巴胺。

肾上腺素　Epinephrine

化学名为（R）－4－［2－（甲氨基）－1－羟基乙基］－1，2－苯二酚，4－［（1R）－1－hydroxy－2－（methylamino）ethyl］－1，2－benzenediol。

本品为白色或类白色结晶性粉末；无臭，味苦；在水中极微溶解，在乙醇、三氯甲烷、乙醚、脂肪油或挥发油中不溶，在氨溶液或碳酸钠溶液中不溶，在无机酸或氢氧化钠溶液中易溶；熔点 206℃～212℃，熔融时同时分解。

肾上腺素的合成方法为，以邻苯二酚为原料，在氧氯化磷存在下与氯乙酸缩合，生成 α－氯－3，4－二羟基苯乙酮中间体，再经甲胺胺化，催化氢化，酒石酸拆分即可制得本品。

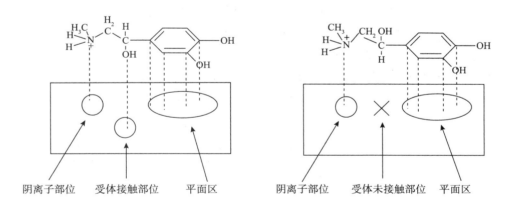

本品具有邻二酚羟基，遇到空气中的氧或其他弱氧化剂及日光等能使其氧化变质，生成红色的肾上腺素红，继而聚合成棕色多聚体。加入焦亚硫酸钠等抗氧剂可防止氧化，储存时应避光密闭保存。

肾上腺素红   多聚体

本品有 β–苯乙醇胺的结构骨架，β 碳的绝对构型对活性有显著影响。天然拟肾上腺素能药物 β 碳均为 R 构型，R 构型活性是 S 构型的 12 倍。

R 构型和 S 构型肾上腺素与受体的相互作用如图 10–4。

阴离子部位   受体接触部位   平面区   阴离子部位   受体未接触部位   平面区

图 10–4　R 和 S 构型肾上腺素与受体的结合示意图

本品水溶液在放置过程中可发生消旋化，消旋化速度与 pH 有关，在 pH < 4 时消旋化的速度较快。温度对消旋化速度也有较大影响，加热可使消旋化加快。

为了延缓肾上腺素的消旋化和氧化变质，《中国药典》（2015 年版）规定本品注射液的 pH 应为 2.5~5.0；同时加抗氧化剂焦亚硫酸钠、金属离子螯合剂乙二胺四乙酸二钠；注射用水用惰性气体二氧化碳或氮气饱和，灌封安瓿时充入上述气体；100℃流通蒸气灭菌 15 分钟；并避光、密闭、置阴凉处保存。

本品是内源性活性物质，能兴奋心脏，收缩血管，松弛支气管平滑肌。临床上用于过敏性休克、心脏骤停的急救，控制支气管哮喘的急性发作。

盐酸麻黄碱　Ephedrine Hydrochloride

化学名为 [R-(R', S')]-α-[1-(甲氨基)乙基]苯甲醇盐酸盐，[R-(R', S')]-α-[1-(methylamino) ethyl] benzyl alcohol hydrochloride，又名盐酸麻黄素。

本品为白色针状结晶或结晶性粉末；无臭，味苦；在乙醚和三氯甲烷中不溶，在乙醇中溶解，在水中易溶；熔点 217℃~220℃。

麻黄碱含有两个手性碳，共有四个光学异构体，一对为赤藓糖型对映异构体称为麻黄碱，另一对为苏阿糖型称为伪麻黄碱。药用麻黄碱为（1R, 2S）-赤藓糖型，分子中与羟基相连的碳原子与肾上腺素 R 构型一致。临床上使用的伪麻黄碱（Pseudoephedrine），为（1S, 2S）-苏阿糖型，对肾上腺素受体只有间接作用，拟肾上腺素作用比麻黄碱稍弱，但中枢副作用较小，广泛用作鼻充血减轻剂，也是很多复方感冒药的主要成分。

（1R, 2S）	（1S, 2S）	（1S, 2R）	（1R, 2R）
(-)-麻黄碱	(+)-伪麻黄碱	(+)-麻黄碱	(-)-伪麻黄碱

与肾上腺素相比，本品具有两个结构特点：①苯环上不带有酚羟基。酚羟基的存在一般使作用增强，尤其以 3′，4′-二羟基化合物的活性最强。但具有儿茶酚结构易受 COMT 的代谢而使活性降低。本品没有酚羟基，不受 COMT 的影响，虽然作用强度比肾上腺素低，但体内作用时间大大延长，且可以口服。苯环上没有酚羟基也使本品的极性大为降低，易

通过血 - 脑屏障进入中枢，所以有较强的中枢兴奋作用；②α碳上带有一个甲基，因空间位阻不易被 MAO 代谢，也使稳定性增加，作用时间延长。但α碳上烷基能使活性降低，中枢毒性增大。

　　本品能兴奋α、β受体，同时还能促进肾上腺素能神经末梢释放递质，直接和间接地发挥拟肾上腺素作用。临床上用于支气管哮喘，也用于过敏性反应以及鼻黏膜充血肿胀引起的鼻塞等的治疗。

　　目前我国药用的麻黄碱主要从植物麻黄中提取分离，但是由于本品是多种毒品如 N - 甲基苯丙胺（methamphetamine，冰毒）、3，4 - 亚甲基双氧基甲基安非他明（3，4 - Methylene dioxymethamphetamine，MDMA）及其类似物（统称摇头丸）的合成中间体，因此对其生产和处方剂量均有特殊管理要求，被列为国家第一类易制毒化学品。

N-甲基苯丙胺　　　　　　　　　3,4-亚甲基双氧基甲基安非他明

　　多巴胺（Dopamine）是体内合成去甲肾上腺素和肾上腺素的前体，也是神经递质。但因不易透过血 - 脑屏障，主要表现为外周作用。可直接兴奋α、β受体，但对β₂受体作用较弱。对外周血管有轻微收缩作用，对肾脏、肠系膜及冠状血管表现为扩张作用，为选择性血管扩张药。临床上应用其盐酸盐作为抗休克药，用于急性心肌梗死、创伤、肾衰竭及心脏手术等引起的休克。

盐酸多巴胺

二、选择性α受体激动剂

α受体激动剂可分为：①α₁和α₂受体激动剂；②α₁受体激动剂；③α₂受体激动剂。

（一）α₁和α₂受体激动剂

重酒石酸去甲肾上腺素　　　　　　　　　　　重酒石酸间羟胺

　　去甲肾上腺素（Norepinephrine）也是内源性活性物质，主要激动α受体，对β受体亲和力稍弱。其收缩血管和升高血压作用较肾上腺素强，而兴奋心脏、扩张支气管作用较弱。临床上常用其酒石酸盐治疗休克、药物中毒性低血压及上消化道出血。

　　重酒石酸（Metaraminol Bitartrate）因为没有儿茶酚的结构，所以不被 COMT 代谢，作用时间比儿茶酚胺类药物长，可口服。可被肾上腺素能神经末梢摄取，进入突触前膜附近囊泡，通过置换作用促使囊泡中储存的去甲肾上腺素释放，间接地发挥拟交感作用。本品主要激动α受体，升压效果比去甲肾上腺素稍弱，但较持久。有中等强度加强心脏收缩的作用。适用于各种休克及手术时低血压，在一般剂量下不会出现心律失常，因此可以用于

心脏梗死性休克的治疗。

（二）α₁ 受体激动剂

盐酸甲氧明

盐酸去氧肾上腺素

盐酸甲氧明（Methoxamine Hydrochloride）和盐酸去氧肾上腺素（Phenylephrine Hydrochloride）是选择性地直接作用于 α₁ 受体的拟肾上腺素能药物，具有收缩血管、升高血压的作用。因无儿茶酚结构，故不被 COMT 代谢，作用时间比儿茶酚胺类药物长得多，可口服。由于它们的升压作用中等，并不增加心输出量，用于抗休克没有优势。甲氧明用于低血压患者升压。去氧肾上腺素可兴奋虹膜瞳孔扩大肌引起散瞳，用于检查眼底。

（三）α₂ 受体激动剂

盐酸可乐定　Clonidine Hydrochloride

化学名为 2 - [（2，6 - 二氯苯基）亚氨基] 咪唑烷盐酸盐，N - (2, 6 - dichlorophenyl) - 4, 5 - dihydro - 1H - imidazol - 2 - amine hydrochloride，又名氯压定。

本品为白色结晶性粉末；无臭，略有甜味；在乙醚中几乎不溶，在三氯甲烷中极微溶解，在水或乙醇中溶解；熔点 305℃，熔融时同时分解。

本品为 2 - 氨基咪唑啉类 α₂ 受体激动剂，pK_a 为 8.0，在生理 pH 条件下有相当一部分未被离子化，易进入中枢神经系统，作用于 α₂ 受体。本品由于两个邻位氯原子的立体位阻效应，苯环与咪唑环不在同一平面。

本品为良好的中枢降压药，直接激动脑内 α₂ 受体，使外周交感神经的张力降低，心率减慢，心输出量减少，外周阻力降低，从而导致血压下降。由于也能兴奋 α₁ 受体、阿片受体和多巴胺受体，从而产生镇静、口干、嗜睡等副作用。临床上主要用于治疗原发性及继发性高血压。

莫索尼定（Moxonidine）为 α₂ 受体激动剂，使外周血管阻力下降，可直接产生中枢性降压作用。临床用于治疗原发性高血压，不良反应有口干、疲乏等。

利美尼定（Rilmenidine）以噁唑环作为咪唑环的电子等排体，该药副作用小，不抑制心脏收缩，不改变肾功能。胍那苄（Guanabenz）和胍法辛（Guanfacine）为可乐定的咪唑环开环类似物，作用与可乐定相似，适用于中、轻度高血压，不良反应也与可乐定相似。

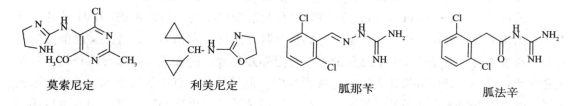

莫索尼定　　　　利美尼定　　　　　胍那苄　　　　　胍法辛

三、选择性 β 受体激动剂

苯乙醇胺类拟肾上腺素能药物氮原子上取代基的体积对 α 和 β 受体的效应有显著影响。随着取代基体积的增大，对 β 受体的效应增强，而 α 受体的效应减弱，而且不同的取代基，会对不同的 β 受体亚型产生选择性。异丙肾上腺素为最早使用的 β 受体激动剂，其外消旋体盐酸盐临床上用于治疗支气管哮喘。该药能兴奋 β_1 和 β_2 受体，有松弛支气管平滑肌的作用，但同时可兴奋心脏而加快心率，产生心悸、心动过速等心脏副作用，因此寻找具有良好受体亚型选择性的 β 受体激动剂是开发新型强心药和平喘药的目标。

盐酸异丙肾上腺素

选择性 β 受体激动剂主要有选择性 β_1 受体激动剂和选择性 β_2 受体激动剂。

（一）选择性 β_1 受体激动剂

盐酸多巴酚丁胺　Dobutamine Hydrochloride

化学名为 4－［2－［［1－甲基－3－（4－羟基苯基）丙基］氨基］乙基］－1，2－苯二酚盐酸盐，4－［2－［［3－（4－hydroxyphenyl）－1－methylpropyl］amino］ethyl］－1，2－benzenediol hydrochloride。

本品为白色或类白色结晶性粉末；几乎无臭，味微苦；在三氯甲烷中不溶，在水或无水乙醇中略溶；熔点 184℃～186℃。

本品选择性兴奋心脏的 β_1 受体，可增加心肌收缩力和心搏出量，不影响动脉压和心率。分子中含一个手性碳，左旋体和右旋体对 β_1 受体均有激动作用，右旋体作用更强。临床上使用的为外消旋体，用于治疗器质性心脏病引起的心力衰竭、心肌梗死所致的心源性休克及术后低血压。

普瑞特罗（Prenalterol）和扎莫特罗（Xamoterol）化学结构与 β 受体阻断剂相似，均为芳氧丙醇胺类化合物。普瑞特罗是选择性地 β_1 受体激动剂，对肺及血管 β_2 受体无明显作用，适用于急慢性心力衰竭的治疗。扎莫特罗能选择性作用 β_1 受体，使心脏兴奋。当交感神经功能低下时，可产生正性肌力作用和正性频率作用，而当交感神经功能亢进时，则产生负性肌力作用，因此具有双重作用，临床用于伴有心肌梗死的心力衰竭的治疗。

普瑞特罗　　　　　　　　　　　　　扎莫特罗

（二）选择性 β_2 受体激动剂

硫酸沙丁胺醇　Salbutamol Sulfate

化学名为 4 - 羟基 - α' - [（叔丁氨基）甲基] - 1，3 - 苯二甲醇硫酸盐，2 - (*tert* - butylamino) - 1 - (4 - hydroxy - 3 - hydroxymethylphenyl) ethanol sulfate，又名阿布叔醇（Albuterol），舒喘灵。

本品为白色结晶性粉末；无臭，几乎无味；在三氯甲烷和乙醚中几乎不溶，在水中略溶，在乙醇中溶解；熔点 154℃ ~ 158℃，熔融时同时分解。

硫酸沙丁胺醇可由对羟基苯乙酮经氯甲基化、酯化、溴化、缩合、水解、游离、氢化和成盐来制备。

本品能选择性地激动支气管平滑肌的 β_2 受体，有明显的支气管舒张作用，较异丙肾上腺素强 10 倍以上，作用持久。对心脏的 β_1 受体作用较弱，增加心率的作用仅为异丙肾上腺素的 1/7。由于不含儿茶酚胺的结构，口服有效，且作用时间较长。临床上用于治疗喘息性支气管炎、支气管哮喘、肺气肿患者的支气管痉挛等。

本品为外消旋体，最近研究表明右旋体能激动骨骼肌慢收缩纤维的 β_2 受体，造成肌肉震颤，而左旋体无此不良反应，左旋沙丁胺醇（Levalbuterol）已作为新药上市。

特布他林（Terbutaline）为间苯二酚衍生物，对支气管 β_2 受体选择性较高，扩张支气管作用与沙丁胺醇相近。对心脏的作用仅为异丙肾上腺素的 1/100。临床用于治疗支气管哮喘和支气管痉挛。

进入 20 世纪 70 年代，开发了一批选择性更高、作用时间更长、可口服给药的 β_2 受体激动剂，同时还有抗炎作用以及抑制过敏性介质释放的作用。由于这类药物对呼吸道的作用全面，是一类优良的长效平喘药。代表性药物有克仑特罗（Clenbuterol）、马布特罗

（Mabuterol）、吡布特罗（Pirbuterol）、非诺特罗（Fenoterol）、福莫特罗（Formoterol）、沙美特罗（Salmeterol）和班布特罗（Bambuterol）等（表 10 - 1）。

表 10 - 1　β₂ 受体激动剂

$$\text{Ar}-\overset{\overset{\text{OH}}{|}}{\text{CH}}-\text{CH}_2-\overset{\text{H}}{\underset{}{\text{N}}}-\text{R}$$

药物名称	- Ar	- R
特布他林 Terbutaline	HO—⟨benzene 3,5-(OH)₂⟩—	—C(CH₃)₃
克仑特罗 Clenbuterol	H₂N—⟨benzene 2,6-Cl₂⟩—	—C(CH₃)₃
马布特罗 Mabuterol	H₂N—⟨benzene 2-Cl, 6-CF₃⟩—	—C(CH₃)₃
吡布特罗 Pirbuterol	HO—, HOCH₂—⟨pyridine⟩—	—C(CH₃)₃
非诺特罗 Fenoterol	HO—⟨benzene 3,5-(OH)₂⟩—	—CH(CH₃)—CH₂—⟨benzene 4-OH⟩
福莫特罗 Formoterol	HC(O)NH—, HO—⟨benzene⟩—	—CH(CH₃)—CH₂—⟨benzene 4-OCH₃⟩
沙美特罗 Salmeterol	HOCH₂—, HO—⟨benzene⟩—	—(CH₂)₆—O—(CH₂)₄—⟨benzene⟩
班布特罗 Bambuterol	(H₃C)₂N-C(O)O—⟨benzene 3,5-bis⟩—, (H₃C)₂N-C(O)O—	—C(CH₃)₃

四、拟肾上腺素能药物的构效关系

拟肾上腺素能药物的化学结构必须与受体活性部位相互嵌合，形成药物－受体复合物，才能发生特定的生物学效应。现将各类拟肾上腺素能药物的构效关系总结如图 10－5。

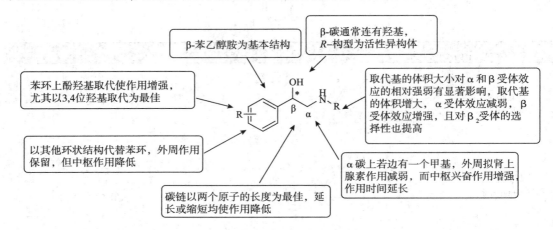

图 10－5 拟肾上腺素能药物的构效关系

三点小结

重点： ①掌握典型拟肾上腺素能药物的结构、性质及应用。②熟悉拟肾上腺素能药物的发展、分类和构效关系。

难点： 拟肾上腺素能药物的构效关系。

执业药师导航：

1. 拟肾上腺素能药物结构特点、理化性质和构效关系，推测药物的化学稳定性、手性特征、体内代谢特点，可能产生的毒副作用及使用特点。

2. 代表药物 重酒石酸去甲肾上腺素、肾上腺素、盐酸异丙肾上腺素、重酒石酸间羟胺、盐酸麻黄碱、盐酸伪麻黄碱、盐酸多巴胺、盐酸多巴酚丁胺、硫酸沙丁胺醇（左沙丁胺醇）、特布他林、克仑特罗、沙美特罗、福莫特罗。

（牟佳佳 刘燕华）

扫码"练一练"

第十一章　麻醉药

掌握盐酸氯胺酮、盐酸普鲁卡因、盐酸利多卡因的结构、化学名称、理化性质、体内代谢及用途。熟悉恩氟烷、盐酸达克罗宁的结构、化学名称及用途。熟悉盐酸普鲁卡因的化学合成方法。了解局麻药的结构类型，结构特点、药理作用和构效关系。

人文知识介绍

麻醉剂是中国古代外科成就之一。早在距今 2000 年之前，已经有麻醉药和醒药的实际应用了。《列子·汤问篇》中记述了扁鹊为公扈和齐婴治病，"扁鹊遂饮二人毒酒，迷死三日，剖胸探心，易而置之；投以神药，既悟如初……。"用"毒酒""迷死"病人施以手术再用"神药"催醒的故事。东汉时期，即公元 2 世纪，我国古代著名医学家华佗发明了"麻沸散"；麻沸散创造了中国古代医学的一个世界之最。

麻醉药（Anesthetic agents）是作用于神经系统，使其受到抑制，使患者暂时、可逆性失去痛觉和感觉，以利于进行外科手术的药物。麻醉药分为全身麻醉药（General anesthetics）和局部麻醉药（Local anesthetics）两大类。全身麻醉药作用于中枢神经系统，使其受到广泛性抑制；局部麻醉药作用于神经末梢或神经干，阻滞神经冲动的传导。

第一节　全身麻醉药

全身麻醉药是一类作用于中枢神经系统，产生镇痛、感觉和自主反射抑制、骨骼肌松弛及意识消失药物，简称全麻药。理想的全麻药应具有诱导期短、停药后恢复快、麻醉深度易于控制、无局部刺激等不良反应、安全范围大的特点。但目前临床上使用的麻醉药还不能完全满足上述要求，因而需要进一步开发更为安全、理想的全身麻醉药。

全身麻醉药按给药途径不同，可分为吸入麻醉药（Inhalation anesthetics）和静脉麻醉药（Intravenous anesthetics）两类。吸入麻醉药也称挥发性麻醉药（Volatile anesthetics）。静脉麻醉药是经静脉给药而产生全麻作用的药物。

全身麻醉药的药理作用机制至今尚未完全阐明，目前普遍认为多数静脉麻醉药通过作用于 GABA 受体或与门控离子通道（Ligand – gated ion channels）起作用。吸入麻醉药氟烷则有多种分子靶。氧化亚氮（Nitrous oxide，N_2O，笑气）和盐酸氯胺酮则是通过抑制N–甲基–D–天冬氨酸（N–methyl–D–aspartate，NMDA）受体复合物而起效。

一、吸入麻醉药

吸入麻醉药（Inhalation anesthetics）为一类脂溶性较大、化学性质不活泼的气体或分子量小、低沸点、易挥发的液体。吸入麻醉药有各种化学结构类型，包括醚类、脂肪烃类、卤烃类及无机物等。具有相似的物理性质：化学性质不活泼、易挥发、脂溶性大、水溶性小等。这些性质与麻醉作用的强度密切相关。吸入麻醉药经呼吸进入患者肺部，随气体分子的弥散作用，通过肺泡进入血液，再分布至神经组织中先抑制大脑皮质，最后是延脑。麻醉逐渐加深时，依次出现各种神经功能受抑制的症状。

早在18世纪，氧化亚氮、三氯甲烷（Chloroform）和麻醉乙醚（Anesthetic ether）通过吸入给药方式应用于外科手术。氧化亚氮具有镇痛作用好及毒性低等优点，但麻醉作用较弱，临床常与其他全麻药配合使用，可减少其他麻醉药的用量。三氯甲烷因毒性大，已被淘汰。乙醚具有麻醉期清楚、易于控制、良好的镇痛作用及肌肉松弛作用等优点，但存在易燃、易爆，气味难闻，呼吸道刺激致使分泌物增加等缺点，现已少用。20世纪发现的氟代烃或氟代醚类吸入麻醉药，是脂肪烃和醚类分子中引入 F、Cl 后获得的氟代烷类药物，此类药物不易燃烧、麻醉作用强，毒性相对较小。如氟烷（Halothane，fluothane）、恩氟烷（Enflurane，安氟醚）、甲氧氟烷（Methoxyflurane）、异氟烷（Isoflurane，异氟醚）、地氟烷（Desflurane，地氟醚）、七氟烷（Sevoflurane）等已成为临床上常用的吸入麻醉药物，氟代烃或氟代醚类吸入麻醉药的毒性远比三氯甲烷小，但仍有一定的肝脏毒性。

$CF_3CHClBr$	$CF_3O\,CF_2CHCl_2$	$CHF_2O\,CF_2CHFCl$
氟烷	甲氧氟烷	恩氟烷
$CHF_2O\,CHClCF_3$	$CHF_2O\,CHFCF_3$	$CH_2FO\,CH(CF_3)_2$
异氟烷	地氟烷	七氟烷

恩氟烷　Enflurane

$$H-\overset{\underset{F}{|}}{\underset{|}{C}}-O-\overset{\underset{F}{F}}{\underset{|}{C}}-\overset{\underset{Cl}{F}}{\underset{|}{C}^*}-H$$

化学名为1，1，2-三氟-2-氯乙基二氟甲醚，2-chloro-1，1，2-trifluoroethyl difluoromethyl ether，又名安氟醚。

本品为无色易挥发液体，具有特殊的臭气，不易燃，不易爆；相对密度为1.523~1.530；馏程为55.5℃~57.5℃。性质稳定，遇强碱、钠石灰均不分解，对铝、铜、铁无腐蚀作用，但应避光密封，40℃以下保存。

本品为含氟化合物，经有机破坏后可显氟离子的特征反应，用于鉴别。

本品有一手性中心，具有旋光性，左旋体的麻醉作用约为右旋体的2倍，药用消旋体。异氟烷是恩氟烷的同分异构体。

本品大部分在肺中以气体形式排出，约10%在肝脏代谢，产物主要为无机氟化物和氟代羧酸。本品对中枢神经具刺激作用，肝脏毒性较氟烷轻。

本品的麻醉作用较强，起效快，肌肉松弛作用良好，无黏膜刺激作用，毒副作用较小，一般用于全身复合麻醉，是目前应用较为广泛的吸入麻醉药之一。

二、静脉麻醉药

静脉麻醉药（Intravenous anesthetics）又称非吸入性全身麻醉药（Non‐inhalation ansethetics），这类药物通常是水溶性的化合物，大部分为盐类。静脉麻醉药通过缓慢静脉注射或静脉滴注产生麻醉作用，具有无诱导期、麻醉作用迅速、对呼吸道无刺激作用、不良反应少、使用方便等特点，目前在临床上占有重要地位。但不易掌握麻醉深度。此类药物亦无结构特异性，常用的药物有巴比妥类草苯二氮草类、芬太尼（Fentanyl）及其衍生物，γ‐羟基丁酸钠、依托咪酯（Etomidate）、丙泊酚（Propofol）及盐酸氯胺酮（Ketamine Hydrochloride）等。

巴比妥类药物有硫喷妥钠（Thiopental Sodiun）、硫戊巴比妥钠（Thiamyl Sodium）、海索巴比妥钠（Hexobarbital Sodium）和美索比妥钠（Methohextal Sodium）等。含硫巴比妥类由于较大的脂溶性，极易通过血‐脑屏障，很快产生麻醉作用，吸收分布迅速，因而麻醉作用短，一般仅维持数分钟，多属于超短时效类麻醉药。

名称	R$_1$	R$_2$	R$_3$	X
硫喷妥钠 Thiopental Sodiun	C$_2$H$_5$—	CH$_3$—CH—CH$_3$	H	S
硫戊巴比妥钠 Thiamyl Sodium	CH$_2$=CH—CH$_2$—	CH$_3$—CH—CH$_3$	H	S
海索巴比妥钠 Hexobarbital Sodium	CH$_3$—	环己烯基	CH$_3$—	O
美索比妥钠 Methohextal Sodium	CH$_2$=CH—CH$_2$—	CH$_3$—CH=CH—CH—CH$_3$	CH$_3$—	O

咪达唑仑（Midazolam），作用于苯二氮草类受体。静脉注射用于术前准备和诱导麻醉。芬太尼（Fentanyl）及其衍生物舒芬太尼（Sufentanil）、阿芬太尼（Alfentanil）是强效麻醉性镇痛药，镇痛作用强，作用时间短，配合吸入麻醉药，用于麻醉前给药和维持麻醉。

咪达唑仑

芬太尼

阿芬太尼   舒芬太尼

盐酸氯胺酮　Ketamine Hydrochloride

化学名为 2 –（2 – 氯苯基）– 2 –（甲氨基）– 环己酮盐酸盐，2 –（2 – chlorophenyl）– 2 –（methylamino）cyclohexanone hydrochloride。

本品为白色结晶性粉末，无臭。在乙醚中不溶，热乙醇中溶解，水中易溶。熔点为 259℃ ~263℃（分解）。10% 溶液 pH 3.5，含有一个手性碳，常用外消旋体，右旋体 R（ + ）的止痛和安眠作用分别为左旋体 S（ – ）的 3 倍和 1.5 倍，产生噩梦和幻觉等副作用主要与 S（ – ）体有关。

本品水溶液加碳酸钠溶液，即析出游离的氯胺酮。

本品含氯元素，有机破坏后，可显氯化物的鉴别反应。

本品主要在肝脏代谢为去甲氯胺酮，再转化为羟基产物，最后与葡萄糖醛酸结合后由肾脏排出。去甲氯胺酮有镇痛作用，活性约为氯胺酮的 1/3。

本品为静脉麻醉药，亦有镇痛作用。对中枢神经既有抑制作用又有兴奋作用，可产生镇痛后的部分意识存在现象，有梦幻感和烦躁不安等浅麻醉状态，称"分离麻醉"。麻醉时间短，可使血压升高，临床上主要用小手术或低血压病人的诱导麻醉，近年来多用于复合麻醉。

盐酸氯胺酮因其产生梦幻感，近年来被滥用为毒品，自 2004 年开始，我国将其列入一类精神药品管制。

三、全身麻醉药的构效关系

吸入麻醉药有多种结构类型，其药理作用取决于药物的脂溶性，因此吸入麻醉药属于结构非特异性药物（Structurally nonspecific drug）。结构非特异性药物的药理作用主要取决于其物理或物理化学性质，而与其化学结构或化学性质无直接联系。全麻药的麻醉作用主要取决于药物分子的理化性质。Meyer 和 Overton 认为全麻药的麻醉强度与其脂溶性成正比。

吸入性全麻药以气体形式随呼吸进入肺部，再经血液循环至中枢神经系统。吸收速度及作用速度与肺通气量、吸入气中药物浓度、肺血流量、血/气分配系数和脑/血分配系数有关。

$$血/气分配系数 = \frac{血中药物浓度}{吸入气中药物浓度} \qquad 脑/血分配系数 = \frac{脑中药物浓度}{血中药物浓度}$$

血/气分配系数是血中药物浓度与吸入气中药物浓度达到平衡时的比值。血/气分配系数大的药物，血中溶解度高，与吸入气之间不易达到平衡，血中药物分压提高慢，麻醉诱导期长。

脑/血分配系数是指脑中药物浓度与血中药物浓度达到平衡时的比值。数值越大，越容易进入脑组织，麻醉发挥作用越快。

药物的清除亦与血/气分配系数和脑/血分配系数有关，数值越低者，越容易被排出体外，恢复时间短。

不同吸入麻醉药的麻醉作用不同，有效剂量也不同，通常以肺泡最低浓度（Minimal alveolar concentration，MAC）表示，药物的 MAC 越大，麻醉作用越弱，反之，药物的 MAC 越小，麻醉作用越强。如甲氧氟烷的 MAC 值为 0.16%，作用最强，氧化亚氮的 MAC 值 >80%，作用亦最弱。此外，血气分配系数也反映该药物模拟停药后的苏醒快慢，药物的血气分配系数越小，即表示其在血液中溶解的药物少，也反映其由血液向肺排泄快，苏醒亦快。

第二节　局部麻醉药

局部麻醉药（Local anesthetics）简称局麻药，是指当局部使用时能够可逆性阻断周围神经冲动从局部向大脑传递，在不影响意识的前提下，使局部痛觉消失的药物。局麻药可直接使用在鼻、口腔、喉、气管、支气管、食管、生殖泌尿道的黏膜进行表面麻醉；或注入皮下组织进行局部浸润麻醉；注入手术部位周围进行区域阻滞；或注入臂丛或颈丛等进行神经干或丛阻滞；或注入腰椎蛛网膜下隙而使下半身某部位的麻醉，即脊麻或腰麻；或注入脊神经根的硬脊膜外间隙而产生相应节段面的阻滞。

局麻药通过直接作用于钠通道，阻断 Na^+ 内流，从而降低或防止神经细胞膜去极化，使膜稳定，阻滞神经冲动传导。中枢神经系统和心肌细胞对局麻药特别敏感，因此，局麻药使用中出现的毒副反应主要表现为中枢神经系统和心血管系统作用，以及过敏反应。

普鲁卡因是从剖析活性天然产物可卡因（Cocaine）的结构入手进行系列结构改造而得到的药物，已经应用一百余年，是临床最经典的局麻药。局麻药的使用历史可以追溯到较早的时候，1532 年秘鲁人通过咀嚼古柯树叶来止痛。1860 年从古柯树叶中提取分离生物碱晶体，命名为可卡因。1884 年可卡因作为局部麻醉药正式应用于临床。因可卡因具有成瘾性及其他一些毒副反应，如致变态反应性、组织刺激性及水溶液不稳定等。人们对可卡因进行了系列结构改造，以寻找更好的局部麻醉药。最终得到良好的局麻药普鲁卡因，普鲁卡因是早期非常成功地从天然药物改进得到的药物。

可卡因

研究发现，苯甲酸酯是可卡因产生局麻作用的主要原因，而莨菪烷双环结构及 N – 甲基结构非局麻必需结构，且羧酸甲酯基团与成瘾性密切相关，在上述研究基础上，1890 年开发出苯佐卡因（Benzocaine），其缺点是水溶性小。然后引入氨基醇结构，1904 年开发出普鲁卡因（Procaine），是临床最经典的局麻药。

苯佐卡因　　　　　　　　　普鲁卡因

目前临床使用的局麻药主要有：①芳酸酯类，②芳酰胺类，③氨基酮类，④氨基醚类，⑤氨基甲酸酯类等五种结构类型。

盐酸普鲁卡因　Procaine Hydrochloride

化学名为 4 - 氨基苯甲酸 - （二乙氨基）乙酯盐酸盐，2 - （diethylamino）ethyl *p* - aminobenzoate monohydrochloride，又名盐酸奴佛卡因（Novocaine hydrochloride）。

本品为白色结晶或结晶性粉末，无臭，味微苦，随后有麻痹感。几乎不溶于乙醚，在三氯甲烷中微溶，在乙醇中略溶，在水中易溶解。熔点为 154℃ ~ 157℃。

盐酸普鲁卡因的合成是以对硝基甲苯为原料，经氧化、酯化得硝基卡因，再经还原、成盐即制得盐酸普鲁卡因。

本品在空气中稳定，但对光线敏感，宜避光贮存。

本品干燥结晶尚稳定，在水溶液中，酯键在酸、碱和体内酯酶作用下均能促使其水解。在 pH 3 ~ 3.5 最稳定，pH < 2.5，水解速度增加；pH > 4，随着 pH 的增高，水解速度加快。pH 相同时，温度升高，水解速度加快。

本品的水溶液加氢氧化钠溶液，析出油状的普鲁卡因，放置后形成结晶（熔点 57℃ ~ 59℃）。若不经放置继续加热则水解释出二乙氨基乙醇，酸化后析出对氨基苯甲酸。在一定条件下，对氨基苯甲酸可进一步脱羧生成有毒的苯胺。

本品显芳香第一胺类反应。在稀盐酸中与亚硝酸钠生成重氮盐，加碱性萘酚试液，生成猩红色偶氮颜料。

本品结构中含芳伯氨基，易被氧化变色，pH 及温度升高、紫外线、氧、重金属离子等均可加速氧化。所以注射剂制备中要控制 pH 和温度，通入惰性气体，加入抗氧剂及金属离子掩蔽剂等稳定剂。

本品易水解失效的缺点，不仅给贮存带来问题，也是造成局部麻醉作用持续时间短的原因之一。

本品在体内的代谢过程主要为血浆假性胆碱酯酶催化水解生成对氨基苯甲酸和二乙氨基乙醇。前者80%可随尿排出，或形成结合物后排出。后者有微弱的麻醉作用，30% 随尿排出，其余可在肝脏继续脱氨、脱羟和氧化后排出。

本品具有良好的局麻作用，毒性小，无成瘾性，可用于浸润性麻醉、阻滞麻醉、腰麻、硬膜外麻醉和局部封闭疗法。因穿透力弱，不做表面麻醉使用。

为增加麻醉药的活性、克服盐酸普鲁卡因麻醉强度低、作用时间短、易于水解和氧化的缺点，合成了系列衍生物，如氯普鲁卡因（Chloroprocaine）、羟普鲁卡因（Hydroxyprocaine）、丁卡因（Tetracaine）、硫卡因（Thiocaine）等。

氯普鲁卡因

羟普鲁卡因

丁卡因

硫卡因

盐酸利多卡因 Lidocaine Hydrochloride

化学名为 N-（2，6-二甲苯基）-2-（二乙氨基）乙酰胺盐酸盐一水合物，2-（diethylamino）-N-（2，6-dimethylphenyl）acetamide hydrochloride monohydrate。

本品为白色结晶性粉末；无臭，味苦，继有麻木感。本品在乙醚中不溶，在三氯甲烷中溶解，在水和乙醇中易溶。其水溶液偏酸性。熔点为 75℃ ~ 79℃，无水物熔点为 127℃ ~ 129℃。

利多卡因的合成采用间二甲苯为原料，经硝化、还原成二甲基苯胺，再经酰化、缩合、成盐即制得盐酸利多卡因。

本品可与金属离子形成配合物。在碳酸钠试液条件下，可与硫酸铜试液形成蓝紫色配合物，该配合物在三氯甲烷中显黄色。

本品以其结构中的酰胺键较酯键更稳定，同时利多卡因酰胺键的两个邻位均有甲基的空间位阻作用，使利多卡因在酸或碱性溶液均不易水解，体内酶解的速度也相对较慢。

本品在体内大部分由肝脏代谢，发生 N - 去烷基化、水解及氧化反应。氨基去乙基化，生成单乙基甘氨酰二甲苯胺，再进一步去乙基化为甘氨酰二甲基苯胺；苯环氧化产生酚羟基；酰胺键水解生成 2, 6 - 二甲苯胺，对位进一步羟化为 4 - 羟基 - 2, 6 - 二甲苯胺，及少部分氧化为 2 - 氨基 - 3 - 甲基苯甲酸。部分产物可生成甘氨酰结合物。

本品局部麻醉作用比普鲁卡因强 2 ~ 9 倍，作用快，穿透性强，维持时间延长一倍，毒性也相应较大。利多卡因还具有抗心律失常作用，尤其对室性心律失常疗效较好，作用时间短暂，无蓄积性，不抑制心肌收缩力，治疗剂量下血压不降低。可静脉注射用于治疗室性心动过速和频发室性早搏，是治疗室性心律失常和强心苷中毒引起心律失常的首选药物。本品主要用于表面麻醉、阻滞麻醉及硬膜外麻醉及抗室性心律失常药。

布比卡因（Bupivacaine）是一种长效酰胺类局麻药，通过与神经膜上受体结合，阻滞钠离子通道，使神经膜电位不能达到动作电位阈值，神经冲动就不能传导。0.25% 和 0.5% 浓度时有血管扩张作用，大剂量静注可引起心肌收缩力减弱，传导时间延长。适用于外周神经阻滞、硬脊膜外阻滞和蛛网膜下隙阻滞。尤适用于上胸段硬膜外阻滞，可避免呼吸肌肉阻滞引起的呼吸困难。胎儿/母亲血的浓度比率为 0.3 左右，所以产科应用较安全，对新生儿无明显抑制。也可用于酯类局麻药过敏患者。

布比卡因

对利多卡因的取代基和苯环的改造，获得的其他芳酰胺类局麻药见表 11 -1。

表 11-1 其他常用的芳酰胺类局麻药

药物名称	化学结构	作用特点
阿替卡因 Ariticaine		对心脏和中枢的毒性低，局麻作用强，临床用于局部浸润麻醉、牙科、蛛网膜下隙麻醉，尤其适用于切骨术及黏膜切开的外科手术
依替卡因 Etidocaine		作用类似布比卡因，起效快，持续长，用于浸润麻醉、阻滞麻醉及硬膜外麻醉
甲哌卡因 Mepivacaine		作用迅速，可持续 1 小时，穿透力强，毒副作用小，不扩张血管，适合腹部、四肢等部位的手术
罗哌卡因 Ropivacaine		脂溶性低于布比卡因，属长效局麻药，药用 S 构型，对心脏的毒性低于布比卡因，适于各科手术麻醉使用，亦可用于术后急性止痛

盐酸达克罗宁 *Dyclonine Hydrochloride*

化学名为 1-(4-丁氧苯基)-(1-哌啶基)-1-丙酮盐酸盐，1-(4-butoxyphenyl)-3-(1-piperidinyl)-1-propanone hydrochloride。

本品为白色结晶或白色结晶性粉末；略有气味，味微苦，随后有麻痹感。在乙醚和正己烷中几乎不溶，在丙酮中微溶，在水中略溶，在乙醇中溶解，在三氯甲烷中易溶。熔点为 172℃ ~176℃。水溶液的 pH 为 4 ~7。需隔绝空气避光保存。

达克罗宁的合成以苯酚为原料，在氢氧化钠存在下与溴丁烷进行烷基化反应，得丁基苯基醚。在无水氯化锌催化下与醋酐进行 Friedel - Crafts 酰化反应生成 4 - 丁氧基苯乙酮，再与多聚甲醛和盐酸哌啶发生 Mannich 反应，成盐后即得盐酸达克罗宁。

本品具有很强的表面麻醉作用，对黏膜穿透力强，见效快，作用较持久，毒性较普鲁卡因低。但由于刺激性较大，不宜作静脉注射和肌内注射，只作为表面麻醉药，制成1%软膏、乳膏和0.5%溶液，用于火伤、擦伤、痒症、虫咬伤等镇痛止痒，及喉镜、气管镜、膀胱镜等内窥镜检查前的准备。

达克罗宁是用电子等排体$-CH_2-$代替酯基中的$-O-$形成的酮类化合物，其结构中的羰基比普鲁卡因的酯基和利多卡因的酰胺基都稳定，所以麻醉作用更持久。对此结构部分进行修饰，还获得了其他结构类型的局部麻醉药，如氨基醚类的普莫卡因（Pramocaine）和奎尼卡因（Quinisocaine），均用作表面麻醉药。其中奎尼卡因的表面麻醉作用比可卡因强约一千倍，毒性仅为可卡因的2倍。

普莫卡因

奎尼卡因

局部麻醉药的构效关系如下。

酯类、酰胺类、醚类、氨基酮类、氨基甲酸酯类等结构类型的局麻药的化学结构一般包括三个部分：①亲水性氨基；②中间连接功能基；③亲脂性芳香环，与Na^+、K^+通道受体部位通过范德华力、偶极－偶极吸引和电性作用相结合起效。其结构通式为：

$$Ar - \overset{\overset{O}{\parallel}}{C} - X - (C)_n - N{<}$$

亲脂部分　　　　中间部分　　　　亲水部分

局麻药的亲水性氨基部分通常为叔胺结构，既保证药物分子具有一定水溶性以利转运，也提供了与Na^+通道受点部位结合的结构基础。局麻药的亲脂性芳环部分保证药物分子具有相当的脂溶性。局麻药作用于神经末梢或神经干，不需要通过血－脑屏障，因此对脂溶性的要求与全身麻醉药不同。局麻药作用于神经细胞膜上Na^+通道内口，必须有一定的脂溶性才能穿透神经细胞膜到达作用部位。而为了保持较高的局部浓度，维持相当长的作用时间，药物的脂溶性又不能太大，否则将易于穿透血管壁，被血流带走，使局部浓度很快降低。因此，局部麻醉药的亲脂性部分和亲水性部分必须保持适当的平衡。

局麻药的亲脂性芳环上给电子取代基可增强活性，吸电子取代基则相反。这是由于吸电子取代基降低了羰基的极化程度，减弱了其与受体之间的偶极－偶极吸引。丁卡因和酰胺类局麻药作用较普鲁卡因强的原因是因前者更易可形成两性离子，使羰基的极化程度较普鲁卡因强。

三点小结

重点：熟悉局麻药的发展和结构类型。掌握代表药物的化学结构、命名、理化性质、体内代谢。

难点： 麻醉药的发展、结构改造方法、构效关系、药物的作用靶点和盐酸普鲁卡因的化学合成方法。

执业药师导航： 了解国家麻醉药品特殊管理政策。

（刘燕华　张春桃）

扫码"练一练"

扫码"学一学"

第十二章　心血管疾病治疗药

要点导航

　　掌握硝苯地平、普萘洛尔、卡托普利、硝酸甘油、硝酸异山梨酯、洛伐他汀、吉非贝齐等结构、化学名、理化性质、体内代谢、临床应用及合成路线。熟悉抗心律失常药、调血脂药、钙通道阻滞剂、β受体阻断剂、抗高血压药的分类及作用特点；熟悉β受体阻断剂、强心苷类、二氢吡啶类钙通道阻滞剂、他汀类药物的构效关系；熟悉酒石酸美托洛尔、辛伐他汀、阿托伐他汀、普伐他汀、哌唑嗪、可乐定等结构、化学名及应用；熟悉利血平的结构特点、稳定性及应用；熟悉NO供体药物、HMG－CoA还原酶抑制剂、ACEI及AngⅡ受体阻断剂等的作用机制与应用；了解纳多洛尔、吲哚洛尔、艾司洛尔、普拉洛尔、拉贝洛尔、尼莫地平、尼群地平、氨氯地平、桂利嗪、普尼拉明、盐酸胺碘酮、盐酸美西律、盐酸普罗帕酮、吗多明、硝普钠、米力农、多巴酚丁胺、匹莫苯、非诺贝特、烟酸、酚妥拉明、莫索尼定、甲基多巴、肼屈嗪、胍乙啶、右旋甲状腺素等的结构及应用；了解其他类型强心药的作用特点。

人文知识介绍

　　WHO调查显示心脑血管疾病是危害人类健康的第一杀手，目前，我国约有1亿多人患有高血压、动脉硬化等心脑血管疾病，6000万人患有冠心病，7000万人患有脑梗死或者脑溢血，40岁以上的人约有57%的人患有不同程度的心脑血管疾病，全球高达6亿。并且发病前没有任何征兆，有死亡率第一、复发率第一、致残率第一，成就其第一杀手的"美名"。有专家将21世纪称为"心血管病的世纪"，未来新药开发的重点将主要在心脑血管、抗感染及抗肿瘤药等领域。

　　随着社会的飞速发展，人类生存条件和生存环境的变化，卫生保健条件的改善，人口老龄化日益加剧，心血管疾病如高血压、冠心病、心力衰竭及多种心律失常等心血管疾病的发病率逐年增高，心脑血管疾病成为欧美发达国家以及我国人群的第一死因。因此，发明心血管疾病新药是全世界医药领域的科学家们所面临的紧迫课题。在全世界研究的数千种新药中，有1/4～1/3与治疗心脑血管疾病相关，以致近年心血管疾病治疗药的更新率也远高于其他各类药物。

　　本章将对调血脂药、抗心绞痛药、抗高血压药、抗心律失常药、强心药及抗血栓药及抗凝药等分别加以介绍。

第一节　调血脂药

血脂（Blood lipid）指血浆或血清中的脂质，包括胆固醇、胆固醇酯、甘油三酯和磷脂等，它们通常与载脂蛋白结合为水溶性脂蛋白的形式溶于血浆而进行转运和代谢。脂蛋白（Lipoproteiot）根据各组成成分的密度不同可分为：乳糜微粒（Chylomicron，CM）、极低密度脂蛋白（Very low density lipoproteins，VLDL）、低密度脂蛋白（Low density lipoproteins，LDL）和高密度脂蛋白（High density lipoproteins，HDL），血浆脂蛋白中的脂质和蛋白质的含量是相对固定的，各种脂质和脂蛋白均需有相对恒定的浓度以维持相互间的平衡。一旦比例失调，即为脂代谢紊乱，血浆中过量的脂质的存在会造成高脂血症，其与动脉粥样硬化存在密切的联系。高脂血症主要是血浆中 VLDL 与 LDL 增多，临床上血浆总胆固醇高于 5.7mmol/L 或三酰甘油高于 1.7mmol/L 均为高脂血症。如血脂长期过高，血脂及其分解产物将逐渐沉积于血管壁，并伴有纤维组织生成，形成动脉粥样硬化斑块，从而导致血管弹性下降、血管变窄或阻塞，形成动脉粥样硬化，引起心脏或大脑等重要器官的异常，导致其供血不足或出血，诱发冠心病、心肌梗死、中风、肾衰和外周血管疾病等。而血浆中 HDL 则有利于预防动脉粥样硬化。

调血脂药也称为抗动脉粥样硬化药。调血脂药物主要是影响体内胆固醇和三酰甘油合成和分解代谢过程，通过不同的途径降低血浆中的乳糜微粒、低密度脂蛋白、极低密度脂蛋白等脂蛋白，或升高抗动脉粥样硬化的 HDL，以调节各种血脂平衡。羟甲基戊二酰辅酶 A 还原酶抑制剂（Hydroxymethyl glutaryl coenzyme A reductase inhibitors，HMG－CoA reductase inhibitors 即他汀类）可降低内源性胆固醇的生物合成，而烟酸类、胆汁酸结合树脂类、甲状腺素类及胆固醇吸收抑制剂则影响胆固醇和三酰甘油的代谢。

一、羟甲戊二酰辅酶 A 还原酶抑制剂

血浆中的胆固醇的来源有外源性和内源性两种途径。外源性胆固醇主要来源于食物，因此可通过调节饮食结构，控制外源性胆固醇的摄入。内源性胆固醇则在肝脏合成，人体胆固醇70%通过内源性合成获得，在肝脏细胞质中由乙酸经26步生物合成步骤合成而得。HMG－CoA 经羟甲戊二酰辅酶 A 还原酶（HMG－CoA reductase）催化还原为羟甲戊酸，是内源性胆固醇合成的关键步骤。再由6个异戊烯基焦磷酸酯合成鲨烯，最后由羊毛甾醇转化为胆固醇见图12－1。因此抑制 HMG－CoA 经羟甲戊二酰辅酶 A 还原酶的活性，即可降低内源性胆固醇的水平。

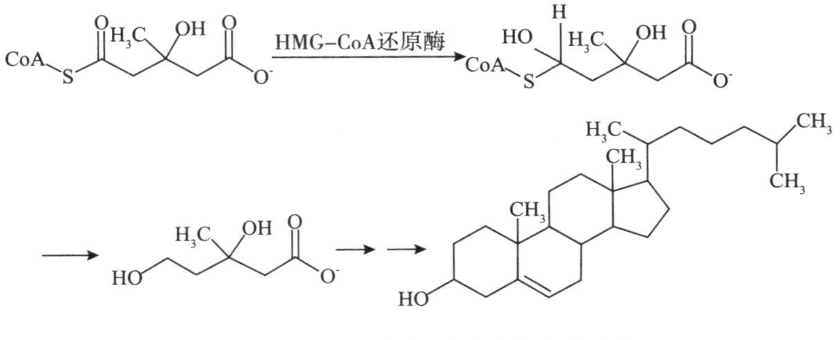

图 12－1　内源性胆固醇生物合成途径

胆固醇在体内有两条代谢途径，一是代谢形成各种内源性甾体激素，另外一条则是代谢形成胆汁酸及其盐见图12-2。在肠黏膜细胞中转变为7-脱氢胆固醇，再进一步转化为维生素D_3；在肝脏7α-羟化酶催化生成胆汁酸；在肾上腺皮质细胞内代谢转化为肾上腺皮质激素；在卵巢转化为黄体酮和雌激素等。因此理论上可通过影响胆固醇在体内的吸收、生物合成以及代谢各个环节而达到降胆固醇的目的。

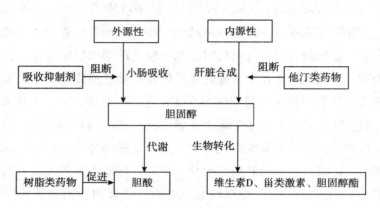

图12-2 胆固醇生物转化途径

自 Endo 等科学家首次发现 HMG-CoA 还原酶抑制剂即他汀类（Statins）美伐他汀（Mevastatin）对原发性高胆固醇脂血症的疗效确切，他汀类药物日益受到人们的重视。欧美各国在他汀类药物研究和开发方面投入了大量的人力和财力，取得了丰硕的成果，在短短的十多年内，开发了 10 多个他汀类调血脂药，根据来源不同，可分为天然和人工合成两大类。首次上市的是由美国默克公司开发的洛伐他汀（Lovastatin），于 1987 年上市。第二个上市的辛伐他汀（Simvastatin）为洛伐他汀侧链甲基化衍生物，活性比洛伐他汀强 1 倍。普伐他汀（Pravatatin）是第三个上市的天然他汀类药物，属于真菌代谢产物，是内酯的开环形式，于 1989 年由 Sankyo 和 BristolMyers Squibb 公司联合开发上市。天然他汀类药物结构复杂，全合成困难，通过简化结构，保留与羟甲戊二酰辅酶 A 还原酶结构相似的结构部分，普伐他汀的发现为发明结构更简单的全合成他汀类药物提供了方向。

美伐他汀、洛伐他汀和辛伐他汀均为前体药物，均有一六元δ-内酯环，体内需经水解开环转化为其活化形式β-羟基酸显效。

美伐他汀　　　　　　洛伐他汀

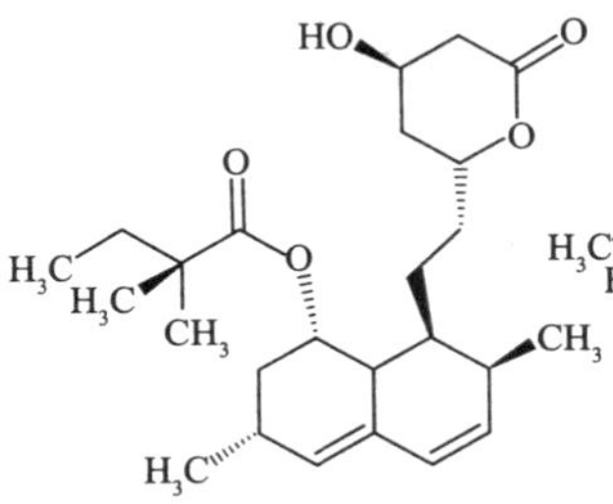

辛伐他汀 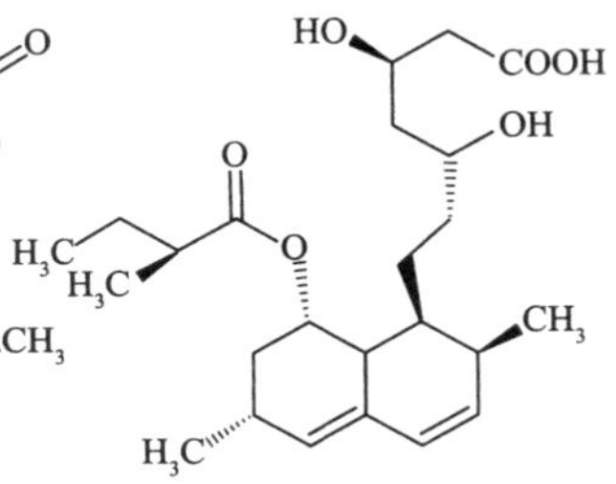 普伐他汀

洛伐他汀（Lovastatin）等药物分子中 3 - 羟基己内酯或其开环衍生物与 HMG - CoA 还原酶的底物 - 羟甲戊二酰辅酶 A 的戊二酰部分的结构相似，因此对该酶具有高度亲和力而抑制其活性而影响内源性胆固醇的合成，如图 12 - 3 所示。

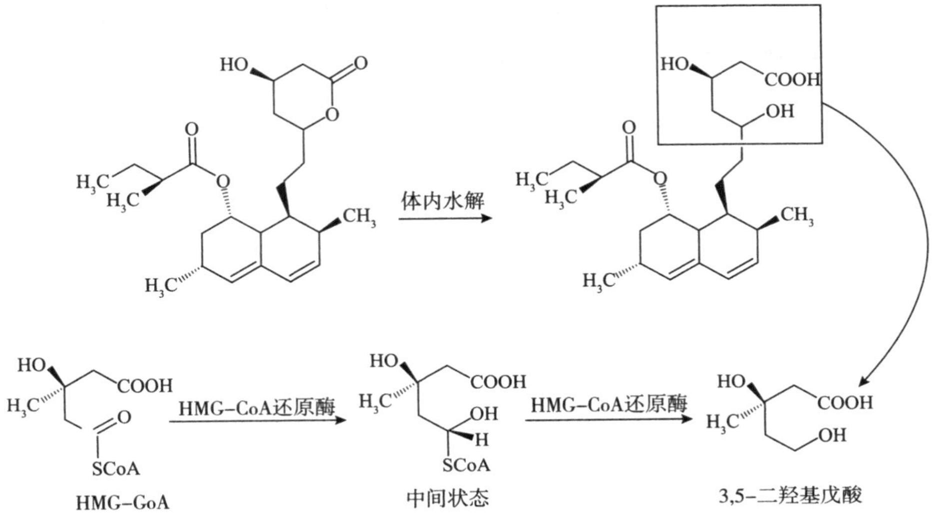

体内水解

HMG-CoA还原酶

HMG-GoA 中间状态 3,5-二羟基戊酸

HMG-CoA还原酶

图 12 - 3 他汀类药物作用机制

全合成的他汀类药物有氟伐他汀（Fluvastatin）、阿托伐他汀（Atorvasatin）、西立伐他汀（Cerivastatin）、匹伐他汀（Pitavastatin）和罗苏伐他汀（Rosuvastatin）。氟伐他汀是第一个上市的全合成他汀类药物，由对氟苯基取代的吲哚环和一个与天然他汀内酯环开环产物相似的二羟基酸部分组成，结构较简单，水溶性好，可使血浆中 LDL 水平下降 25%，并具有良好的药代动力学性质。阿托伐他汀为第一个批准用于治疗混合型高脂血症与家族性高脂血症的药物，于 1997 年在英国首次上市，是他汀中的"重磅炸弹"，销售额已连续多年位居他汀类药物的榜首，近几年全球年销售均超过 120 亿美元！

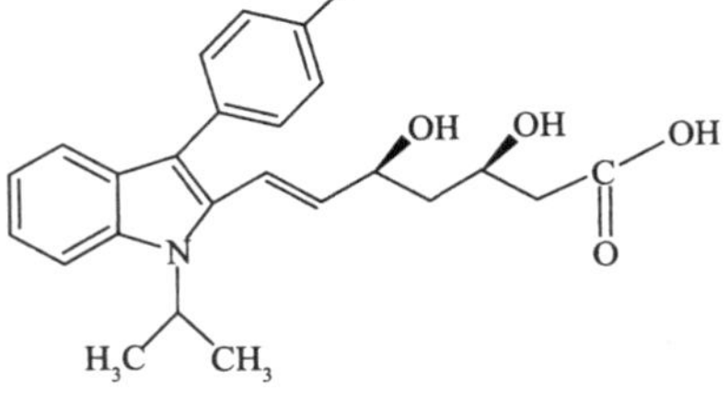

氟伐他汀

阿托伐他汀

匹伐他汀由 Nissan chemical 和日本兴和制药公司（Kowacompany，Ltd）公司联合研制，于 2009 年上市，属第三代他汀类药物，为喹啉类衍生物。罗苏伐他汀则为多取代嘧啶衍生物。匹伐他汀主要用于饮食和锻炼控制无效的高血脂患者，能有效地降低低密度脂蛋白胆固醇水平，并升高高密度脂蛋白胆固醇水平，生物利用度是所有他汀类药物中最高，达 80%，用量小，剂量仅为阿托伐他汀的 1/10，因此被称为第三代他汀药物中的"重磅炸弹"，发展前景十分广阔。罗苏伐他汀的半衰期则是所有他汀类药物中最长，达 20 小时，体外对 HMG－CoA 还原酶的活性是阿托伐池汀的 6 倍。

匹伐他汀

罗苏伐他汀

西立伐他汀

他汀类的共同不良反应为肌毒性，特别是与贝特类药物合用时，可引起横纹肌溶解，导致患者猝死。如拜尔公司研制的西立伐他汀（Cerivastatin），降脂作用是洛伐他汀的 200 多倍，日口服 0.2mg 即可降低原发性高胆固醇血症病人血浆低密度脂蛋白胆固醇浓度的

30%。上市仅 8 个月，即有 40 例患者因严重肌毒性死亡，因此拜耳公司于 2001 年 8 月宣布西立伐他汀所有制剂全球撤市。

他汀类药物的构效关系：

他汀类药物通常由疏水性部分（R）、亲水性部分和中间连接部分三部分组成。

（1）亲水性部分：3，5 - 二羟基戊酸或其内酯是活性必需基因，含内酯结构的化合物须在体内经酶水解活化为 3，5 - 二羟基戊酸起效，3，5 - 二羟基必须为顺式结构，3，5 位手性碳的绝对构型必须与美伐他汀和洛伐他汀相同，为 R 型，如构型发生改变则可致活性急剧下降。

（2）连接基为两个碳原子长度，以乙基或乙烯基（反式）为最佳，改变两个碳的距离会使活性降低或消失；当环系为氢化萘环或杂环时，连接基非双键结构对活性有利；而为其他环系时，则连接基引入双键对活性有利，且必须为反式，顺式则活性显著下降。

（3）疏水性部分多为疏水性平面，如苯环、氢化萘环、茚环、吡咯、咪唑、吡啶、吲哚、环己基等，取代基为 4 - 氟苯基时，活性最好。稠合苯环或稠杂环的活性优于相应的苯环或芳杂环。

（4）在刚性结构中二羟基戊酸侧链的邻位引入异丙基或环丙基等烷基，可增强活性，以异丙基或环丙基最佳。

洛伐他汀　Lovastatin

化学名为（S）- 2 - 甲基丁酸 -（4R，6R）- 6 -［2 -［（1S，3S，7S，8S，8aR）1，2，3，7，8，8a - 六氢 - 8 - 羟基 - 2，6 - 二甲基 - 1 - 萘基］乙基］四氢 - 4 - 羟基 - 2H - 吡喃 - 2 - 酮 - 8 - 酯，（S）- 2 - methylbutyric acid -（4R，6R）- 6 -［2 -［（1S，3S，7S，8S，8aR）1，2，3，7，8，8a - hexhydro - 8 - hydroxy - 2，6 - dimehtyl - 1 - naphthyl］ethyl］trtrahydro - 4 - hydroxy - 2H - pyran - 2 - one - 8 - ester。

本品为白色结晶粉末，不溶于水，略溶于甲醇、乙醇、异丙醇、丁醇，易溶于三氯甲烷、DMF、丙酮、乙腈等。熔点为 174.5℃，$[\alpha]_D^{25}$ + 325° ~ 340°（乙腈）。

本品固体在贮存过程其内酯环上羟基可氧化生成二酮吡喃衍生物；其水溶液不稳定，特别在酸、碱条件下内酯环能迅速水解，其产物羟基酸稳定，水解反应伴随的副反应较少。

本品是一种无活性前药。在体内水解为羟基酸衍生物起效。洛伐他汀代谢可产生活性和无活性代谢产物。主要活性代谢物除洛伐他汀开环羟基酸外，另有 3 - 羟基、3 - 亚甲基、3 - 羟基甲基衍生物，其活性比洛伐他汀略低，3 - 羟基洛伐他汀可进一步重排为 6 - 羟基代谢物失活。代谢产物主要随胆汁排出，见图 12 - 4。

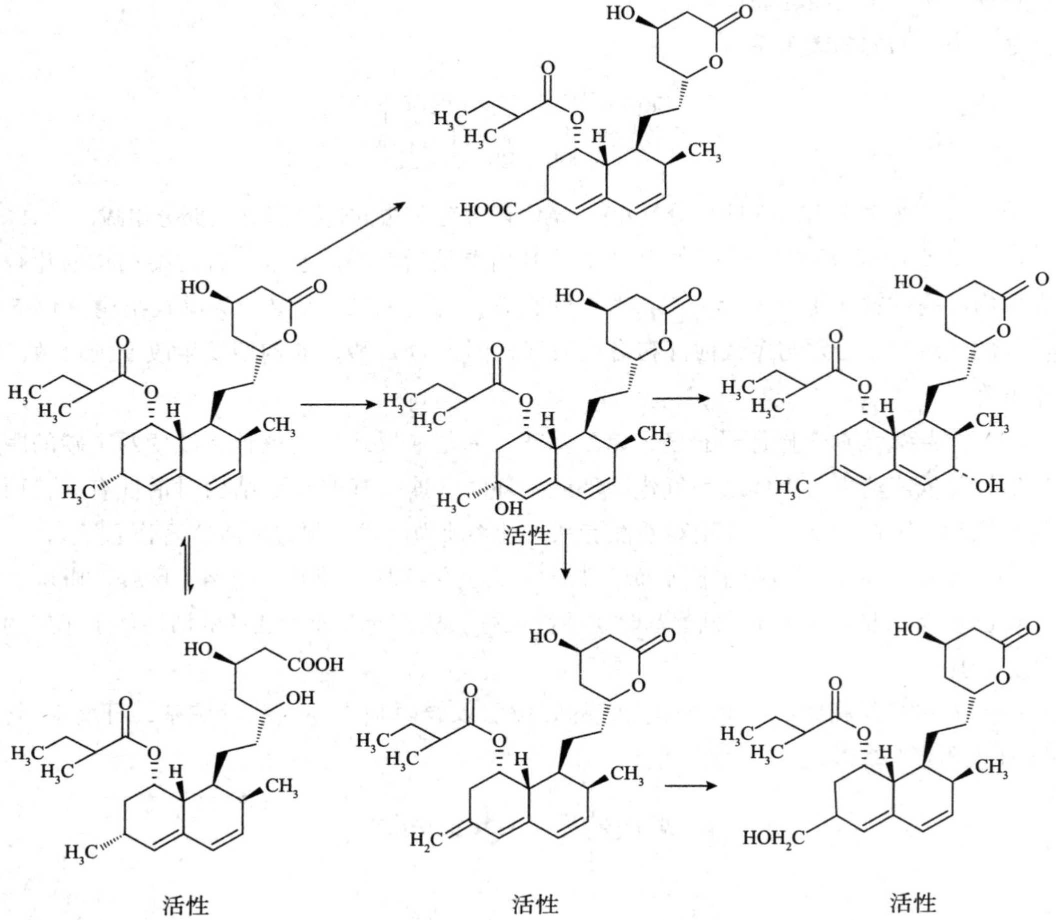

图 12 - 4　洛伐他汀的体内代谢

活性

活性　　　　　活性　　　　　活性

阿托伐他汀　Atorvastatin

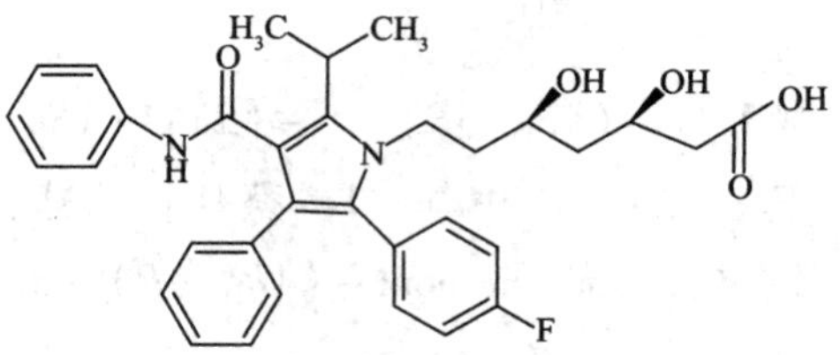

化学名为（3R，5R）- 7 -（2 -（4 - 氟苯基）- 3 - 苯基 - 4 -（苯基氨基甲酰基）- 5 - 异丙基吡咯 - 1 - 基）- 3，5 - 二羟基庚酸，（3R，5R）- 7 -（2 -（4 - fluorophenyl）- 3 - phenyl - 4 -（phenylcarbamoyl）- 5 - propan - 2 - ylpyrrol - 1 - yl）- 3，5 - dihydroxyheptanoic acid。

本品为白色或类白色结晶性粉末，无臭，味苦。在三氯甲烷、乙醚中几乎不溶，极微溶于水，微溶于乙醇或丙酮，易溶于甲醇。熔点 176℃ ~ 178℃。[α]$_D^{25}$ - 7.4℃ C = 1，DMSO）。

本品是全合成的他汀类降血脂药物，因不需在体内活化后直接起效，所以起效比洛伐他汀和辛伐他汀更快，且持续时间较其他同类药物长，在血浆中的半衰期长达 20 ~ 30 小时。

二、苯氧烷酸类药物

内源性胆固醇合成是以乙酸为起始原料，因此设计合成了乙酸衍生物，以寻找可干扰胆固醇的生物合成的降低胆固醇药。20 世纪 60 年代从乙酸衍生物中发现了苯氧乙酸类主要降三酰甘油的药物，并有降胆固醇作用，氯贝丁酯（Clofibrate）是乙酸衍生物中首个问世的药物，但因其不良反应较多，长期使用可致胆结石，因此造成的死亡率甚至超过使用氯贝丁酯后改善冠心病的病死率，目前临床应用较少。为降低氯贝丁酯的不良味觉和副作用，对氯贝丁酯进行结构修饰与改造，获得了氯贝酸铝（降脂铝 Aluminum clofibrafe）、双贝特（Simfibrate）、非诺贝特（Fenofibrate）和苄氯贝特（Beclofibrate）等，降脂铝消除了氯贝丁酯的异味和对胃肠道的刺激作用，双贝特则是氯贝丁酯的前药，降脂作用强于氯贝丁酯，副作用与其相当。

继氯贝丁酯后，有数以百计的具有类似结构的苯氧烷酸类衍生物进入动物和人体试验，有 30 多个药物应用于临床，吉非贝齐（Gemfibrozil）是其中的典型代表，作用强于氯贝丁酯，其特点是可降低三酰甘油 30%～70%、总胆固醇降 15%～30%，降低 VLDL、LDL，同时升高 HDL。可用于各型高脂蛋白血症，也用于伴有糖尿病、高血压的高脂血症患者。普拉贝脲（Plafibride）是氯贝酸的吗啉甲基脲衍生物，是氯贝酸与吗啉甲基脲拼合得到的前药，在体内代谢可分解出的吗啉甲基脲具有抗血小板凝聚作用。甲状腺素（Thyroxine）结构中存在一个手性中心，故存在 L 型对映异构体和 D 型对映异构体。二者均可显著促进胆固醇分解和降低胆固醇的活性。但前者同时可升高基础代谢和心肌代谢作用，因此不利于有心脏疾病患者。后者对基础代谢和心肌代谢的影响很少。二者的活性区别由于其分布不同所致。其他同类药物还有卤芬酯（Halofenate）和利贝特（Lifibrate）。

氯贝丁酯　　　　　　　　　　　　氯贝酸铝

苄氯贝特　　　　　　　　　　　　非诺贝特

普拉贝脲　　　　　　　　　　　　甲状腺素

卤芬酯　　　　　　　　　　利贝特

芳基与羧基之间的氧以硫取代得到的普罗布考（Probucol）及代谢物也有高度活性，因其高脂溶性及抗氧化特性，可防止脂蛋白的氧化变性，减少血脂的形成。普罗布考可使血浆胆固醇下降20%，有阻滞动脉粥样硬化的发展，并促进动脉粥样硬化病变的消退，但对三酰甘油无影响，是治疗原发性高胆固醇血症的药物。

普罗布考　　　　　　　　　　普罗布考代谢物

关于苯氧乙酸类血脂调节药的作用机制，1996年Schoonjoms等提出苯氧基烷酸类衍生物是通过激动核转录因子过氧化物酶增殖活化受体（PPARα），与PPARα结合而改变脂蛋白酯酶（LPL）及载脂蛋白（ApoA-Ⅰ，ApoA-Ⅱ）的基因表达，加速富含三酰甘油脂蛋白的代谢，增加血中HDL浓度，并减少VLDL合成，从而达到减少血浆三酰甘油的作用，是目前降低三酰甘油的首选药物，无降胆固醇作用。

以氯贝丁酯为代表的苯氧乙酸类药物的结构由芳基和脂肪酸两部分组成。

苯氧烷酸类药物的构效关系如下。

（1）分子中羧基或易于水解的酯基是这类药物活性必需结构，有观点认为这部分结构能与羟甲戊二酰还原酶和乙酰辅酶A羧化酶相互作用，也可与甲状腺素及脂肪酸和蛋白质的结合部位作用。

（2）脂肪酸部分的季碳原子不必需，双甲基取代降脂作用最强，但只有一个烷基取代基时也具有降血脂活性。

（3）芳环部分保证药物的亲脂性，增加芳环，活性增强。如苄氯贝特，非诺贝特分别增加一个苄基和苯甲酰基，活性增强。芳基对位的取代基可防止和减慢药物在体内的羟基化代谢而延长作用时间。以烷基、氧基或三氟甲基置换，不影响药物的降脂活性。当取代基为环烷基时，能增强对乙酰辅酶A羧化酶的抑制作用，从而抑制脂肪酸的合成。除对位外可在其他位置取代。

（4）α-碳原子上再引入其他芳基或芳氧基取代的化合物能显著降低三酰甘油的水平。

（5）芳基与羧基之间的氧以硫代替，可以提高降血脂活性。如普罗布考及其代谢物。

氯贝丁酯 Clofibrate

化学名为 2 - 甲基 - 2 - (4 - 氯苯氧基) 丙酸乙酯,2 - mthyl 2 - (4 - chlorophenoxy) propionate,又名安妥明。

本品为无色或黄色的澄清油状液体,有特臭,味初辛辣后变甜;遇光,色渐变深。本品在水中几乎不溶,在乙醇、丙酮、三氯甲烷、乙醚或石油醚中易溶。沸点 148℃ ~ 150℃。遇光,色渐变深,并慢慢分解为对氯苯酚,故应避光保存。

氯贝丁酯的合成方法是:以对氯苯酚与丙酮、三氯甲烷在碱性条件下缩合得对氯苯氧异丁酸,然后酯化得氯贝丁酯。此工艺中的对氯苯酚在缩合反应中反应不完全,故药典规定对氯贝丁酯的相关物质进行限量检查。

本品具有酯的化学特性,在碱性条件下与羟胺反应生成异羟肟酸钾,再经酸化后,加 1% 三氯化铁水溶液生成异羟肟酸铁显紫色,可用于鉴定。

本品有明显的降三酰甘油作用,能抑制肝脏分泌脂蛋白,抑制三酰甘油的合成,还具有降低腺苷环化酶的活性和抑制乙酰辅酶 A 的作用。

本品为前体药物,在体内由酯酶水解生成对氧苯氧异丁酸起效。再与葡萄糖醛酸结合,随尿液排出体外。

吉非贝齐 Gemfibrate

化学名为 2,2 - 二甲基 - 5 - (2,5 - 二甲基苯氧基) 戊酸,2,2 - dimethyl - 5 - (2,5 - xylyloxy) valeric acid。

本品为白色固体,在水中和酸性溶液不溶,易溶于甲醇、乙醇、丙酮及己烷,易溶于碱性溶液,极易溶于三氯甲烷中。熔点 58℃ ~ 61℃。

本品可降低总胆固醇和甘油三酯的水平,减少冠心病的发病概率,特别适用于以 VLDL - 胆固醇、LDL - 胆固醇及甘油三酯的水平升高的高脂血症及糖尿病引起的高脂血症。

本品口服吸收快并完全,1 ~ 2 小时血药浓度达峰值,半衰期为 8.5 ~ 35 小时。进入体内后可被代谢,在尿中原型的排泄仅占 5%,其代谢反应主要发生苯核上,包括甲基被氧化为醇或酸、苯环羟基化等。

本品在肝脏代谢，大约70%的药物经肾脏排泄，以原型为主。用于高脂血症。适用于严重Ⅳ或Ⅴ型高脂蛋白血症、冠心病危险性大而饮食控制、减轻体重等治疗无效者，也适用于Ⅱb型高脂蛋白血症、冠心病危险性大而饮食控制、减轻体重、其他血脂调节药物治疗无效者。

三、烟酸及其衍生物

烟酸（Nicotinic acids）属于维生素 B 族中的一种（维生素 B，或维生素 PP）。Altschul 等人在 20 世纪 50 年代曾发现大剂量的烟酸可降低人体胆固醇的水平，后来又发现烟酸还可有效地降低血清三酰甘油的浓度，降血脂作用与其维生素作用无关，可用于治疗高脂血症。人们发现烟酸类药物可抑制脂肪组织的脂解，使游离脂肪酸的来源减少，从而减少肝脏三酰甘油和 VLDL 的合成与释放；同时烟酸具有扩张血管的作用，因此服用该类药物后会出现面色潮红、皮肤瘙痒等副作用。

因烟酸的刺激性，可将其酯化制成前药如烟酸肌醇（Inositol nicotinate）和戊四烟酯（Niceritrol），进入体内分解释放出烟酸发挥作用。可剂量依赖性地降低血清胆固醇，但对三酰甘油几乎无影响。

在烟酸环上的取代物中，降脂活性最强的是 5 - 氟烟酸，但其降 VLDL 和 LDL 不如烟酸。烟酸还原产物吡啶甲醇，在体内转化为烟酸起作用，不良反应较少。阿昔莫司（Acipimox）是氧化吡嗪甲酸的衍生物，能增加高密度脂蛋白，其降低胆固醇和三酰甘油的作用与烟酸相似，长期服用耐受性较好，能增加 HDL，副作用较少。

烟酸肌醇酯　　　　戊四烟酯　　　　阿昔莫司

近年还出现苯氧乙酸和烟酸结合而成的酯类前药，如依托贝特（Etofibrate）和氯烟贝特（Ronifibrate），这些药物均在体内水解成烟酸和氯贝酸而起双重作用。

依托贝特　　　　　　　　　　　　氯烟贝特

四、胆固醇吸收抑制剂

胆固醇吸收抑制剂（Inhibitors of cholesterol absorbtion）的降脂机制主要是阻止肠道吸收胆固醇，并促使胆固醇的降解，能降低低密度脂蛋白，而对三酰甘油效果不明显，不影响高密度脂蛋白，可与他汀类药物合用。

胆固醇吸收抑制剂可分为单环 β - 内酰胺类和植物甾醇类。单环 β - 内酰胺类的代表药为伊泽替米贝（Ezetimibe），通过与小肠刷状缘膜小囊泡上膜蛋白结合，抑制胆固醇的吸收，减少肠道中胆固醇转运至肝脏，减少胆固醇的储存，并加速血液中胆固醇的清除，因而降低胆固醇水平，临床表现为低密度脂蛋白浓度和总胆固醇浓度降低。

伊泽替米贝

$FM - VP_4$ 是维生素 C - 二氢谷甾醇磷酸酯二钠盐，是一种胆固醇吸收抑制剂。临床前研究显示其具有明显降胆固醇作用，并有抗动脉粥样硬化作用。已进入临床研究。

$R=CH_3,C_2H_5$

FM-VP4

第二节　抗心绞痛药

心绞痛是因冠状动脉粥样硬化（简称冠心病）引起的心肌缺血，导致氧的供需平衡失调，心肌耗氧增加、冠脉供氧不足或血携氧能力降低等原因所致的短暂发作。是冠心病的常见症状。治疗心绞痛的合理途径是增加供氧或降低耗氧。临床的抗心绞痛药主要通过舒张静脉血管，减少回心血量，降低前负荷，或通过舒张外周小动脉，降低血压、减轻后负荷，并降低心室壁肌张力，减慢心率及降低心肌收缩力等作用而降低心肌耗氧量达到缓解和治疗的目的。

常用的抗心绞痛药物有 NO 供体药物、钙通道阻滞剂和 β 受体阻断剂等三类，可单独或合并用药。钙通道阻滞剂将在本章抗心律失常药一节介绍，本节主要介绍 NO 供体药物及 β 受体阻断剂。NO 供体药物可用于预防心绞痛的发作及缓解心绞痛症状，主要为硝酸酯类及亚硝酸酯类；β 受体阻断剂主要用于心律失常、心绞痛、高血压、心肌梗死等心血管疾病。

一、NO 供体药物

在 1980 年之前，NO 一直被认为是一种可污染大气，造成酸雨的"不受欢迎"的小分子。自 1987 年报道 NO 在哺乳动物体内的生物功能以来，NO 的地位发生了根本变化。1992 年 NO 被美国 Science 杂志选为当年的明星分子（Molecule of the year）。1998 年，美国药理学家 Furchgott R. F.、Ignarro L. J. 和 Murad F. 因发现 NO 的心血管系统的信使分子而获诺贝尔生理医学奖。

血管内皮细胞中的一氧化氮合酶（Nitric oxide synthase）在特定条件下（如乙酰胆碱）可使 L - 精氨酸分解产生 NO 和 L - 瓜氨酸。NO 具有很强的扩张血管作用，因此又称为内皮舒张因子。其扩血管的作用机理如图 12 - 5 所示。

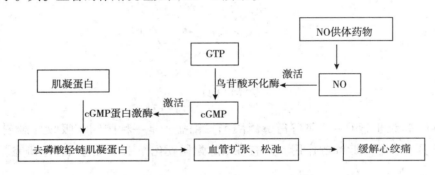

图 12 - 5　NO 及 NO 供体药物作用机制

硝酸酯类在体内先与细胞中的巯基形成 S - NO 化合物，进而分解产生脂溶性的 NO 分子。NO 可激活鸟苷酸环化酶，使 cGMP 水平升高。cGMP 激活 cGMP 依赖的蛋白激酶，进而改变多种蛋白（如心肌蛋白轻链）的磷酸化状态，导致肌凝蛋白轻链去磷酸化，造成在平滑肌收缩过程中的肌凝蛋白不能正常收缩，导致血管平滑肌松弛，使血管扩张。血管扩张特别是静脉血管扩张，可减少回心血量，缩小心室容积，降低心脏负荷，因此降低心肌耗氧；减小心室扩张时的压力，增加心肌供血，缓解心绞痛。NO 供体药物可以补充内源性 NO 的不足，是临床上主要的抗心绞痛药物之一。

硝酸酯与亚硝酸酯是醇或多元醇的硝酸或亚硝酸酯，是最早用于临床的抗心绞痛药物。在 20 世纪 80 年代阐明其作用机制为释放血管舒张因子 NO，从而扩张冠状动脉，适用于各型心绞痛，是治疗急性心绞痛的首选药物。目前用于临床的主要有硝酸甘油（Nitroglycirin）、戊四硝酯（Pentaerythrityl Tetranitrate）、硝酸异山梨酯（Isosorbide Dinitrate）、单硝酸异山梨酯（Isosorbide Mononitrate）等。

硝酸甘油　　丁四硝酯　　硝酸异山梨醇酯　　亚硝酸异戊酯

单硝酸异山梨醇酯　　六硝酸甘露醇酯　　尼可地尔

这类药物存在不稳定，易挥发，易水解，在高纯浓度时，具有爆炸性等共性。

由于该类药物体内通过与平滑肌细胞的"硝酸酯受体"结合，被"硝酸酯受体"的巯基还原成 NO 或 SNO（亚硝巯基）发挥作用，故这类药物在连续使用后，可造成体内"硝酸酯受体"中的巯基耗竭，产生耐药性。如给予硫化物还原剂，能迅速翻转这一耐受现象。若在使用硝酸酯类药物时，同时给予保护性的硫醇类化合物（如1，4 - 二巯基 - 2，3 - 丁二醇），可减少耐药性。

此类药物口服吸收较好，其药物代谢动力学特点是吸收快，起效快。经肝脏首过效应后大部分被代谢，因此血药浓度极低。本类药物在肝脏被谷胱甘肽、有机硝酸酯还原酶降解，脱去硝基成为硝酸盐而失效，并与葡萄糖醛酸结合，经肾排出体外。主要为肾脏排泄，其次为胆汁排泄。硝酸酯类药物的起效时间、最大有效时间和作用时程见表12 - 1。

表12 - 1　硝酸酯类药物的起效时间、最大有效时间和作用时程的关系

药物	起效时间（min）	最大有效时间（min）	作用时程（min）
亚硝酸异戊醇	0.25	0.5	1
硝酸甘油	2	8	30
硝酸异山梨醇酯	3	15	60
四硝酸赤藓醇酯	15	32	180
硝酸异戊四醇酯	20	70	330

斯得酮亚胺，噁三唑类化合物和吗多明（Molsidomine）均属于非硝酸酯类药物（也称潜在 NO 供体药物）。以吗多明为例，其 NO 的释放机制如下：

硝普钠（Na$_2$Fe（CN）$_5$NO H$_2$O）（Sodium nitroprusside，SNP）则属于过渡金属 NO 络合物。

硝酸异山梨酯　Isosorbide Dinitrate

化学名为1，4：3，6－二脱水－D－山梨醇二硝酸酯，1，4：3，6－dianhydrosorbitol dinitrate，又名消心痛、硝异梨醇。

本品为白色结晶性粉末，熔点68℃～72℃。本品在水中微溶，在乙醇中略溶，在丙酮或三氯甲烷中易溶。本品在室温下较稳定，但摩擦、撞击或受热时会发生爆炸，因此生产时应注意。

硝酸异山梨酯的合成以山梨醇为原料，经硫酸脱水得到脱水异山梨醇，再与硝酸酯化而得。5－单硝酸异山梨醇酯的制备则利用2位的立体位阻相对较小，先选择性2－乙酰化保护，再5－硝化后水解脱保护制得。

本品具有冠脉扩张作用，临床用于缓解和预防心绞痛、冠状循环功能不全、心肌梗死等，其效果优于硝酸甘油，且持续时间长。舌下给药5分钟后即能缓解心绞痛，药效持续时间可达2小时。口服给药30分钟即起效，持续约5小时，为长效的抗心绞痛药。

本品有稳定型和不稳定型两种结晶，药用稳定型结晶。两种晶型除熔点不同外，其他理化性质相同。不稳定型在30℃放置数天可转化为稳定型。本品干燥状态比较稳定，45℃放置数月，室温放置60个月未发生变化，但在酸、碱溶液中易水解，如在0.1mol/L盐酸中100℃加热1小时，可分解25%，在0.1mol/L氢氧化钠溶液中100℃加热1小时，45%分解。

本品口服生物利用度低，仅为3%，多数在胃肠道和肝脏被破坏，半衰期为30分钟，可很快被代谢为2－单硝酸异山梨醇酯和5－硝酸异山梨醇酯，两者均有抗心绞痛活性，半衰期分别为1.8～2小时和5～7.6小时。本品脂溶性大，易透过血－脑屏障，有头痛的不良作用。因此5－单硝酸异山梨醇酯的半衰期更长，脂溶性减小，所以头痛副作用降低。

本品临床用于心绞痛、冠状循环功能不全、心肌梗死等的预防与治疗。

硝酸甘油　Nitrogllycerin

化学名为1，2，3－丙三醇三硝酸酯，1，2，3－propanetriol trinitrare。

本品为浅黄色无臭略带甜味的油状液体，沸点145℃。本品低温下存在两种晶型，一种为稳定双菱型晶体，熔点13.2℃。另一种为不稳定的三斜晶型，熔点2.2℃，后者可转化为前者。

本品略溶于水（1.73mg/ml，20℃），混溶于热乙醇、丙酮、冰醋酸、乙醚、乙酸乙酯、苯、三氯甲烷、苯酚等，溶于乙醇。本品有挥发性，导致损失，也能吸水成塑胶状。具有爆炸性，因此不宜以纯品形式放置和运输。

硝酸酯类药物在中性和弱酸碱性条件下相对稳定，在碱性条件下可迅速水解（S_N2）为醇、β-H消除（E_2）为烯或α-H消除（E_2）为醛。本品加KOH加热水解为丙三醇，再加KHSO$_4$加热可生成恶臭的丙烯醛，可作为本品的鉴别。

本品舌下含服，吸收迅速，可直接进入体循环而避免首过效应，1~2分钟起效，半衰期42分钟。在肝脏经谷胱甘肽还原酶代谢生成二硝酸酯、少量单硝酸酯、甘油和无机盐，其中二硝酸酯仍有扩血管作用，但活性仅为硝酸甘油的1/10。上述代谢物可经尿和胆汁排出体外，也有部分甘油进一步转化为糖原、蛋白质、脂质和核苷参与生理过程，部分甘油被氧化为二氧化碳排出。

二、β受体阻断剂

1959年，James Black认为通过兴奋β受体，可引起的心率和心脏收缩力增加，因而心脏需要更多氧的供给。如有冠状动脉疾病，则不能保证足够的血液供应，即会导致心肌缺氧，发生剧烈心绞痛，通过扩张血管来为心脏提供更多的氧并未获得成功。因此James Black设想通过阻断交感神经，减少心肌耗氧来治疗冠心病，这一设想使发现β受体阻断剂（β receptor antagonists）成为重要研究课题。

异丙肾上腺素具有较强的β受体激动效应，当改变苯环上羟基的位置时，β受体激动作用减弱数十倍。1957年Lilly公司以氯原子置换其酚羟基后得到的3,4-二氯肾上腺素（二氯特诺），具有阻断拟交感神经递质引起的支气管扩张、子宫松弛效应及兴奋心脏效应，但同时有部分β受体激动作用，因而未能用于临床。进一步以碳桥取代两个氯原子得到芳基乙醇胺类丙萘洛尔，β受体阻断活性较强，几无拟交感活性，但有致癌倾向及中枢副作用。

在丙萘洛尔的芳基乙醇胺侧链结构中增加一个氧亚甲基（OCH$_2$）即为芳基氧丙醇胺型β受体阻断剂，其β受体阻断作用比芳基乙醇胺类强，并于1964年开发出第一个几乎无内在拟交感活性和致癌性，至今仍广泛使用的非选择性β受体阻断剂——普萘洛尔（Propranolol）。普萘洛尔是第一个成功用于临床的药物。James Black也因此获诺贝尔奖。β受体阻断剂的发现和应用于心绞痛、心梗、高血压、心律失常等，是20世纪药学进展的里程碑之一。

异丙肾上腺素　　　　　3,4-二氯异丙肾上腺素

丙萘洛尔   普萘洛尔

20 世纪 70 ~ 80 年代，人们对 β 受体阻断剂的研究有了飞速的发展，发明了许多有临床应用价值的 β 受体阻断剂。

β 受体阻断剂对心脏兴奋的抑制作用和对支气管及血管平滑肌的舒张作用，表现为心率减慢，心肌收缩力减弱，心输出量减少，心肌耗氧量下降，临床上广泛用于心绞痛、心律失常、心肌梗死、高血压等疾病，也用于治疗甲状腺功能亢进、肥厚型心肌病、嗜铬细胞瘤、偏头痛、青光眼等。迄今上市的 β 受体阻断剂有 30 多种。

人们对 β 受体亚型的区分与分布也有了新的认识，$β_1$ 受体存在于心脏，$β_2$ 主要分布于血管和支气管平滑肌。且同一器官同时存在 $β_1$ 和 $β_2$ 亚型，如心房存在 $β_1$ 受体和 1/4 的 $β_2$ 受体。而在肺组织中，$β_1$ 与 $β_2$ 受体的比例是 3∶7。

根据 β 受体阻断剂对 β 受体亚型的亲和力不同，可将 β 受体阻断剂分为选择性 β 受体阻断剂、非选择性 β 受体阻断剂和非典型 β 受体阻断剂三种类型。

自普萘洛尔问世以来，先后发明了数以千计的结构类似的药物，这些药物按结构具可分为乙醇胺型和氧代丙醇胺型两种类型。其结构由①取代芳环或芳杂环；②乙醇或氧代丙醇，且醇羟基多为仲醇；③含有较大的烃基的仲胺等三部分组成。其通式为：

Ar—O—（CH₂）ₙ—CH(OH)—CH₂—NH—R   n=0 苯乙醇胺类
                                    n=1 芳氧丙醇胺类

芳香环可为苯环、萘环、芳杂环或稠杂环及脂肪不饱和杂环，芳香环及环上取代基对活性影响不大，可有甲基、氯、甲氧基、硝基等取代基；取代基的位置对 β 受体亚型的选择性存在一定的关系，2，4 - 或 2，3，6 - 取代时，活性最佳；引入酰氨基时，β 阻断作用减弱，但对 $β_1$ 受体的选择性增加，如阿替洛尔。4 位为醚基时，为选择性 $β_1$ 受体阻断剂，如美托洛尔。在苯环引入极性的甲磺酰氨基或乙酰氨基可降低脂溶性，减小副作用。

苯乙醇胺类醇羟基所连手性碳为 R 型时，有较强的 β 受体阻断作用，S 型则 β 受体阻断活性大大降低甚至消失。芳氧丙醇胺类侧链手性碳为 S 型与相当于苯乙醇胺类的 R 型（由于氧原子引入，使基团优先顺序发生改变）。

中间连接部分的氧以硫、次甲基或氮甲基取代，β 受体阻断作用减弱。

取代氨基部分为仲胺，烷基为叔丁基和异丙基取代时活性最强，碳原子数小于 3 或为叔胺时，活性减弱。

芳氧丙醇胺类通过醇羟基或醚氧与受体氮原子上的氢形成双氢键，使芳氧丙醇胺类的结构具有一定的刚性，氮原子与芳环之间的距离正好符合使芳氧丙醇胺类药物与受体间的契合的空间要求。而苯乙醇胺类只能与受体氮原子形成单氢键，使分子具有一定的柔性，芳环与氮原子之间的距离存在一定的可变性。前者与 β 受体契合程度要比后者好，导致芳氧丙醇胺类对 β 受体阻断作用比苯乙醇胺类强。

（一）非选择性 β 受体阻断剂

该类药物是从异丙肾上腺素的结构衍生而来，具芳氧丙醇胺类的基本结构，代表药物是普萘洛尔。其他药物如纳多洛尔（Nadolol）的血浆半衰期较长，被认为与其水溶性有关，适合需长期服药的高血压患者使用。波吲洛尔（Bopindolol），是苯甲酸酯前药，进入体内经水解产生作用，一周给药 1~2 次即可降低血压。此类药物还有噻吗洛尔（Timolol）和吲哚洛尔（Pindolol），噻吗洛尔为活性很高的 β 受体阻断剂，作用强度是普萘洛尔的 8 倍，无内在拟交感活性，也无直接抑制心脏作用及局麻作用。

纳多洛尔   波吲洛尔

噻吗洛尔   吲哚洛尔

　　β 受体阻断剂的抑制心脏副作用与其脂溶性有关，以软药原理在结构的非活性必需部分芳环 4 - 取代碳链末端引入脂肪酸甲酯，得到艾司洛尔（Esmolol），在体内易被血浆酯酶水解，产物只有微弱的活性。艾司洛尔的体内半衰期只有 8 分钟，适用于室性心律失常和急性心肌局部缺血，几乎无副作用。

艾司洛尔

（二）选择性 β_1 受体阻断剂

　　在芳基对位引入侧链，可获得选择性 β_1 受体阻断剂，包括：4 - 胺取代（包括酰胺、脲、磺酰胺等）和 4 - 醚取代两类。

　　第一个选择性 β_1 受体阻断剂是苯氧丙胺类的 4 - 醚取代的美托洛尔（Metoprolol），具有作用强，维持时间长等特点，可用于高血压治疗。比索洛尔（Bisoprolol）、倍他洛尔（Betaxolol）属于 4 - 醚取代类型，对胰腺 β_1 受体抑制较弱，因此特别适合于合并有糖尿病的高血压患者。阿替洛尔（Atenolo）、醋丁洛尔（Acebutolol）和塞利洛尔（Celiprolol）等属于 4 - 胺取代类选择性 β_1 受体阻断剂。阿替洛尔对 β_1 受体的阻断作用选择性较好，无膜稳定作用和拟交感活性，对心脏的选择性强，对血管及支气管影响较小。醋丁洛尔在选择性阻断心脏 β_1 受体同时有一定的拟交感活性或膜稳定作用。塞利洛尔则既是 β_1 受体阻断剂，又是 β_2 受体激动剂。

普拉洛尔   比索洛尔

美托洛尔

倍他洛尔

阿替洛尔

醋丁洛尔

塞利洛尔

（三）非典型的 β 受体阻断剂

非典型的 β 受体阻断剂兼有 α₁ 和 β₁ 受体阻断作用。单纯的 β 受体阻断剂可使外周血管阻力增高，致使肢端循环发生障碍，在治疗高血压时产生阻断作用。故如兼有 α 受体阻断剂作用（扩张血管作用）的 β 受体阻断剂更合适于降压。第一个具有 α₁、β₁、β₂ 受体阻断作用的药物是拉贝洛尔（Labetalol）。其分子结构中存在 2 个手性碳，其 (S, S) 体和 (R, S) 体光学异构体没有活性，(S, R) 体是 α₁ 受体阻断剂，(R, R) 体（即地来洛尔 Dilevalol）的 β 受体阻断活性是 α 受体阻断活性的 3 倍，优点是不产生体位性高血压，但缺点是存在肝脏毒性，因此目前临床应用 4 个旋光异构体的混合物。用于重症高血压和充血性心衰的治疗。

拉贝洛尔

盐酸普萘洛尔　Propranolol Hydrochloride

化学名为 1 – 异丙氨基 – 3 – （1 – 萘氧基）– 2 – 丙醇盐酸盐，1 – isopropylamino – 3 – （1 – naphthyloxy）– 2 – propanol hydrochloride，又名心得安。

本品为白色或类白色的结晶性粉末；无臭，味微甜后苦。本品在三氯甲烷中微溶，在水或乙醇中溶解。熔点为 162℃ ~ 165℃。水溶液为酸性，游离碱的 pK_a（HB⁺）9.5。

普萘洛尔的合成可用 α – 萘酚在氢氧化钾存在下用氯代环氧丙烷经 O – 烃化得 1，2 – 环氧 – 3 – （α – 萘氧）丙烷，再以异丙胺胺化，再与盐酸成盐即得本品。

本品含一个手性碳原子，$S-(-)$体的活性较$R-(+)$体强，药用外消旋体。

本品对热稳定，在碱性条件下较稳定。光可催化氧化，酸性水溶液可发生异丙氨基侧链氧化。本品溶液与硅钨酸试液反应生成淡红色沉淀。本品的杂质主要为α-萘酚，可由生产过程因反应不完全的原料带入和储存过程因分解产生。可用对重氮基苯磺酸检测其限量。

橙红色

本品口服吸收率在90%以上，主要在肝脏代谢，生成α-萘酚，再与葡萄糖醛酸结合而排出，或侧链则经氧化代谢生成2-羟基-3-(1-萘氧基)-丙酸排出。本品易于通过血-脑屏障和胎盘，也可分泌至乳汁。存在个体差异，口服相同剂量的本品，血浆高峰浓度的差异可达20倍！因此临床需个体化给药。

本品是临床常用的β受体阻断剂，对$β_1$和$β_2$受体缺乏选择性。可阻断心肌β受体，减慢心率。抑制心脏收缩力与传导，使循环血量减少，降低心肌耗氧量，无内在拟交感活性。临床上用于心绞痛、窦性心动过速、心房扑动及颤动；也用于期前收缩和高血压的治疗，禁用于支气管哮喘患者。

酒石酸美托洛尔 Metoprolol Tartrate

化学名为1-异丙氨基-3-[对-(2-甲氧乙基)苯氧基]-2-丙醇 $L-(+)$-酒石酸盐，1-(isopropylamino)-3-(p-(2-methoxyethyl)phenoxy)-2-propanol $L-(+)$-tartrate

本品是第一个选择性$β_1$受体阻断剂，属于4-醚取代苯氧丙胺类药物，无任何激动作用。对心脏的$β_1$受体有较高的选择作用，副作用较小。适用于轻中型原发性高血压及心绞痛的预防等，并可减少心肌梗死的危险。

第三节 抗高血压药

如动脉血压长期高于正常血压，不仅能引起头痛、头昏、心悸等症状，甚至可能发生出血性脑卒中、心肌梗死、心力衰竭和脑血栓等并发症，导致患者死亡或偏瘫。

高血压又分为原发性高血压及继发性高血压，前者约占90%，病因不明，并伴有症状性高血压的疾病如肾动脉狭窄、嗜铬细胞瘤、原发性醛固酮增多症和妊娠中毒症等。后者占5%～10%，是某些其他疾病的一种表现。一般高血压患者的降压目标是＜18.6/12.0kPa（140/90mmHg），≥65岁的老年人降压目标是＜19.95/12.0kPa（150/90mmHg）；糖尿病、肾脏病和冠状动脉性心脏病的患者降压目标为＜17.29/12.0kPa（130/90mmHg）；对高危患者应个体化治疗。通过如限盐、戒烟、减重、限酒、增加钾摄入量及体力活动等。而过高的血压必须通过药物控制，使之维持在正常的水平，同时可使受损靶器官逆转并纠正异常的病理生理改变。也就是说抗高血压药不仅以降压为目的，同时保护靶器官（心、脑和肾）不受损伤。

血压的高低与血容量、外周阻力及心排血量等有关，通过交感神经和肾素－血管紧张素－醛固酮系统调节。抗高血压药物可通过影响一个或几个生理环节而发挥降压效应。因此根据其作用机制，抗高血压药可分为以下几种类型：①作用于自主神经系统的药物，包括β受体阻断剂、神经节阻断剂、外周α₁受体阻断剂、中枢α₂受体激动剂；②影响肾素－血管紧张素－醛固酮系统的药物，包括血管紧张素转换酶抑制剂及血管紧张素Ⅱ受体抑制剂；③作用于离子通道的药物；④利尿药及其他药物。各抗高血压药物及其作用部位见图12－6。

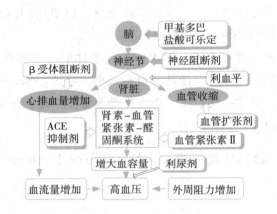

图12－6 抗高血压药物的作用部位

一、作用于自主神经系统的药物

作用于自主神经系统的药物（Drugs acting on the antagonistic system）主要包括作用于中枢交感神经系统和外周交感及副交感神经系统的药物。

（一）作用于中枢神经系统的药物

作用于中枢神经系统的药物是通过激动中枢α₂肾上腺素受体和咪唑啉受体，导致去甲肾上腺素释放减少，使心率减慢、血管平滑肌松弛，血压下降。此类药物有较高的脂溶性，可通过血-脑屏障，产生中等强度的降压作用。主要代表药有甲基多巴（Methyldopa）和盐酸可乐定（Clonidine hydrochloride）、胍那苄（Guanabenz）和胍法辛（Guanfacine）等，通过选择性的激动延髓孤束核次级神经元突触后膜的 α_2 受体和延髓腹外侧网状结构的 I1 咪唑啉受体，使外周自主神经活性降低，从而导致血压下降。甲基多巴为前药，体内经酶作用产生 (1S, 2R)-1-羟基去甲肾上腺素，后者通过激动 α_2 受体，抑制交感神经冲动的传出而起效。

甲基多巴　　　　盐酸可乐定　　　　胍那苄　　　　胍法辛

（二）作用于神经节的药物

神经节阻断药即 N_1 受体阻断剂，为早期的抗高血压药物，可阻断神经冲动的传导，引起血管舒张、血压下降，如美卡拉明（Mecamylamine）、六甲溴铵（Hexamethonium Bromide）、潘必啶（Pempidine）等，这类药物多是体积较大的胺类和季铵类。

本类药物的作用强而可靠，但无选择性，对肾上腺素能神经和胆碱能神经均产生阻断作用，故副作用多，如口干，便秘，排尿困难和视力模糊等。现已较少使用。

美卡拉明　　　　六甲溴铵　　　　潘必啶

（三）作用于交感神经末梢的药物

从植物萝芙木根中提取分离得到利血平（利舍平，Reserpine）是第一个天然抗高血压药物，通过抑制转运 $Mg^{2+}-ATP$ 酶的活性，使交感神经末梢囊泡内的神经递质释放增加，并阻止交感神经递质进入囊泡，导致囊泡内的递质减少并可使交感神经的传导受阻而产生降压作用。且降压作用缓慢、温和而持久，同时能进入中枢神经系统，耗竭中枢的去甲肾上腺素和 5-羟色胺神经递质，因此可以治疗某些精神病。常与肼屈嗪、氢氯噻嗪合用，以增加疗效。

R=H 地舍平

R=OCH_3 利血平

作用于交感神经末梢的药物还有胍乙啶（Guanethidine）及类似物胍甲啶（Guanzodine）和胍那决尔（Guanadrel），进入神经细胞囊泡取代去甲肾上腺素，适用于中至重度的高血压，作用较强，可出现体位性低血压等副作用，现已少用。

胍乙啶　　　　　　　　　胍甲啶　　　　　　　胍那决尔

利血平　Reserpine

化学名为 18β - (3, 4, 5 - 三甲氧基苯甲酰氧基) - 11, 17α - 二甲氧基 - 3β, 20α - 育亨烷 - 16β - 甲酸甲酯, 18 - (3, 4, 5 - trimethoxybenzoyloxy) - 11, 17 - dimethoxy - 3β, 20α - yohimban - 16β - carboxylic acid methyl ester, 又名蛇根碱、血平安、利舍平。

本品为棱柱形结晶, 在水、甲醇、乙醇、乙醚等几乎不溶, 微溶于丙酮, 易溶于三氯甲烷。利血平具有旋光性 [α] - 115° ~ 131° (CHCl$_3$); 具有弱碱性, pK_b 6.6。熔点 264℃ ~265℃。

本品 C$_{15}$ - H, C$_{20}$ - H 和 C$_{17}$ - OCH$_3$ 为 α - 构型, C$_{16}$ 和 C$_{18}$ 的酯基则为 β 构型。

本品在光和热的影响下, 3β - H 可发生差向异构化, 生成无效的 3 - 异利血平。本品及其水溶液都比较稳定, 最稳定的 pH 为 3.0。但在酸、碱条件下, 水溶液可发生水解, 碱性时两个酯键水解生成利血平酸, 仍有抗高血压活性。本品在光和氧的作用下发生脱氢氧化, 生成无效的 3, 4 - 二去氢利血平及 3, 4, 5, 6 - 四去氢利血平, 前者呈黄绿色荧光, 后者具有蓝色荧光, 并进一步氧化生成无荧光的褐色和黄色聚合物, 故应在避光、密闭和干燥的条件下保存。

利血平酸　　　　　　3, 4—二去氢利血平　　　3, 4, 5, 6—四去氢利血平

利血平分子中有 6 个手性碳, 全合成困难, 1958 年被有机合成大师 Woodward 全合成成功, 被认为天然产物全合成的成功范例。

本品用于早期轻度高血压。重症高血压, 与肼屈嗪、氢氯噻嗪等合用, 可增加疗效。本品因有安定作用, 故对老年和有精神病症状的患者尤为适宜。我国研制的降压 0 号为复方制剂 (复方利血平氨苯蝶啶片), 含氢氯噻嗪, 氨苯蝶啶, 硫酸双肼屈嗪和利血平等成分。可产生协同叠加的降压作用, 副反应可相互抵消。

（四）肾上腺素受体阻断剂

1. α₁ 受体阻断剂 α₁ 受体阻断剂可选择性地阻断与血管收缩有关的 α₁ 受体，导致血压下降。该类药物常用于改善微循环，治疗外周性血管痉挛性疾病及血栓性疾病等。代表药物有短效的酚妥拉明（Phentolamine）和妥拉唑啉（Tolazoline）以及长效的酚苄明（Phenoxybenzamine）。酚妥拉明和妥拉唑啉为咪唑啉衍生物，结构与去甲肾上腺素相似，与 α 受体为竞争性的结合。上述药物对 α₁ 受体和 α₂ 受体无选择性，有拟交感作用、拟副交感神经作用和组胺作用，可刺激胃肠道平滑肌释放组胺，导致胃酸分泌等副作用。称为经典的 α 受体阻断剂。

| 酚妥拉明 | 妥拉唑啉 | 酚苄明 |

非竞争性的 α 受体阻滞剂酚苄明是 β－氯乙胺衍生物，是一种高反应活性的烷化剂。在生理 pH 时，可产生活性很强的乙撑亚胺离子，通过与氮芥类似的作用机理，与受体共价结合，对 α 受体产生烷化作用，故作用较持久，且毒性大。

20 世纪 60 年代后期发展起来的选择性 α₁ 受体阻断剂，能选择性地阻断血管平滑肌上的 α₁ 受体而不影响 α₂ 受体，能松弛血管平滑肌，产生降压作用。与经典的 α 受体阻滞剂不同，该类药物不引起反射性心动过速，副作用小，口服有效。该类药物还可用于治疗良性前列腺增生导致的排尿困难。代表药物有哌唑嗪（Prazosin）及其衍生物，如特拉唑嗪（Terazosin），多沙唑嗪（Doxazosin）和曲马唑嗪（Trimazosin）等，均为 2－哌嗪－4－氨基－6，7－二甲氧基喹唑啉的衍生物，作用机制也相似。

| 哌唑嗪 | 特拉唑嗪 |

| 多沙唑嗪 | 曲马唑嗪 |

2. β 受体阻断剂 β 受体阻断剂均有良好的抗高血压作用，该类药物主要通过阻断心肌 β₁ 受体，减少心输出量，降低血压，同时也间接地抑制肾素分泌、降低外周交感神经活性而发挥降压作用。临床常用的 β 受体阻断剂有普萘洛尔、美托洛尔和阿替洛尔等，用于轻、中度高血压，对高血压伴有心绞痛的患者可减少发作。选择性 β₁ 受体阻断剂的作用优于非选择性 β 受体阻断剂，且副作用小。重要药物见抗心绞痛药一节。

（五）直接松弛血管平滑肌的药物

血管扩张药物直接作用于外周小动脉平滑肌，扩张血管，降低外周阻力，使血压下降。早期用于临床的苯并哒嗪类药物肼屈嗪（Hydralazine）及类似物双肼屈嗪（Dihydralazine），具有中等强度的降压作用，其特点为舒张压下降较显著，并能增加血流量。作用缓慢持久，适用于肾功能不全的高血压患者。布屈嗪（Budralazine）用于原发性高血压，与肼屈嗪相比，作用时间长，对心脏的刺激作用弱。

肼屈嗪   双肼屈嗪   布屈嗪

苯并哒嗪类药物作用于 ATP 敏感钾通道，通过激活该通道引起血管平滑肌细胞超极化，使细胞内钾离子外流，延长钾通道的开放，因此松弛血管平滑肌，对动脉的松弛作用比对静脉的作用更强。

该类药物胃肠道吸收较好，代谢反应有乙酰化、羟基化和葡萄糖醛酸轭合反应等，其乙酰化受基因调控，有快乙酰化和慢反应两种，因此应依据其代谢速度调整剂量。

米诺地尔（Minoxidil）又名长压定，体外无药理活性，口服经胃肠道吸收，再在肝脏中经转磺酶（sulfotranaferase）代谢为活性代谢物米诺地尔硫酸酯，使血管平滑肌细胞上的 ATP 敏感性钾通道开放，发挥降压作用。30 分钟内起效，2~8 小时达峰，可持续 2~5 天。代谢为 N－O－葡萄糖醛酸化物则失活。其副作用之一是多毛症，原因是激活调解毛发杆蛋白基因而促进毛发杆的生长和成熟。已有将米诺地尔作为治疗男性脱发外用药的报道。

米诺地尔（前药）   活性形式   失活

吡那地尔（Pinacidil）属于氰胍类钾通道开放剂，为高效血管扩张药，其降压作用强于哌唑嗪。为三取代胍，取代基分别为吡啶基、氰基和烷基。吡那地尔结构有一个手性碳原子，活性型 R 型，药用外消旋体。

吡那地尔

二、影响肾素－血管紧张素－醛固酮系统的药物

在体内众多的神经体液调节机制中，植物性神经系统、肾素－血管紧张素－醛固酮系统（RAS）以及内皮激素系统对血压的调节起着关键的作用。肾素是一种蛋白水解酶，可使血管紧张素原（由 453 个氨基酸组成的糖蛋白）水解为无活性的血管紧张素 I（Angiotensin Ⅰ，Ang Ⅰ，10 肽），AⅠ在血管紧张素转化酶（ACE）的作用下，形成血管紧张素Ⅱ（Angiotensin Ⅱ，Ang Ⅱ，8 肽），Ang Ⅱ与 Ang Ⅱ受体结合后，产生很强的血管收缩作用，使血压升高，并刺激肾上腺皮质合成并分泌醛固酮增加，因而使血容量增大，血压升高。

从抗高血压药物设计的角度出发，阻断 RAS 级联反应的几个部位如：①肾素释放；②血管紧张素Ⅰ的形成；③血管紧张素Ⅱ的形成；④Ang Ⅱ与受体的结合等环节均可降低血压。因此有肾素抑制剂、ACE 抑制剂和血管紧张素Ⅱ受体阻断剂等几类。

肾素抑制剂可抑制肾素活性，可避免生成 Ang Ⅰ，进而阻断 Ang Ⅱ的生成，但存在口服活性差、副作用大、结构复杂、快速代谢等缺点，阻碍了其临床应用。本节主要介绍 ACE 抑制剂和血管紧张素Ⅱ受体阻断剂。

（一）血管紧张素转化酶抑制剂（ACEI）

ACEI 通过抑制 ACE，使 Ang Ⅱ合成受阻，Ang Ⅱ减少，血管舒张，血压下降。

ACEI 的研究开发始于 20 世纪 70 年代，1971 年从巴西蛇毒中分离得到的替普罗肽（Teprotide），结构为谷 – 色 – 脯 – 精 – 脯 – 谷 – 亮 – 脯 – 脯（Glu – trp – pro – arg – pro – glu – leu – pro – pro），为 9 肽化合物，口服无效。

为了寻找结构简单、稳定且口服有效的药物，通过对替普罗肽及 ACE 作用部位的分析，同时借鉴羧肽酶 A 抑制剂研究的经验，合成了一系列化合物进行活性筛选及构效关系研究，进一步研究发现，这些蛇毒和 50 多个类似物中，只有在 C 端的氨基酸序列为亮 – 脯 – 脯、色 – 丙 – 脯、苯丙 – 丙 – 脯时，对 ACE 才产生最大抑制作用。受羧肽酶 A 抑制剂启发，首先合成琥珀酰脯氨酸作用弱，后发现模拟 C 端二肽结构的 *D* – 甲基琥珀酰脯氨酸活性提高 15 ~ 20 倍。

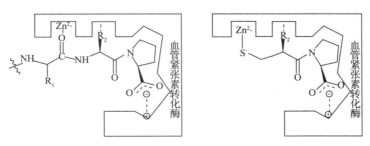

琥珀酰脯氨酸　　　D–甲基琥珀酰脯氨酸

1977 年，Ondetti 根据 ACE 底物化学结构推测出 ACE 活性部位模型，揭示 ACE 是一种含 Zn^{2+} 的蛋白质，Zn^{2+} 位于酶活性中心。因此以与 Zn^{2+} 亲和力更大的巯基取代羧基，得到巯基烷酰基脯氨酸即卡托普利（Captopril），卡托普利与 ACE 结合遵循"四点"结合模式：即 α – 甲基丙酰基与受体结合位点 S_1 结合、脯氨酸吡咯环与受体 S_2 结合位点结合、脯氨酸羧基则与 ACE 正电中心 S_3 结合、巯基或羧基与 Zn^{2+} 结合，见图 12 – 7。卡托普利对 ACE 的抑制活性可增强 1000 倍，并且可以口服，可用于不同类型的原发性高血压。于 1981 年首先在美国上市。

图 12 – 7　替普罗肽及卡托普利与 ACE 亲合模型

临床使用卡托普利发现少数患者出现皮疹和味觉消失，蛋白尿现象，可能与分子中的巯基有关。为克服这些缺点，对卡托普利进行结构改造，改造卡托普利结构得到近 100 种药物，包括卡托普利的前药及含二元羧酸类、含次磷酸酯的化合物等。已有 20 多种用于临床。

1984 年美国上市的依那普利（Enalapril）属二元羧酸类的前体药物，需在体内水解后发挥作用，起效较慢，作用持久，副作用小，活性比卡托普利强，皮疹及味觉丧失发生率较低。而 1987 年美国上市的赖诺普利（Lisinopril）的水溶性较好，也具有长效的特点，可不经代谢，完全由肾脏排泄。用于原发性高血压和充血性心力衰竭。

依那普利　　　　　　　　赖诺普利

阿拉普利（Alacepril）于 1988 年日本上市，为卡托普利的硫酯类前药，体内活性强于卡托普利或与之相当，副作用降低。佐芬普利（Zofenopril）于 2001 年意大利上市，也是含有巯基的 ACE 抑制剂，由意大利 Enarini 公司开发，用于轻中度原发性高血压及急性心肌梗死的患者。本品口服吸收快且完全，几乎完全转化为活性物佐芬普利拉，长效。

阿拉普利　　　　　　　　佐芬普利

在结构中引入不同的环系，与酶的结合能力增强，并且在吸收、蛋白结合、排泄以及作用时间和剂量等方面都有较好的改善。如雷米普利（Ramipril）的特点是起效快，作用持久，毒副作用小，药用剂量小，是长效、高效抗高血压药物。其他 ACEI 的结构如下。

雷米普利　　　　　　　　莫昔普利

喹那普利　　　　　　　　群多普利

螺普利

贝那普利

培哚普利

地拉普利

具有不同环系的上述药物，体内的结合能力和作用增强，也影响其吸收、排泄、达峰时间、作用持续时间以及剂量。

研究发现次膦酸类化合物与二元羧酸类相似的方式，通过以磷酰基与 ACE 酶的锌离子结合。福辛普利（Fosinpril）为前药，经肠壁和肝脏的酯酶催化，形成活性的福辛普利拉（Fosinoprilat）而发挥作用。结构中的酰氧烷基可改善脂溶性，提高生物利用度。福辛普利拉的作用强度优于卡托普利，但不如依那普利拉。福辛普利可经肝或肾双通道代谢而排泄，故特别适用于肝或肾功能不良的高血压患者使用。如肝功能不佳，在肾代谢，如肾功能损伤，则在肝代谢，故无蓄积毒性。

福辛普利

福辛普利拉

卡托普利 Captopril

化学名为 1-［（2S）-2-甲基-3-巯基-1-氧代丙基］-L-脯氨酸，1-［（2S）-2-methy-3-mercapto-1-oxopropyl］-L-proline，又名巯甲丙脯酸。

本品为白色或类白色结晶性粉末；有类似蒜的特臭，味咸。本品在水中溶解，在甲醇、乙醇或三氯甲烷中易溶。熔点 104℃～110℃，还存在不稳定的晶型，熔点 84℃～86℃，低熔点晶型在醋酸丁酯中回流，能定量地转化成高熔点晶型。本品具酸性，pK_{a_1}（COOH）3.7，pK_{a_2}（SH）为 9.8。

卡托普利的合成为硫羟乙酸与2-甲基丙烯酸加成得2-甲基-3-乙酰巯基丙酸,再与氯化亚砜反应生成2-甲基-3-乙酰巯基丙酰氯,与L-脯氨酸反应得乙酰卡托普利的 R,S 体和 (S,S) 体的混合物,以二环己基胺做拆分剂,利用 (R,S) 体与 (S,S) 体在硫酸氢钾中溶解度的不同而将其分离得到的 (S,S) 体,最后经碱催化水解脱保护基得本品。

本品有两个手性中心,均为 S 构型,具左旋光性,比旋度 $[\alpha]_D^{25}$ 为 $-126° \sim 132°$。

本品固体稳定性好,但其水溶液不稳定,可发生脱氢氧化反应,氧化为二硫化物。氧化受 pH、金属离子以及本身浓度的影响。pH < 3.5,浓度较高时较稳定,而过渡金属离子如铜离子、铁离子则催化上述氧化。因此可采用增大浓度,加入络合剂和抗氧剂等措施防止氧化。在剧烈的条件下,酰胺键也可水解。

本品的水溶液可使碘试液褪色(SH),可用于鉴别。

本品是第一个可口服的合成的非肽类血管紧张素转化酶抑制剂,可降低醛固酮分泌,影响钠离子的重吸收,降低血容量。并具有舒张外周血管作用。使用本品后无反射性心率加快,不减少脑、肾的血流量,无中枢副作用,无耐受性,停药后也无反跳现象。少数人使用本品有皮疹、嗜酸粒细胞增高、味觉障碍及蛋白尿等副作用,可能与其结构中的巯基有关。

将结构中 L-脯氨酸用 D-脯氨酸置换,活性大大降低,将-SH 酯化后,可使脂溶性增加,有利吸收,不良反应降低。脯氨酸吡咯环 3-位上引入亲脂性基团,可增强活性,延长作用时间。

马来酸依那普利　Enalapril Maleate

化学名为 $N-[(S)-1-乙氧羰基-3-苯丙基]-L-丙氨酰-L-脯氨酸顺丁烯二酸盐,$N-[(S)-1-ethoxycarbonyl-3-phenylpropyl]-L-alanyl)-L-proline$ (Z)-butenedioate salt,又名苯酯丁脯酸。

本品为白色或类白色结晶性粉末,无臭,微有引湿性。在三氯甲烷中几乎不溶,在乙醇或丙酮中微溶,在水中略溶,易溶于甲醇。含有三个手性中心,均为 S 构型。

本品是依那普利拉(Enalaprilat)的乙酯类前体药物,具有长效特点。口服生物利用度高，在体内经代谢活化，水解生成具活性的二酸形式依那普利拉起效。而依那普利拉则不能口服，只能静脉注射。

本品降压作用比卡托普利强，皮疹与味觉障碍等副作用也相对较少。给药简单方便（一日 1 次），血压下降平稳、可 24 小时有效控制血压。

与卡托普利一样，固体状态的依那普利马来酸盐非常稳定，室温贮存数年不降解，其水溶液则可水解为依那普利拉和双酮吡嗪衍生物。

依那普利拉　　　　　　　　　　　　　　双酮吡嗪衍生物

（二）血管紧张素 II 受体阻断剂

血管紧张素 II（Ang II）受体阻断剂为一类新的降血压药物，通过阻止 Ang II 与 Ang II 受体作用，使血管扩张，血压下降，血管紧张素转化酶抑制剂和血管紧张素 II 受体阻断剂两类药物均为目前临床应用的一线抗高血压药。具有降压作用好，副作用小，安全可靠，且无首剂效应等特点，因此更易为高血压患者，特别是老年患者所接受，被誉为 20 世纪 90 年代心血管药物的里程碑。

Ang II 受体主要有 AT_1 和 AT_2 两种亚型。其中 AT_1 亚型主要分布于心、脑血管及肾脏等部位，参与心肌、平滑肌收缩，调节醛固酮分泌等。AT_1 受体阻断剂与 ACEI 比较，具有作用更专一，副作用更小的特点，因 ACE 除作为血管紧张素转化酶外，还参与降解其他如缓激肽，内啡肽等的降解，因此可引起血管水肿、干咳等副作用。

1976 年发现 1-苄基咪唑-5-乙酸衍生物在体外能阻断大鼠中分离出来的 Ang II 受体，作用弱，但选择性较好。1988 年 Wong 首次发现联苯四唑类化合物能选择性阻滞 AT_1 受体。并从该系列化合物中发现了选择性高、可口服的氯沙坦（Losartan），其钾盐于 1995 年美国食品药品管理局（FDA）批准上市，并成为第一个非肽类选择性 Ang II 受体阻断剂。

血管紧张素 II 受体阻断剂可分为肽类和非肽类两类。

继氯沙坦后，已先后有替米沙坦（Telmisartan）、坎地沙坦（Candesartan）、缬沙坦（Valsartan），伊贝沙坦（Irbesartan）及依普沙坦（Eprosartan）等沙坦类药物上市。坎地沙坦酯为双酯前药，可改善原药的吸收及生物利用度，为长效降压药。

1-苄基咪唑-5-乙酸　　　　　　　　　　　坎地沙坦酯

缬沙坦

伊贝沙坦

替米沙坦

依普沙坦

氯沙坦 Losartan

化学名为 2 - 丁基 - 4 - 氯 - 5 - (羟甲基) - 1 - ((2' - (1H - 四氮唑 - 5 -) 联苯基 - 4 -)甲基) 咪唑，2 - butyl - 4 - chloro - 1 - (p - (2' - 1H - tetrazol - 5 - ylphenyl) benzyl) imidazole - 4 - methanol。

本品结构由三部分构成：四氮唑环、联苯及咪唑环，咪唑环 2 位有一个丁基，4 位 Cl 取代，5 - 位有一个羟甲基，四氮唑环上 1 位 N 原子有一定酸性，可与碱成盐。本品为中等强度的酸，其 pK_a 5 ~ 6，常以氯沙坦的钾盐药用。

氯沙坦的制备有多种方法，可将其分子分成即联苯片段、咪唑片段和四氮唑片段等三部分，合成时可先将联苯部分与咪唑片段或四氮唑片段连接，然后再连接第三部分即得。

本品口服吸收良好，不受食物影响，蛋白结合率达 99%，不易透过血 - 脑屏障，经肝脏产生活性代谢物 EXP - 3174 为非竞争性 AT$_1$ 受体阻断剂，其作用为氯沙坦的 10 ~ 14 倍，因此服用氯沙坦所引起的综合性心血管效应归因于氯沙坦及其代谢物，因此，氯沙坦也可看作前体药物。

氯沙坦　　　　　　　　　　　　　　EXP-3174

本品能有效控制血压，且无乏力、疲倦、尿酸水平增高和踝关节水肿等不良反应。可用于肾功能损害者，可改善胰岛素敏感性，对 2 型糖尿病肾病具有良好作用，用药后可明显减少恶性肾病的发生。

三、作用于离子通道的药物——钙离子通道阻滞剂

有关钙离子通道阻滞剂的介绍见本章第四节。

四、利尿药及其他药物

见第十三章第一节。

第四节 抗心律失常药

心律失常表现为心动规律和频率异常，心房心室异常激活，以致运动顺序发生障碍，有冲动形成障碍和冲动传导障碍或二者兼有等三种情形。其临床表现为心动过缓和心动过速两种。心动过缓、传导阻滞型的心律失常常用阿托品或异丙肾上腺素治疗。本节仅介绍治疗心动过速型心律失常的药物。

静息时心肌细胞内外电位为 $-90mV$，膜内 K^+ 浓度是膜外的 30 倍，Na^+ 则相反，膜外比膜内高约 $10 \sim 20$ 倍。当心肌细胞兴奋时，可发生除极与复极，形成动作电位。可分为 5 相。

0 相：也称为除极，静息电位逐渐减小，膜内电位急剧上升由负变正（可至 +20 毫伏），表现为钠离子快速内流；

1 相：（快速复极初期）膜内电位迅速下降，由 K^+ 的短暂外流所致；

2 相：表现为缓慢复极，电位接近于零，故称平台期。由 Ca^{2+} 及少量 Na^+ 经慢通道内流与 K^+ 外流所致；

3 相：（快速复极末期）膜内电位又迅速下降（膜内电压负值增大），由 K^+ 外流加速所致；

4 相：为静息期，电位恢复到静息电位水平（$\sim 90mV$）是特殊 Na^+ 内流所致。

0 相 ~3 相的时程合称为动作电位时程（Actionpotential Duration APD），从除极开始到电位恢复至 $-60mV$ 至 $-50mV$ 时的过程称为有效不应期（Fffecive Refractory Period ERP），见图 12 - 8。

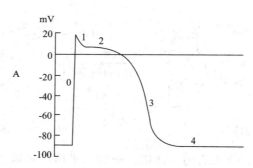

图 12 - 8 心肌动作电位图

抗心律失常药的作用机理：主要通过影响心肌细胞膜的离子通道，影响离子流并改变心肌细胞的电生理特征。按心脏的电生理规律和药物的作用机制不同，1971 年 Vaughan Williams 将抗心律失常药物分为四类：I 类，钠通道阻滞剂；II 类，β 受体阻滞剂；III 类，钾通道阻滞剂；IV 类，钙通道阻滞剂，通过抑制钙离子内流、降低心脏舒张期自动去极化速率，使窦房结冲动减慢。其中 I 类、III 类和 IV 类统称为离子通道阻滞剂（Ion channel blockers）。

一、钠通道阻滞剂

钠通道在维持细胞的兴奋性及其正常生理功能方面的作用十分重要。神经冲动的传导

与动作电位形成与 Na^+ 内流和 K^+ 的外流密切相关，因此 Na^+ 通道是局部麻醉药和抗心律失常药的重要靶点。钠通道阻滞剂（Sodium channels blokers）的作用机制主要是抑制 Na^+ 离子内流，抑制心脏细胞动作电位振幅及超射幅度，使其传导速度减慢，延长有效不应期。根据它们的通道阻滞选择性和通道阻滞特性不同，根据其选择性和阻滞特性不同，I 类药物可分为 I A、I B、I C 等三类。

I A 类阻滞 Na^+ 内流，同时可抑制钾通道，延长有效不应期。例如：奎尼丁（Quinidine）、普鲁卡因胺（Procainamide）等，后者为局部麻醉药普鲁卡因的电子等排体，其抗心律失常作用与奎尼丁相当，口服或注射均较安全，且副作用小。

I B 类阻滞 Na^+ 内流的作用较弱，只对蒲肯野纤维有作用，只用于室性心律失常，属窄谱药。例如：利多卡因（Lidocaine）、妥卡尼（Tocainide）、美西律（Mexiletine）等。

I C 类的 Na^+ 阻滞作用强，可明显影响传导速度，延长有效不应期，属广谱抗心律失常药。例如：氟卡尼（Flecainide）、普罗帕酮（Propafenone）等。

（一）I A 类抗心律失常药

奎尼丁（Quinidine）是最早发现并用于临床的药物，它是从金鸡纳树皮中提取得到的生物碱，主要用于防治室上性心动过速的反复发作。

硫酸奎尼丁 Quinidine sulfate

$$\left[\begin{array}{c} \end{array} \right]_2 \cdot H_2SO_4 \cdot 2H_2O$$

化学名为 (8R, 9S)-6'-甲氧基脱氧辛可宁-9-醇硫酸盐二水合物，(8R, 9S)-6'-Methoxycinchonan-9-ol sulfate dehydrate。

本品为白色细微针状结晶，轻柔，易压缩；无臭，味极苦。微溶于水、乙醇、三氯甲烷或乙醚，在三氯甲烷/无水乙醇（2:1）中易溶，见光变暗，比旋度为 -237°~-244°。

本品分子中有两个碱性中心，奎核的叔氮原子的碱性较强。可与酸制成各种盐类应用，常用的有硫酸盐、葡萄糖醛酸盐、聚半乳糖醛酸盐等。而喹啉环的叔氮的碱性较弱，不易与酸成盐，且不稳定。奎宁的盐都有较好的吸收（可达 95%），由于硫酸盐水溶性小，只适宜于制作片剂。而葡萄糖酸盐则水溶性大、刺激性少，适于制成注射液，但注射液使用较少。

本品代谢主要发生在肝脏，代谢产物主要有 2-羟基奎尼丁、O-去甲基奎尼丁和双氢奎尼丁醇。

2-羟基奎尼丁　　　　O-去甲基奎尼丁　　　　双氢奎尼丁醇

奎尼丁与奎宁为非对映异构体，均有 4 个手性碳，喹核环的两个手性碳的构型相同，C_8，C_9 的构型不同，奎尼丁（8R，9S），右旋；奎宁（8S，9R），左旋；奎尼丁和奎宁均有抗疟作用，但奎尼丁对心脏传导的影响较大，对房颤病人的抗心律失常效力比奎宁和辛可尼丁大 2 倍。奎尼丁抑制钠通道开放，延长通道失活恢复时间，降低细胞膜钠离子通透性。用于治疗阵发性心动过速、心房颤动和期前收缩。但应注意，大量服用本品可发生蓄积中毒。同时本品可抑制地高辛在肾小管的排泄，导致后者在血浆中的浓度增加。因结构中存在 4 个手性碳，故全合成困难，1944 年由 Woodward 首次合成成功。

奎宁（3R，4S，8S，9R）　　　奎尼丁（3R，4S，8R，9S）

盐酸普鲁卡因胺　Procainamide Hydrochloride

化学名为 4 - 氨基 - N - [（2 - 二乙氨基）乙基］苯甲酰胺盐酸盐，4 - amino - N - (2 - diethylaminoethyl) benzamide hydrochloride。

本品为白色或淡黄色结晶性粉末，无臭，有引湿性，本品在乙醚中极微溶，在三氯甲烷中微溶，在乙醇中溶解，在水中易溶。熔点为 165℃ ~ 169 ℃。

本品呈普鲁卡因相似的如芳伯氨和第三胺化学性质，但比普鲁卡因稳定，不易水解。

本品体内代谢主要发生在肝脏，其产物为对氨基苯甲酸和 N - 乙酰基普鲁卡因胺，后者为活性代谢物，这种乙酰化作用受基因调控，存在个体差异。

本品能延长心房的不应期，降低房室的传导性心肌的自律性，对房性早搏、室性早搏、阵发性心动过速及心房颤动疗效较好，对快速型室性和房性心律失常也有疗效。临床常用的制剂有片剂、注射剂。常与奎尼丁交替使用。

（二）ⅠB 类抗心律失常药

ⅠB 类药物的特点是轻度而迅速地阻滞钠通道，并快速解离，决定了该类药物的组织选择性。常用的药物有利多卡因（Lidocaine）、美西律（Mexiletine）及妥卡尼（Tocainide）等。利多卡因也有局麻作用，口服可用于治疗各种室性心律失常，是一种安全有效的药物。妥卡尼用于治疗室性早搏，口服有效，优点是无明显负性肌力作用。

利多卡因　　　　　　　　　　妥卡胺

盐酸美西律　Mexiletine Hydrochloride

化学名为（±）-1-（2，6二甲基苯氧基）-2-丙胺盐酸盐，（±）-1-（2，6-Dimethylphenoxy）-2-propanamine hydrochloride，又名慢心律。

本品为白色或类白色结晶性粉末，熔点200℃~204℃。在乙醚中几乎不溶，在水或乙醇中易溶。游离碱 pK_a 为9.1。

盐酸美西律的合成以2，6-二甲基苯酚与1，2-环氧丙烷作用得1-（2，6-二甲基苯氧基）2-羟基丙烷（Ⅰ），然后与氯化亚砜作用得1-（2′，6′-二甲基苯氧基）-2-氯丙烷（Ⅱ），再与邻苯二甲酰胺钾缩合，经肼解、成盐即得本品。

本品化学结构为氨基乙醇的醚类化合物，含一个手性碳，药用外消旋体。

本品抗心律失常作用与局麻作用与利多卡因相同，适用于各种原因引起的室性心律失常，如室性早搏，心动过速，心室纤颤，特别适用于急性心肌梗死和洋地黄引起的心律失常。

本品口服100%吸收，肝内代谢，3%~15%以原型由肾排泄，大部分经氧化为羟基物。酸性时排泄加快，当尿液 pH 5 升高至8时，血药浓度会显著升高，因此需监控尿液 pH。

（三）ⅠC类抗心律失常药

ⅠC类药物的特点是阻滞钠通道作用明显，对钠通道的三种状态均有阻滞作用，因此对心肌的自律性及传导性有较强的抑制作用。代表药物普罗帕酮（Propafenone）对心肌传导细胞膜有稳定作用，还有一定程度的β受体阻滞活性和钙通道阻滞活性，适用于室性和室上性心律失常。氟卡尼（Flecainide）对治疗期前收缩和室上性心动过速，具有良好的疗效及耐受性，适用于危及生命的室性心动过速患者。

氟卡尼

盐酸普罗帕酮　Propafenone Hydrochloride

化学名为 3 - 苯基 - 1 - [2 - [3 - （丙氨基）- 2 - 羟基丙氧基] 苯基] - 1 - 丙酮盐酸盐，3 - pheny - 1 - [2 - [3 - （propylamino）- 2 - hydroxypropoxyl）pheny - 1 - propanone hydrochloride，又名心律平。

本品为白色结晶性粉末，无臭，味苦。熔点 171℃～174℃。本品在水中极微溶解，在乙醇、三氯甲烷或冰醋酸中微溶。

本品为常用的抗心律失常药，因含有与普萘洛尔等 β 受体阻断剂相似的结构片断，故有一定程度的 β 受体阻断作用和微弱的钙阻断作用。作用于心房，心室激动形成中心以及激动传导系统，并能延长心房、房室结和心室不应期，并提高心肌细胞阈电位。临床上用于治疗室性和室上性心动过速，室性、室上性异位搏动，对由异位刺激或折返机制引起的心律失常有较好的效果。

本品的两个旋光异构体，在药效和药代动力学方面存在差异，两者均具有钠通道阻滞作用，但 S 体对 β 受体阻断作用是 R 体的 100 倍，单次应用 S 体和 R 体时，S 体的代谢清除率大于 R 体。而长期应用消旋体，则 S 体的代谢清除率小于 R 体。二者体内由细胞色素 P450 Ⅱ D6 酶介导氧化代谢，但 R 体对酶的亲和力大于 S 体，因此 R 体竞争性抑制 S 体的体内消除，使 S 体的消除减少，而 R 体的消除增加。

本品口服吸收完全，肝内代谢迅速，代谢产物为 5 - 羟基丙胺苯丙酮，也有抗心律失常作用，约 1% 以原型经尿液排泄。用于室性或室上性异位搏动和心动过速，预激综合征等。与奎尼丁或普鲁卡因胺合用时安全性和耐受性较好。

二、β 受体阻断剂

β 受体阻断剂（β receptor antagonists）通过阻断 β 受体阻断内源性神经递质或 β 受体激动剂的效应，产生对心脏的抑制作用，减弱心肌收缩力，减慢心率，心输出量减少、降低心肌耗氧量，延缓心房和房室结的传导，并舒张支气管、血管平滑肌。临床上用于心律失常、心绞痛以及抗高血压等，应用广泛。普萘洛尔是其典型代表。

三、钾通道阻滞剂

钾通道是最复杂的一大类离子通道，种类很多，存在几十种亚型，广泛分布于各类组织细胞中。很多化合物具有钾通道阻滞作用，如无机离子钙离子、钡离子能致人死亡；某些动物毒素如蝎毒、蛇毒、蜂毒均有很强的钾通道阻滞作用。钾通道阻滞剂（Potassium channels blokers）被称作Ⅲ类抗心律失常药。作用于心肌细胞的电压敏感性钾通道，使 K$^+$ 外流速率减慢使心律失常消失，恢复窦性心率。故钾通道阻滞剂可称为延长动作电位时程药或复极化抑制药。代表药胺碘酮（Amiodarone）为苯并二氢呋喃类化合物，用于心绞痛的治疗，对钾通道有阻滞作用，对钠、钙通道也有一定的阻滞作用，对 α、β 受体也存在非竞争性阻滞作用。索他洛尔（Sotalol）和多菲利特（Dofetilide）则是由苯乙醇胺类 β 受体阻断剂结构中引入甲磺酰胺基得到，是兼有 β 受体阻断作用的钾通道阻滞剂。N－乙酰普鲁卡因胺（N－Acetyl procainamide）是普鲁卡因胺的体内代谢产物，毒性较普鲁卡因胺小，且半衰期长，其结构改造产物司美利特（Sematilide）钾通道阻滞作用强于 N－乙酰普鲁卡因胺。阿齐利特（Azimilide）则为新结构类型的钾通道阻滞剂，能有效防止房颤复发并减少心梗患者的心律失常猝死。

索他洛尔

多菲利特

N－乙酰普鲁卡因胺

司美利特

阿齐利特

对胺碘酮的深入研究和重新评价后发现，它是兼有Ⅰ、Ⅱ、Ⅳ型抗心律失常药特点的Ⅲ型抗心律失常药，可降低房颤的复发率和心律失常的死亡率。有观点认为，同时阻滞一种以上离子通道复合型钾通道阻滞剂，可克服单纯钾通道阻滞剂的致心律失常副作用，因此多离子通道阻滞剂将是新型Ⅲ型抗心律失常药发展方向，其关键是确定对各通道阻滞活性的最佳比例。现已有许多复合型抗心律失常药处于临床研究阶段，相信在不久的将来，将会有更安全有效的能阻滞多离子通道的阻滞剂面世。

盐酸胺碘酮 *Amiodarone Hydrochloride*

化学名为（2－丁基－3－苯并呋喃基）［4－［2－（二乙氨基）乙氧基］－3，5－二碘苯基］甲酮盐酸盐，2－butyl－3－benzofuranyl［4－［2－（diethylamino）ethoxy］－3，5－diiodophenyl］methanone hydrochloride，又名乙胺碘肤酮、胺碘达隆。

本品为白色至微黄色结晶性粉末；无臭，无味。本品在水中几乎不溶，在丙酮中微溶，在乙醇中溶解，在三氯甲烷中易溶。熔点158℃～162℃，熔融时同时分解。

本品能选择性地扩张冠状血管，增加冠脉血流量，降低心肌耗氧量，减慢心律，能延长心肌动作电位时程和有效不应期。本品为广谱抗心律失常药，用于其他药物治疗无效的严重心律失常，如阵发性心房扑动或心房颤动、室上性心动过速及室性心律失常。长期服用，能防止室性心动过速和心室颤动的复发。长期使用本品，有皮肤色素沉积、甲状腺功能紊乱等副作用。

本品口服吸收较慢，生物利用度不高，起效极慢，一般在服药一周后起效，属长效的抗心律失常药物，半衰期长达9.33～44天，一次/日。体内分布广泛，可蓄积在组织与器官，主要代谢物为N－脱乙基胺碘酮，有相似活性。

四、钙通道阻滞剂

Ca^{2+}是心肌和血管平滑肌兴奋－收缩偶联中的关键物质，作为细胞信使，连接细胞内外的兴奋效应。细胞兴奋时，细胞内Ca^{2+}浓度增加，使Ca^{2+}与位于心肌和骨骼肌上的钙结合蛋白或与位于血管平滑肌上的钙调素结合，进而使肌动蛋白上的肌球蛋白的结合位点暴露，并使肌动蛋白与肌球蛋白相互作用，引起肌肉收缩。如细胞内Ca^{2+}浓度下降，则使肌动蛋白与肌球蛋白不能相互作用，肌肉收缩停止。

钙通道可分为电压依赖性和受体操控性两类。电压依赖性钙通道又可进一步分为多种亚型，以L－亚型钙通道最为重要，存在于心肌、血管平滑肌和其他组织中，是细胞兴奋时钙内流的主要途径。L－亚型Ca^{2+}持续时间最长，长达10～20ms，因此L－亚型Ca^{2+}通道又称慢Ca^{2+}内流。产生多种生理效应，也与多种疾病的发病机制有关。

钙阻断剂又称钙通道阻滞剂（Calcium channel blockers），在通道水平上选择性地阻滞Ca^{2+}经细胞膜上的钙离子通道进入细胞内，减少细胞内Ca^{2+}浓度的药物。本节介绍的钙通道阻滞剂的作用靶点即是慢Ca^{2+}内流有关的电压依赖性钙通道。钙阻断剂是20世纪70年代发展起来的，临床主要用于治疗高血压、心绞痛、心律失常、脑血管痉挛、心肌缺血等心脑血管疾病。可分为选择性和非选择性两大类。

（一）选择性钙通道阻滞剂

选择性钙通道阻滞剂分为苯烷胺类（Aralkylamine derivatives）、二氢吡啶类（Dihydropydines，DHP）、苯并硫氮类（Benzothiazepine derivatives）等三类；其中二氢吡啶类钙阻断剂对L－亚型钙通道具有特殊选择性，所以又称二氢吡啶敏感钙通道。

1. 二氢吡啶类钙通道阻滞剂　二氢吡啶类钙通道阻滞剂（Dihydropydine calcium channel blockers）特异性高，具有很强的血管扩张作用，适用于冠脉痉挛、高血压、心肌梗死等，可与β受体阻滞剂、强心苷合用。具有较高的血管选择性；作用于某些特定部位的血管如脑血管或冠状血管，增加这些部位的血流量；改善和增强抗动脉粥样硬化作用以及减少迅速降压激活交感神经的副作用等特点。二氢吡啶类临床应用最广，上市品种多。代表性的药物有硝苯地平（Nifedipine）、尼卡地平（Nicardipine）、尼群地平（Nitrendipine）、非洛地平（Felodipine）、尼莫地平（Nimodipine）、氨氯地平（Amlodipine）、尼索地平（Nisol-dipine）、伊拉地平（Isradipine）、拉西地平（Lacidipine）等，尼卡地平与尼莫地平可选择性扩张脑血管，用于各种缺血性脑血管疾病，如脑梗死后遗症、脑溢血后遗症及脑动脉硬化，尼索地平扩冠作用较强。其结构见表 12-2。

二氢吡啶类结构通式　　　　　　伊拉地平　　　　　　二氢吡啶类的构象

表 12-2　二氢吡啶类钙通道阻滞剂

药物名称	R¹	R²	R³	X
硝苯地平 Nifedipine	CH_3	$COOCH_3$	$COOCH_3$	$2-NO_2$
尼群地平 Nitrendipine	CH_3	$COOCH_3$	$COOCH_2CH_3$	$3-NO_2$
非洛地平 Felodipine	CH_3	$COOCH_3$	$COOCH_2CH_3$	2,3-二氯
尼卡地平 Nicardipine	CH_3	$COOCH_3$	$COOCH_2CH_2N(CH_3)CH_2C_6H_5$	$3-NO_2$
尼索地平 Nisoldipine	CH_3	$COOCH_3$	$COOCH_2CH(CH_3)_2$	$2-NO_2$
尼莫地平 Nimodipine	CH_3	$COOCH(CH_3)_2$	$COOCH_2CH_2OCH_3$	$3-NO_2$
氨氯地平 Amlodipine	$CH_2OCH_2CH_2NH_2$	$COOCH_3$	$COOCH_2CH_3$	$2-Cl$
拉西地平 Lacidipine	CH_3	$COOCH_3$	$COOCH_2CH_3$	丙烯酸叔丁酯基

二氢吡啶类构效关系如下。

（1）二氢吡啶环为活性必需，为吡啶或哌啶则活性消失。

（2）2，6-位取代基多为低级烷烃。

（3）3，5位含酯基是必要的；3，5位的酯基不同时，4位为手性中心，有立体选择性，*R*体钙通道阻滞，*S*体钙通道开放。

（4）苯环若以杂环、环戊基或烷基替代，则活性下降。苯环的邻、间位有吸电子基团时活性好，取代位置与活性的关系是：邻位＞间位＞对位；苯环与二氢吡啶环在空间互相垂直的构象是活性必需。

硝苯地平 Nifedipine

化学名为 2，6 – 二甲基 – 4 – （2 – 硝基苯基） – 1，4 – 二氢 – 3，5 – 吡啶二甲酸二甲酯，2，6 – dimethyl – 4 – （2 – nitrophenyl） – 1，4 – Dihydro – pyridin – 3，5 – dicarboxylic acid dimethyl ester，又名硝苯吡啶、心痛定。

本品为黄色结晶性粉末；无臭，无味；遇光不稳定。本品在水中几乎不溶，在乙醇中略溶，丙酮或三氯甲烷中易溶。本品的熔点 171℃ ~ 175℃。

本品遇光极不稳定，发生分子内部光催化的歧化反应，降解产物硝基苯吡啶衍生物和亚硝基苯吡啶衍生物。后者对人体极为有害，故在生产、贮存过程均应注意避光。

硝基苯吡啶

亚硝基苯吡啶

本品口服吸收较好，生物利用度可达 45% ~ 68%，有首过效应。通常服药后 20 ~ 25 分钟起效，1 ~ 2 小时达最大效应，维持作用 12 小时。在肝脏氧化代谢失活，80% 经肾排泄。

本品可阻滞心肌细胞膜钙通道，降低心肌兴奋 – 收缩偶联中 ATP 酶的活性，使心肌收缩力减弱，降低心肌耗氧量，增加冠脉血流量，并舒张外周血管，降低外周阻力。用于治疗冠心病，缓解心绞痛，用于各型高血压，尤其对顽固性、重度高血压并伴有心力衰竭的高血压有效。

本品不良反应有短暂头痛、面部潮红、嗜睡，其他还包括眩晕、过敏反应、低血压、心悸及有时促发心绞痛发作。剂量过大可引起心动过缓和低血压。

对称 1，4 – 二氢吡啶类钙通道阻滞剂可通过 Hantzsch 反应制得。

不对称的 1，4 二氢吡啶类钙通道阻滞剂的合成通法是以取代苯甲醛与取代乙酰乙酸酯类化合物缩合后再与 β – 氨基巴豆酸酯缩合成环制得。

硝苯地平的合成以 2 - 硝基苯甲醛为原料，与乙酰乙酸甲酯及过量氨水在甲醇中经 Hantzsch 反应一步制得。

苯磺酸氨氯地平　Amlodipine Besylate

化学名为（±）- 2 - [（2 - 氨基乙氧基）甲基] - 4 - （2 - 氯苯基）- 1，4 - 二氢 - 6 - 甲基 - 3，5 - 吡啶二甲酸 - 3 - 乙酯 - 5 - 甲酯苯磺酸盐，（2 - （2 - aminoethoxymethyl）- 4 - （2 - chlorophenyl）- 1，4 - dihydropyridine - 6 - methyl3 - ethyl - 5 - methyl ester benzensulphonate）。

本品为白色或类白色结晶性粉末，无臭，味苦。不溶于乙醇，极微溶于水及异丙醇，易溶于甲醇。遇光不稳定，熔点 178℃～179℃。临床使用的还有马来酸盐。

因 3，5 - 位取代基不同产生手性，氨氯地平临床用外消旋体，左旋体的降压活性是右旋体的 1000 倍，后者几乎无降压活性，且是引起不良反应的真正原因。左旋氨氯地平具有更高效、更安全、更持久（半衰期长达 35～50 小时）、生物利用度更高（近 100%）的优点。可用于抗心绞痛，尤其对冠脉痉挛性心绞痛更有效。

本品在降压的同时可控制心肌缺血，改善心绞痛发生，对心肌无负性肌力作用，所以更适合于对房室传导阻滞伴有高血压的病人，故心力衰竭病人合并患有高血压和心绞痛时，首选本品。

本品口服吸收不受食物影响，血药浓度稳定。主要在肝脏氧化代谢为无活性的吡啶衍生物。

（二）芳烷胺类

芳烷基胺类（Aralkylamine derivatives）药物主要有维拉帕米（Verapamil）、戈洛帕米

（Gallopamil）、依莫帕米（Emopamil）及法利帕米（Falipamil）等。本类药物都具有手性，维拉帕米存在明显的立体选择性，其 *S* 体是首选用于室上性心动过速，*R* 体则用于心绞痛。临床上加弋帕米 *S* 体对心肌和平滑肌的活性强于维拉帕米，依莫帕米 *S* 体的活性优于 *R* 体。

R–（+）–维拉帕米

S–（–）–维拉帕米

依莫帕米

加洛帕米

法利帕米

盐酸维拉帕米　Verapamil hydrochloride

化学名为（±）–α–［3［［2–（3，4–二甲氧基苯基）乙基］甲氨基］丙基］–3，4–二甲氧基–α–2–异丙基苯乙腈，（±）–α–［3［［2–（3，4–Dimethoxyphenethyl）ethyl］methylamino］propyl）3，4–dimethoxyl）–α–2–isopropylphenylacetonitrile hydrochloride，又名异搏定、戊脉安。

本品为白色粉末；无臭。本品在水中溶解，在甲醇、乙醇或三氯甲烷中易溶。熔点 141℃～145℃。

本品 *R* - （ + ）体的活性强于 *S* - （ - ）体，临床上用外消旋体。

本品能抑制心肌及房室传导，选择性扩张冠状动脉，增加冠脉流量。用于治疗阵发性室上性心动过速、急慢性冠状动脉不全或心绞痛，对房室交界的心动过速的疗效也较好。本品副作用较小，偶有胸闷、口干、恶心、呕吐等。静注时可使血压下降，房室传导阻滞及窦性心动过缓。

本品口服吸收完全，有首过效应，生物利用度为 10% ~ 35%，大部分经肝脏代谢，代谢物脱甲基维拉帕米（Gorverapamil）活性仅为原药的 20%。长期服用本品时，其代谢物浓度超过原药浓度而起主要治疗作用。半衰期为 6 ~ 8 小时。

（三）苯并硫氮杂䓬类

苯并硫氮杂䓬类（Benzothiazepine derivatives）是一类可扩张冠脉动脉及侧支循环，有减慢心率作用的钙通道阻滞剂。对 *L* - 钙通道具有选择性作用。主要有地尔硫䓬（Diltiazem）和尼克硫䓬（Nictiazem），可用于各种心绞痛，也用于降血压。

地尔硫䓬　　　　　　　　　　尼克硫䓬

盐酸地尔硫䓬　Diltiazem Hydrochloride

化学名为顺 - （ + ）- 5 - [（2 - 二甲氨基）乙基] - 2 - （4 - 甲氧基苯基）- 3 - 乙酰氧基 - 2，3 - 二氢 - 1，5 - 苯并硫氮杂䓬 - 4（5*H*）- 酮盐酸盐，（cis）- （ + ）- 5 - （2 - （dimethylamino）ethyl）- 2 - （4 - methoxyphenyl）- 3 - acetyloxy - 2，3， - dihydro - 1，5 - benzothiazepin - 4（5*H*）- one hydrochloride，又名硫氮䓬酮。

本品为白色或类白色的结晶或结晶性粉末；无臭，味苦。本品在乙醚或苯中不溶，在水、甲醇或三氯甲烷中易溶。熔点为 207.5℃ ~ 212℃，熔融时同时分解。比旋光度为 +115° ~ 120°。

本品分子结构中有 2 个手性碳，故有 4 个立体异构体。其活性顺序为：cis - d 体 > cis - dl 体 > cis - l 体 > trans - dl 体，以 2*S*，3*S* 异构体冠脉扩张作用较强，临床仅用其顺式 2*S*，3*S* 异构体。

本品为高选择性的硫氮杂䓬类钙通道阻滞剂，具有扩血管作用，特别是对大的冠状动脉和侧支循环均有较强的扩张作用，使冠脉流量增加和血压下降，口服吸收快速完全，但首过效应较高，生物利用度较低。

临床主要用于心绞痛的预防和治疗，特别是变异型心绞痛、冠脉痉挛引起的心绞痛及室上性心律失常的预防。对原发性高血压的疗效中等，其作用缓和、平稳，适合老年高血压患者。长期使用，可预防心血管意外的发生，无耐药性，也无明显的副作用。

本品口服吸收完全，有首过效应，生物利用度仅为 20% ~ 40%，部分药物在肝脏被代谢，95% 在肝脏经氧化失活，经肾排泄，其消除半衰期为 4 ~ 5 小时。地尔硫䓬的主要代谢途径有脱乙酰基，N - 脱甲基和 O - 脱甲基。有报道脱乙酰基地尔硫䓬活性为地尔硫䓬的 25% ~ 50%。

苯并硫氮杂䓬类的构效关系如下。

（1）2 位苯基的 4 位以甲基、甲氧基取代时，有较高的活性，苯环上增加甲氧基的数目，活性则大大降低，以氯或羟基取代，则活性极弱或无活性。

（2）3 位以酰氧基或烷氧基取代时，活性较高，以乙酰氧基或乙氧羰基为最高。

（3）5 位氮叔氮才有活性，仲胺或季铵无活性，5 位氮与侧链氨基氮之间间隔两个碳最佳，延长则活性降低，侧链氨基以二甲氨基最佳。

（4）7 位氢被氯取代活性减小。

（5）顺式 D - 异构体对冠脉扩张具有立体选择性。

非选择性钙通道阻滞剂包括二苯基哌嗪类和普尼拉明类。

二苯基哌嗪类是对血管平滑肌钙通道有选择性抑制作用的钙通道阻滞剂，主要有桂利嗪（Cinnarizine）、氟桂利嗪（Flunarizine）等，主要作用于脑血管和脑细胞，可减轻缺血性脑缺氧引起的脑损伤、脑水肿和代谢异常，并能增加脑血流量，显著改善脑循环。

普尼拉明（Prenylamine）可阻滞钙通道和钠通道，对心脏的作用强于对血管平滑肌的作用，可抑制窦房结及房室结的功能，负性肌力作用较小，用于心绞痛、心肌梗死及冠脉粥样硬化。

苄普地尔（Bepridil）的作用机制与其他钙通道阻滞剂不同，除阻滞电势依赖性 L – 钙通道外，还阻断快速钠通道及受体操控性的钙通道。因此苄普地尔具有抑制心脏传导、延长不应期及 Q – T 间期、减慢心率等作用。临床用于慢性稳定型心绞痛，但由于其存在潜在性不良反应，因此建议用于对其他药物不耐受或未达到最佳回应的病人。可单独使用，也可与 β 受体阻滞剂联合使用。

桂利嗪

氟桂利嗪

苄普地尔

普尼拉明

桂利嗪　Cinnarizine

化学名为 1 – 二苯甲基 – 4 – （3 – 苯基 – 2 – 丙烯基）哌嗪，1 – diphenylmethyl – 4 – （3 – phenyl – 2 – propenyl）– piperazine，又名肉桂苯哌嗪，脑益嗪。

本品为白色或类白色结晶或结晶性粉末；无臭，无味。本品在水中几乎不溶，在沸乙醇中溶解，在三氯甲烷或苯中易溶。熔点 117℃～120℃。

本品属三苯基哌嗪类钙通道阻滞剂，直接作用于血管平滑肌而使血管扩张，能显著改善循环，缓解血管痉挛，同时有预防血管脆化作用。临床适用于脑血管障碍，脑栓塞，脑动脉硬化等症。

第五节 强心药

心力衰竭又称为充血性心力衰竭（Congeotive hearts failure，CHF），表现为慢性心力衰竭，心肌收缩力减弱，心脏不能将血泵出至外周部位，因此无法满足机体代谢需要。心力衰竭的诱发因素较多，如高血压、心肌局部缺血、先天性心脏病及非阻塞性心肌病等。心力衰竭可致血压和肾血流降低，严重时出现下肢水肿、肺水肿以及肾衰竭。

强心药是一类能加强心肌收缩力的药物（正性肌力药），前述的硝酸酯类、血管紧张素转化酶抑制剂等可用于心力衰竭。按其作用途径，强心药可分为：① 抑制膜结合的 Na^+,K^+-ATP 酶的强心苷类如地高辛；② β 受体激动剂如多巴酚丁胺（Dobutamine）；③磷酸二酯酶抑制剂如米力农（Milrinone）；④加强肌纤维丝对 Ca^{2+} 的敏感性的钙敏化药如匹莫苯（Pimobendan）。各类药物的结构和作用机制迥然不同。

一、强心苷类

强心苷（Glycoside）是存在于许多有毒植物中的具有甾体苷元结构特征的苷类药物，例如洋地黄、铃兰毒毛旋花子、黄花夹竹桃等。早在 15 世纪就有人用洋地黄治疗心力衰竭，但强心苷真正应用则始于 19 世纪，是治疗充血性心力衰竭和水肿的主要药物。目前临床上使用的强心苷类药物有洋地黄毒苷（Digitoxin）和地高辛（Digoxin）。此类药物小剂量即有强心作用，能使心肌收缩力加强，但是大剂量时可致心脏中毒而停止跳动。缺点是安全范围小、作用不够强、排泄慢、易蓄积中毒，引发心律失常，不能降低心力衰竭的死亡率，可用钾盐防止或缓解，且必须在住院监测下使用，现只能作为二线心力衰竭药物。这类药物已经使用了数百年，虽做了大量研究，但仍未被新型药物代替。

强心苷的作用机理：心肌细胞质内 Ca^{2+} 是触发心肌兴奋－收缩偶联的关键物质，胞质内游离 Ca^{2+} 与肌钙蛋白（Tropinin）结合，解除肌球蛋白（Tropomysin）对肌动蛋白（Actin）和肌球蛋白（Myosin）相互作用的抑制，从而肌动蛋白在横桥间滑动，化学能转化为机械能。强心苷类药物通过抑制心肌细胞膜上 Na^+,K^+-ATP 酶的活性，使 Na^+-K^+ 交换减少，因膜内 Na^+ 不能泵出，而使膜内 Na^+ 水平升高，进而启动 Na^+-Ca^{2+} 交换系统，促使 Na^+ 外流，Ca^{2+} 内流，膜内胞质内游离 Ca^{2+} 的浓度升高，从而产生正性肌力作用。

强心苷类化学结构由糖苷基和配糖基两部分组成。苷元具有甾体的基本骨架，但其稠合方式与甾体激素类不同，强心苷的稠合方式为：环 A/B、C/D 为顺式稠合，环 B/C 为反式稠合，而甾类激素则为环 A/B 顺或反式稠合，环 B/C、环 C/D 为反式稠合。强心苷这种稠合方式决定其分子形状呈 U 型。

糖苷基的立体结构对活性影响较大，C_{10} 和 C_{13} 的角甲基与 C_3、C_{14} 羟基均为 β－构型，$3-β-$ 羟基活性必需，通过 3 位羟基与配糖基相连接，配糖基部分不具有强心作用，但可影响其药代动力学性质，糖基除葡萄糖外，多为稀有糖如洋地黄毒糖、加拿大麻糖、$L-$ 夹竹桃糖及 $L-$ 鼠李糖等，配糖基多以 $β-1，4-$ 苷键连接，3 位羟基上的糖基越少其强心作用越强；C_{14}，C_{12}，C_{16} 位的羟基则影响脂水分配系数和药动性质，且 C_{14} 羟基常为游离羟基，如为 $C_{14}-α-$ 羟基或脱去 C_{14} 羟基，则活性消失；C17 位的不饱和内酯环是此类药物的主要特征，是活性必需，其构型对活性也有影响，α 型作用减弱或消失。植物来源强心苷通常为五元内酯环（称为卡烯内酯 Cardenolide），动物来源的强心苷则为六元内酯环（蟾二烯羟酸内酯 Bufadienolide），C17 位的不饱和内酯环变为饱和内酯，活性消失。

强心苷水解为苷元后，其水溶性降低，正性肌力作用也明显减弱，因苷元脂溶性增大，易透过血-脑屏障而产生中枢毒副作用，因此苷元不能药用。强心苷类药物结构见表 12-3。

强心苷的结构通式：

表 12-3　强心苷类药物

药物名称	R¹	R²	R³	R⁴
地高辛 Digoxin	三个 β-（1，4）-D-洋地黄毒糖	H	CH₃	OH
洋地黄毒苷 Digitoxin	D-洋地黄毒糖	H	CH₃	H
毛花苷（西地兰）Clanatoside C	D-葡萄糖-β-乙酰基-D-洋地黄毒糖	H	CH₃	OH
毒毛花苷 K Strophanthin K	α-D-葡萄糖-D-葡萄糖-D-加拿大麻糖	OH	CHO	H
铃兰毒苷 Convallatoxin	L-鼠李糖	OH	CHO	H
羊角拗苷甲 Divaricoside	L-夹竹桃糖	H	CH₃	H

强心苷的配糖基结构：

β-D-洋地黄毒糖　　　β-D-葡萄糖　　　β-L-鼠李糖　　　β-D-加拿大麻糖

地高辛　Digoxin

化学名 3β-[（O-2，6-二脱氧-β-D-核-己吡喃糖基-（1→4）-O-2，6-二脱氧-β-D-核-己吡喃糖基-（1→4）-2，6-二脱氧-β-D-核-己吡喃糖基]氧代]-

12β，14β－二羟基－5β－强心甾－20（22）烯内酯，3－〔（O－2，6－Dideoxy－β－D－ribo－hexopyranosyl－（1→4）－O－2，6－dideoxy－β－D－ribo－hexopyranosyl－（1→4）－2，6－dideoxy－β－D－ribo－hexopyranosyl〕oxy〕－12β，14β－dihydroxy－5β－cardenclide－20（22）－enolide，又名狄戈辛。

本品为白色结晶或结晶性粉末；无臭；味苦。本品在水或乙醚中不溶，在三氯甲烷中极微溶解，在稀醇中微溶，在吡啶中溶解。

本品 17 位不饱和五元内酯环上的 α－H 很活泼，与碱性三硝基苯酚试液可形成有色络合物，即为 Bajet 反应，λ_{max}＝495nm，可用于含量测定。

地高辛是常用的强心苷类药物。地高辛在胃肠道中的吸收取决于其脂溶性、溶解度和膜的穿透性。地高辛口服的生物利用度为 60%～80%，治疗血药浓度为 0.5～1.5ng/ml，而中毒血药浓度为 2ng/ml，治疗窗狭窄。本品口服吸收存在个体的差异，故应严格药品的使用剂量并监测其生物利用度，实行个体化给药，以避免中毒。

本品临床上用于治疗急性或慢性心力衰竭，尤其对心房颤动及室上性心动过速。不宜与酸、碱性药物配伍。

二、磷酸二酯酶抑制剂

磷酸二酯酶（Phosphodiesterase，PDE）是催化环磷酸腺苷（cAMP）和环磷酸鸟苷（cGMP）的水解和灭活酶。磷酸二酯酶抑制剂（Phosphodiesterase inhibitors，PDEI）通过抑制环磷酸腺苷和环磷酸鸟苷的水解和灭活，提高环磷酸腺苷和环磷酸鸟苷的水平，而高浓度的环磷酸腺苷可激活多种蛋白酶，使心肌细胞膜上的钙离子通道开放，Ca^{2+} 内流，从而产生正性肌力作用即强心作用。目前已经发现 7 种同工酶，其中 PDE－Ⅲ的活性高、选择性强，位于细胞膜，是心肌细胞降解 cAMP 的主要亚型，因此 PDE－Ⅲ是研究强心药的主要靶点。代表药物有氨力农（Amrinone），米力农（Milrinone），具有对心脏的正性肌力作用，对血管平滑肌和支气管平滑肌有松弛作用，对血小板凝聚也有抑制作用。但也发现这类药物的副作用较多，主要有肝酶异常、血小板下降、心律失常及严重低血压等，使得其应用受到了限制。

氨力农是第一个用于临床的磷酸二酯酶抑制剂，为吡啶联吡啶酮类化合物。米力农是氨力农的替代品，对 PDE－Ⅲ的选择性更高，活性是氨力农的 10～20 倍，不良反应相对较少，但仍存在致心律失常的潜在危险。咪唑酮类衍生物依洛昔酮（Enoximone）是 PDE－Ⅲ强效选择性抑制剂，可长期口服，耐受性良好。匹罗昔酮（Piroximone）为依洛昔酮的类似物，作用比后者强 5～10 倍。

氨力农	米力农	依洛昔酮	匹罗昔酮

三、钙敏化剂

钙敏化剂（Calcium sensitizers）可以增强心肌纤丝蛋白对 Ca^{2+} 的敏感性，不需要提高

细胞内的 Ca^{2+} 浓度即能增强心肌收缩力。多数钙敏化剂都兼有 PDEI 的作用，代表药物是匹莫苯（Pimobendan），属苯并咪唑哒嗪酮衍生物。

匹莫苯

四、β 受体激动剂

心肌上的肾上腺素受体多为 β_1 受体，β_1 受体兴奋时，可产生心肌收缩作用。β_1 受体兴奋，可激活腺苷环化酶，使 ATP 转化为 cAMP，使 cAMP 水平提高，促进 Ca^{2+} 内流，从而增强心肌收缩力，增加心排血量。多巴酚丁胺（Dobutamine）为此类药物的代表。多巴酚丁胺结构中含有一个手性碳，其 $S-(-)$ 体是 α_1、β_1 受体激动剂；$R-(+)$ 体则是 α_1 受体阻断剂，β_1 受体激动效应也仅为 $S-(-)$ 体的 1/10。因此临床使用其外消旋体，α_1 受体的效应可抵消，以减少不良反应。但因多巴酚丁胺在体内可经儿茶酚 $-O-$ 甲基转移酶（Catechol $-O-$ mehtyltransferase，COMT）代谢失活，故只能注射给药。经对多巴酚丁胺的结构修饰与改造，得到异波帕胺（Ibopamine）、地诺帕明（Denopamine）、多培沙明（Dopexamine）及布托巴胺（Butopamine）等可口服。

多巴胺丁胺

异波帕胺

地诺帕明

多培沙明

布托巴胺

其他 β 受体激动剂，主要有扎莫特罗（Xamoterol）和普瑞特罗（Prenalterol）。扎莫特罗具有对心脏选择性兴奋作用，当交感神经功能低下时，可产生正性肌力作用和正性频率作用，而当交感神经亢进时，则产生负性肌力作用。适用于对使用普萘洛尔等其他 β 受体阻断剂可能在休息时产生心肌抑制或心动过速的中速心衰病人。普瑞特罗是选择性的心脏 $β_1$ 受体激动剂，对肺与血管 $β_2$ 受体则无明显兴奋作用，用于治疗伴有心肌梗死的心力衰竭。

扎莫特罗　　　　　　　　　　　　　　　　普瑞特罗

第六节　抗血小板及抗凝药

一、抗血小板药

抗血小板药（Antiplatelet drugs）也称血小板抑制药，即抑制血小板黏附、聚集及释放等，从而防止血栓形成，延长已活化的血小板的生存期，在治疗范围内不产生出血的不良反应。

各种抗血小板药的副作用有所不同，但共同的副作用是出血。因此临床使用时应严格控制用药剂量，并注意其临床适应证和禁忌证，在有外科手术和创伤时应避免使用抗血小板药，一旦遇到上述情况时，应采取输注血小板的止血措施有效止血。

抗血小板药可分为：环氧酶抑制剂（Cyclooxygenase inhibitor）、血栓素合成酶抑制剂（Thromboxane synthetase Inhibitior）、磷酸二酯酶抑制剂、血小板二磷酸腺苷（ADP）受体阻断剂（Platelet diphosphate adenosine receptor antagonist）和血小板 GP Ⅱ b/ Ⅲ a 受体阻断剂（Platelet GP Ⅱ b/ Ⅲ a receptor antagonist）等。其中环氧合酶抑制剂将在第十四章介绍。

目前临床常用的抗血小板药物有奥扎格雷（Ozagrel）、西洛他唑（Cilosrazol）、硫酸氯吡格雷（Copidogrel Sulfate）、盐酸噻氯匹定（Ticlopidine Hydrochloride）和替罗非班（Tirofiban）。

奥扎格雷为白色或类白色结晶性粉末。在水中极微溶。可溶于 DMF 或氢氧化钠。熔点 221℃ ~ 226℃。奥扎格雷属于血栓素合成酶抑制剂，用于治疗急性血栓性脑梗死和脑梗死所伴随的运动障碍。

西洛他唑别名培达、西斯台唑等。为白色至微黄白色结晶或结晶性粉末。在水中几乎不溶，在甲醇、乙醇或乙腈中不溶。熔点 158℃ ~ 162℃。本品是选择性磷酸二酯酶 Ⅲ 抑制剂，可抑制磷酸二酯酶的活性，阻碍 cAMP 的降解及转化，使血小板和血管内的 cAMP 升高，发挥抑制血小板聚集作用。临床用于治疗由动脉粥样硬化、大动脉炎、闭塞性血栓性脉管炎（血栓闭塞性脉管炎）、糖尿病所致的慢性动脉闭塞症；能改善肢体缺血所引起的慢性溃疡、疼痛、冷感及间歇性跛行，并可用于血管成形术、血管移植术、交感神经切除术后的补充治疗，以协助缓解症状、改善循环及抑制移植血管内血栓形成。本品口服经肠道吸收，约 3 小时血药浓度达峰，血浆蛋白结合率 95%，血浆半衰期呈二相性，α 相为

2～2.2 小时，β 相为 18 小时。口服本品 100mg 对血小板体外聚集的抑制作用较相同剂量的阿司匹林强 7～78 倍。本品主要代谢产物为环氧化物和环羟化物。主要经肾及粪便排泄，部分从胆汁排泄。

奥扎格雷

西洛他唑

硫酸氢氯吡格雷和盐酸噻氯匹定均属于血小板二磷酸腺苷（ADP）受体阻断剂。

硫酸氢氯吡格雷

盐酸噻氯匹定

硫酸氢氯吡格雷为白色或类白色结晶性粉末，无臭。在丙酮或三氯甲烷中极微溶解，在水、甲醇、乙醇或冰醋酸中溶解。熔点 183℃～187℃。结构中有一个手性碳中心，药用 S 体。本品属于血小板二磷酸腺苷（ADP）受体阻断剂，通过阻断血小板 ADP 与受体的作用而抑制血小板的活性。本品为前体药物，口服经肝脏 P450 酶系统转化为 2－氧氯吡格雷，再经水解形成活性代谢物（噻吩环开环为羧基和巯基）通过巯基与 ADP 受体以二硫键结合而产生受体阻断作用，从而产生抑制血小板聚集作用。

P_{450}

盐酸噻氯匹定为强效 ADP 受体阻断剂，对血小板聚集具有强力专一性抑制作用。口服吸收迅速，1～3 小时血药浓度达峰，半衰期为 14 小时，近一半（49%）经肾脏排泄，1/4 经粪便排泄。本品可引起粒细胞减少和血栓性血细胞减少性紫癜等严重不良反应，故逐渐被氯吡格雷代替。

替罗非班为白色固体。药用其盐酸盐。本品为可逆性、竞争性血小板 GPⅡb/Ⅲa 受体阻断剂。通过选择性与血小板膜上 GPⅡb/Ⅲa 受体结合，使其不能与凝血因子结合，从而抑制血小板的聚集。具有起效迅速，但持续时间短的特点。临床用于冠状动脉缺血综合征患者进行冠状动脉血管成形术或冠脉内斑块切除术，以预防和治疗与冠状动脉突然闭塞有关的心脏缺血并发症。本品与肝素联用，适用于不稳定性心绞痛或非 Q 波心肌梗死患者，预防心脏缺血事件。

替罗非班

二、抗凝药

抗凝药（Anticoagulant drugs）是指可降低机体凝血功能，防止血栓形成或对已形成的血栓有防止其进一步发展的药物。目前临床使用的抗凝药主要有肝素类（普通肝素、低分子肝素）、抗凝血酶Ⅲ、华法林钠（Warfarin sodium）等。

华法林钠　Warfarin Sodium

化学名 3 -（3 - 氧代 - 1 - 苯基丁基）- 4 - 羟基 - 2H - 1 - 苯并吡喃 - 2 - 酮钠盐，3 -（3 - oxo - 1 - phenylbutyl）- 4 - hydroxy - 2H - 1 - benzopyran - 2 - one sodium salt，又名华法林、苄丙酮香豆素。

华法林钠为白色结晶性粉末，无臭。在三氯甲烷或乙醚中几乎不溶，在乙醇中易溶，在水中极易溶解。且在水中极易水解（酯键）。

本品加水溶解，再加硝酸，过滤，滤液加重铬酸钾溶液振摇，数分钟后溶液即显淡绿蓝色。

本品结构含有一个手性碳原子。两个旋光异构体中，以 S - 华法林活性更强。临床使用外消旋体。

本品口服吸收迅速且完全，生物利用度达 100%，血浆结合率达 98% ~ 99%，半衰期为 10 ~ 60 小时。经肝脏代谢，代谢产物由肾脏排泄。体内代谢有立体选择性，S - 华法林侧链羰基还原为 S - 7 - 羟基华法林后经肾脏排泄；而 R - 华法林则为母核 7 位羟基化，经胆汁，随粪便排泄。

本品用于防治血栓栓塞性静脉炎、急性心肌梗死、肺栓塞及人工心脏瓣膜手术等发生的血栓栓塞性疾病、心房纤颤等疾病。因起效慢，所以治疗栓塞性疾病时，可先用起效快的肝素，再以本品作维持治疗。

其他多种药物可增强或减弱本品的抗凝疗效，同时影响本品的用药安全性。因此临床使用时应密切注意。

三点小结

重点： 掌握重点药物硝苯地平、普萘洛尔、卡托普利、硝酸甘油、硝酸异山梨酯、洛伐他汀、吉非贝齐等的结构、化学名、理化性质、合成、体内代谢及临床应用。熟悉抗心律失常药、调血脂药、钙通道阻滞剂、β 受体阻断剂、抗高血压药的分类；熟悉 β 受体阻断剂、强心苷类、二氢吡啶类钙通道阻滞剂、他汀类药物的构效关系；熟悉酒石酸美托洛尔、辛伐他汀、阿托伐他汀、普伐他汀、哌唑嗪、可乐定的结构、化学名及临床应用；熟悉利血平的稳定性及应用；熟悉 NO 供体药物、HMGCoA 还原酶抑制剂、ACEI 及 Ang Ⅱ 受体阻断剂等的作用机制；了解纳多洛尔、吲哚洛尔、艾司洛尔、普拉洛尔、拉贝洛尔、尼莫地平、尼群地平、氨氯地平、桂利嗪、普尼拉明、盐酸胺碘酮、盐酸美西律、盐酸普罗帕酮、吗多明、硝普钠、米力农、多巴酚丁胺、匹莫苯、非诺贝特、烟酸、酚妥拉明、莫索尼定、甲基多巴、肼屈嗪、胍乙啶、右旋甲状腺素的结构及临床应用；了解其他类型强心药的结构与作用。

难点：β受体阻断剂、强心苷类、二氢吡啶类钙通道阻滞剂、他汀类药物的构效关系；重点药物硝苯地平、普萘洛尔、卡托普利、硝酸甘油、硝酸异山梨酯、洛伐他汀、吉非贝齐等的理化性质与合成路线。

执业药师导航：抗心律失常药、抗心力衰竭药、抗高血压药、调血脂药、抗心绞痛药、抗血小板和抗凝药等分类、作用机制、构效关系、各代表药物如硝苯地平、普萘洛尔、卡托普利、硝酸甘油、硝酸异山梨酯、洛伐他汀、吉非贝齐的理化性质、临床应用和代谢特点。

扫码"练一练"

（张春桃　陈桂荣）

第十三章 泌尿相关疾病治疗药

要点导航

掌握呋塞米、氢氯噻嗪、依他尼酸、枸橼酸西地那非的结构、化学名称、理化性质及用途。熟悉盐酸伐地那非、他拉达非、甲磺酸酚妥拉明的结构、化学名称及用途。熟悉利尿药的结构类型和作用机制。了解呋塞米、氢氯噻嗪的合成路线。了解常用的其他利尿药及其构效关系。

人文知识介绍

1995 年 7 月 6 日美国食品和药物管理局批准了厄普约翰公司的处方药物凯时（Caverject）用于治疗男性勃起障碍。1998 年 3 月 27 日，美国食品和药物管理局批准了西地那非柠檬酸盐（商品名伟哥）用于男性勃起障碍，从此伟哥这个蓝色小药丸，穿透了流行文化的细胞，成为世界上最为人知的名字之一。2003 年，又出现了两个男性勃起障碍药物——列维特拉和西阿利斯。

第一节 利尿药和抗尿失禁药

利尿药（Diuretics）是一类能够增加尿液生成率的化合物，其主要靶器官是肾脏。利尿药通过影响肾单位（肾的基本功能单位）对钠离子及其他离子的重吸收发挥其药理学作用。每个肾脏大约有一百万个能够独立进行尿生成的肾单位，每个肾单位由肾小球和肾小管组成。肾小球是一团特殊的毛细血管床，肾小管从解剖和功能上又可分为近曲小管、髓袢和远曲小管。肾单位的每个组成部分以不同的方式来完成肾脏的基本功能，因此它们也就成为不同类型的利尿药的作用靶点。

利尿药按其作用机制可分为：①渗透性利尿药；②碳酸酐酶抑制剂；③$Na^+ - Cl^-$ 同向转运抑制剂；④$Na^+, K^+ - 2Cl^-$ 同向转运抑制剂；⑤阻断肾小管上皮 Na^+ 通道药物；⑥盐皮质激素受体阻断剂。

按其效能可分为：①高效利尿药；②中效利尿药；③低效利尿药。

按化学结构可分为：①多元醇类；②磺酰胺类；③噻嗪类；④苯氧乙酸类；⑤蝶啶类；⑥甾体类。

本节采用按化学结构分类的方法。

一、多元醇类

多元醇类（Polyhydric alcohols）利尿药如甘露醇、山梨醇和异山梨醇具有渗透利尿作用，这类化合物能够自由的被肾小囊滤过进入肾小管，但由于水溶性很高，一旦进入肾小管将很难被重吸收。此类药物属于高渗性溶液，通过造成水分从机体进入肾小管，而产生利尿作用。

甘露醇   山梨醇   异山梨醇

甘露醇口服不吸收，静脉注射后血浆渗透压升高，使组织中水分向血浆转移引起组织脱水，对脑、眼作用更明显。临床主要用于急性肾功能衰竭、脑水肿及青光眼的治疗。不良反应轻且少见，注射太快可引起一过性头痛、眩晕、视力模糊和心悸等。

二、磺酰胺类

磺酰胺类（Sulfamide）利尿药是在临床应用磺胺类抗菌药物中发现的。人们发现服用磺胺类药物的患者出现酸中毒、尿液呈碱性以及尿量增加等副作用，经深入研究，证实磺胺抑制了病人体内，特别是肾脏内碳酸酐酶的部分活性，由此开始了磺酰胺类利尿药的研究。第一个用于临床的磺酰胺类利尿药为乙酰唑胺（Acetazolamide）。

乙酰唑胺 Acetazolamide

化学名为 N –（5 – 氨磺酰基 – 1，3，4 – 噻二唑 – 2 – 基）乙酰胺，5 – acetamide – 1，3，4 – thiadiazole – 2 – sulfonamide。

本品为白色针状结晶或结晶性粉末；无臭，味微苦。在三氯甲烷或乙醚中几乎不溶，在水或乙醇中极微溶解，在沸水中略溶，在氨溶液中易溶。熔点258℃～259℃。

乙酰唑胺的合成以硫酸肼为原料，与硫氰酸铵反应，生成双硫脲，后者与次磷酸钙在盐酸溶液中加热，得噻二唑衍生物，再经醋酐乙酰化生成乙酰化物。接着在醋酸溶液中，通入氯气进行氧化氯化反应，最后氨解得到本品。

本品结构中磺酰胺基的氢原子具有离去能力，pK_a 7.2，与硫酸铜试液生成蓝绿色沉淀。

本品结构中具有酰胺键，加乙醇和硫酸加热产生乙酸乙酯的香气，可用于鉴别。

本品为非典型磺胺衍生物，其作用机制为抑制碳酸酐酶的活性。碳酸酐酶为催化 CO_2 和 H_2O 生成 H_2CO_3 的一种酶，广泛存在人体内，主要分布于肾脏皮质、胃黏膜、胰腺、红细胞、眼和中枢神经系统。H_2CO_3 在机体内可解离为 H^+ 及 HCO_3^-，而 H^+ 在肾小管腔中可与 Na^+ 交换，使 Na^+ 被吸收。当碳酸酐酶活性被抑制时，H_2CO_3 生成减少，造成肾小管内 H^+ 减少，使 Na^+、H^+ 之间交换减少，管腔中 Na^+、HCO_3^- 重吸收减少，结果使 Na^+ 排出量增加而产生利尿作用。

长时间使用碳酸酐酶利尿剂，尿液碱性增加，体液酸性增加，当机体出现酸中毒时，碳酸酐酶抑制剂就失去了利尿作用，直到体内重新达到酸碱平衡后，才能重新具有利尿作用。所以，本品的利尿作用是有限的，目前很少单独作为利尿药物使用，但因具有使房水生成减少的作用，可降低青光眼病人的眼内压，因此现主要用于治疗青光眼、脑水肿。可口服使用，作用时间长达 8~12 小时。

同类药物还有双氯非那胺（Dichlorphenamide），作用较乙酰唑胺缓慢，但其碳酸酐酶抑制作用持久且作用较强，临床上主要用于治疗原发性青光眼、继发性青光眼急性期和术前控制眼内压，特别适用于对乙酰唑胺有耐药性的患者。

双氯非那胺　　　　　　4-氨基-6-氯-1，3-苯二磺酰胺　　　　　　呋塞米

在苯磺酰胺衍生物的研究中发现，磺酰胺基的间位引入第二个磺酰胺基，同时在第二个磺酰胺基的邻位引入一个氨基，得到 4 - 氨基 - 6 - 氯 - 1，3 - 苯二磺酰胺，利尿作用明显增强。如果把这个化合物中的一个磺酰胺基用羧基取代，则得到一系列具有利尿作用的化合物，其中活性最强的是氨基上的一个氢被 2 - 甲基呋喃取代，即得到呋塞米（Furosemide）。

磺酰胺类药物还有布美他尼（Bumetanide）、托拉塞米（Torasemide）和吲达帕胺（Indapamide）等。布美他尼和托拉塞米是在对呋塞米结构改造的基础上发展起来的，布美他尼用苯氧基替代了呋塞米的氯原子，同时将 6 位的氨基移至 5 位，其利尿作用为呋塞米的 40~60 倍；托拉塞米将呋塞米结构中的磺酰胺基用磺酰硫脲取代，其作用与其他高效利尿药类似，不同之处在于它不作用于近曲小管，因此不增加磷酸盐和碳酸盐的分泌，故被美

国食品药品管理局（FDA）推荐用于治疗高血压、充血性心肌衰竭和肝硬化伴随的水肿。吲达帕胺分子中含有极性的氯苯酰胺和非极性吲哚环结构，主要作用于髓袢升支皮质部，通过抑制 $Na^+ - Cl^-$ 同向转运系统，从而使原尿 Cl^-、Na^+ 重吸收减少而发挥利尿作用。

布美他尼　　　　　　　　　托拉塞米　　　　　　　　　吲达帕胺

呋塞米　Furosemide

化学名为 2 - [（2 - 呋喃甲基）氨基] - 5 - （氨磺酰基） - 4 - 氯苯甲酸，5 - （aminosulfonyl） - 4 - chloro - 2 - [（2 - furanylmethyl）amino] benzoic acid，又名速尿、利尿磺酸。

本品为白色或类白色结晶性粉末；无臭，几乎无味。在水中不溶，在乙醇中略溶，在丙酮中溶解。熔点208℃～213℃，熔融时同时分解。在 228nm、271nm 与 333nm 的波长处有最大吸收。需遮光、密封保存。

本品作用于肾髓袢升支粗段，在 Na^+,K^+ - ATP 酶的作用下，抑制 $Na^+ - K^+ - 2Cl^-$ 同向转运，干扰肾的稀释功能和浓缩功能，作用强而快，属于高效利尿药，但体内作用时间较短。本品口服有效，需要提高利尿效果时可注射给药。

本品50%左右以原型药物排出体外，约20%与葡萄糖醛酸结合，1.9%代谢为 2 - 氨基 - 4 - 氯 - 5 - 磺酰氨基苯甲酸。

本品可用于治疗因心血管、肝、肾疾病引起的水肿，还可用于治疗高血压。

本品的不良反应主要是水和电解质紊乱、高尿酸血症、耳毒性和胃肠道反应。

布美他尼 Bumetanide

化学名为 3 - 丁氨基 -4 - 苯氧基 -5 - 氨磺酰基苯甲酸，3 -（butylamino）- 4 - phenoxy - 5 - sulfamoylbenzoic acid。

本品为白色的结晶或结晶性粉末；无臭，味微苦。在水中不溶，在三氯甲烷中极微溶解，在乙醇中溶解。

本品可以口服或静脉注射给药。口服吸收迅速，口服后 30 分钟血药浓度达高峰，利尿效应可持续 4 ~ 5 小时。静脉内给药后 10 分钟显效，30 分钟作用达高峰，维持时间约 2 小时。本品生物利用度高，药物与血浆蛋白结合率约 95%；药物在体内降解约占 50%，少量代谢物随尿排出，大部分随胆汁排出；其余以原型自尿液排出。

本品可作为呋塞米的替代药物，用于治疗各种顽固性水肿。本品可引起听力障碍，低血钾、低血镁的发生率均较呋塞米少且轻。

三、噻嗪类

在苯磺酰胺的磺酰胺基的间位引入第二个磺酰胺基后，发现二磺酰胺类化合物较单取代物有更强的利尿作用，加之在分子中引入的氯原子和氨基，使得其利尿作用更强，由此得到噻嗪类（Thiazines）强效利尿药。本类药物通过抑制髓袢升支粗段皮质部和远曲小管 $Na^+ - Cl^-$ 同向转运，减少钠离子和氯离子的重吸收而利尿，所以又称排钠利尿药。代表药物有氯噻嗪（Chlorothiazide）、氢氯噻嗪（Hydrochlorothiazide）。

氢氯噻嗪　　　　　　　　氯噻嗪

氢氯噻嗪 Hydrochlorothiazide

化学名为 6 - 氯 -3，4 - 二氢 -2H -1，2，4 - 苯并噻二嗪 -7 - 磺酰胺 -1，1 - 二氧化物，6 - chloro -3，4 - dihydro -2H -1，2，4 - benzothiadiazine -7 - sulfonamide -1，1 - dioxide。

本品为白色结晶性粉末；无臭，味微苦。在水、三氯甲烷或乙醚中不溶，在乙醇中微溶，在丙酮中溶解。熔点 265℃ ～ 273℃，熔融时分解。在 273nm 与 323nm 波长处有最大吸收。

氢氯噻嗪的合成以间氯苯胺为原料，与过量的氯磺酸进行氯磺化反应，生成 4 - 氯 - 6 - 氨基 - 间苯二磺酰氯，后者在氯化铵水溶液中，通过氨气制得 4 - 氯 - 6 - 氨基 - 间苯二磺酰胺，再与甲醛缩合，制得本品。

本品为弱酸性药物，在磺酰基的强吸电子作用下，2 位的氢原子酸性最强，7 位也存在酸性，但较 2 位弱，因此本品在氢氧化钠试液中溶解。

本品固体在室温下贮存 5 年，未见显著降解，受热变化很慢，在 230℃ 加热 2 小时，仅见颜色略变黄色，对日光稳定，但不能在强光下曝晒。

本品水解产物 4 - 氨基 - 6 氯 - 1，3 - 苯二磺酰胺经亚硝酸钠盐酸处理后，与 β - 萘酚生成有色的偶氮化合物，可供鉴别。

构效关系如下。

（1）噻嗪类药物 2 位上的 H 由于受 1 位磺酰胺基强吸电子作用而显酸性，2 位烷基取代也可减少整个分子的极性，延长其作用时间。

（2）3 位引入亲脂性基团可明显增加利尿活性，3 位以烷基、环烷基、卤素、芳烷基、巯基等亲脂性基团取代时，可增加作用时间。

（3）3，4 位双键饱和利尿作用增强。

（4）6 位的吸电子基团有利于利尿作用，以氯原子和三氟甲基取代最佳，若以甲基、甲氧基等供电子基团取代，则利尿作用明显减弱。

（5）7 位的磺酰胺基被置换或除去，则利尿作用降低或消失。

本品通过竞争性抑制 $Na^+ - Cl^-$ 同向转运的 Cl^- 结合部位而利尿，同时也有微弱的碳酸酐酶抑制活性，Cl^- 和 HCO_3^- 排泄均衡，不易引起酸碱平衡混乱。

本品为最常用的利尿药物和抗高血压药物。

同类药物还有苄氟噻嗪（Bendroflumethiazide）、三氯噻嗪（Trichlormethiazide）、泊利噻嗪（Polythiazide）、甲氯噻嗪（Methyclothiazide）等，类似药物还有美托拉宗（Metolazone），系苯并噻嗪类分子中的砜基用酮基置换得到。

苄氟噻嗪

泊利噻嗪

三氯噻嗪

美托拉宗

甲氯噻嗪

四、苯氧乙酸类

考虑到利用其他可与巯基反应的化合物能与酶系统中的巯基结合，从而抑制肾小管对 Na^+ 的再吸收达到利尿作用，同时也考虑到位于羰基 α、β 位的双键活性强，具有能与巯基结合的特点，所以设计出对位不饱和酮取代的苯氧乙酸类（Phenoxy acetic acids）化合物，具有较强的利尿作用。在其苯环的 2，3 位引入氯原子或甲基可增强活性，烯基末端上的氢原子对药物有重要作用，这使得分子具有一定的酸性，在肾脏内能和巯基进行烷化反应，而分子中的亲脂部分可提供对酶的亲和力，从而得到依他尼酸（Etacrynic Acid）。同类药物有替尼酸（Tienilic Acid）等。

替尼酸为依他尼酸的衍生物，是第一个不升高血浆中尿酸水平的利尿药，并伴有降压作用，但对肝脏有损伤作用。

替尼酸

依他尼酸 Etacrynic Acid

化学名为〔2，3-二氯-4-（2-亚甲基丁酰）苯氧基〕乙酸，〔2，3-dichloro-4-（2-methylenebutyryl）phenoxy〕acetic acid。

本品为白色结晶性粉末；无臭，味微苦涩。在水中几乎不溶，在冰醋酸、乙醇或乙醚中易溶。熔点 121℃～125℃。本品为中等强度酸，$pK_a = 3.50$。在 270nm 的波长处有最大吸收。

依他尼酸的合成以 2，3-二氯苯甲醚为原料，经 Friedel-Crafts 酰化反应得 2，3-二氯-4-丁酰苯酚，然后以乙醇钠为缩合剂与氯乙酸甲酯进行 O-烷基化反应，得 2，3-二氯-4-丁酰苯氧乙酸，最后与甲醛缩合得到本品。

本品分子中具有 α、β 不饱和酮的结构，在水溶液中不稳定，加入氢氧化钠试液煮沸时，其支链上的亚甲基分解产生甲醛，与变色酸在硫酸溶液中反应，呈深紫色。

构效关系如下。

（1）当氧乙酸基位于 α、β 不饱和酮基（或巯基）的对位，氯或甲基位于苯环的 2、3 位时利尿活性最强。

（2）H 原子位于烯烃碳的末端有利于提高利尿活性。

本品通过抑制 Na^+,K^+-2Cl^- 同向转运体系产生利尿作用，其作用强而迅速，为一高效利尿药，但维持时间短。临床上适用于肺水肿、肾脏水肿、慢性充血性水肿等。因有较大的耳毒性和胃肠道不良反应，限制了其广泛应用。

五、蝶啶类

蝶啶类（Pteridines）具有影响生化过程的能力。分析蝶啶类衍生物可以发现 2，4-二氨基-6，7-二甲基蝶啶是一种相当有效的利尿药。对其结构的进一步改造得到氨苯蝶啶（Triamterene）。该类药物在远曲小管影响阳离子的交换作用，阻断 Na^+ 的重吸收和 K^+ 的排出，即具有保钠排钾作用，长期服用有高血钾的不良反应。

氨苯蝶啶 Triamterene

化学名为2，4，7-三氨基-6-苯基蝶啶，6-phenyl-2，4，7-pteridinetriamine。

本品为黄色结晶性粉末；无臭或几乎无臭，无味。在水、乙醇、三氯甲烷或乙醚中不溶，在稀无机酸中几乎不溶，在乙酸中极微溶解。熔点314℃～316℃。

本品口服后，70%以上被吸收，在30分钟内显效，2～4小时后达到血药浓度高峰，持续作用时间超过24小时。能够被完全代谢，代谢产物也有利尿作用，药物及其代谢产物最终在尿中被排泄。

构效关系研究表明本品结构中的氨基被小的烷基胺取代后仍能获得利尿作用，在苯环的对位引入甲基，利尿作用降低一半。在苯环对位引入羟基将使药物失去利尿活性。

本品属于低效利尿药，用于治疗心力衰竭、肝硬化腹水、慢性肾炎和其他原因引起的顽固性水肿。主要的不良反应是高钾血症。与氢氯噻嗪联合用药，两种药物导致的副作用可以相互抵消。

六、甾体类

肾上腺皮质分泌一种称为醛固酮的强效盐皮质激素，肾远曲小管和集合管上皮的胞质含盐皮质激素受体，醛固酮从肾小管基膜进入胞质，与盐皮质激素受体结合，引起多基因表达，从而最终导致钠离子及水分在管腔的重吸收。盐皮质激素受体阻断剂竞争性抑制醛固酮和盐皮质激素受体的结合，从而发挥保钾利尿的作用。螺内酯（Spironolactone）是醛固酮的竞争性阻断剂。

螺内酯 Spironolactone

化学名为17β-羟基3-氧代-7α-（乙酰硫基）-17α-孕甾-4-烯-21-羧酸-γ-内酯，7α-acetylthio-17β-hydroxy-3-oxo-17α-pregn-4-ene-21-carboxylic acid-γ-Lactone。

本品为白色或类白色的细微结晶性粉末；有轻微硫醇臭。在水中不溶，在乙醇中溶解，在苯或乙酸乙酯中易溶，在三氯甲烷中极易溶解。熔点203℃～209℃。

本品与硫酸反应，溶液显橙黄色，有强黄绿色荧光，缓缓加热，溶液即变深红色，并有硫化氢气体产生，颜色的产生与硫酸对甾核氧化而形成大的共轭系统有关。

本品口服吸收迅速，在肝脏很容易被代谢，脱去乙酰巯基，生成的坎利酮为活性代谢物，其内酯环水解开环生成的坎利酮酸为无活性产物，后者很容易重新酯化为坎利酮。

螺内酯 → 坎利酮 ⇌ 坎利酮酸

本品为低效利尿药，一般用于醛固酮增多的顽固性水肿，如肝硬化腹水、肾病、慢性充血性心力衰竭伴水肿。本品主要的副作用是长期服用会引起高钾血症、女性多毛症、男性性功能障碍等。

尿失禁是由于膀胱括约肌损伤或神经功能障碍而丧失排尿自控能力，使尿液不自主地流出。抗尿失禁药物主要为抗胆碱药，代表药物有盐酸奥昔布宁（Oxybutynin Hydrochloride）、酒石酸托特罗定（Tolterodine Tartrate）和曲司氯铵（Trospium Chloride）。

盐酸奥昔布宁 Oxybutynin Hydrochloride

化学名为 α－环己基－α－羟基－苯乙酸－4－二乙氨基－2－丁炔酯盐酸盐，4－diethylamino－2－butyne－α－cyclohexyl－α－hydroxy－phenylacetatehydrochloride。

本品为白色结晶或结晶性粉末；无臭。在正己烷中几乎不溶，在水或冰醋酸中溶解，在甲醇或三氯甲烷中易溶。熔点 124℃～129℃。

本品具有较强的平滑肌解痉作用和抗胆碱能作用，也有镇痛作用，临床用于治疗尿急、尿频、尿失禁和遗尿症，主要不良反应为口干、消化不良、泪液减少、皮肤干燥等。

酒石酸托特罗定 Tolterodine Tartrate

化学名为（R）-N, N-二异丙基-3-（2-羟基-5-甲苯基）-3-苯丙胺-L（+）-酒石酸盐，（R）-2-（3-（N, N-diisopropylamino）-1-phenylprolyl）-4-methylphenol, L（+）-tartrate。

本品为白色结晶粉末；无臭，味苦。在三氯甲烷和乙醚中几乎不溶，在丙酮中极微溶，在乙酸中微溶，在水中略溶，在甲醇中溶解。熔点 205℃ ~ 210℃，熔融时分解。比旋度 +28° ~ +30°。

本品体内经肝脏代谢为 5-羟甲基衍生物，仍具抗胆碱作用。

本品为竞争性 M 受体阻断剂，对膀胱的选择性明显强于对唾液腺的选择性，其对膀胱收缩的抑制约为对唾液腺的 20 倍。临床用于治疗尿急、尿频、尿失禁。本品可引起轻、中度抗胆碱能作用，如口干、消化不良和泪液减少。

曲司氯铵 Trospium Chloride

化学名为二苯基羟乙酸-8-氮杂二环［3.2.1］-3-辛酯盐酸盐，diphenyl glycolic acid-8-azabicyclo［3.2.1］-3-octanoate hydrochloride。

本品为无色或淡黄色结晶性粉末。

本品为季铵盐化合物，易溶于水。熔点 266℃ ~ 268℃。

曲司氯铵的合成以莨菪醇和二苯基羟乙酸为原料经酯化反应得到二苯基羟乙酸莨菪醇酯，接着脱去莨菪醇环上的 N-甲基得到二苯基羟乙酸去甲莨菪醇酯，后者与 1, 4-二氯丁烷环合即可。

本品具有抗胆碱作用和解痉作用。作用于胆碱能神经所支配效应器上的 M 受体，能阻断乙酰胆碱对 M 受体的作用。其副交感神经阻滞作用可引起膀胱平滑肌的舒张，使膀胱容量增加。本品起效快，长期使用疗效好，临床用于治疗膀胱过度活动症、尿频、夜尿症。因具季铵结构，水溶性好，生物利用度低，中枢副作用小。

第二节　前列腺增生治疗药

前列腺增生症是男性老年人常见疾病之一，发病率随年龄递增，随着全球人口老龄化，BPH 这一全球性老年人常见疾病在人群中的发病率呈现出上升趋势。有研究发现城镇人口的发病率明显高于乡村人口的发病，而且这种发病还受人种的影响，有研究显示美国人群前列腺每 10 年增生 6ml 体积，而日本人群则只有 36ml 体积。1970 年 Wilson 提出的双氢睾酮学说曾受到广泛重视，研究认为双氢睾酮在增生的前列腺组织中比正常前列腺组织高 3 ~ 4 倍。近年来又有众多学者提出前列腺细胞凋亡及基因调控理论用于解释前列腺增生的根本原因。现已发现前列腺增生中 bcl - 2（B 细胞淋巴瘤/白血病 - 2 基因）异常高表达，提示抗细胞凋亡在前列腺增生发生中具有重要的作用。

5α - 还原酶抑制剂、α 受体阻断剂、抗雄激素及植物药等可用于前列腺增生的治疗。

一、5α - 还原酶抑制剂

5α - 还原酶是睾酮向双氢睾酮转变的重要酶。双氢睾酮在前列腺增生中有一定的作用，因此采用 5α - 还原酶抑制剂（5α - reductase inhibitors）可以对增生予以一定的抑制。代表药物有非那雄胺（Finasteride）、依立雄胺（Epristeride）。

非那雄胺　Finasteride

化学名为 N -（1，1 - 二甲基乙基）- 3 - 氧代 - 4 - 氮杂 - 5α - 雄甾 - 1 - 烯 - 17β - 甲酰胺，4 - aza - 1 - ene - N - tert - butyl - 3 - oxo - 5α - androst - 17 - carboxamide。

本品为一种 4 - 氮杂甾体化合物，为雄激素生物合成抑制剂，对雄激素受体没有亲和力。通过降低血液和前列腺组织中的二氢睾酮水平而抑制前列腺增生。临床用于良性前列腺增生的治疗。

本品的吸收不受食物影响，口服生物利用度为 63%。主要在肝脏通过细胞色素 P450 酶 3A4 代谢失活。

本品的不良反应主要有性欲减退、阳痿、乳房触痛或肿大、过敏反应等。

本品还可用于脱发患者的治疗。毛囊内含有 Ⅱ 型 5α - 还原酶，在男性秃发患者的秃发区头皮内毛囊变少，并且双氢睾酮增加。给予非那雄胺可使这些患者头皮及血清中的双氢睾酮浓度下降。先天性缺乏Ⅱ型 5α-还原酶的男子不会患男性秃发。这些资料以及临床研究的结果证实本品能抑制头皮毛囊变小，逆转脱发过程。

依立雄胺　Epristeride

化学名为 17β-（N-叔丁基-氨基-甲酰基）雄甾-3，5-二烯-3-羧酸，17-（N-tert-butylcarbamoyl）androst-3，5-diene-3-carboxylic acid。

本品的药代动力学呈二房室模型，它在消化道中迅速吸收，给药后 0.25 小时即能测出。3~4 小时血药浓度达到峰值，消除半衰期为 7.5 小时。本品主要经胃肠道排泄，很少经肾脏排泄。

本品为一种新型选择性和非竞争性 5α-还原酶抑制剂，可与 5α-还原酶、NADF⁺ 形成三元复合物，从而抑制睾酮转化为双氢睾酮而降低前列腺体内双氢睾酮的含量，导致增生的前列腺体萎缩，达到治疗前列腺增生的目的。本品临床用于良性前列腺增生的治疗。

二、α 受体阻断剂

α 受体阻断剂（α receptor antagonists）通过阻断分布在前列腺和膀胱颈平滑肌表面的 α 肾上腺素受体，使其平滑肌松弛，解决前列腺增生时由于平滑肌张力引起的排尿困难。

盐酸哌唑嗪　Prazosin Hydrochloride

化学名为 1-（4-氨基-6，7-二甲氧基-2-喹唑啉基）-4-（2-呋喃甲酰）哌嗪盐酸盐，4-（4-amino-6，7-dimethoxyquinazolin-2-yl）piperazin-1-yl）（furan-2-yl）methanone hydrochloride。

本品为第一个选择性 α₁ 受体阻断剂，阻断 α₁ 受体使外周血管阻力降低，产生降压作用。对冠状动脉有扩张作用，对肾血流影响较小。

本品临床用于良性前列腺增生，轻、中度或肾性高血压的治疗。

本品主要不良反应有体位性低血压（首剂反应），眩晕、头晕，血容量小或限钠过分、老年患者甚至可昏倒，体温过低。亦有视力模糊、幻觉、头痛、忧郁、易激动、便秘、腹泻、口干、恶心、呕吐、鼻塞、尿频等。

与钙阻断药等抗高血压药合用可增强本品的作用，拟交感药物、非甾体类消炎镇痛药可减弱本品的降压作用。

盐酸特拉唑嗪　Terazosin Hydrochloride

化学名为 1 -（4 -氨基 -6，7 -二甲氧基 -2 -喹唑啉基）-4 -（四氢呋喃 -2 -甲酰）哌嗪盐酸盐，1 -（1 - amino - 6，7 - dimethoxyquinazolin - 2 - yl）- 4 -（tetrahydrofuran - 2 - formyl）piperazine hydrochloride。

本品 α_1 受体的亲和力为哌唑嗪的 1/2。生物利用度高，体内作用时间长，且对前列腺组织的选择性较高。临床用于治疗高血压和良性前列腺增生导致的排尿困难。

常见的不良反应有体虚无力、心悸、恶心、外周水肿、眩晕、嗜睡、鼻充血/鼻炎和视觉模糊等。

盐酸阿夫唑嗪　Alfuzosin hydrochloride

化学名为 N -［3 -［（4 -氨基 -6，7 -二甲氧基 -2 -喹唑啉基）甲基氨基］丙基］四氢呋喃 -2 -甲酰胺盐酸盐，N -（3 -（（4 - amino - 6，7 - dimethoxyquinazolin - 2 - yl）- methylamino）propyl）- tetrahydrofuran - 2 - carboxamide hydrochloride。

本品为白色或白色结晶粉末，熔点 229℃ ~231℃。

本品临床用于治疗高血压、良性前列腺增生的某些功能性症状如前列腺肥大症等。

对 α 受体阻断剂过敏的患者禁用本品。正在服用抗高血压药物的患者应慎重使用本品。对冠心患者，不应单独的服用本品，应继续对冠状动脉供血不全进行特殊治疗。如果心绞痛复发或加重时，应停用本品。

常见不良反应有胃肠紊乱（恶心、胃痛、腹泻），晕厥现象（眩晕、头昏眼花或昏厥），头痛等。偶见口干、心动过速、胸痛、虚弱无力、困倦、皮疹、瘙痒、颜面潮红。

与其他 α 受体阻断剂如哌唑嗪（Prazosin）、特拉唑嗪（Terazosin）等可能会产生剧烈的药物相互作用而引起低血压；服用本品的患者进行全身麻醉时会引起血压不稳定。

甲磺酸多沙唑嗪 Doxazosin mesylate

化学名为 1 - (4 - 氨基 - 6，7 - 二甲氧基 - 2 - 喹唑啉基) - 4 - (1，4 - 苯骈二噁烷 - 2 - 甲酰基) 哌嗪甲磺酸盐，1 - (4 - amino - 6，7 - dimethoxyquinazolin - 2 - yl) - 4 - (1，4 - benzodioxan - 2 - formyl) piperazine methanesulfonate。

本品为选择性突触后 α_1 肾上腺受体阻断剂。通过阻断 α_1 受体达到扩张血管，减少血管阻力，降低血压的作用。每日口服一次，降压作用维持 24 小时，最大降压作用在服药后 2 ~ 6 小时出现。与非选择性 α 受体阻断剂不同的是：长期应用本品未观察到耐药性，在维持治疗过程中少见心跳过速，血浆肾素升高。

通过选择性阻断前列腺平滑肌基质，被膜和膀胱颈的 α 肾上腺素受体，本品能改善有症状的前列腺增生病人的尿动力学和临床症状。

本品临床用于治疗前列腺肥大症，也可以用于治疗原发性轻、中度高血压。

最常见的不良反应为头晕、头痛、乏力、虚弱、体位性头晕、眩晕、水肿、嗜睡、恶心和鼻炎。罕有体位性晕厥，极个别有尿失禁报道。应用本品可能影响驾驶员和机械操作人员的工作能力，尤其是初始用药阶段。

第三节　性功能障碍改善药

性功能障碍是指不能进行正常的性行为或者在正常性行为中不能得到性满足的一类障碍。性功能障碍大多为心因性而非器质性，即心理因素是造成性功能障碍的主要原因，故有人将其称之为性心理功能障碍。20 世纪 80 年代末，美国马萨诸塞州统计 40 ~ 70 岁男性患有勃起功能障碍者占 52%（轻度 17.2%、中度 25.2%、重度 9.6%）。目前我国尚未进行系统全面的流行病学调查，散在的调查估计其发生率约为 10%。性功能障碍改善药根据作用机制可分为磷酸二酯酶抑制剂和 α 受体阻断剂等。

一、磷酸二酯酶抑制剂

通过选择性抑制 5 型磷酸二酯酶（PDE5），增强一氧化氮（NO） - 环磷酸鸟苷（cGMP）途径，升高 cGMP 水平而导致阴茎海绵体平滑肌松弛，使勃起功能障碍患者对性刺激产生自然的勃起反应。此类药物有枸橼酸西地那非（Sildenafil citrate）、盐酸伐地那非（Vardenafil hydrochloride）、他达拉非（Tadalafil）等。

枸橼酸西地那非 Sildenafil Citrate

化学名为2-［2-乙氧基-5-（4-甲基哌嗪-1-基）磺酰苯基］-5-甲基-7-丙基-1*H*-吡唑并［4，3-d］嘧啶-4-酮枸橼酸盐，2-（2-ethoxy-5-（4-methylpiperazin-1-yl）sulfonylphenyl）-5-methyl-7-propyl-1*H*-pyrazolo［4，3-d］pyrimidin-7-one 2-hydroxypropane citrate，又名万艾可、伟哥。

本品口服后吸收迅速，绝对生物利用度约40%。本品药效可持续至4小时，但反应较2小时时弱。其药代动力学参数在推荐剂量范围内与剂量成比例。消除以肝脏代谢为主，生成一有活性的代谢产物。

本品是高度选择性PDE5抑制剂，PDE5在阴茎海绵体中高度表达，而在其他组织中（包括血小板、血管和内脏平滑肌、骨骼肌）表达低下。本品通过选择性抑制PDE5，增强NO-cGMP途径，升高cGMP水平而导致阴茎海绵体平滑肌松弛，使勃起功能障碍患者对性刺激产生自然的勃起反应。勃起反应一般随本品剂量和血浆浓度的增加而增强。

本品临床用于治疗男性勃起功能障碍，不影响精子。主要的不良反应有头痛、面部潮红、消化不良、视觉障碍、失眠、焦虑等。不可与有机硝酸酯或其他NO供体类药物同用。

盐酸伐地那非 Vardenafil Hydrochloride

化学名为2-［2-乙氧基-5-（4-乙基哌嗪-1-基）磺酰苯基］-5-甲基-7-丙基-1*H*-咪唑并［5，1-*f*］［1，2，4］三嗪-4-酮盐酸盐，2-［2-ethoxy-5-（4-ethylpiperazine-1-yl）sulfonylphenyl］-5-methyl-7-propyl-1*H*-imidazo［5，1-*f*］［1，2，4］triazin-4-onehydrochloride，又名艾力达。

本品为白色或类白色结晶性粉末，无嗅、味涩苦、溶于水和乙醇。熔点214℃~216℃。

临床用于治疗男性勃起功能障碍，对心律有影响，避免同时服用ⅠA类或Ⅲ类抗心律失常药物。

他达拉非　Tadalafil

化学名为（6R－12aR）－6－（1，3－苯并二噁茂－5－基）－2－甲基－2，3，6，7，12，12a－六氢化吡嗪并［1′，2′－1，6］－吡啶并［3，4－b］吲哚－1，4－二酮，（6R，12aR）－6－（1，3－benzodioxol－5－yl）－2，3，6，7，12，12a－hexahydro－2－methyl－pyrazino［1′，2′:1，6］pyrido［3，4－b］indole－1，4－dione。

本品临床用于治疗男性勃起功能障碍。药效不受进食的影响。主要的不良反应有头痛、面部潮红、消化不良等。

本品禁用于近期服用硝酸酯类药物的患者、不稳定型心绞痛或在性交过程中发生过心绞痛的患者。

二、α 受体阻断剂

α 受体阻断剂（α receptor antagonists）通过阻断 α 受体和间接激动 β 受体，迅速使周围血管扩张，可显著降低外周血管阻力，增加周围血容量，改善微循环。

甲磺酸酚妥拉明　Phentolamine Mesylate

化学名为3－［［（4，5－二氢－1H－咪唑－2－基）甲基］（4－甲苯基）氨基］苯酚甲磺酸盐3－［［（4，5－dihydro－1H－imidazolin－2－yl）methyl］（4－toluidino）amino］－phenol methanesulfonate。

本品为白色或类白色的结晶性粉末；无臭，味苦。在水或乙醇中易溶，在三氯甲烷中微溶。熔点 176℃～181℃，熔融时同时分解。

本品为非选择性的短效 α 受体阻断剂，对血管平滑肌有直接作用。临床用于治疗男性勃起功能障碍，可口服或阴茎局部注射给药；还用于治疗外周血管痉挛性疾病。

三点小结

重点：熟悉利尿药的结构类型。掌握代表药物的化学结构、命名、理化性质、体内代谢。

难点：各类药物的结构改造、构效关系、药物的作用靶点和重点药物的化学合成方法。

执业药师导航：本章的重点是利尿药的分类、结构类型、作用机制和利尿药的理化性质；抗尿失禁药物的作用机制、理化性质、作用特点和副作用；良性前列腺增生治疗药的分类、结构特点、作用机制和作用特点；性功能障碍改善药的作用机制、理化性质、作用特点和副作用；代表药物乙酰唑胺、呋塞米、布美他尼、氢氯噻嗪、吲达帕胺、氨苯蝶啶、螺内酯、奥昔宁、托特罗定、曲司氯铵、非那雄胺、依立雄胺、盐酸哌唑嗪、盐酸特拉唑嗪、阿夫唑嗪、多沙唑嗪、西地那非、伐地那非、他达拉非和甲磺酸酚妥拉明。

（陈桂荣　刘玉红）

扫码"练一练"

扫码"学一学"

第十四章　解热镇痛药及非甾体抗炎药

要点导航

掌握解热镇痛药与非甾体抗炎药的作用机制和结构类型；掌握代表药物对乙酰氨基酚、阿司匹林、吲哚美辛、双氯芬酸钠、布洛芬和吡罗昔康的结构、化学名称、理化性质、体内代谢及用途；掌握对乙酰氨基酚和阿司匹林的合成方法与药物杂质的特点，以及双氯芬酸钠和布洛芬的合成方法。熟悉贝诺酯、安乃近、保泰松、萘普生、塞来昔布的结构、化学名称及用途。了解抗痛风药的结构类型及其作用特点。

人文知识介绍

早在古埃及就有记载，杨柳树的皮和叶有止痛作用。1838 年，人们从柳树皮中分离得到水杨酸，1860 年 Kolbe 首次用苯酚钠和二氧化碳成功地合成了水杨酸，实现了水杨酸廉价大量制备。1875 年 Duss 首次将水杨酸钠作为解热镇痛和抗风湿药物用于临床，但对胃肠道的刺激性较大，限制了其临床应用。1859 年 Gilm 首次合成乙酰水杨酸，但当时没能引起人们的重视。直到 1898 年 Hoffmann 合成了乙酰水杨酸并由 Bayer 公司开发用于临床，命名为阿司匹林，为第一个在临床上广泛应用的解热镇痛药，至今已有 100 多年的历史，被誉为"百年圣药"。

解热镇痛药物作用于外周神经，可使发热病人体温下降至正常，而不影响正常人的体温。该类药物对头痛、牙痛、神经痛和关节痛等慢性钝痛效果较好，而对创伤性剧痛及内脏平滑肌痉挛引起的绞痛无效。其中大多数药物还兼有抗炎作用，可使炎症反应时的红肿热痛症状减轻，明显控制风湿性及类风湿性关节炎的症状。

非甾体抗炎药是全球用量最大的一类药物，以抗炎作用为主，兼有解热镇痛作用，临床主要用于抗炎、抗风湿；因此，解热、镇痛、抗炎是解热镇痛药和非甾体抗炎药中多数药物共同具有的三种作用，只是具体药物在治疗用途上有不同的偏重而已。另外，风湿性关节炎的治疗除了用非甾体抗炎药外，还可使用抗痛风药物。因此，本章介绍解热镇痛药、非甾体抗炎药和抗痛风药。

炎症是机体对感染的一种防御机制，临床表现为红肿、疼痛、发热等。炎症的产生是一个复杂过程，多种因素均能生成"致炎物质"，其中一种机理与花生四烯酸（Arachidonic acid，AA）的代谢过程有关。细胞膜磷脂在磷脂酶催化下释放花生四烯酸，花生四烯酸可进一步通过两条途径完成生物转化，一是在环氧合酶（Cycloxygenase，COX）的催化下，氧化代谢成前列腺素（Prostaglandins，PG）和血栓素（Thromboxanes，TX）等，二是在脂氧合酶（Lipoxygenase，LOX）的催化下生成白三烯（Leukotrienes，LT）。

花生四烯酸的代谢途径见图 14-1。

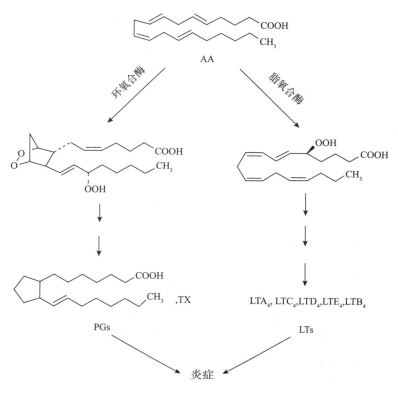

图 14-1 与炎症有关的花生四烯酸的代谢途径

前列腺素是天然存在的一类含有 20 个碳原子的不饱和脂肪酸，分子中有一个五元环和两条侧链。前列腺素具有广泛而复杂的生物活性，包括血管扩张作用，能降低血管张力，提高血管通透性，并能增加其他炎症介质的致炎作用，促进炎症发展以及引起体温升高等。

白三烯是一类含有 20 个碳原子的羟基酸的总称，结构中无环，具有 3 个共轭双键。根据化学结构的不同，可分为 LTA、LTB、LTC 等，分子中的双键数目以阿拉伯数字在右下角标注。白三烯可调节白细胞的功能，增加血管的通透性，促进血浆渗出而导致水肿；LTB4 是目前所知最强的白细胞趋化因子，会引起炎症部位白细胞的聚集，加重炎症状。

在花生四烯酸代谢途径中，与炎症介质生成相关的酶主要是 COX 和 LOX，目前已有的解热镇痛药和非甾体抗炎药都是通过分别抑制这两种酶，阻断前列腺素和白三烯的生物合成，从而达到抗炎作用；甾体抗炎药主要通过抑制磷脂酶从而抑制花生四烯酸的释放而发挥作用，二者的作用靶点不同。

非甾体抗炎药的作用机制与靶点总结如图 14-2。

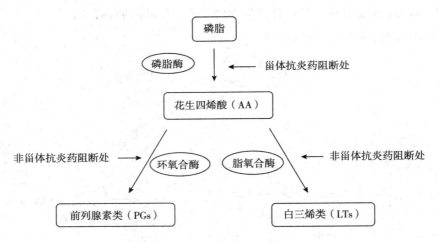

图 14-2　非甾体抗炎药的作用机制

传统的非甾体抗炎药在临床上应用时主要的副作用是胃肠道损伤。研究发现，COX 有两种不同形式，即环氧合酶-1（COX-1）和环氧合酶-2（COX-2）。COX-1 是原生型的酶，在正常的状态下就存在于胃肠道、肾脏等部位，其功能是促进生理性前列腺素的合成，调节正常组织细胞的生理活动，如对消化道黏膜起保护作用、改变血管张力等。COX-2 为同工酶，是诱生型的酶，简称诱导酶。COX-2 在正常组织细胞内的活性极低，只有当细胞受到炎症等刺激时，才在炎症细胞中高度表达，引起炎症部位前列腺素含量增加，导致炎症反应和组织损伤。非选择性的非甾体抗炎药识别能力差，在抑制 COX-2 进行抗炎的同时，对 COX-1 也会产生抑制，从而引起胃肠道溃疡、出血甚至穿孔等副反应。

COX-1 和 COX-2 结构上主要的区别在于：COX-2 在 N 端较 COX-1 少一段含 17 个氨基酸残基的片段，而在 C 端较 COX-1 多一段含 18 个氨基酸残基的片段。除此之外，在 COX-1 中 523 位的异亮氨酸在 COX-2 中被缬氨酸替代。利用 COX-1 和 COX-2 结构的差异，可能找到选择性的 COX-2 抑制剂。对 COX-2 的选择性抑制有望消除由于对 COX-1 的抑制而产生的胃肠道损伤等副作用，因此对 COX-2 选择性抑制剂的研究得到了更多的关注，也是目前非甾体抗炎药物研究的一个重要方向。

COX 与 LOX 催化的代谢产物间存在着一定平衡制约关系，单纯抑制其中一条代谢途径将引起花生四烯酸进入其他代谢途径，从而造成炎症的进一步发展。既然花生四烯酸可通过 COX 与 LOX 两条途径代谢产生致炎物质，如果设计对 COX 和 LOX 双重阻断的抑制剂，将极大地提高抗炎活性和降低副作用。因此开发具有双重阻断作用的抑制剂是目前抗炎药研究的另一个重要方向。

第一节　解热镇痛药

解热镇痛药的镇痛作用与吗啡类镇痛药不同，作用部位主要在外周，只对牙痛、头痛、神经痛、肌肉痛、关节痛等慢性钝痛有效，而对创伤性锐痛和内脏平滑肌绞痛无效，且不易产生耐受性和成瘾性。这类药物从化学结构上可分为苯胺类、水杨酸类和吡唑酮类。除苯胺类无抗炎作用外，其他两类的多数药物还兼有抗炎作用。

一、苯胺类

1886 年发现乙酰苯胺（Acetanilide）具有强的解热作用，称退热冰。由于其在体内易水解为苯胺，能严重破坏血红素而产生正铁血红蛋白，毒性较大，故临床早已不用。乙酰苯胺的体内代谢产物对氨基酚，也具有解热镇痛作用，但毒性仍较大。将对乙酰氨基酚的酚羟基乙醚化，得到非那西丁（Phenacetin），解热镇痛作用增强，曾广泛用于临床。非那西丁与阿司匹林、咖啡因制成的复方制剂为 APC 片。但随着该药的大量应用，发现其对肾脏及膀胱有致癌作用，对血红蛋白与视网膜也有毒性，因此各国相继废除使用，我国于 1983 年废止该药单方，2003 年停止了含该成分的复方的使用。1948 年 Brodie 发现非那西丁的代谢产物对乙酰氨基酚（Paracetamol）的毒性及副作用都相对较低，临床上广泛用于退烧和镇痛，是目前苯胺类临床使用的唯一品种。

乙酰苯胺　　　　　　　　　　非那西丁

对乙酰氨基酚　Paracetamol

化学名为 4′–羟基乙酰苯胺，4′–hydroxyacetanilide，又名扑热息痛。

本品为白色结晶或结晶性粉末；无臭，味微苦。略溶于冷水，能溶于丙酮，易溶于热水或乙醇。熔点 168℃ ~172℃，pK_a9.51。

对乙酰氨基酚的合成是以苯酚为原料，经硝化、还原生成对氨基酚，最后用冰醋酸乙酰化即得。

对氨基酚是制备过程的中间体，也是贮存过程中的水解产物。由于对氨基酚毒性较大，故《中国药典》（2015 年版）规定测定其含量。

本品在空气中稳定，水溶液中的稳定性与溶液的 pH 有关，pH6 时最稳定，在酸性及碱性条件下稳定性较差。在潮湿的条件下易水解成对氨基酚，该水解产物可进一步发生氧化降解，生成醌亚胺类化合物，颜色逐渐变深，由黄色变成红色至棕色，最后成黑色。故在贮存及制剂过程中要特别注意。

本品含酚羟基，遇三氯化铁试液即显蓝紫色。

本品主要的代谢途径是酚羟基与葡萄糖醛酸结合和与硫酸结合，还有少量生成 N – 羟基乙酰氨基酚，进一步转化成 N – 乙酰基亚胺醌，该代谢产物是本品产生肾毒性和肝毒性的主要原因。正常情况下，N – 乙酰基亚胺醌可与内源性的谷胱甘肽结合而解毒，但在大量服用本品后，肝脏内的谷胱甘肽会被耗竭，N – 乙酰基亚胺醌会进一步与肝蛋白的亲核基团如 –SH 结合而引起肝坏死。各种含巯基的化合物如 N – 乙酰半胱氨酸，可作为谷胱甘肽的替代物与 N – 乙酰基亚胺醌结合排出体外，用于对本品过量的解毒剂。

本品的主要代谢途径如图 14 – 3。

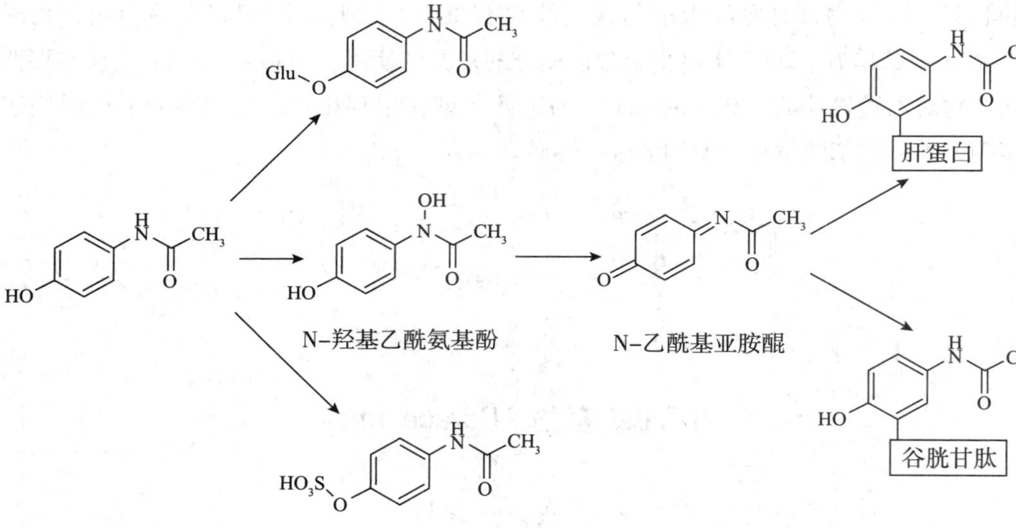

N-羟基乙酰氨基酚　　　　　　　N-乙酰基亚胺醌

图 14 – 3　对乙酰氨基酚的体内代谢

本品具有较强的解热镇痛作用，临床上用于发热、头痛、神经痛及痛经等，尤其适用于对阿司匹林敏感的个体。它还是多种抗感冒复方制剂中的活性成分。

二、水杨酸类

水杨酸（Salicylic acid）是人类最早使用的药物之一，但对胃肠道的刺激性较大，限制了其临床应用。1898 年乙酰水杨酸由 Bayer 公司开发用于临床，命名为阿司匹林（Aspirin）。阿司匹林解热镇痛作用比水杨酸钠强，副作用相对较少，但若大剂量或长期使用时仍对胃黏膜有刺激作用，甚至引起胃出血、胃穿孔。

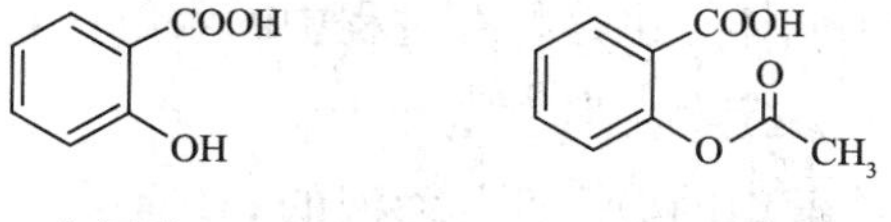

水杨酸　　　　　　　　　阿司匹林

人们普遍认为水杨酸类化合物的胃肠刺激性是由酸性的游离羧基产生的，因此研制了大量的水杨酸及阿司匹林的盐、酰胺或酯的衍生物以克服此缺点，如水杨酰胺（Salicylamide）、双水杨酸酯（Salsalate）、乙酰水杨酸铝（Aluminum acetylsalicylate）、赖氨匹林（Lysine acetylsalicylate）、贝诺酯（Benorilate）等。乙酰水杨酸铝解热镇痛作用与乙酰水杨酸相似，在胃内几乎不分解，进入小肠分解成两分子乙酰水杨酸而被吸收，所以对胃几乎无刺激性。赖氨匹林是阿司匹林和赖氨酸生成的盐，胃肠道刺激作用小，吸收良好，且水溶性增大，可以制成注射剂使用。贝诺酯又名扑炎痛、苯乐来，是采用前药原理和拼合原理，将阿司匹林和对乙酰氨基酚缩合得到的，口服对胃无刺激，在体内水解又重新生成原来的两个母体药物，共同发挥解热镇痛作用，这种前药又称为协用前药（Mutual prodrug）。

水杨酰胺　　　　　　　双水杨酸酯　　　　　　乙酰水杨酸铝

赖氨匹林　　　　　　　　　　　贝诺酯

阿司匹林　Aspirin

化学名为2-（乙酰氧基）苯甲酸，2-（acetyloxy）benzoic acid，又名乙酰水杨酸。

本品为白色结晶或结晶性粉末；无臭或微带醋酸臭，味微酸。微溶于水或无水乙醚，能溶于三氯甲烷或乙醚，易溶于乙醇；在氢氧化钠溶液或碳酸氢钠溶液中溶解，但同时分解。熔点135℃～140℃，pK_a3.5。

阿司匹林的合成是以水杨酸为原料，在硫酸或吡啶催化下经醋酐乙酰化而得到。

本品可能有未反应的水杨酸，或因贮存不当，水解产生水杨酸，故《中国药典》（2015年版）规定测定游离水杨酸的含量。

本品遇湿空气可缓慢水解为水杨酸和乙酸。水杨酸可进一步氧化为醌式，进而缩合，逐渐变为淡黄色、红棕色、深棕色、蓝色至黑色，碱、光线、温度、微量金属离子均可加速上述氧化反应。因此本品应置于密闭容器中干燥保存。

本品的碳酸钠溶液加热放冷后，再与稀硫酸酸化，可产生白色沉淀，并产生乙酸臭，该白色沉淀与$FeCl_3$试液反应可显紫堇色用于鉴别。

本品口服易吸收，2小时后血药浓度达到峰值。吸收后主要经酯酶催化水解为水杨酸，进而与葡萄糖醛酸或甘氨酸结合后排出体外，少部分水杨酸进一步氧化为2，5-二羟基苯甲酸（龙胆酸）、2，3-二羟基苯甲酸和2，3，5-三羟基苯甲酸。

本品的主要代谢途径如图 14 - 4。

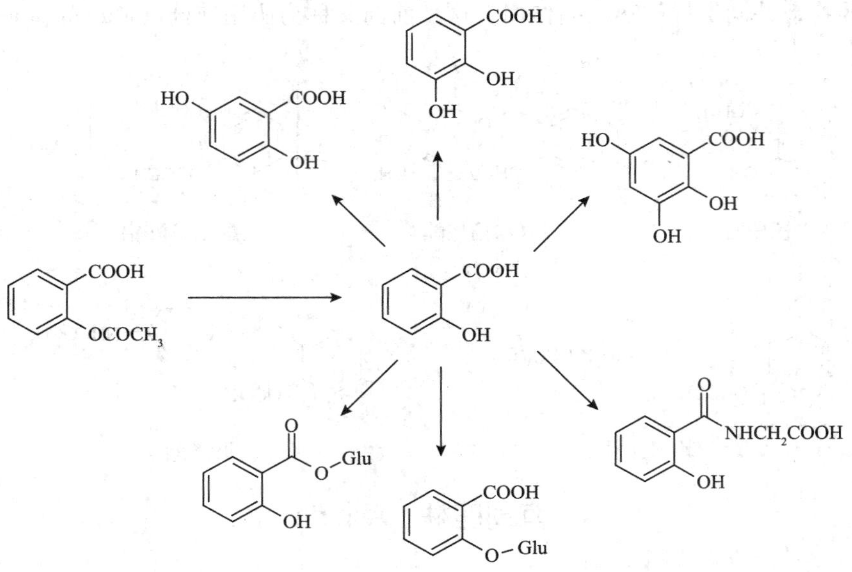

图 14 - 4 阿司匹林的体内代谢

水杨酸类药物的构效关系研究表明，水杨酸的阴离子是有效的活性部位，降低羧基的酸性可以保留镇痛作用但将失去抗炎活性；对羧基和酚羟基的取代会影响药物的活性和毒性；将酚羟基移至间位或对位则活性完全消失；在芳香环上以卤原子取代可以增加活性但同时也增加毒性；在水杨酸芳香环 5 位取代可以增加其抗炎活性。

本品具有较强的解热镇痛作用和抗炎、抗风湿作用，临床用于治疗感冒发热、头痛、牙痛、神经痛、肌肉痛、痛经、关节痛和风湿痛等。本品是不可逆花生四烯酸 COX 抑制剂，使 COX 活性中心的丝氨酸乙酰化而导致其失活，进而抑制前列腺素的生物合成。本品还能抑制血小板中血栓素（TXA_2）的合成，具有较强的抗血小板凝聚作用，因此还可以用于心血管系统疾病的预防和治疗。

三、吡唑酮类

1884 年首次用于临床的安替比林（Antipyrine）是德国化学家 Knorr 在研究抗疟药奎宁类似物的过程中偶然发现的，由于其毒性大，未能在临床长期使用。受吗啡结构中具有甲氨基的启发，在安替比林的分子中引入二甲氨基，得到氨基比林（Aminopyrine），其解热镇痛作用比安替比林优良，且对胃肠道无刺激性，曾广泛用于临床，但该药可引起白细胞减少及粒细胞缺乏症等，我国已于 1982 年淘汰。为了寻找水溶性更大的药物，将氨基比林结构中二甲氨基的一个甲基换成亚甲基磺酸钠，得到安乃近（Analgin），解热镇痛作用强、快而持久。因其水溶性大，可制成注射液使用。但仍会引起粒细胞减少，对造血系统毒性较大，目前在美国等国家已完全禁用，在我国的应用也受到了限制。

为了增加这类药物的解热镇痛作用，降低毒副作用，合成了一系列的 3 - 吡唑酮类化合物，如异丙基安替比林（Isopropyl Antipyrine）、烟酰胺基安替比林（Nicotinoylamino Antipyrine），解热镇痛作用较好，毒性较小。烟酰胺基安替比林的镇痛效力比安替比林强而持久，而毒性仅为安替比林的 1/8。

R		
—H		安替比林
—N(CH₃)₂		氨基比林
$-N\begin{array}{c}CH_3\\CH_2SO_3Na\end{array}$		安乃近
—CH(CH₃)₂		异丙基安替比林
		烟酰胺基安替比林

第二节　非甾体抗炎药

非甾体抗炎药主要用于抗炎和抗风湿，早期的药物作用于 COX－1 和 COX－2，属于非选择性的非甾体抗炎药，长期或大量使用时易出现胃肠道副反应。根据 COX－1 和 COX－2 结构上的差别，后来研究开发出了多个 COX－2 选择性抑制剂，很少或不会发生胃肠道副反应，称选择性的非甾体抗炎药。

一、非选择性的非甾体抗炎药

非选择性的非甾体抗炎药（Nonselective nonsteroidal anti－inflammatory agents）主要结构类型有 3，5－吡唑烷二酮类、芳基烷酸类、邻氨基苯甲酸类和 1，2－苯并噻嗪类。

1. 3，5－吡唑烷二酮类　在 3－吡唑酮的吡唑环上引入第二个酮基即为 3，5－吡唑烷二酮类。1949 年发现了保泰松（Phenylbutazone），镇痛作用较弱，但抗炎作用强，还具有轻度排尿酸作用，可用于类风湿性及风湿性关节炎，也可用于痛风的治疗。但保泰松毒副作用较大，除对胃肠道有刺激，对肝、肾及心脏都有不良影响。1961 年发现它的代谢产物羟基保泰松（Oxyphenylbutazone，羟布宗）也具有抗炎抗风湿作用，且毒性较低、不良反应较小。后来发现苯磺保泰松（Sulfinpyrazone）和保泰松的另一个代谢产物 γ－酮基保泰松（γ－Ketophenylbutazone），抗炎抗风湿作用比保泰松弱，但具有较强的排尿酸作用，用于治疗痛风及风湿性关节炎。

R¹	R²	
（苯基）	—CH₂CH₂CH₂CH₃	保泰松
（对羟基苯基）—OH	—CH₂CH₂CH₂CH₃	羟基保泰松
（苯基）	$-CH_2CH_2\overset{O}{\underset{\uparrow}{S}}C_6H_5$	苯磺保泰松
（苯基）	—CH₂CH₂COCH₃	γ－酮基保泰松

琥布宗（Suxibuzone）是保泰松的前体药物，口服吸收后在体内转化为保泰松而起效，对胃的刺激作用仅为保泰松的 1/10。采用拼合原理将治疗胃病的药物吉发酯（Gefarnate）中的有效基团异戊烯基引入到保泰松中，得非普拉宗（Feprazone），消炎镇痛作用强于保泰

松。阿扎丙宗（Azapropazone），其消炎镇痛作用也强于保泰松，毒性降低。

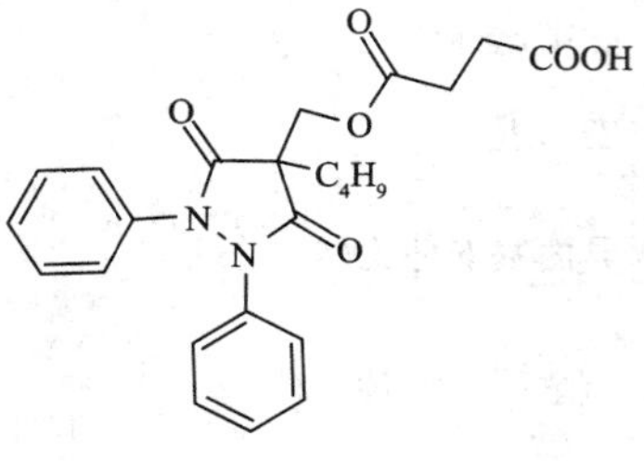

琥布宗 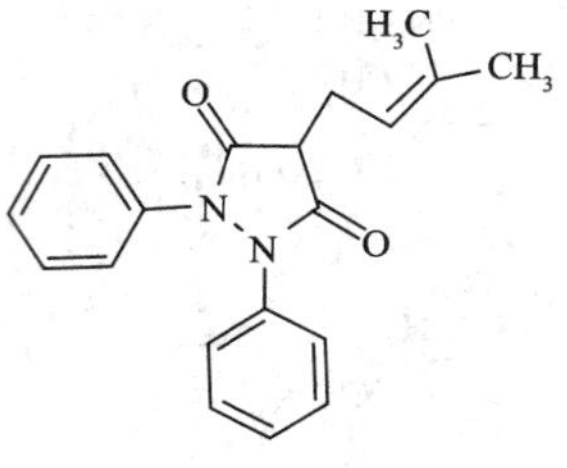   非普拉宗 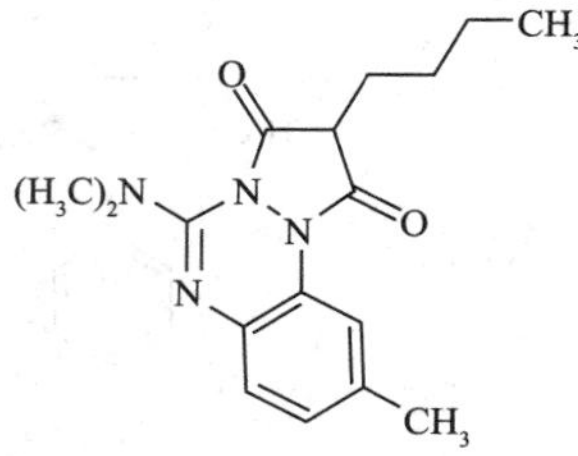   阿扎丙宗

构效关系研究表明，4-位碳原子上氢原子的存在，使得整个分子保持一定的酸性，是3,5-吡唑烷二酮类抗炎活性的发挥所必需的。但分子整体酸性增加，抗炎活性却降低，尿酸排泄作用增强。苯磺保泰松就是一个较好的实例，其 pK_a 值为2.8（保泰松 pK_a 值为4.4），抗炎镇痛作用较弱，却是一个有效的促尿酸排泄剂。

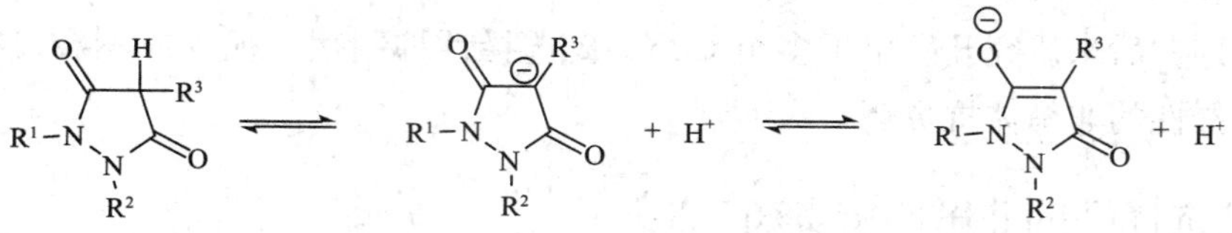

保泰松在肝微粒体酶作用下缓慢代谢成羟布宗，并以葡萄糖醛酸结合形式排泄。肝微粒体能将正丁基的 γ 位氧化，产生另一重要的代谢物 γ-羟基保泰松，其后又被代谢为 γ-酮基保泰松。保泰松和 γ-羟基保泰松也可以与葡萄糖醛酸在4位形成 C-葡萄糖醛酸，见图14-5。

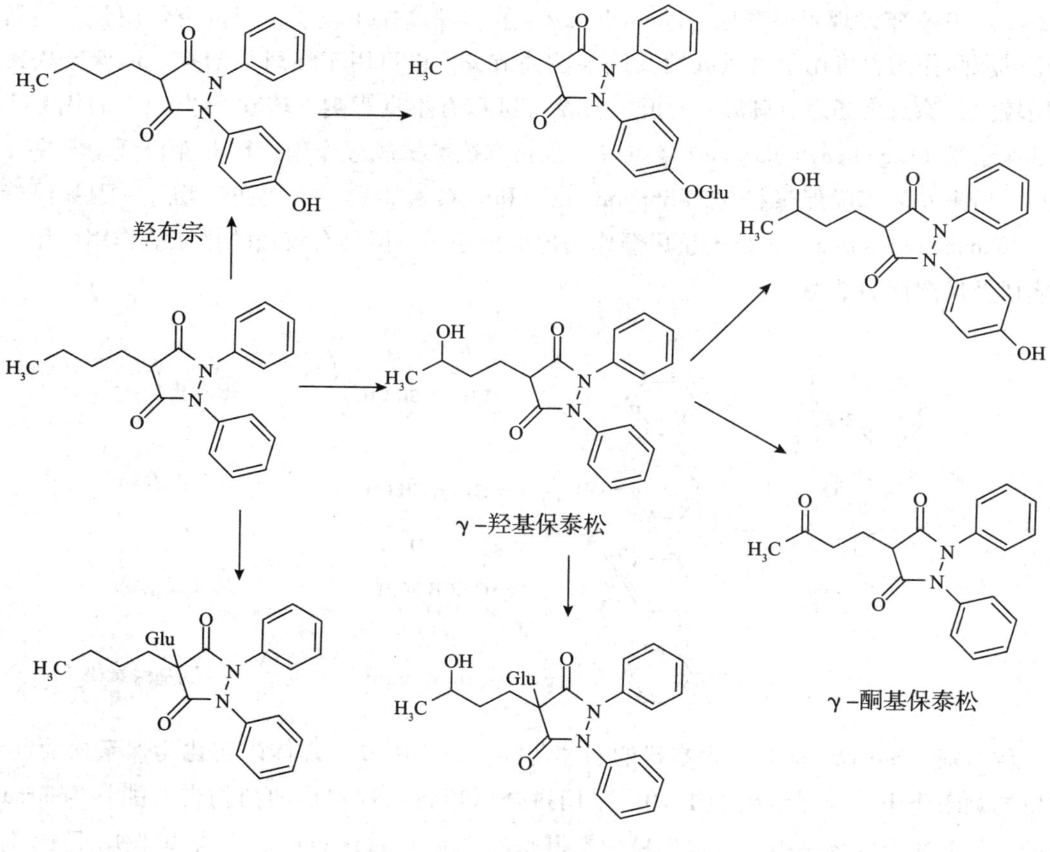

羟布宗   γ-羟基保泰松   γ-酮基保泰松

图14-5 保泰松的体内代谢

2. 芳基烷酸类　芳基烷酸类是非甾体抗炎药物中数量众多的一类药物，也是研究开发较快的一类药物。芳基烷酸类药物的结构通式为：

$$\underset{\text{Ar}-\text{CH}-\text{COOH}}{\overset{\text{R}}{|}}\qquad \begin{array}{l}\text{R}=\text{H或CH}_3\\[4pt]\text{Ar}=\text{芳环或芳杂环}\end{array}$$

根据 R 基团的不同，芳基烷酸类药物又可分为芳基乙酸类和芳基丙酸类两大类。

（1）芳基乙酸类　5－羟色胺是炎症介质之一，其体内的生物来源与色氨酸有关，同时发现风湿痛患者的色氨酸代谢水平较高。基于上述现象，开始对 5－羟色胺即吲哚衍生物进行研究，以期获得高效的抗炎药物。1961 年 Merck 公司从近 350 种类似衍生物中发现了吲哚美辛（Indomethacin），它是一个强效镇痛消炎药，抗炎作用是保泰松的 25 倍，解热作用强于阿司匹林和对乙酰氨基酚，镇痛作用是阿司匹林的 10 倍，用于治疗风湿性和类风湿性关节炎。后来的作用机制研究证明吲哚美辛并不是阻断 5－羟色胺，而是与其他非甾体抗炎药一样，通过作用于 COX，抑制前列腺素的生物合成。

5-羟色胺　　　　　　　　　　　色氨酸

吲哚美辛对胃肠道的刺激性较大，且对肝功能和造血系统也有影响。根据前体药物原理，合成了一些吲哚美辛的衍生物，如阿西美辛（Acemetacin）和奥沙美辛（Oxametacin），副作用均较吲哚美辛小。利用生物电子等排原理将 – N = 替换为 – CH = ，获得了茚类衍生物舒林酸（Sulinda），抗炎效果是吲哚美辛的 1/2，镇痛效果略强于吲哚美辛。舒林酸也是一个前体药物，经肝脏代谢为甲硫基化合物发挥活性。甲硫基化合物自肾脏排泄较慢，半衰期长。因此，舒林酸临床使用时，起效慢，作用持久，副作用小，耐受性较好。

阿西美辛　　　　　　　　　　　奥沙美辛

舒林酸 活性代谢物

吲哚美辛 Indomethacin

化学名为 2 - 甲基 - 1 - (4 - 氯苯甲酰基) - 5 - 甲氧基 - 1H - 吲哚 - 3 - 乙酸, 1 - (4 - chlorobenzoyl) - 5 - methoxy - 2 - methyl - 1H - indole - 3 - acetic acid, 又名消炎痛。

本品为类白色至微黄色结晶性粉末；几乎无臭，无味。不溶于水，极微溶于甲苯，微溶于苯，略溶于甲醇、乙醇、三氯甲烷或乙醚，溶于丙酮，可溶于氢氧化钠溶液中。熔点 158℃ ~162℃，pK_a4.5。

本品在室温下空气中稳定，但对光敏感。水溶液在 pH 2~8 时较稳定。可被强酸或强碱水解，生成对氯苯甲酸和 5 - 甲氧基 - 2 - 甲基吲哚 - 3 - 乙酸，后者脱羧生成 5 - 甲氧基 - 2，3 - 二甲基吲哚，这些都可以被氧化成有色物质。

本品的氢氧化钠溶液与重铬酸钾溶液和硫酸反应，显紫色；与亚硝酸钠和盐酸反应，显绿色，放置后逐渐变黄色。

本品口服吸收迅速，2~3 小时血药浓度达到峰值。由于为酸性物质，它与血浆蛋白具有高度的结合力。本品通过代谢失活，大约 50% 被代谢为去甲基衍生物，10% 与葡萄糖醛酸结合。

本品的代谢过程如图 14 - 6 所示。

吲哚乙酸类药物的构效关系研究表明：①3 位乙酸基是抗炎活性的必需基团，改为酰胺、酯等，则活性消失，在一定范围内，活性随酸性增强而增加；②2 位甲基取代较芳基取代抗炎活性强；③5 位有取代基较无取代基活性强，5 位甲氧基可被甲基、二甲氨基、乙酰基、氟、烯丙基等取代；④1 位 N - 酰化较烷基化抗炎活性强，且 N - 芳酰化更好，芳酰基对位取代基的活性顺序为 Cl，F，CH_3S > CH_3SO，SH > CF_3，在羰基和苯环之间插入乙烯基，仍有活性；⑤吲哚环中的氮原子不是活性必需，改为亚甲基得茚乙酸衍生物如舒林酸仍有活性。

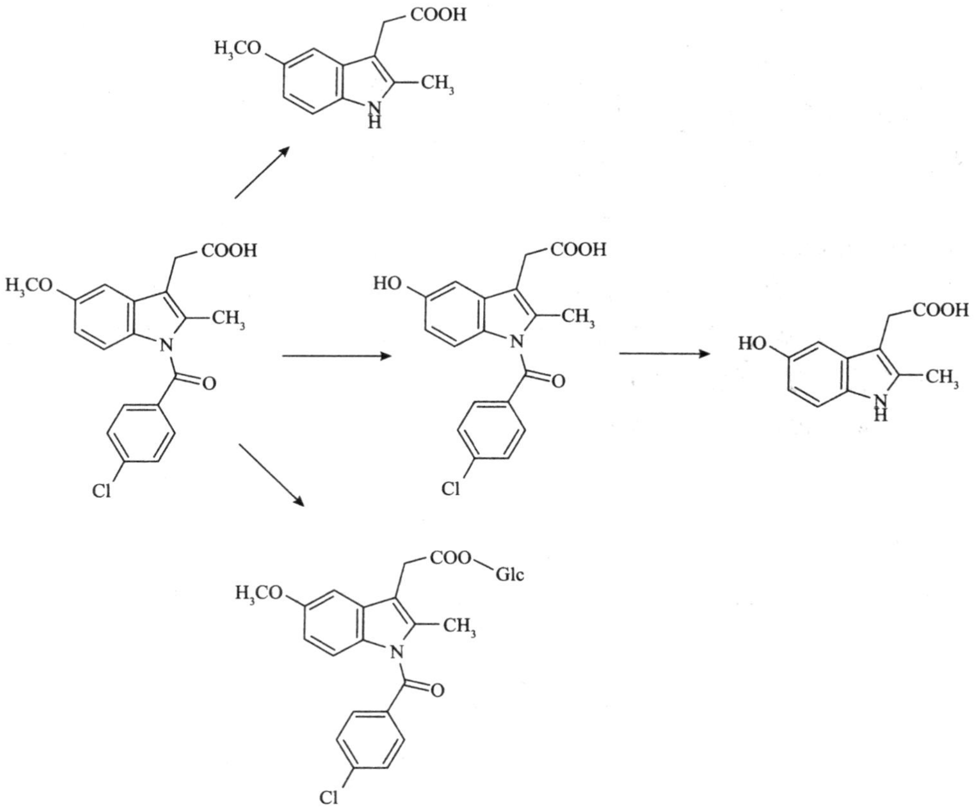

图 14 - 6 吲哚美辛的体内代谢

本品消炎镇痛作用强，是保泰松的 25 倍。临床用于治疗风湿性及类风湿性关节炎、痛风性关节炎、红斑狼疮及其他炎症。本品副作用较多，除常见的胃肠道反应，肝脏损害及造血系统功能障碍外，还可产生中枢神经症状，如头痛、眩晕及偶见神经异常等。

继吲哚美辛后，又发现了强效的芳基乙酸类抗炎药双氯酚酸钠（Diclofenac sodium），于 1974 年首先在日本上市，而后在 120 多个国家上市。实验表明，双氯酚酸钠的解热作用是吲哚美辛的 2 倍，阿司匹林的 350 倍，镇痛作用是吲哚美辛的 6 倍，阿司匹林的 40 倍，并且不良反应少，是世界上使用最广泛的非甾体抗炎药之一。

双氯芬酸钠 Diclofenac sodium

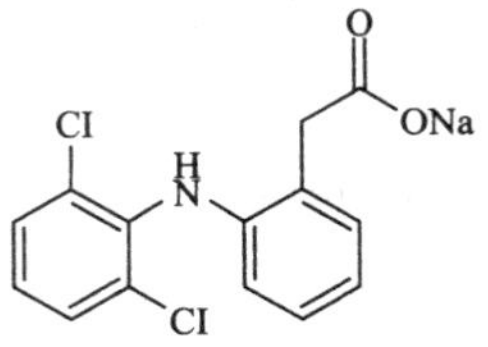

化学名为 2 - [（2，6 - 二氯苯基）氨基] 苯乙酸钠，2 - [（2，6 - dichlorophenyl）amino] benzeneacetic sodium salt，又名双氯灭痛。

本品为白色或类白色结晶性粉末；有刺鼻感与引湿性。不溶于三氯甲烷，略溶于水，易溶于乙醇。1% 水溶液的 pH 为 6.5 ~ 7.5，pK_a 4.5。

双氯芬酸钠的合成是以苯胺与 2，6 - 二氯苯酚缩合，再与氯乙酰氯缩合、水解得到。

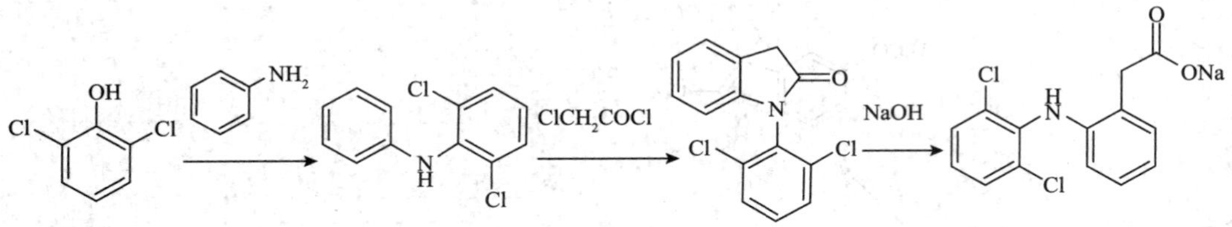

本品口服吸收迅速，服药后 1~2 小时内血药浓度便可达到峰值。主要代谢物为苯环的氧化产物，其中 4′-羟基衍生物占排泄量的 20%~30%，其他的三种代谢产物分别为 3′-羟基衍生物、5-羟基衍生物和 4′，5-羟基衍生物，占 10%~20%，其余的以硫酸酯的形式排出。所有代谢物的活性均低于本品。

本品的代谢过程如图 14-7 所示。

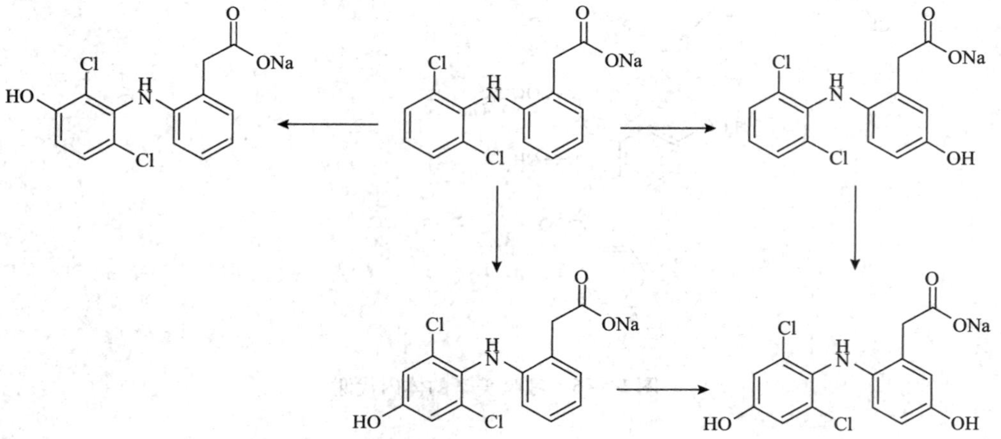

图 14-7　双氯芬酸的体内代谢

关于双氯芬酸钠类化合物的构效关系研究尚不深入，但两个间位氯原子迫使苯胺的苯环与苯乙酸中的苯环非共平面，对抗炎活性是十分重要的，此种结构有利于与 COX 位点更好地结合。

本品是非甾体抗炎药中唯一一个具有三种作用机制的药物：①抑制 COX，减少前列腺素的生物合成；②抑制 LOX，减少白三烯尤其是 LTB_4 的生成；③抑制花生四烯酸的释放，并刺激花生四烯酸的再摄取。因此，本品的抗炎、镇痛和解热作用均很强，属于强效的非甾体抗炎药，并且不良反应少，临床上主要用于类风湿性关节炎、神经炎、红斑狼疮及癌症和手术后疼痛，以及各种原因引起的发热。主要副作用为胃肠道反应，因此有胃溃疡史者慎用。

根据前药原理设计的萘丁美酮（Nabumetone，萘普酮），由于本身没有酸性，对胃肠道刺激作用小。萘丁美酮在体内经肝脏代谢成 6-甲氧基-2-萘乙酸发挥药效，选择性地抑制引起炎症反应的 COX-2，对胃肠道的 COX-1 影响小，临床主要用于类风湿性关节炎的治疗。

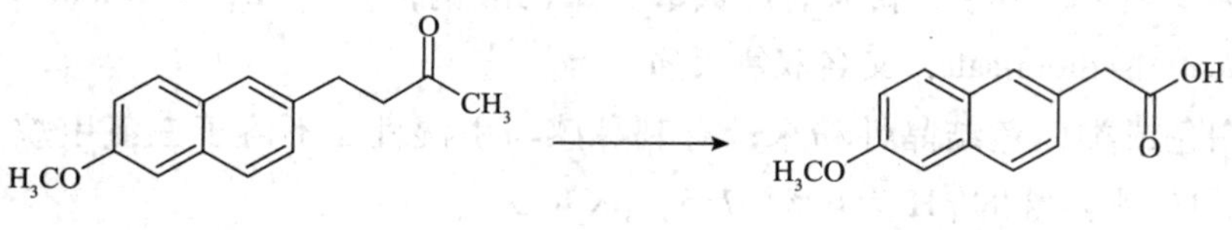

萘丁美酮

另一个前体药物芬布芬（Fenbufen），在体内代谢为联苯乙酸而发挥活性。口服芬布芬可避免直接服用联苯乙酸对胃肠道产生的原发性损伤，故胃肠道反应较小。临床上用于治疗类风湿性关节炎、风湿性关节炎，也可用于治疗牙痛、手术后疼痛及外伤疼痛。

芬布芬

（2）芳基丙酸类　20 世纪 50 年代吲哚美辛的上市引起了人们研究芳基烷酸类药物的极大兴趣。曾把 4 - 异丁基苯乙酸作为消炎镇痛药用于临床，但长期或大剂量使用后对肝脏有一定毒性，可使谷草转氨酶增高。以后在乙酸基的 α - 碳原子上引入甲基得到芳基丙酸类药物布洛芬（Ibuprofen），20 世纪 70 年代由 Upjohn 公司发现，不但抗炎镇痛作用增强，毒性也显著降低，在临床得到广泛的应用。

4-异丁基苯乙酸　　　　　布洛芬

自布洛芬发现后，人们相继开发了许多优良的品种，而且不断有新的药物问世。多数药物的抗炎镇痛作用都强于布洛芬，其应用范围与布洛芬相似。常见的芳基丙酸类消炎镇痛药见表 14 - 1。

表 14 - 1　芳基丙酸类消炎镇痛药

药物名称	化学结构	作用强度（吲哚美辛 =1）
酮洛芬 Ketoprofen		1. 5
氟比洛芬 Flurbiprofen		5
非诺洛芬 Fenoprofen		0. 1
吲哚洛芬 Indoprofen		2

续表

药物名称	化学结构	作用强度（吲哚美辛 =1）
吡洛芬 Pirprofen		1
萘普生 Naproxen		1
卡洛芬 Carprofen		–
噻洛芬酸 Tiaprofenicacid		–
奥沙普秦 Oxaprozin		–

布洛芬 Ibuprofen

化学名为 α－甲基－4－（2－甲基丙基）苯乙酸，α－methyl－4－（2－methylpropyl）benzeneacetic acid，又名异丁苯丙酸。

本品为白色结晶性粉末；稍有特异臭，几乎无味。不溶于水，易溶于乙醇、丙酮、三氯甲烷或乙醚；易溶于氢氧化钠或碳酸钠溶液中。熔点 74.5℃～77.5℃，pK_a5.2。

布洛芬的合成是由甲苯与丙烯在钠－碳（或钠－氧化铝）催化下制得异丁基苯，经 Friedel－Crafts 酰化生成 4－异丁基苯乙酮，再与氯乙酸乙酯进行 Darzens 缩合后，经水解、脱羧、重排得 2－（4′－异丁苯基）丙醛，最后在碱性溶液中用硝酸银氧化即得。

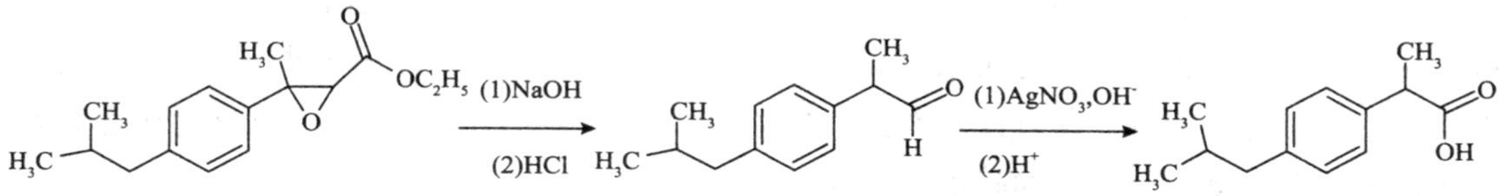

本品口服后很快被吸收，约 2 小时血药浓度达到峰值。与血浆蛋白的结合率较高。代谢发生的很快，半衰期为 4 小时。在服药 24 小时后，药物基本上以原型及氧化代谢产物形式被完全排出。所有的代谢产物均无活性。本品的代谢过程如图 14-8 所示。

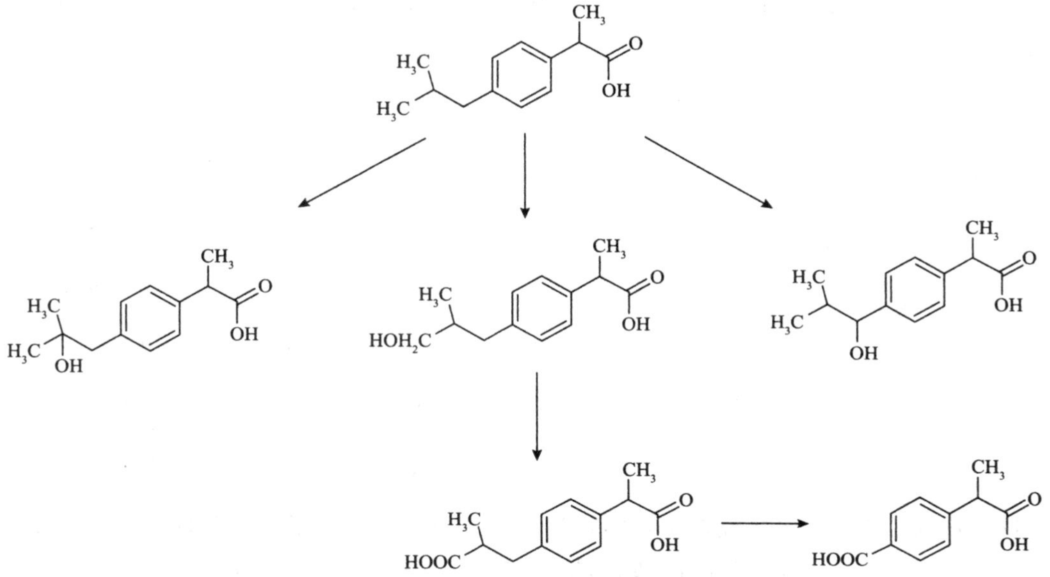

图 14-8　布洛芬的体内代谢

本品通常是以外消旋体给药，但发挥药效作用的是 $S-(+)$-布洛芬。无效的 $R-(-)$-布洛芬在消化道吸收过程中经酶作用可转化为 $S-(+)$-异构体，药物在消化道滞留的时间越长，$S-(+)$-布洛芬在血浆中的浓度越高。其原因除代谢转化外，还与 $R-(-)$-异构体具有较高的立体选择性和肾清除率有关。目前也有 $S-(+)$-布洛芬上市，用药剂量仅为消旋体的 1/2。

芳基丙酸类药物的构效关系如下。

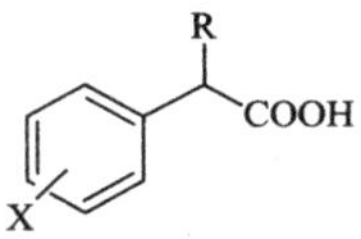

①芳基丙酸类药物可由羧基部分、芳环部分 Ar 与芳环上疏水性取代基 X 三部分组成。②芳环 Ar 通常为平面性的芳香环或芳杂环，与羧基之间一般间隔 1~2 个碳原子。羧基的 α 位引入小的烷基（甲基或乙基）可限制羧基的自由旋转，使其保持适合与酶结合的构象，以增强消炎镇痛的作用。通常 S-异构体活性高于 R-异构体。③疏水基团 X 可以为烷基、芳环、环己基、烯丙氧基等，一般位于羧基侧链的对位或间位。若 X 位于对位，在间位引入 F、Cl 等吸电子基团，可使疏水基团 X（尤其是苯环）与芳基丙酸的芳环处于非平面状态，有利于与酶的结合，可增强抗炎活性。如氟比洛芬和吡洛芬，活性均有所提高。

本品的消炎、镇痛和解热作用均大于阿司匹林，胃肠道副作用比阿司匹林、保泰松、吲哚美辛小，对肝脏、肾及造血系统无明显不良影响。临床上广泛用于类风湿关节炎、风湿性关节炎、骨关节炎、强直性脊椎炎、神经炎、红斑狼疮、咽炎、咽喉炎及支气管炎等。一般病人耐受性良好，治疗期间血液常规及生化值均未见异常。

3. 邻氨基苯甲酸类 邻氨基苯甲酸类又称芬那酸类或灭酸类，是采用药物设计中经典的生物电子等排原理，将水杨酸的羟基换成氨基而得到的。该类药物是 20 世纪 60 年代发展起来的，有较强的消炎镇痛作用，临床上用于治疗风湿性及类风湿性关节炎。由于其抗炎和镇痛活性较水杨酸类药物并无明显的优势，且副作用较多，因此在临床上的应用已大大减少。

X	R^1	R^2	R^3	
-CH	-CH$_3$	-CH$_3$	-H	甲芬那酸
-CH	-H	-CF$_3$	-H	氟芬那酸
-CH	-Cl	-CH$_3$	-Cl	甲氯芬那酸
-CH	-H	-Cl	-H	氯芬那酸
-N	-H	-CF$_3$	-H	尼氟酸
-N	-CH$_3$	-Cl	-H	氯尼酸

这类药物的构效关系研究表明，邻氨基苯甲酸结构中氮原子上的苯核在 2、3、6 位有取代基时，活性较好。原因是取代基的存在可使 N - 芳基与苯甲酸的芳基不能共平面，此种构象更利于药物与酶的结合。这种非共平面效应在氨基邻位有取代基时较为显著，尤其是两个邻位都有取代基。如甲氯芬那酸结构中 2、3、6 位同时具有取代基，故抗炎活性很强。邻氨基苯甲酸的 NH 被 O、S、CH$_2$、SO$_2$ 等取代时会使活性大幅度下降。苯甲酸也可用 3 - 吡啶甲酸（烟酸）替换，可保持抗炎活性。

4. 1,2 苯并噻嗪类 1,2 苯并噻嗪类又称为昔康类（Oxicams），是一类分子中含有烯醇结构的化合物。

昔康类药物通式

结构中的烯醇羟基使得此类药物呈现一定的酸性，pK_a 在 4 ~ 6 之间。1982 年，该类化合物中的第一个药物吡罗昔康（Piroxicam）在美国上市，显效迅速、持久，长期服用耐受性好、副反应较小，很快就成为美国处方药中前 50 位的药物。吡罗昔康分子中 2 - 吡啶用 2 - 噻唑替代，得到舒多昔康（Sudoxicam），口服吸收快，胃肠道耐受性好。美洛昔康（Meloxicam）比舒多昔康在噻唑环上多一个甲基，对 COX - 2 的选择性较高，胃肠道副反应小。替诺昔康（Tenoxicam）和氯诺昔康（Lornoxicam）是以电子等排体噻吩替代吡罗昔康中的苯环而得到的长效抗炎药。安吡昔康（Ampiroxicam）和辛诺昔康（Cinnoxicam）是吡罗昔康的前体药物，可改善原药的胃肠道耐受性，降低副作用。该类药物的副反应总体发生率较高，但对 COX-2 的抑制作用比对 COX-1 强，有一定的选择性，因此胃肠道刺激作用比常见的非甾体抗炎药小。

舒多昔康　　　　　　　　　美洛昔康　　　　　　　　　替诺昔康

氯诺昔康　　　　　　　　　安吡昔康　　　　　　　　　辛诺昔康

吡罗昔康　Piroxicam

化学名为 2-甲基-4-羟基-N-(2-吡啶基)-2H-1,2-苯并噻嗪-3-甲酰胺-1,1-二氧化物，4-hydroxyl-2-methyl-N-2-pyridinyl-2H-1,2-benzothiazine-3-carboxamide-1,1-dioxide，又名炎痛昔康。

本品为类白色至微黄绿色的结晶性粉末；无臭，无味。不溶于水，微溶于乙醇或乙醚，略溶于丙酮，易溶于三氯甲烷；略溶于碱，溶解于酸。熔点 198℃~202℃，pK_a6.3。

吡罗昔康的合成以糖精钠为原料，与 α-氯代乙酸乙酯反应得到糖精的 N-乙氧羰甲基衍生物，经 Gabriel-Colman 重排扩环后，用硫酸二甲酯甲基化，再与 α-氨基吡啶反应即得。

本品的三氯甲烷溶液与三氯化铁反应，显玫瑰红色。

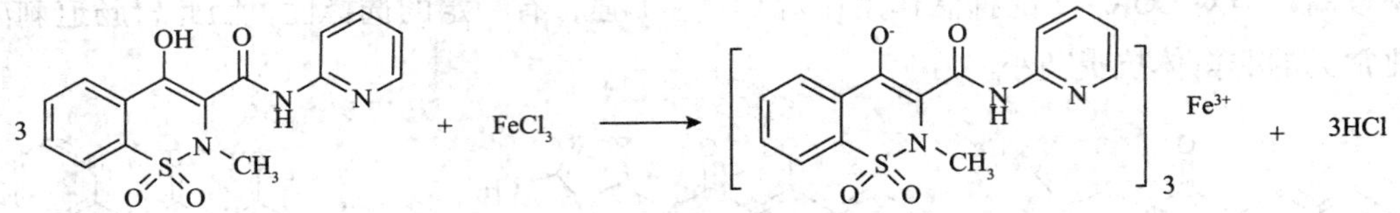

本品口服后很快被吸收，约2小时后血药浓度达到峰值。作为酸性药物，其与血浆蛋白有极强的结合力，血浆中的半衰期很长，约为38小时，因此用药为一日给药一次。

本品在人体中的代谢程度很大，只有约5%的药物以原型的形式被排出。主要代谢产物是吡啶环的羟基化及与葡萄糖醛酸结合的产物。只有小部分为苯环上的羟基化，还有水解、脱羧等产物。所有的代谢物都没有活性。本品的代谢如图14-9所示。

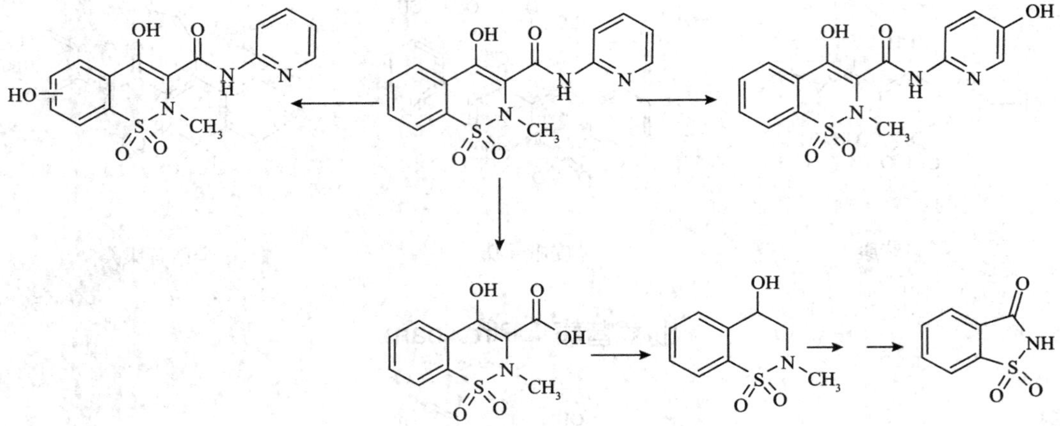

图14-9 吡罗昔康的体内代谢

昔康类药物的构效关系为：2位氮上取代基为甲基时，活性最强；3位氨甲酰中氮原子上的取代基一般是芳环或芳杂环，烷基取代活性较低。该类药物具有酸性。N-杂环氨甲酰的酸性通常大于N-芳环氨甲酰化合物，这是因为吡啶氮原子可以进一步稳定烯醇阴离子，产生的互变异构形式使B异构体更为稳定。

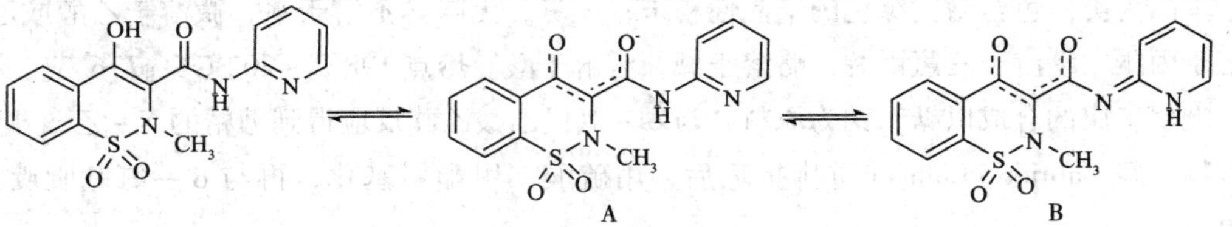

本品具有较强的抗炎作用，对COX-2的抑制作用较对COX-1强，对胃肠道与肾脏副作用小，用于治疗风湿性、类风湿性关节炎和骨关节炎。

二、选择性的非甾体抗炎药

非选择性的非甾体抗炎药在抑制COX-1产生抗炎作用的同时，对COX-2也有抑制，从而引起胃肠道的副反应。利用COX-1和COX-2结构的差异，研究开发了COX-2选择性抑制剂。

COX－1 和 COX－2 活性部位都是由末端带有发夹状弯曲的狭长疏水通道组成，在通道一侧的 120 位有一个极性较大的精氨酸残基，可与药物分子通过氢键结合。在通道另一侧的 523 位，COX－1 是异亮氨酸，而 COX－2 是缬氨酸。由于缬氨酸的分子小于异亮氨酸，因而在其旁边留下一个称为侧袋的空隙，它可与药物建立共价键结合，这种结合能力是许多药物对 COX－2 选择性的基础。COX－2 的通道开口不仅要比 COX－1 稍宽一些，而且在侧袋底部的 513 位是精氨酸；而 COX－1 的 513 位是组氨酸，所以 COX－2 通道的末段比COX－1 更具有柔性。选择性 COX－2 抑制剂大多带一个含有以磺酰基或磺酰胺基为侧链的苯环刚性结构，分子较大且带有刚性侧链，难于进入开口较小的 COX－1 通道，只能进入口径稍大、后段略有柔性的 COX－2 通道，与 120 位精氨酸形成氢键；其带有特殊基团的侧链能伸入 523 位缬氨酸旁的侧袋内形成共价键结合，对 COX－2 产生抑制作用。

SC-57666	DuP-697

已经上市或正在研究中的选择性 COX－2 抑制剂有二芳基取代环类、甲磺酰苯胺类和二叔丁基取代苯酚类等。二芳基取代环类是研究较为深入的一类选择性 COX－2 抑制剂。其结构特征是在芳杂环或不饱和脂肪环的邻位连有两个芳基，其中一个芳基的对位有甲磺酰基或氨磺酰基，此为选择性 COX－2 抑制剂的必需结构。如 SC－57666 和 DuP－697 作为COX－2 抑制剂的先导物，均显示出较高的 COX－2 选择性和较好的胃肠道耐受性。塞来昔布（Celecoxib）已在多个国家上市，抗炎活性与吲哚美辛相当，胃肠道不良反应发生率很低。罗非昔布（Rofecoxib）1999 年首次在墨西哥上市，用于治疗类风湿性关节炎、骨关节炎和急性疼痛，对 COX－1 几无抑制作用。依托昔布（Etoricoxib）是迄今为止已知的最高选择性的 COX－2 抑制剂，其 COX－2/COX－1 抑制强度之比约为塞来昔布的 14 倍。伐地昔布（Valdecoxib）起效时间比塞来昔布快，持续时间也较塞来昔布更长。帕瑞昔布（Precoxib）是伐地昔布的前体药物，可注射给药，用于术后镇痛，持续时间长、不良反应轻微，并能减少术后患者对阿片类镇痛药的需求。

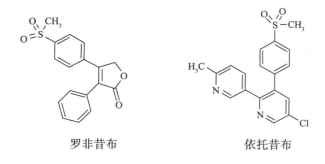

罗非昔布	依托昔布

伐地昔布　　　　　　　　帕瑞昔布

近年来，临床应用中发现选择性 COX－2 抑制剂有引起病人增加严重心血管血栓事件风险，不少病人产生因心血管血栓引起心脏病发作、心肌梗死或卒中等严重不良反应。其主要原因是由于选择性 COX－2 抑制剂抑制血管内皮的前列腺素生成，使血管内的前列腺素和血小板中的血栓素动态平衡失调，导致血栓素升高，促进血栓形成。2004 年罗非昔布因心血管安全性问题被撤市，2005 年经美国食品药品管理局（FDA）专家顾问委员会讨论，表决可继续使用，但需在说明书中增加黑框警告，指出具有引发严重心血管事件的危险。这一副反应是这类选择性 COX－2 抑制剂所具有的"类效应"，各国药品管理部门均要求对这类药物的标签增加警示性标注。

塞来昔布　Celecoxib

化学名为 4－｛［5－（4－甲基苯基）－3－三氟甲基］－1H－吡唑－1－基｝苯磺酰胺，4－［5－（4－methylphenyl）－3－trifluoromethyl－1H－pyrazol－1－yl］benzenesulfonamide。

本品为白色或浅黄色粉末；无臭。不溶于水，溶于甲醇、乙醇、二甲亚砜等。熔点 160℃～163℃。

塞来昔布的合成是以 4－甲基苯乙酮为原料，与三氟乙酸甲酯反应，得苯丙酮衍生物中间体，再与 4－氨磺酰基苯肼盐酸盐环合即得。

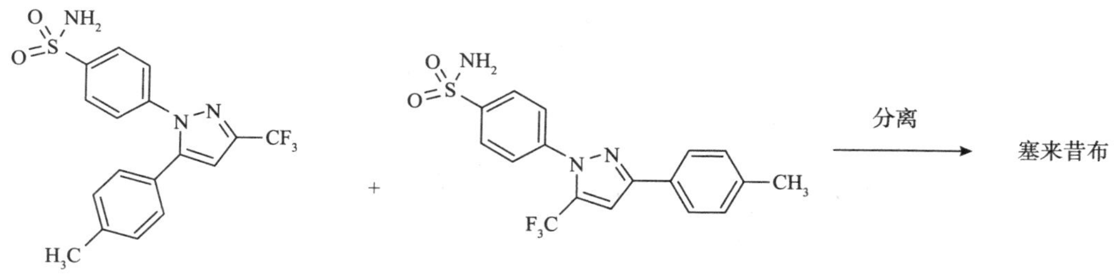

本品空腹给药吸收良好，约 2~3 小时达到血浆峰浓度，生物利用度高，约为 99%。本品在肝中由细胞色素 CYP2C9 氧化代谢，主要为苯环上 4 - 位甲基的羟基化，进一步氧化得到羧酸，后与葡萄糖醛酸结合，从尿液排出体外。仅有约 3% 的药物未经代谢而直接排出。如图 14 - 10。

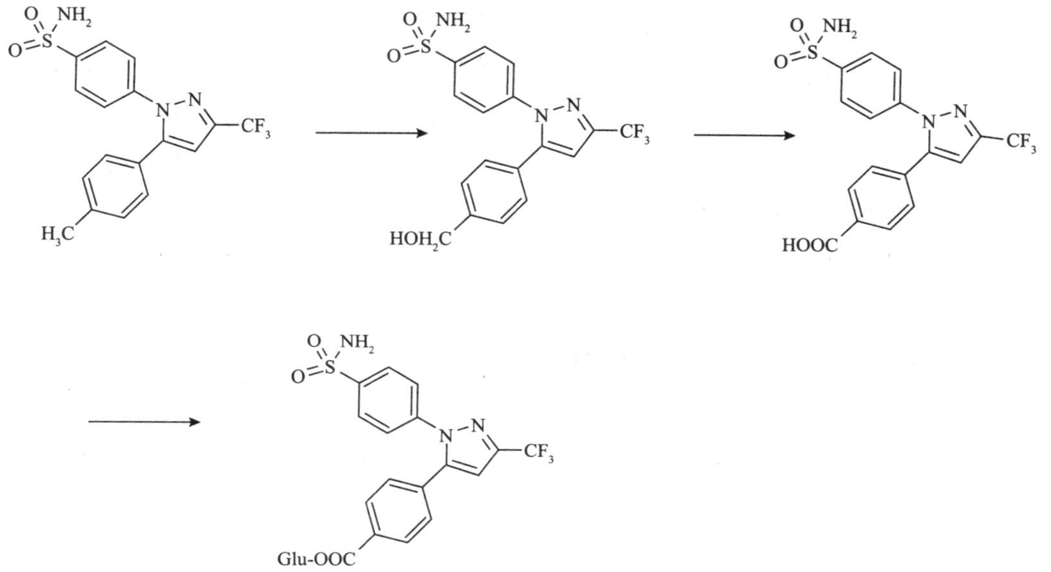

图 14 - 10 塞来昔布的体内代谢

此类化合物的构效关系：①通过芳杂环邻位连接两个芳环构成的中心支架结构是活性必需的，而且需要两个芳环处于 cis - 构型；②5 位芳环上的对位是供电子基时，活性最大；③1 位芳环上对位甲磺酰基或氨磺酰基取代是保持化合物活性和选择性的关键基团；④吡唑环上的 3 位取代基团以 CF₃、CHF₂ 为佳，表现出良好的活性和选择性；⑤1、5 位芳环互换时，化合物的活性改变不大，但选择性降低。

本品于 1999 年通过美国食品药品管理局（FDA）批准，是第一个上市的 COX - 2 选择性抑制剂。对 COX - 2 的抑制作用是对 COX - 1 的 400 倍，用于治疗风湿性关节炎和骨关节炎引起的疼痛，与传统非甾体抗炎药比较，其溃疡发生率与肾脏毒性都显著降低。

甲磺酰苯胺类的一个代表药物尼美舒利（Nimesulide），抗炎作用与萘普生相同，并具有解热作用，胃肠道不良反应小，为 COX - 2 选择性抑制剂。但近些年发现本品对中枢神经和肝脏功能损伤较大，多数国家对其应用做了限定，少数国家已经禁用。我国 2011 年要求本品禁止用于 12 岁以下儿童，适应证限于慢性关节炎的疼痛、手术和急性创伤后的疼痛、原发性痛经的症状治疗。

尼美舒利

第三节　抗痛风药

痛风是因体内嘌呤代谢紊乱或尿酸排泄减少而引起的一类疾病。正常人尿酸盐水平男性为 1000 ~ 1200 mg，女性约为男性的一半；而痛风患者的尿酸水平为正常水平的 2 ~ 3 倍。尿酸具有弱酸性（$pK_{a_1} = 5.7$，$pK_{a_2} = 10.3$），水溶性很小。在生理 pH 条件下以易溶的尿酸钠形式存在。在肾脏中，尿酸可被重吸收。当体内尿酸的生成增加或排泄减少时，尿酸水平升高，超出其溶解限度后，尿酸钠会沉积于关节、软骨和肾脏等的结缔组织中，从而刺激组织引起痛风性关节炎、痛风性肾病和肾尿酸结石等症状。

尿酸是人体代谢的正常产物。从腺嘌呤、鸟嘌呤到尿酸的代谢途径如下。

腺嘌呤　→（腺嘌呤氧化酶）→　次黄嘌呤　→（黄嘌呤氧化酶）→　黄嘌呤　→（黄嘌呤氧化酶）→　尿酸

鸟嘌呤

临床上使用的抗痛风药物根据作用机制可分为以下三类：①用药物控制尿酸盐对关节造成的炎症，如秋水仙碱，通常也采用非甾体抗炎药来缓解急性痛风的疼痛；②增加尿酸排泄的药物，如丙磺舒；③通过抑制黄嘌呤氧化酶来抑制尿酸生成的药物，如别嘌醇。后两类药物可减少血液中的尿酸水平，用于慢性痛风的治疗。

秋水仙碱　Colchicine

化学名为 N –〔(7S) –5，6，7，9 –四氢 –1，2，3，l0 –四甲氧基 –9 –氧 –苯并〔α〕庚间三烯并庚间三烯 –7 –基〕乙酰胺，N –〔(7S) –5，6，7，9 – tetrahydro –1，2，3，l0 – tetramethoxy –9 – oxo – benzo〔α〕heptalen – union – heptalen –7 – yl〕acetamide。

本品为百合科植物丽江山慈菇（*Iphigenia Indica Kunth et* Benth.）的球茎中得到的一种生物碱。

本品为类白色至淡黄色结晶性粉末；无臭。极微溶于乙醚，溶于水中（但在一定浓度的水溶液中能形成半水合物的结晶析出），易溶于乙醇或三氯甲烷。熔点142℃～150℃。略有引湿性，遇光颜色变深。

本品在肝中代谢，主要的代谢产物是酰胺水解得到的伯胺衍生物。

本品通过与粒细胞的微管蛋白结合，妨碍粒细胞的活动，抑制粒细胞的浸润而消炎，不影响尿酸盐的生成、溶解和排泄。本品为痛风急性发作时的首选，对一般性疼痛、炎症和慢性痛风无效。由于能抑制细胞菌丝分裂，有一定的抗肿瘤作用。本品选择性差，毒性大，长期应用可产生骨髓抑制，当患者急性痛风症状消失或出现胃肠道反应症状时应立即停药。

丙磺舒　Probenecid

化学名为对〔（二丙氨基）磺酰基〕苯甲酸，4 –〔(dipropylamino) sulfonyl〕– benzoic acid。

本品为白色结晶性粉末；无臭，味微苦。不溶于水，略溶于乙醇或三氯甲烷，易溶于丙酮；在氢氧化钠溶液中溶解，在稀酸中几乎不溶。熔点198℃～201℃，pK_a3.4。

本品抑制尿酸盐在近曲肾小管的主动再吸收，增加尿酸的排泄而降低血中尿酸盐的浓度，可缓解或防止尿酸盐结晶的生成，减少关节的损伤，也可促进已形成的尿酸盐的溶解。无抗炎、镇痛作用，用于慢性痛风的治疗。

别嘌呤　Allopurinol

化学名为1*H* –吡唑并〔3，4 –*d*〕嘧啶 –4 –醇，1*H* – pyrazolo〔3，4 –*d*〕pyrimidin –4 – ol。

本品为白色或类白色结晶性粉末；无臭。不溶于三氯甲烷或乙醚，极微溶于水或乙醇，易溶于0.1mol/L 氢氧化钠或氢氧化钾溶液中。熔点350℃以上。

本品口服吸收后经肝脏代谢，约70%转化为活性代谢产物别黄嘌呤，后者对黄嘌呤氧化酶也有抑制作用，且半衰期更长。本品可抑制肝酶活性，与其他药物如茶碱、6 - 巯嘌呤等食用时可使其清除率减少，需加以注意。

别黄嘌呤

本品及其代谢产物可抑制黄嘌呤氧化酶，进而使尿酸的生物合成减少，降低血液中尿酸浓度，减少尿酸盐在骨、关节及肾脏的沉着。临床用于痛风及痛风性肾病的治疗。

三点小结

重点：解热镇痛药与非甾体抗炎药的作用机制和结构类型；代表药物的化学结构、名称、理化性质和体内代谢。

难点：芳基烷酸类药物和选择性非甾体抗炎药的设计发现过程；各类药物的结构改造方法和构效关系；药物的作用靶点和重点药物的化学合成方法。

执业药师导航：本章重点是解热镇痛药与非甾体抗炎药的作用机制和结构分类，能够根据药物结构推测药物的化学稳定性、体内代谢特点、可能产生的毒副作用及使用特点。代表药物有对乙酰氨基酚、阿司匹林、赖氨匹林、贝诺酯、安乃近、吲哚美辛、双氯芬酸钠、舒林酸、萘丁美酮、芬布芬、布洛芬、萘普生、吡罗昔康、氯诺昔康、美洛昔康、尼美舒利、塞来昔布、帕瑞昔布、别嘌醇、丙磺舒、秋水仙碱。

（刘玉红 许 军）

扫码"练一练"

扫码"学一学"

第十五章　抗变态反应药

要点导航

　　掌握马来酸氯苯那敏、氯雷他定、盐酸西替利嗪、咪唑斯汀的结构、化学名称、理化性质、体内代谢及用途。熟悉盐酸苯海拉明、盐酸曲吡那敏、盐酸赛庚啶、酮替芬的结构和用途。了解马来酸氯苯那敏、盐酸西替利嗪的合成路线。了解第一代（经典）抗组胺药物的发展及结构变换，了解第二代（非镇静性）抗组胺药物的发展。

人文知识介绍

　　20世纪20年代始，人们将组胺作为过敏性疾病的主要病源介质，1937年意大利药理学家达尼埃尔·博韦（Daniel Bovet）发现了第一个组胺受体阻断剂，并以此获得1957年的诺贝尔生理学和医学奖。从1942～1981年，约有40多个所谓第一代的组胺 H_1 受体阻断剂被开发上市，这些化合物在抑制过敏反应的同时常具局部麻醉、抗胆碱及中枢抑制作用。为减少第一代组胺 H_1 受体阻断剂的抗胆碱能及中枢神经系统不良反应，自20世纪80年代始，陆续研制出第二代组胺 H_1 受体阻断剂。

　　变态反应是一种免疫反应异常增高引起的病理现象，其发生机制是机体通过吸入、口服、注射或皮肤接触某种过敏原后，产生相应的抗体 IgE，IgE 有亲细胞性，往往吸附在毛细血管周围的肥大细胞和血液中嗜碱粒细胞的表面，使机体处于致敏状态，当已致敏的机体再次接触相同的抗原（致敏原）时，致敏原即与肥大细胞或嗜碱性粒细胞表面的 IgE 结合，不需补体参加，即可导致细胞内嗜碱性颗粒释放组胺、慢反应过敏物质、缓激肽及 5 - 羟色胺等生物活性物质。这类活性物质具有使毛细血管扩张和通透性增加、平滑肌痉挛、腺体分泌增多等生物效应，临床上表现为皮肤红肿、瘙痒、荨麻疹、流涕、喷嚏、哮喘、呼吸困难、恶心、呕吐、腹痛、腹泻等。严重病例可发生过敏性休克，如抢救不及时，可因严重低血压及循环衰竭而死亡。过敏的发生机制见图15-1。

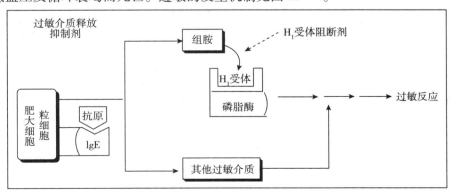

图 15-1　过敏的发生机制和抗过敏示意图

一、抗变态反应药的研究进展

近年来，变态反应性疾病的发病率有逐年增高的趋势。随着对变态反应研究的深入，抗变态反应药的种类日益增多，在治疗变态反应性疾病中发挥了重要作用。

组胺（Histamine）是广泛存在于人体组织中的自身活性物质，以结缔组织中的肥大细胞和血液中的嗜碱粒细胞含量为最高。大量研究已证明组胺是一个重要的过敏性疾病介质，自 60 年代发现组胺受体以后，就开始应用组胺 H_1 受体阻断剂（Histamine H_1 – receptor antagonist）治疗变态反应疾病，也是目前最常用的抗变态反应病的治疗药物。

随着对发病机制的深入研究，发现引起过敏反应的化学介质除了组胺以外，还有其他一些过敏介质，如白三烯、缓激肽、血小板活化因子等，如单独使用 H_1 受体阻断剂仍不能缓解过敏症状时，就应考虑该过敏反应还有可能与其他过敏介质有关，阻断这些化学介质的作用成为治疗的需要。由此发展出过敏介质释放抑制剂（Inhibitor of allergic medicator release）和过敏介质抑制剂（Allergic medicator antagonists）两类抗过敏药物。其中过敏介质阻断剂主要包括白三烯阻断剂（Peptidoleukotriene antagonists）、缓激肽阻断剂（Bradykinin antagonist）、血小板活化因子阻断剂（antagonist）等抗过敏药物。

糖皮质激素也是临床常用的抗变态反应的药物，其抗变态反应作用机制是抗炎，抗过敏作用，局部使用还具有止痒与血管收缩的作用，地塞米松（Dexamethasone）、倍他米松（Betamethasone）是本类药物的代表。但这类药物的副作用太多，不宜长期使用，因此在局部过敏反应时应用较多。这部分内容放在本书第二十章介绍。

此外，抑制过敏反应还可应用影响离子通道的药物（见第十二章）、β_2 受体激动剂（见第十章）、抗胆碱药（见第九章）及茶碱类药物，它们分别通过不同的作用机制产生抗过敏作用。

其他抗变态反应药见表 15 – 1。本章只介绍目前最常用的抗变态反应的组胺 H_1 受体阻断剂。

表 15 – 1　其他抗变态反应药

类别	药物名称	药物结构	作用特点
过敏介质释放抑制剂	色甘酸钠 Cromolyn Sodium		用于治疗过敏性哮喘，对过敏性哮喘有较好疗效。尚可用于过敏性鼻炎或溃疡性结肠炎
白三烯阻断剂	扎鲁司特 Zafirlukast		白三烯受体阻断类药物，适应证是哮喘的预防和长期治疗

续表

类别	药物名称	药物结构	作用特点
缓激肽阻断剂	FR-173657		缓激肽 β_2 受体阻断剂，具有潜在的治疗气喘作用
血小板活化因子抑制剂	银杏内酯 B Ginkgolide B		最先被验证具有抗哮喘作用的血小板活化因子抑制剂
糖皮质激素	地塞米松 Dexamethasone		主要用于过敏性与自身免疫性炎症性疾病
钙通道阻滞剂	维拉帕米 Verapamil		能抑制哮喘，但由于治疗剂量大于心血管剂量，而限制了其用于变态反应
钾通道开放剂	克罗卡林 Cromakalim		能有效预防哮喘患者的支气管收缩，可用于治疗夜间哮喘发作
β_2 受体激动剂	沙丁胺醇 Salbutamol		适用于支气管哮喘、喘息性支气管炎、支气管痉挛、肺气肿等症
抗胆碱药	西替地尔 Cetiedil		非阿托品类抗胆碱能药，临床用于支气管哮喘和喘息型支气管炎
茶碱类药物	氨茶碱 Aminophylline		用于支气管哮喘、哮喘性支气管炎、阻塞性肺气肿、心源性哮喘等症

二、组胺 H_1 受体阻断剂

组胺（Histamine）广泛存在于自然界多种动、植物和微生物体内，它是在组氨酸经脱羧酶催化下，由组氨酸脱羧形成的。组胺的化学结构为 4（5）-（2-氨乙基）咪唑，具有碱性。其分子中 1 位 NH 上的氮原子为 N^τ，靠近侧链的 3 位氮原子为 N^π，侧链氮原子为 N^α。组胺有互变异构体，在水溶液中大部分（80%）以 N^τ-H 的形式（Ⅰ），少部分（20%）以 N^π-H 的形式（Ⅲ）存在，通过质子化中间体（Ⅱ）达到互变异构平衡（图 15-2）。

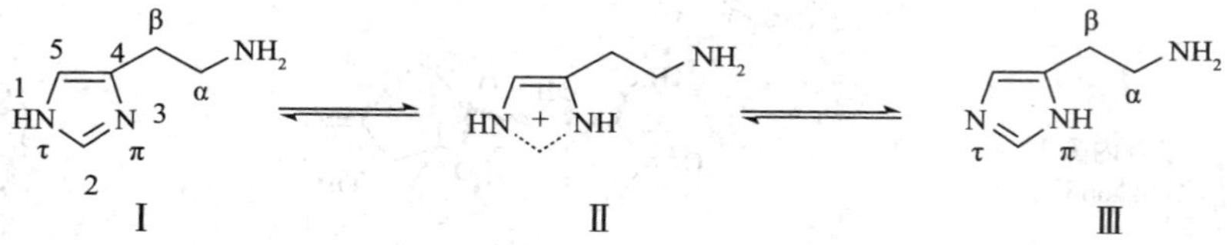

图 15-2 组胺的结构及其互变异构体

体内新合成的组胺与肝素-蛋白质形成粒状复合物存在于肥大细胞中，不具活性。当机体受到如毒素、水解酶、食物及一些化学物品的刺激引发抗原-抗体反应时，肥大细胞的细胞膜改变，使组胺释放进入细胞间液体中，与组胺受体作用而产生效应。目前已知的组胺受体至少有 H_1、H_2 和 H_3 等亚型，其生理作用各不相同。

组胺 H_1 受体分布于呼吸道、肠道和生殖泌尿道平滑肌、血管平滑肌、血管内皮细胞、脑、视网膜、肝和肾上腺髓质等处。组胺作用于 H_1 受体，会引起支气管、子宫、肠道等器官的平滑肌收缩，严重时导致支气管平滑肌痉挛而呼吸困难，另外还引起毛细血管舒张，导致血管壁渗透性增加，产生水肿和痒感，参与变态反应的发生。因此组胺 H_1 受体阻断剂（Histamine H_1 receptor antagonists）可用作抗变态反应药。

组胺 H_2 受体位于胃黏膜腺体、血管平滑肌、心肌等处。组胺作用于 H_2 受体，引起胃酸和胃蛋白酶分泌增加，而胃酸分泌过多与消化性溃疡的形成有密切关系。因此组胺 H_2 受体阻断剂可用作抗溃疡药（见第十六章）。H_3 受体位于中枢和外周神经末梢突触前膜。组胺作用于 H_3 受体，可反馈抑制组胺的合成和释放，还抑制去甲肾上腺素、乙酰胆碱和神经肽的释放，从而调节中枢神经系统、消化道、呼吸道、血管和心脏等的活动。2000 年首次报道了一种新的组胺受体亚型——H_4 亚型，仅分布于小肠、脾、甲状腺和免疫活性细胞，可能具有免疫调节功能。这些组胺受体均属于 G 蛋白偶联受体超家族。

1933 年，在研究抗疟作用的时候，发现哌罗克生（Piperoxan）对由吸入组胺气雾剂引发的支气管痉挛有保护作用，从此开始了组胺 H_1 受体阻断剂的研究。在经过大量的结构改造和构效关系研究之后，陆续上市了一批经典的 H_1 受体阻断剂（Typical H_1 antihistamines，20 世纪 80 年代以前上市，又称为第一代抗组胺药）。因为第一代抗组胺药的脂溶性较高，易于通过血-脑屏障进入中枢，产生中枢抑制和镇静的副作用。因此，限制药物进入中枢并提高药物对组胺 H_1 受体的选择性，就成为设计和寻找新型抗组胺药的指导思想，并由此发展出了非镇静性组胺 H_1 受体阻断剂（Nonsedating H_1 antihistamines，又称为第二代抗组胺药）。目前临床应用的 H_1 受体阻断剂品种较多，按化学结构可大致分类为：乙二胺类、氨基醚类、丙胺类、三环类、哌嗪类、哌啶类和其他类。

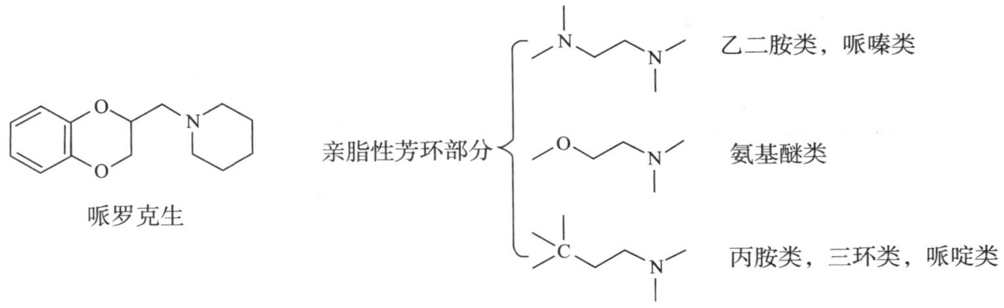

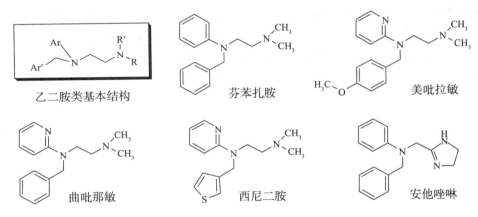

哌罗克生

亲脂性芳环部分

乙二胺类，哌嗪类

氨基醚类

丙胺类，三环类，哌啶类

图 15 - 3　H₁ 受体阻断剂结构类型比较

（一）乙二胺类

1942 年发现了第一个有临床应用价值的乙二胺类抗组胺药芬苯扎胺（Phenbenzamine）。在此基础上用吡啶和噻吩对苯环进行生物电子等排交换，得到了活性更大和副作用更小的抗过敏药。如 1946 年发现的曲吡那敏（Tripelennamine）抗组胺作用强而持久，毒副作用低，是至今临床仍常用的抗过敏药之一。乙二胺类 H₁ 受体阻断剂的抗组胺作用弱于其他结构类型，并具有中等强度的中枢镇静作用，还可引起胃肠道功能紊乱，局部外用可引起皮肤过敏。此类药物中主要品种见图 15 - 4。

乙二胺类基本结构

芬苯扎胺

美吡拉敏

曲吡那敏

西尼二胺

安他唑啉

图 15 - 4　乙二胺类 H₁ 受体阻断剂

（二）氨基醚类

氨基醚类是将乙二胺类结构的 $Ar^1CH_2（Ar^2）N-$ 改为 $Ar^1（Ar^2）CHO-$ 得到的一类组胺 H₁ 受体阻断剂。第一代氨基醚类 H₁ 受体阻断剂有明显的中枢镇静作用和抗胆碱作用，常见嗜睡、头晕、口干等不良反应，部分药物在常用量时就可治疗失眠。苯海拉明（Diphenhydramine）为本类药物的典型代表，适用于皮肤、黏膜的过敏性疾病，对支气管哮喘的效果较差。苯海拉明中枢抑制作用显著，为了克服这一缺点，设想与具有中枢兴奋作用的 8 - 氯茶碱结合成盐，得到茶苯海明（Dimenhydrinate），又名乘晕宁，其副作用减轻，为常用抗晕动病药。另外，将苯海拉明分子中一个苯基的对位引入甲氧基、氯或溴原子，可阻止其在体内的代谢，而使作用加强。在此基础上还可用吡啶对苯环进行替换，得到活性更大和副作用更小的抗过敏药。

氨基醚类基本结构

茶苯海明

苯海拉明

甲氧拉敏

溴马秦

在氨基醚的结构改造中也获得若干个更优的抗过敏药，如卡比沙明（Carbinoxamine）、氯马斯汀（Clemastine）和司他斯汀（Setastine）。它们的分子中含有手性中心，其立体化学特征对活性影响较大，通常 S 构型体的活性高于 R 构型体。将苯海拉明中的次甲基上引入甲基并将二甲氨基用 N−甲基−2−吡咯烷基置换，得到氯马斯汀，为此类药物中第一个非镇静性抗组胺药，属于第二代抗组胺药。其结构中两个手性中心（苄基碳原子及吡咯烷环中与侧链相连的碳原子）的绝对构型均为 R 构型的光学异构体（即 RR 体）和 RS 体活性最强，SR 体次之，SS 体的活性最弱。它作用强，起效快，服用 30 分钟后见效，作用可维持 12 小时，并具有显著的止痒作用。由于其对外周 H$_1$ 受体有较高的选择性，故对中枢的抑制作用较小。临床用其富马酸盐治疗过敏性鼻炎、荨麻疹、湿疹及其他过敏性皮肤病，也可用于支气管哮喘。

卡比沙明

氯马斯汀

司他斯汀

（三）丙胺类

运用生物电子等排原理，将乙二胺和氨基醚结构中 N，O 用 −CH− 置换，就得到丙胺类抗组胺药。其代表药物为氯苯那敏（Chlorphenamine）。与乙二胺类、氨基醚类和三环类等传统抗组胺药相比，丙胺类 H$_1$ 受体拮阻断的抗组胺作用较强而中枢镇静作用较弱。在对丙胺类化合物的结构改造中发现，引入不饱和双键同样有很好的抗组胺活性，如吡咯他敏（Pyrrobutamine）、曲普利啶（Triprolidine）和阿伐斯汀（Acrivastine）。所得的顺、反几何异构体的抗组胺作用显著不同，E 型活性一般高于 Z 型。特别是阿伐斯汀具有选择性的阻断组胺 H$_1$ 受体的作用，无抗 M 胆碱作用。结构中的丙烯酸基使其具有相当的亲水性而难以进入中枢神经系统，故无镇静作用。临床适用于过敏性鼻炎、花粉病、荨麻疹、皮肤划痕症等。

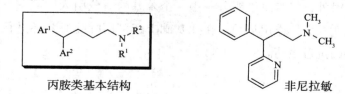

丙胺类基本结构

非尼拉敏

吡咯他敏　　　　　　　　　　阿伐斯汀

马来酸氯苯那敏　Chlorphenamine Maleate

化学名为 2 - [对 - 氯 - α - [2 - (二甲氨基) 乙基] 苯基] 吡啶马来酸盐，γ - (4 - chlorophenyl) - *N*，*N* - dimethyl - 2 - pyridinepropanamine maleate (1:1)，又名扑尔敏。

本品为白色结晶性粉末；无臭，味苦，有升华性。在乙醚中微溶，在水、乙醇和三氯甲烷中易溶。其 1% 水溶液的 pH 为 4.0 ~ 5.0。熔点为 131℃ ~ 135℃。

马来酸氯苯那敏的合成路线如下：

本品与枸橼酸醋酐试液在水浴上加热，即显红紫色，为叔胺类特征反应。脂肪族、脂环族和芳香族叔胺均有此反应。本品在稀硫酸中，高锰酸钾可氧化马来酸，高锰酸钾红色消失，马来酸生成二羟基丁二酸。

本品的吡啶结构在 pH3~4 的缓冲液中与溴化氰试剂反应，吡啶环开环，与苯胺生成橙黄色缩合物。若用 1－苯基－3－甲基－5－吡唑啉酮代替苯胺，则产生红色缩合物。

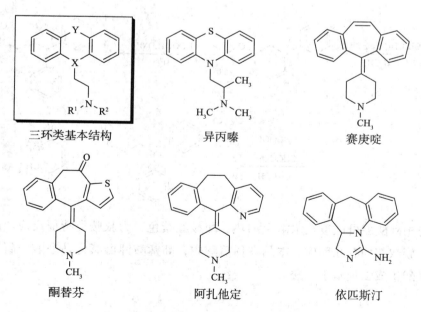

本品服用后吸收迅速而完全，排泄缓慢，作用持久。主要是以 N－去一甲基、N－去二甲基、N－氧化物及未知的极性代谢物随尿排出，而马来酸则被羟化为酒石酸。

本品含有一个手性碳，存在一对光学异构体。其 S－构型的右旋体比消旋体活性约强二倍，急性毒性也较小，已经上市。R－构型的左旋体的活性仅为消旋体的 1/90。扑尔敏的药用形式为消旋体的马来酸氯苯那敏。本品抗组胺作用较强，用量少，副作用小，适用于小儿科。临床主要用于过敏性鼻炎，皮肤黏膜的过敏，荨麻疹，血管舒张性鼻炎，花粉症，接触性皮炎以及药物和食物引起的过敏性疾病。副作用有嗜睡、口渴、多尿等。常用剂型为片剂和注射液。

（四）三环类

将乙二胺类、氨基醚类和丙胺类 H_1 受体阻断剂的两个芳环部分通过不同的基团连接，形成三环结构，再运用生物电子等方法加以修饰，得到一类为数众多的三环类抗组胺药（图 15－5）。

三环类基本结构　　　异丙嗪　　　赛庚啶

酮替芬　　　阿扎他定　　　依匹斯汀

图 15－5　三环类 H_1 受体阻断剂

当三环类结构通式中的 X 为氮原子，Y 为硫原子时，即为吩噻嗪类，这是第一种三环类抗组胺药。传统的吩噻嗪类抗组胺药不仅具有 H_1 受体阻断作用，还有抗胆碱和镇吐作用，中枢抑制作用较明显，也可引起光致敏反应。典型药物为异丙嗪（Promethazine），自 1945 年发现以来，至今仍在临床应用，可用于治疗皮肤及黏膜过敏、过敏性鼻炎、哮喘、恶心、呕吐及晕动病等，但大量和长时间应用时可出现嗜睡、口干、心律失常、皮疹、光致敏反应等吩噻嗪类常见的副作用。通过对吩噻嗪母核和侧链进行改变，产生出多种结构的三环类 H_1 受体阻断剂，具有各自的作用特点。其中赛庚啶（Cyproheptadine）不仅抗组胺活性强，还具有抗 5 - 羟色胺及抗胆碱作用。酮替芬（Ketotifen）既有强大的抗组胺作用，又可抑制过敏介质的释放，药用其富马酸盐，用于各种哮喘的预防和治疗。将通式中 X 变成 sp^2 杂化的碳原子，Y 为生物电子等排体 – CH_2CH_2 – 基置换，并用吡啶环代替一个苯环，即成为阿扎他定（Azatadine），作用与赛庚啶类似。再在阿扎他定的苯环上引入氯原子，并将碱性的叔氨基改变为中性的氨基甲酸乙酯，就成为氯雷他定（Loratadine），属于第二代非镇静性抗组胺药。

氯雷他定　Loratadine

化学名为 4 -（8 - 氯 - 5，6 - 二氢 - 11H - 苯并［5，6］- 环庚烷［1，2 - b］吡啶 - 11 - 亚基 - 1 - 羧酸乙酯，4 -（8 - chloro - 5，6 - dihydro - 11H - benzo［5，6］- cyclohepta［1，2 - b］pyridin - 11 - ylidene - 1 - carboxylic acid ethyl ester。

本品为白色或微黄色的粉末。在水中不溶解，在丙酮、乙醇和三氯甲烷中易溶解。

本品口服吸收良好，起效快，作用持久，服后 1 ~ 3 小时起效，8 ~ 12 小时达最大效应，持续作用达 24 小时以上。在肝脏迅速而广泛地代谢，其主要代谢产物为去乙氧羰基氯雷他定（地氯雷他定，Desloratadine），代谢物仍具有较强的 H_1 受体阻断作用，结合后经肾消除。地氯雷他定及其衍生物卢帕他定（Rupatadine）也分别于 2001 年和 2003 年上市。

地氯雷他定　　　　　　卢帕他定

本品属长效三环类抗组胺药，其结构与其他三环类抗组胺药的主要区别是，用中性的氨基甲酸酯代替了碱性叔胺结构，此变化被认为直接导致其中枢镇静作用的降低。本品是一强效选择性 H_1 受体阻断剂，且无抗胆碱活性和中枢神经系统抑制作用，适用于减轻过敏性鼻炎的症状，及治疗荨麻疹和过敏性关节炎。本品及其代谢物不易透过血 - 脑屏障，主

要在外周 H_1 受体部位起作用，故无嗜睡的副作用，但已有致心动过速的报道。

（五）哌嗪类

将乙二胺类药物的两个氮原子再用一个乙基环合起来，就构成了哌嗪类抗组胺药，其哌嗪环中一个氮原子上带有二苯基甲基，有时其中一个苯环对位有卤原子取代；另一个氮原子上取代基的变化较多。自 1987 年西替利嗪（Cetirizine）首先在比利时上市以来，此药即以其高效、长效、低毒、非镇静性等特点成为哌嗪类抗组胺药的典型代表。此类中还有其他药物除了具有较强的 H_1 受体阻断作用外，又各有特点，成为更有特色的哌嗪类 H_1 受体阻断剂。如去氯羟嗪（Decloxizine）有平喘效果；氯环力嗪（Chlorcyclizine）和美克洛嗪（Meclozine）还具有抗晕动作用；桂利嗪（Cinnarizine）和氟桂利嗪（Flunarizine）还具有钙离子通道阻滞作用，可显著改善脑缺血和缺氧。

哌嗪类基本结构　　　　去氯羟嗪　　　　氯环力嗪

美克洛嗪　　　　氟桂利嗪

盐酸西替利嗪　Cetirizine Hydrochloride

·2HCl

化学名为 2 -［4 -［(4 - 氯苯基) 苯基甲基］- 1 - 哌嗪基］乙氧基乙酸二盐酸盐，2 -［4 -［(4 - chlorophenyl) phenylmethyl］- 1 - piperazinyl］ethoxy］acetic acid dihydrochloride。

本品为白色或几乎白色粉末。在丙酮和二氯甲烷中几乎不溶解，在水中溶解。熔点为 225℃。本品易氧化分解，应在避光的密闭容器中保存。

西替利嗪可以用 1 -［(4 - 氯苯基) 苯基甲基］哌嗪为原料，与氯乙氧基乙腈缩合，再水解、成盐而制得。

本品选择性作用于 H_1 受体，作用强而持久，对 M 胆碱受体和 5 - HT 受体的作用极小。本品易离子化，不易透过血 - 脑屏障，进入中枢神经系统的量极少，属于非镇静性抗组胺药，是第二代抗过敏药的代表药物之一。服药后，本品很快被吸收，且作用时间长。用于季节性或常年性过敏性鼻炎、由过敏原引起的荨麻疹及皮肤瘙痒。

本品是安定药羟嗪（Hydroxyzine）的体内主要代谢产物，其光学纯 R - 异构体左西替利嗪（Levocetirizine）也已于 2001 年在德国上市。

羟嗪　　　　　　　　　　　左西替利嗪

（六）哌啶类

将哌嗪类药物结构中氮原子以碳原子替代，则得到哌啶类抗组胺药物，此类为非镇静类 H_1 受体阻断剂的主要结构类型。第一个上市的哌啶类组胺 H_1 受体阻断剂是特非那定（Terfenadine），此药是在研究丁酰苯酮类抗精神病药物时合成出来的，发现其具有选择性外周 H_1 受体阻断活性，无中枢抑制作用，耐受性好，药效持久，在哌啶类非镇静性抗组胺药发展史上扮演过十分重要的角色。但后来发现此药与某些抗生素及抗真菌药合用时可致严重的心脏病，已由美国食品药品管理局（FDA）批准于 1998 年撤销。但其体内氧化代谢生成的羧酸产物，也具有较强的抗组胺活性，已被开发为新的抗组胺药物非索那定（Fexofenadine）于 1996 年上市，无中枢副作用，也无特非那定的心脏毒性。

1983 年上市的阿司咪唑（Astemizole，又名息斯敏）曾是此类中广泛使用的抗过敏药。此药为强效组胺 H_1 受体阻断剂，作用持续时间长，不具抗胆碱和局麻作用。因其不易穿过血 - 脑屏障而不具中枢抑制作用，不良反应较少，但也因心脏毒性于 1999 年被撤销。后研究发现阿司咪唑的代谢产物也具有抗组胺作用，其作用强度为阿司咪唑的 40 倍，已被开发为上市药物诺阿司咪唑（Norastemizole）。可见非镇静性抗组胺药的心脏毒性已备受关注，咪唑斯汀（Mizolastine）在这方面有特定优势，是此结构类型的代表药物。除咪唑斯汀外，近年来还有一些哌啶类 H_1 受体阻断剂陆续上市，它们对外周 H_1 受体具有较高选择性，中枢抑制作用很低，也没用明显抗胆碱作用，是目前非镇静性抗组胺药的主要类型。

特非那定

阿司咪唑

非索那定

诺阿司咪唑

左卡巴斯汀

依巴斯汀

咪唑斯汀　Mizolastine

化学名为2-((1-(1-((4-氟苯基）甲基）-1*H*-苯并咪唑-2-基）哌啶基-4-基）甲基氨基）嘧啶-4（3*H*)-酮，2-[[1-[1-[(4-fluorophenyl）methyl]-1*H*-benzimidazol-2-yl]-4-piperidinyl]methylamino]-4（3*H*)-pyrimidinone。

本品为白色结晶，可溶于甲醇。熔点为217℃。

本品的化学结构是由一个芳环、三个含氮杂环以碳-氮键的方式连接起来，分子中有两个脲基掺入在杂环中。由于所有的氮原子都处于季胺、酰胺及芳香性环中，只具有很弱的碱性，整体分子相对稳定。

本品口服吸收迅速，生物利用度较高。与血浆蛋白高度结合，平均消除半衰期为13小时。本品主要代谢途径为母体化合物的葡萄糖醛酸化，其代谢产物无抗组胺活性。因本品主要不经P450酶代谢，故与其他合用药物的相互作用也小。

本品于1998年率先在欧洲上市，属于第二代组胺 H_1 受体阻断剂，具有独特的抗组胺和抗过敏反应炎症介质的双重作用，这是本品相对于其他第二代 H_1 受体阻断剂的显著优点。它对 H_1 受体具有高度特异性和选择性，起效快、强效和长效（能持续有效24小时）；同时有效抑制其他炎性介质的释放，包括抑制炎症细胞的移行、减少嗜酸性粒细胞和中性粒细胞浸润，以及对花生四烯酸诱导的水肿表现强效、持久和剂量依赖的抗炎作用。因此被称为是具有双重作用的抗组胺药。本品在抗组胺剂量下没有抗胆碱作用和镇静作用，不良反应极少，对体重的影响极弱（增强食欲者罕见），特别是当剂量增加达推荐剂量的 4 倍也未发现明显的心脏副作用，这是本品优于其他第二代 H_1 受体阻断剂的第二点。此药临床用于治疗过敏性鼻炎和慢性特发性荨麻疹。

由上述哌啶类抗组胺药衍生出的还有一些其他类的 H_1 受体阻断剂。如克立咪唑（Clemizole）是强 H_1 受体阻断剂，止痒作用较强，临床用于治疗各种过敏性疾病，但有中等强度的中枢镇静作用；依美斯汀（Emedastine）因刺激性较小，常用于眼、耳、鼻的过敏症，可用于暂时缓解过敏性结膜炎的体征和症状；氮卓斯汀（Azelastine）是一种多途径作用的抗组胺药，除具有抗组胺作用外，尚具抑制白三烯的释放作用，作用强而持久，用于过敏性哮喘、过敏性鼻炎的治疗。

克立咪唑	依美斯汀	氮卓斯汀

三、组胺 H_1 受体阻断剂的构效关系

组胺 H_1 受体阻断剂的通式为：

$$\begin{array}{c} Ar^1 \\ \diagdown \\ Ar^2 \end{array} X \!-\!\!\!-\!\!\!- (C)n \!-\!\!\!-\!\!\!- N \begin{array}{c} R^1 \\ \diagup \\ R^2 \end{array}$$

芳环　　　　连接段　　　叔胺

（1）Ar^1 为苯环、杂环或取代杂环，Ar^2 为另一芳环或芳甲基，Ar^1 和 Ar^2 可桥连成三环类化合物。Ar^1 和 Ar^2 的亲酯性及它们的空间排列与活性相关。已知很多药物的光学及几何异构体的抗组胺活性不同，如卡比沙明、氯马斯汀、氯苯那敏和西替利嗪，但目前还无法确定其立体化学依赖关系。

（2）NR^1R^2 一般为叔胺，也可以是环的一部分，常见的有二甲氨基、四氢吡咯基、哌啶基和哌嗪基。

（3）X 是 sp^2 或 sp^3 杂化的碳原子、氮原子，或连接氧原子的 sp^3 碳原子。

（4）连接段碳链 n = 2~3，通常 n = 2。叔胺与芳环中心的距离一般为 50~60nm。

经典的 H_1 受体阻断剂均具有较大的脂溶性基团，易于通过血－脑屏障而进入中枢，产生中枢抑制和镇静作用。它们在结构上与局部麻醉药、安定药、抗 M 受体药很相似，所以 H_1 受体专一性不强，常呈现不同程度的局麻作用、抗 5－羟色胺及抗胆碱作用，而出现诸如胃肠道不适、口干、舌燥等副作用。提高药物对 H_1 受体的选择性以及限制药物进入中枢是解决上述问题的两种有效方法。抗组胺药物有无中枢副作用取决于药物的结构及其药代动力学特征。阿伐斯汀和西替利嗪就是通过引入亲水性基团，使药物难以通过血－脑屏障而克服中枢镇静副作用的；而氯雷他定则通过提高对外周 H_1 受体的选择性而避免中枢副作

用，它们都属于第二代抗组胺药（又称为非镇静性抗组胺药）。非镇静性抗组胺药大多属于哌啶类选择性外周 H_1 受体阻断剂，以及少数三环类和哌嗪类药物。

三点小结

重点： 熟悉第一代（经典）抗组胺药物、第二代（非镇静性）抗组胺药物的发展和结构类型。掌握代表药物的化学结构、命名、理化性质、体内代谢。

难点： 组胺 H_1 受体阻断剂的结构特点、构效关系和重点药物的结构及化学合成方法。

执业药师导航： ①组胺 H_1 受体阻断剂的结构特点和构效关系；②代表药物：盐酸苯海拉明、马来酸氯苯那敏、盐酸赛庚啶、盐酸西替利嗪（左西替利嗪）、氯雷他定（地氯雷他定）、富马酸酮替芬、诺阿司咪唑、非索非那定。

（严 琳 韩 波）

扫码"练一练"

第十六章　消化疾病治疗药

要点导航

　　掌握西咪替丁、雷尼替丁、甲氧氯普胺、昂丹司琼的结构、化学名称、理化性质、体内代谢及用途。熟悉奥美拉唑、多潘立酮、西沙必利、地芬尼多的结构、化学名称及用途。熟悉镇吐药的结构类型和作用机制。了解西咪替丁、昂丹司琼的合成路线。了解常用的其他 H_2 受体阻断剂和质子泵抑制剂及其构效关系。

人文知识介绍

　　詹姆士·怀特·布拉克爵士（Sir James Whyte Black，1924～2010），英国药理学家，发明抗溃疡药物西咪替丁和治疗冠心病药物普萘洛尔。1988 年，英国科学家詹姆士·W·布拉克爵士（Sir James W. Black）、美国科学家格特鲁德·B·埃利恩（Gertrude B. Elion）和乔治·希青斯（George H. Hitchings）"因发现药物治疗的重要原理（for their discoveries of important principles for drug treatment）"而获得诺贝尔生理学、医学奖。

　　消化系统疾病是内科的常见病、多发病。近年来，随着致病机制的进一步阐明，出现了一系列新型、高效、选择性好、不良反应少的药物，使消化系统疾病的药物治疗出现了前所未有的发展。消化系统药物大致分为抗溃疡药、胃肠道动力药、止吐药和催吐药、泻药和止泻药、肝胆辅助治疗药等。本章只介绍抗溃疡药、胃肠道动力药和止吐药。

第一节　抗溃疡药

　　消化性溃疡为一种常见病和多发病，主要发生在胃幽门和十二指肠处，是含有胃蛋白酶、胃酸的胃液使胃壁消溶损伤所引起的胃黏膜损伤。正常情况下，胃黏膜不会被胃液消化而形成溃疡。但是当胃酸分泌过多，超过了胃黏液对胃的保护能力和碱性的十二指肠液中和胃酸的能力时，导致溃疡。

　　目前对消化性溃疡的治疗主要有两种方式：一为减少胃酸分泌，另一则为加强胃黏膜的抵抗力。早期治疗溃疡的方法是使用抗酸药，如碳酸氢钠、氢氧化铝等弱碱性无机化合物以中和胃酸，但该类药物只能缓解症状，不能减少胃酸分泌，副作用大，疗效不确切。直到近代揭示了胃酸分泌的机制后，抗溃疡药才有了飞速的发展。

　　近代研究认为，胃溃疡的发生与体内的组胺、乙酰胆碱、胃泌素、前列腺素及其相关受体和胃壁细胞 H^+,K^+-ATP 酶（质子泵）均有密切关系。胃壁细胞分泌胃酸的过程（图

16-1）可以简述如下：首先组胺、乙酰胆碱（Ach）、胃泌素 G 等内源性活性物质刺激胃壁细胞底-边膜上相应的受体：组胺 H_2 受体、乙酰胆碱受体、胃泌素受体。受到刺激的胃壁细胞经第二信使 cAMP 和 Ca^{2+} 的介导，刺激由细胞内向细胞顶端传递，使细胞的管状泡与顶端膜内陷成的分泌性微管融合，原位于管状泡处的 H^+,K^+ - ATP 酶（又名胃质子泵）移至分泌性微管，已启动的质子泵将 H^+ 从胞质泵向胃腔，与从胃腔进入胞质的 K^+ 交换，H^+ 与顶膜转运至胃腔的 Cl^- 形成 HCl（即胃酸的主要成分）。

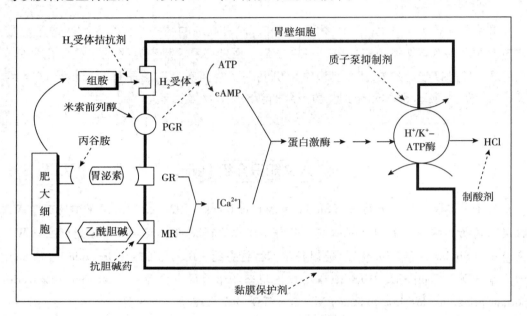

图 16-1　胃酸分泌过程示意图

PGR—前列腺素受体；GR—胃泌素受体；MR—M 胆碱受体；---→—抑制作用

因此，目前在临床上使用的抗溃疡药物主要有三类。①组胺 H_2 受体阻断剂。在胃酸分泌过程中，由组胺刺激增加的 cAMP 的作用比由乙酰胆碱和胃泌素刺激增加的 Ca^{2+} 的作用大得多，所以组胺 H_2 受体阻断剂抑制胃酸生成的作用远大于抗胆碱药和抗胃泌素药。②质子泵抑制剂（也称 H^+,K^+ - ATP 酶抑制剂）。质子泵抑制剂直接抑制胃酸分泌的最后一步中 H^+,K^+ - ATP 酶的活性，故可以完全阻断任何刺激引起的胃酸分泌。③前列腺素类胃黏膜保护剂。前列腺素本身具有抑制组胺、胃泌素和食物引起的胃酸分泌和保护胃壁的作用，通常前列腺素的稳定类似物为具有抗酸作用的抗溃疡药物。另外，20 世纪 80 年代初，诺贝尔医学奖获得者澳大利亚科学家 Marshall 和 Warren 发现胃部寄生的幽门螺旋杆菌也能导致胃溃疡，随后针对胃幽门螺旋杆菌的抗菌药物，如阿莫西林、克拉霉素和四环素等，开始用于治疗胃溃疡，取得了很好疗效。本节只介绍目前最常用的抑制胃酸分泌的组胺 H_2 受体阻断剂和质子泵抑制剂。

一、组胺 H_2 受体阻断剂

组胺 H_2 受体阻断剂（H_2 receptor antagonists）是运用合理药物设计理论概念进行药物设计的成功范例。20 世纪 60 年代中期，人们假定壁细胞存在刺激胃酸分泌的组胺 H_2 受体，试图通过阻断 H_2 受体而得到抗胃溃疡新药。因抗组胺药物（现称 H_1 受体阻断剂）没有抑制胃酸分泌的作用，研究工作从组胺（Histamine）的结构改造开始。在改造过程中，保留了组胺的咪唑环，改变侧链，对合成得到的大量组胺衍生物进行药理试验，发现侧链端基胍类似物 N^α – 胍基组胺（N^α – guanylhistamine）有阻断 H_2 受体的作用，证实了原来的设想。以后将侧链端基换成碱性较弱的甲基硫脲，并将侧链增长为四个碳原子，得到咪丁硫脲（Burimamide），比最先得到的 N^α – 胍基组胺阻断作用强 100 倍，选择性好，成为第一个 H_2 受体阻断剂，但口服无效。

　　为了得到口服活性高的 H_2 受体阻断剂，继续进行结构改造。研究者发现咪丁硫脲中咪唑环的 pK_a 值为 7.25，大于未取代的组胺咪唑环（pK_a 5.80），碱性较强，离子化倾向较大。如果在侧链引入吸电子基团，使咪唑环的 pK_a 值接近于组胺，可以与受体更好地结合，增强其活性。根据上述结构分析，将咪丁硫脲侧链中次甲基换成电负性较大的硫原子，形成含硫四原子链，同时在咪唑环的 5 位接上供电子甲基（根据 4 – 甲基组胺为高选择性的 H_2 受体激动剂的提示），得到具有较高活性的药物甲硫咪脲（Metiamide），其抑制胃酸分泌作用比咪丁硫脲强 10 倍，并能明显增加十二指肠溃疡的愈合率。但高剂量慢性毒性试验发现，甲硫咪脲对肾脏有损害作用，并能引起粒细胞减少，这一副作用可能与分子中的硫脲结构有关。于是用与硫脲性质类似的脲和胍基来取代硫脲基，但脲的衍生物活性太低，而胍基碱性太强，在生理条件下，几乎完全呈阳离子态，活性较小。因此设想在胍的亚氨基氮原子上引入强吸电子的氰基或硝基，减小胍基的碱性，研究终于获得成功，得到西咪替丁（Cimetidine）（图 16 – 2）。1976 年西咪替丁在英国率先上市，很快就成为治疗溃疡病的首选药物，取代了传统的抗酸药，到 1979 年就在世界一百多个国家获得上市许可，成为第一个高活性的 H_2 受体阻断剂药物。

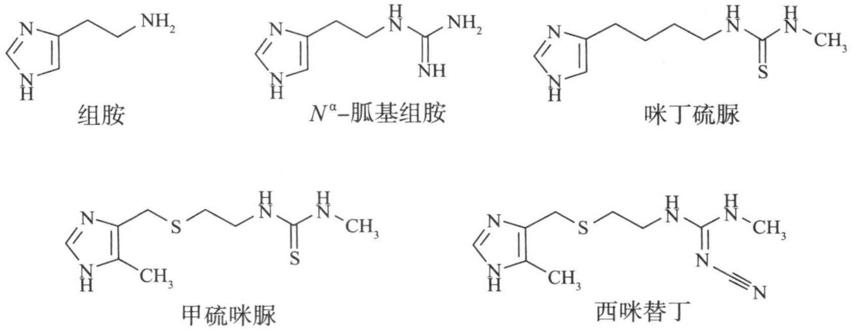

图 16 – 2　西咪替丁的研发历程

　　进一步对西咪替丁分子进行改造，用其他杂环替代咪唑环，或改变侧链及末端基团，也能阻断 H_2 受体，发展了一批选择性及疗效更好、毒副作用更小的新结构类型的抗溃疡药。目前在临床上使用的组胺 H_2 受体阻断剂主要有五种结构类型（表 16 – 1）：咪唑类、呋喃类、噻唑类、哌啶甲苯类和其他类。

表 16 – 1　各种结构类型的 H_2 受体阻断剂

类别	药物名称	药物结构	作用特点
咪唑类	西咪替丁 Cimetidine		第一个 H_2 受体阻断剂；用于治疗十二指肠溃疡、胃溃疡、反流性食管炎、上消化道出血
	奥美替丁 Oxmetidine		脂溶性高，作用比西咪替丁强15倍
呋喃类	雷尼替丁 Ranitidine		作用比西咪替丁强 5 ~ 8 倍，速效和长效
	鲁匹替丁 Lupitidine		脂溶性高，作用强于雷尼替丁
噻唑类	法莫替丁 Famotidine		作用比雷尼替丁强 6 ~ 10 倍
	乙溴替丁 Ebrotidine		抑酸作用与雷尼替丁相似，还有抗幽门螺杆菌作用
哌啶甲苯类	罗沙替丁 Roxatidine		作用为西咪替丁的 4 ~ 6 倍，生物利用度高
	兰替丁 Lamtidine		作用较雷尼替丁强 8 倍
其他类	拉夫替丁 Lafutidine		具有抑酸作用和黏膜保护作用，活性是西咪替丁的 4 ~ 10 倍

西咪替丁　Cimetidine

化学名为 1 - 甲基 - 2 - 氰基 - 3 - [2 - [[（5 - 甲基咪唑 - 4 - 基）甲基] 硫代] - 乙基] 胍，2 - cyano - 1 - methyl - 3 - [2 - [[（5 - methylimidazol - 4 - yl）methyl] thio] ethyl] guanidine。又名甲氰咪呱、泰胃美（Tagament）。

本品为白色或类白色结晶性粉末；几乎无臭，味苦。在乙醚中不溶，在水中微溶，在乙醇、稀矿酸中溶解。其饱和水溶液呈弱碱性。熔点140℃ ~ 146℃。具有多晶现象，产品晶型与工艺条件有关。

西咪替丁的化学结构由咪唑五元环、含硫醚的四原子链和末端取代胍三部分组成，合成过程中涉及三个重要的中间体片段：5-甲基-4-咪唑甲醇、巯基乙胺和氰基胍，其合成路线如下。

本品的化学稳定性良好，对湿、热稳定。在过量稀盐酸中氰基缓慢水解，生成氨甲酰胍，加热则进一步水解成胍。

本品虽然属于胍类化合物，但与铜离子结合生成蓝灰色沉淀，因此可与一般胍类化合物相区别。本品经灼热释放出硫化氢气体能使醋酸铅试纸显黑色，说明分子中含有硫。

本品分子极性较大，脂水分配系数小。酸性条件下，主要以质子化形式存在。口服吸收良好，生物利用度为静脉注射剂量的70%。药物服用后，大部分以原型随尿排出。服药后12小时排出40%~50%，主要代谢产物为硫氧化物，也有少量咪唑环上甲基被氧化为羟甲基的产物。

本品用于治疗活动性十二指肠溃疡，可预防溃疡复发，对胃溃疡、反流性食管炎、应激性溃疡等均有效。临床应用中发现停药后复发率高，需维持治疗。

本品不良反应较多，与雌激素受体有亲和作用，长期应用或用药剂量大时，可产生男子乳腺发育和阳痿，妇女溢乳等副作用，停药后可消失。本品可抑制P450酶，能影响许多其他药物的代谢速率。如与苯妥英、茶碱、利多卡因等抗心律失常药以及地西泮等药物合用时，会影响这些药物的消除速度，合并用药时需加注意。

H_2受体阻断剂西咪替丁的问世，开辟了研究抗溃疡药物的新领域。药物化学家曾一度认为，咪唑环是与H_2受体识别的必要结构，因此早期的化学结构改造主要集中在对侧链的改造上，但没有得到比西咪替丁更优秀的药物。后来用呋喃环代替咪唑环，用二氨基硝基乙烯结构代替氰基胍得到雷尼替丁，突破了原来的观点，成了第二个上市（1983年）的H_2受体阻断剂。

盐酸雷尼替丁　Ranitidine Hydrochloride

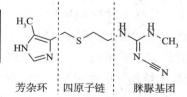

化学名为 N' – 甲基 – N – ［2［［［5 – ［（二甲氨基）甲基］– 2 – 呋喃基］甲基］硫代］乙基］– 2 – 硝基 – 1，1 – 乙烯二胺盐酸盐，N – ［2 – ［［［5 – ［（dimethylamino）methyl］– 2 – furanyl］methyl］thio］ethyl］– N' – methy – 2 – nitro – 1，1 – ethenediamine hydrochloride，又名甲硝呋胍、呋喃硝胺、善胃得。

本品为类白色至浅黄色晶形粉末；有异臭；味微苦带涩；极易潮解，吸潮后颜色变深。本品在丙酮中几乎不溶，在乙醇中略溶，在水或甲醇中易溶。本品在注射用含氨基酸的营养液中，室温 24 小时内可保持稳定，溶液的颜色、pH、药物含量等均无明显变化。本品为反式体，熔点 137℃ ~143℃，熔融时分解，顺式体无活性。

本品具有含硫化合物的特征鉴别反应：灼热后，产生硫化氢气体，能使湿润的醋酸铅试纸显黑色。

本品在胃肠道被迅速吸收，2 ~3 小时达到高峰，约 50% 发生首过代谢，肌注生物利用度约为 90% ~100%。口服量的 30% 和肌注量的 70%，24 小时内以原型从尿中排出。少量代谢物为 N – 氧化、S – 氧化和去甲基雷尼替丁。

本品作用较西咪替丁强 5 ~8 倍，对胃及十二指肠溃疡疗效高，且有速效和长效特点。其副作用较西咪替丁小，无抗雌激素副作用。因与 P450 酶的亲和力仅为西咪替丁的 1/10，故与其他合用药物的相互作用也小。临床上主要用于治疗十二指肠溃疡、良性胃溃疡、术后溃疡、反流性食管炎等。上市后不久，其销售量就后来居上，超过了西咪替丁，连续几年排在世界畅销药物的首位。

构效关系研究表明（图 16 – 3），H_2 受体阻断剂的化学结构由三部分组成：两个药效基团和中间连接部分。两个药效基团一个是碱性或碱性基团取代的芳杂环；另一个是含氮的平面极性基团，即"脒脲基团"。中间连接部分一般是一条易绕曲的四原子链，还有直接连接或是构象限制连接方式。活性与整个分子的几何形状和药效基团的立体定向密切相关；而药物的脂溶性与其药代过程相关，影响着疗效和生物利用度。

连接基团一般是2位含硫或含氧的四原子链，芳环连接亦保持活性

碱性或碱性基团取代的芳杂环为活性必需，可形成阳离子，与受体上阴离子部分结合

"脒脲基团"一般为吸电子基团取代的胍基或脒基，在生理pH条件下，可部分离子化，通过氢键与受体结合

芳杂环　四原子链　脒脲基团

图 16 – 3　H_2 受体阻断剂的构效关系

二、质子泵抑制剂

质子泵即 H^+，K^+ – ATP 酶，该酶催化胃酸分泌过程的最后一步，使氢离子和钾离子交

换。20世纪60年代，质子泵作用机理的发现，给抗胃酸分泌药提供了新靶点。质子泵抑制剂（Proton pump inhibitors）作用于胃酸分泌过程的最后一个环节，对各种刺激引起的胃酸分泌均可抑制。研究表明 H_2 受体不仅在胃壁细胞存在，还存在于其他组织，如在脑细胞；而质子泵仅存在于胃壁细胞表面，故质子泵抑制剂的作用较 H_2 受体阻断剂专一、选择性高、副作用小。质子泵抑制剂是目前对胃酸分泌抑制作用最强的药物。根据质子泵抑制剂与 H^+，K^+ – ATP 酶结合方式的不同，分为可逆型和不可逆型两大类，其中不可逆型的研究和开发较成熟，已有多个药物上市。

20世纪70年代初，在筛选抗病毒药物时，发现吡啶硫代乙酰胺可抑制胃酸分泌，但对肝脏的毒性较大，不能作为抗酸药物。随后对其进行结构改造，以降低毒副作用，发现苯并咪唑环的衍生物替莫拉唑（Timoprazole）具有强烈抑制胃酸分泌的作用，但由于其阻断甲状腺对碘的摄取而失去临床价值。随后的研究集中在对苯并咪唑环进行结构改造，将吡啶环和苯并咪唑环上引入合适的取代基可消除该副作用，得到吡考拉唑（Picoprazole），进一步将其分子中不稳定的酯键消除得到抑制胃酸分泌作用强、疗效显著、副作用较小的奥美拉唑（Omprazole），并发现其抗酸作用不通过阻断 H_2 受体而产生，而是抑制 H^+，K^+ – ATP 酶的结果。其原因是苯并咪唑化合物具有弱碱性，容易通过细胞膜，到达胃壁细胞的酸性环境后，与氢离子作用，形成的离子化合物对 H^+，K^+ – ATP 酶有抑制作用。

| 吡啶硫代乙酰胺 | 替莫拉唑 | 吡考拉唑 |

奥美拉唑　Omprazole

化学名为 5 – 甲氧基 – 2 – [[（4 – 甲氧基 – 3，5 – 二甲基 – 2 – 吡啶基）甲基] 亚磺酰基] – 1H – 苯并咪唑，5 – methoxy – 2 – [[（4 – methoxy – 3，5 – dimethyl – 2 – pyridinyl）methyl] sulfinyl] – 1H – benzimidazole，又名洛赛克、奥克等。

本品为白色或类白色结晶性粉末；无臭；遇光易变色。本品在水中不溶，在丙酮中微溶，在甲醇或乙醇中略溶，易溶于二氯甲烷。熔点为 156℃。本品具有弱碱性和弱酸性，在水溶液中不稳定，对强酸也不稳定，应低温避光保存。本品制剂为有肠溶衣的胶囊和肠溶片，以避免在胃部被降解。

奥美拉唑的合成以4-甲氧基-3，5-二甲基-2-羟甲基吡啶为原料，用氯化亚砜氯化后，与2-巯基-5-甲氧基苯并咪唑缩合，再用间氯过氧苯甲酸将硫醚氧化成亚砜即得。

本品为前药，体外无活性。由于本品具有弱碱性，可选择性地聚集在胃壁细胞的酸性环境中，在氢离子作用下，首先经 Smiles 重排转化成螺环中间体（Spiroderivate），然后很快形成两种极性较大，不能直接作为药物使用的活性形式：次磺酸（Sulfenic acid）和次磺酰胺（Sulfenamide）。活性转化物再与 H^+，K^+-ATP 酶上的巯基通过二硫键的共价结合，形成酶-抑制剂复合物（图 16-4），因此奥美拉唑可看成是两种活性物的前药。酶-抑制剂复合物在酸性条件下很稳定，虽可被谷胱甘肽和半胱氨酸等内源性巯基化合物竞争而复活，但在胃壁细胞酸性环境中谷胱甘肽极少，故奥美拉唑对 H^+，K^+-ATP 酶表现出专一的、持久、不可逆的抑制作用。

本品因亚砜上的硫为不对称原子，具有光学活性，药用其外消旋体。从上述本品的作用机制可知，其活性形式"次磺酰胺"并无手性，故一直认为奥美拉唑的立体异构体具有相同的疗效。在分离出单一光学活性化合物以后，研究发现其 S 异构体在体内的代谢更慢，活性更强，在本品专利到期后，其 S（-）型异构体已经于2000年和2001年分别在欧洲和美国上市，名为埃索美拉唑（Esomeprazole），其疗效和作用时间都优于本品。

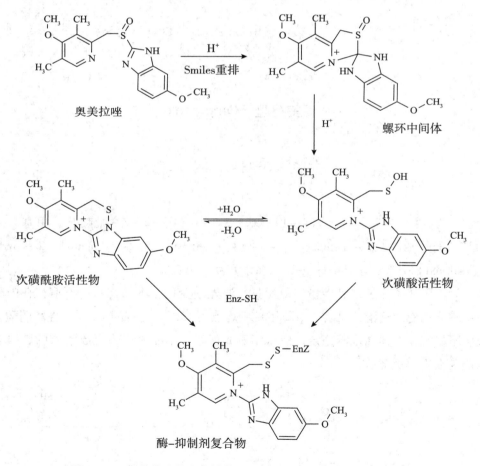

图 16-4　奥美拉唑的生物转化和 H^+，K^+-ATP 酶的不可逆结合

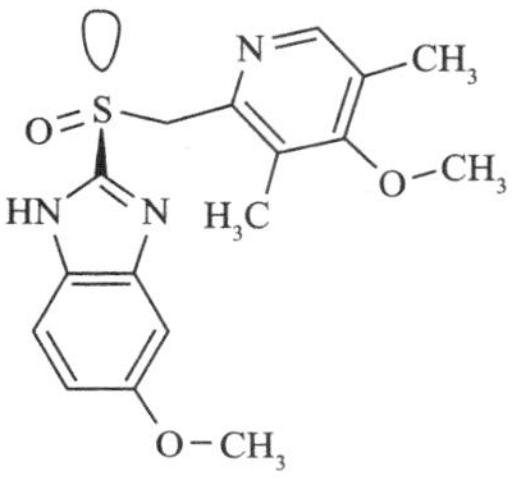

埃索美拉唑（S型） 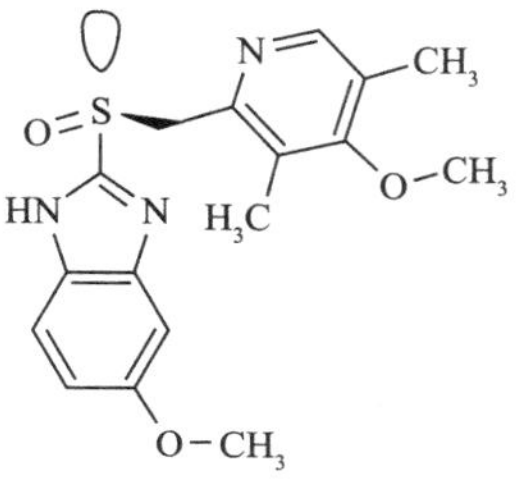　　　　　　　埃索美拉唑（R型）

本品体内代谢复杂，代谢产物多，主要代谢部位在肝脏，主要由细胞色素 P450 同工酶系代谢（图 16-5），代谢后很快通过肾脏排出。与其他经该同工酶进行代谢和清除的药物有明显的相互作用，可能延长地西泮、苯妥英、华法林等药物的体内作用时间，合并用药时，必须注意药物间的相互影响。

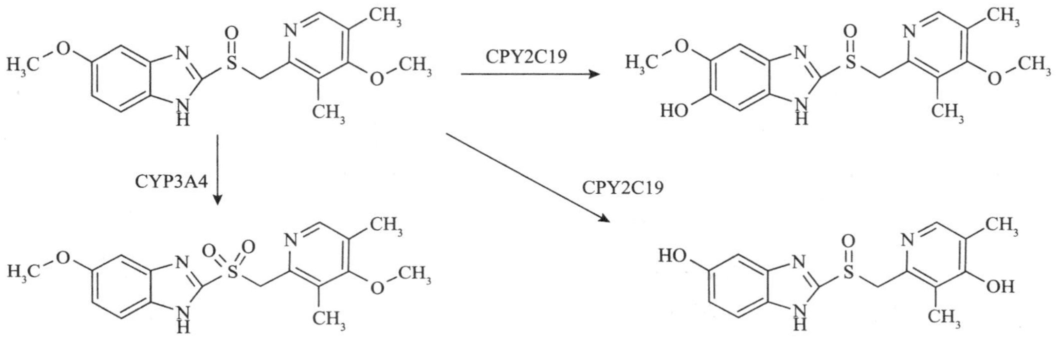

图 16-5　奥美拉唑的主要代谢途径

本品是第一个上市的质子泵抑制剂，与传统 H_2 受体阻断剂相比较，能使胃和十二指肠溃疡较快愈合，治愈率较高、显效快、不良反应少。另外，本品的活性代谢物还具有抑制和根除幽门螺杆菌的作用，与抗菌药物合用，能有效地杀灭幽门螺杆菌。自 1997 年以来，本品销售额在世界抗溃疡药物市场中超过了原排名第一的雷尼替丁，跃居首位。

奥美拉唑的发现激发了对质子泵抑制剂的研究，发现其化学结构由三部分组成：苯并咪唑环、吡啶环和连接这两个环系的亚磺酰甲基。在对本品进行结构改造时，主要变化在两个环系的不同取代基上，得到了兰索拉唑（Lansoprazole）、泮托拉唑（Pantoprazole）、雷贝拉唑（Rabeprazole）等一系列的质子泵抑制剂。尤其是一些新上市的质子泵抑制剂，它们的共同优点是起效更快、抑酸效果更好、作用持久、个体差异少。因较少依赖肝脏细胞色素 P450 酶代谢，与其他药物相互作用少，配伍应用面广。

传统的苯并咪唑类质子泵抑制剂因与 H^+,K^+-ATP 酶以共价二硫键结合，产生不可逆抑制，所以被称为不可逆质子泵抑制剂。此类药物如果长期使用，会引起胃酸缺乏，从而诱发胃窦反馈机制，导致高胃泌素血症；还有可能在胃体中引起内分泌细胞的增生，形成类癌，所以该类药物在临床上不宜长期连续使用。

兰索拉唑

泮托拉唑

雷贝拉唑

艾普拉唑

莱米诺拉唑

泰妥拉唑

近年来，在对 H^+,K^+ – ATP 酶的研究中发现，H^+,K^+ – ATP 酶与 K^+ 结合的部位有两个，一个是由于与 K^+ 结合而活化的部位（K^+ 高亲和性部位）；另一个是与氢离子交换而输出 K^+ 的部位（K^+ 低亲和性部位）。已发现一些弱碱性杂环化合物离子化后能与 K^+ 可逆性地竞争 H^+,K^+ – ATP 酶上的 K^+ 高亲和性部位，抑制酶的活性，从而阻断胃酸分泌。由于该类化合物与酶以离子键结合，不同于奥美拉唑类药物的二巯键共价结合，对酸的抑制作用可逆，称为可逆型质子泵抑制剂。它对 H^+,K^+ – ATP 酶的抑制是可逆的，持续时间短，能调节性减少胃酸的分泌，而不会造成过度抑制，因此能避免不可逆质子泵抑制剂造成的胃酸缺乏症，减少相应的副作用。研究发现了多种活性化合物，甚至有的化合物已经进入三期临床的研究，但目前上市的只有瑞伐拉赞（Revaprazan）。可逆型质子泵抑制剂将成为抑制胃酸分泌药物的重要研究对象。

瑞伐拉赞

BY359

SK&F96067

第二节　促胃动力药

胃肠道的主要功能是消化食物，为人体提供必要的维持生命的营养。多种原因都能破坏胃的消化功能。胃肠推动药，又称胃动力药，是能增加胃肠推进蠕动的一类药物。临床用于治疗胃肠道动力障碍的疾病，如食物反流症状、反流性食管炎、消化不良、肠梗阻等。胃肠推进性蠕动受神经、体液等因素调节，乙酰胆碱、多巴胺、5 – 羟色胺等神经递质起到重要作用。促动力药按作用机制可分为多巴胺 D_2 受体阻断剂、5 – 羟色胺（5 – HT_4）受体激动剂和胃动素受体激动剂。本书主要介绍现常用的促动力药多巴胺 D_2 受体阻断剂甲氧氯普胺（Metoclopramide），外周性多巴胺 D_2 受体阻断剂多潘立酮（Domperidone），和 5 – HT_4 受体激动剂莫沙必利（Mosapride）。

一、多巴胺 D_2 受体阻断剂

20 世纪 60 年代上市的甲氧氯普胺是第一个用于临床的多巴胺 D_2 受体阻断剂类（D_2 receptor antagonists）促动力药，对中枢及外周多巴胺 D_2 受体均有阻断作用，容易引起锥体外系副作用。为克服中枢神经系统的不良反应，后研究开发出对中枢多巴胺受体无影响，通过阻断胃肠道多巴胺受体而促进胃肠运动的外周多巴胺 D_2 受体阻断剂，如多潘立酮。在人体中由于多巴胺 D_2 受体和 5 – HT_3 受体有相似的分布，大剂量使用多巴胺 D_2 受体阻断剂对 5 – HT_3 受体也起到了阻断作用，因此这类药物大多具有促胃肠动力和止吐的双重作用。

甲氧氯普胺　Metoclopramide

化学名为 N – ［（2 – 二乙氨基）乙基］– 4 – 氨基 – 2 – 甲氧基 – 5 – 氯苯甲酰胺，4 – amino – 5 – chloro – N – ［2 – (diethylamino) ethyl］– O – anisamine，又名胃复安、灭吐灵。

本品为白色结晶性粉末；无臭；味苦。在水中几乎不溶，在乙醚中极微溶解，在乙醇或丙酮中略溶，在三氯甲烷中溶解。本品含叔胺和芳伯胺结构，具有碱性，溶于酸性溶液。熔点为 147℃ ~ 151℃。

本品与硫酸共热，显紫黑色，加水，有绿色荧光，碱化后消失。因含芳伯氨基，可发生重氮化反应，用于鉴定。

本品的结构与普鲁卡因胺类似，均为苯甲酰胺的衍生物，但无局部麻醉和抗心律失常的作用。

普鲁卡因胺　　　　　　　　　甲氧氯普胺

本品可改善糖尿病性胃轻瘫和特发性胃轻瘫的胃排空速率，对非溃疡性消化不良亦有效，对反流病效果不佳，大剂量时用作止吐药。本品易通过血 – 脑屏障和胎盘屏障，有中枢神经系统的副作用（椎体外系症状），常见嗜睡和倦怠。孕妇、哺乳期妇女、小儿、老年人应慎用。

多潘立酮 Domperidone

化学名为 5 - 氯 - 1 - [1 - [3 - (2, 3 - 二氢 - 2 - 氧代 - 1H - 苯并咪唑 - 1 - 基) 丙基] - 4 - 哌啶] - 2, 3 - 二氢 - 1H - 苯并咪唑 - 2 - 酮, 5 - chloro - 1 - [1 - [3 - (2, 3 - dihydro - 2 - oxo - 1H - benzimidazol - 1 - yl) propyl] - 4 - piperidinyl] - 2, 3 - dihydro - 1H - benzimidazol - 2 - one, 又名吗丁啉, 是苯并咪唑的衍生物。

本品为白色或类白色粉末, 几乎不溶于水, 微溶于乙醇和甲醇, 溶于二甲基甲酰胺。熔点为 242.5℃。

本品为较强的外周性多巴胺 D_2 受体阻断剂, 治疗适应证与甲氧氯普胺相似, 可促进胃肠道蠕动, 使张力恢复正常, 促进胃排空, 增加胃窦和十二指肠运动, 协调幽门收缩, 通常也能增强食管蠕动和食管下端括约肌张力, 但对小肠和结肠平滑肌无明显作用。

本品极性较大, 不能透过血 - 脑屏障, 故临床上少见甲氧氯普胺中枢神经系统副作用 (椎体外系症状), 其止吐活性也较甲氧氯普胺小。本品口服吸收迅速, 生物利用度约 15%。代谢主要在肝脏, 代谢产物没有活性, 随胆汁排出, 半衰期约 8 小时。

二、5 - HT_4 受体激动剂

5 - 羟色胺 (5 - hydroxytryptamine, 5 - HT) 是一种神经递质, 也是一种自身活性物质, 广泛存在于中枢神经系统和胃肠道, 通过与其受体结合参与体内多种生理和病理过程。目前已知 5 - HT 受体至少存在 7 种亚型, 与胃肠道功能相关的是 5 - HT_1、5 - HT_2、5 - HT_3、5 - HT_4 和 5 - HT_7。其中 5 - HT_4 受体激动剂 (5 - HT_4 receptor agonists) 在胃肠道的生理活动中起重要作用, 它可以促进胃排空、加快小肠和结肠蠕动, 用以治疗胃轻瘫、胃食管反流、非溃疡性消化不良以及以便秘为主的肠易激综合征等疾病的多种消化道症状。

西沙必利

莫沙必利

普卡必利

替加色罗

图 16 - 6 5 - HT_4 受体激动剂类促动力药

5 - HT$_4$ 受体激动剂按结构不同分为以下三类：苯甲酰胺类、吲哚烷胺类、苯并呋喃酰胺类（图 16 - 6）。以西沙必利（Cisapride）为代表的苯甲酰胺类 5 - HT$_4$ 受体激动剂，通过刺激肠神经系统肌间运动神经元的 5 - HT$_4$ 受体，增加乙酰胆碱的释放，而促进食管、胃、肠道的运动，曾在多种功能性胃肠病的治疗中占有重要的地位。但是由于其在上市后的不良反应监测中，发现西沙必利可延长心脏 Q - T 间隔，可导致罕见的、可危及生命的室性心律失常，已于 2000 年被美国食品药品管理局（FDA）停止使用。此后，临床中用另一种 5 - HT$_4$ 受体部分激动剂莫沙必利（Mosapride）代替西沙必利来治疗功能性胃肠病。

枸橼酸莫沙必利 Mosapride Citrate

化学名为 4 - 氨基 - 5 - 氯 - 2 - 乙氧基 - N - [［4 - （4 - 氟苄基）- 2 - 吗啉基］甲基]苯甲酰胺枸橼酸盐，4 - amino - 5 - chloro - 2 - ethoxy - N - [［4 - （4 - fluorobenzyl）- 2 - morpholinyl］methyl]benzamide citrate，又名贝络纳。

本品为白色或类白色粉末；无臭；微苦。不溶于水或乙醚，难溶于 95% 乙醇，微溶于甲醇，溶于二甲基甲酰胺和吡啶。枸橼酸盐熔点为 143℃ ~ 145℃，游离莫沙必利熔点为 151℃ ~ 153℃。

本品含叔胺和芳伯胺，具有碱性，当它和酸成盐后更加稳定，所用酸以枸橼酸居多。因含芳伯氨基，可发生重氮化反应，用于鉴别。

本品口服吸收迅速，在肝脏中由细胞色素 P450 中的 CYP3A4 酶代谢，其主要代谢产物为脱 - 4 - 氟苄基莫沙必利，后者具有 5 - HT$_3$ 受体阻断作用。本品主要经尿液和粪便排泄。

本品为强效选择性 5 - HT$_4$ 受体激动剂，能促进乙酰胆碱的释放，刺激胃肠道而发挥促动力作用，从而改善功能性消化不良患者的胃肠道症状，但不影响胃酸的分泌。可用于治疗功能性消化不良、胃食管反流性疾病、糖尿病性胃轻瘫及便秘等。本品还具有 5 - HT$_3$ 受体阻断作用，其作用强度与西沙必利和甲氧氯普胺相似。本品与大脑神经细胞突触膜上的多巴胺 D$_2$ 受体、肾上腺素 α$_1$ 受体、5 - HT$_1$ 及 5 - HT$_2$ 受体无亲和力，故不会引起锥体外系综合征及心血管不良反应。

第三节 止吐药

呕吐是指胃内容物或一部分小肠内容物通过食管逆流出口腔的一种复杂的反射动作，是机体的一种防御反射，有一定的保护作用，但大多数并非由此引起。某些疾病如妊娠、癌症患者的放射治疗和药物治疗都可引起恶心、呕吐，导致失水、电解质紊乱、酸碱平衡失调、营养失衡，严重的会发生食管贲门黏膜裂伤等并发症。

呕吐神经反射环受多种神经递质的影响，止吐药物可阻断该反射环的某一环节而起作用。根据受体选择性的不同，止吐药可以分为多巴胺受体阻断剂、乙酰胆碱受体阻断剂、

组胺 H_1 受体阻断剂、5 – HT_3 受体阻断剂及神经激肽（Neurokinin 1，NK_1）受体阻断剂等。其中大多数多巴胺受体阻断剂如甲氧氯普胺和多潘立酮具有促动力和止吐两方面作用，本书主要作为促动力药介绍。而抗胆碱能药和 H_1 受体阻断剂可有效地治疗运动性的恶心、呕吐，对预防和减少癌症病人化疗引起的恶心、呕吐的作用很弱。近年来发现的 5 – HT_3 受体阻断剂和 NK_1 受体阻断剂对癌症放化疗引起的恶心、呕吐具有较强的作用，将在本节做重点介绍，其他止吐药见表 16 – 2。

16 – 2　其他止吐药

药物名称	化学结构	作用机制
硫乙拉嗪 Thiethylperazine		多巴胺受体阻断剂，用于治疗运动全身麻醉或眩晕所致的恶心、呕吐
地芬尼多 Difenidol		乙酰胆碱受体阻断剂，用于晕动症及运动性的恶心、呕吐
苯海拉明 iphenhydramine		H_1 受体阻断剂，用于晕动症及治疗运动性的恶心、呕吐

一、5 – HT_3 受体阻断剂

20 世纪 70 年代初，研究人员无意中发现高剂量的多巴胺 D_2 受体阻断剂甲氧氯普胺可对抗抗癌药顺铂引起的动物犬、雪貂的呕吐。深入研究发现其止吐作用与阻断多巴胺 D_2 受体的作用无关，而与其对 5 – HT_3 受体的阻断有关。因而开始了 5 – HT_3 受体阻断剂（5 – HT_3 receptor antagonists）的研究工作，并分别以甲氧氯普胺和 5 – HT 为先导化合物进行结构改造。

甲氧氯普胺　　　　　　　　　5–羟色胺

在对甲氧氯普胺的结构改造中，通过改变氨基侧链，或同时改变苯环上的取代基，得到了一系列苯甲酰胺类化合物。但其在止吐方面的疗效未能超过甲氧氯普胺，主要作为促动力药使用。

在对 5 – HT 的结构改造中，通过在吲哚环的 3 位上引入酰胺基、甲酸酯基或与环酮基耦合，得到了一系列疗效确切、不良反应少的 5 – HT_3 受体阻断剂，可有效地防止癌症放化

疗引起的恶心、呕吐，如现已上市的昂丹司琼（Ondansetron）、格拉司琼（Granisetron）以及托烷司琼（Tropisetron）等。这类化合物连接的脂杂环大都较为复杂，通常是托品烷或类似的含氮双环，这与早期5-HT₃受体阻断剂去甲可卡因结构有关。

昂丹司琼

格拉司琼

托烷司琼

帕洛司琼

阿扎司琼

伊他司琼

昂丹司琼　Ondansetron

化学名为2，3-二氢-9-甲基-3-[（2-甲基咪唑-1-基）甲基]-4（1H）-咔唑酮，9-methyl-3-[（2-methylimidazol-1-yl）methyl]-2，3-dihydro-1H-carbazol-4-one，又名奥丹西隆、枢复宁、Zofran。

本品为白色或类白色结晶性粉末；无臭、味苦。本品在水中略溶，在丙酮中微溶，在甲醇中易溶。熔点为178.5℃~179.5℃，常用其二水合盐酸盐。

昂丹司琼的合成是以邻溴苯胺为原料，采用经典的咔唑酮合成方法得到三环咔唑酮-4，经氨甲基化（曼尼希反应）和季铵化后，再与2-甲基咪唑反应制得。其合成路线如下。

$(CH_3)_2NH, (HCHO)_n$

CH_3I

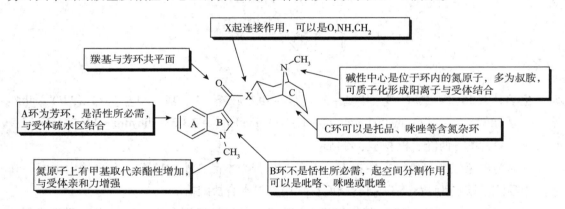

本品的咔唑环上 3 位碳具有手性，其 R 体活性较大，临床上使用外消旋体。

本品可静注或口服，口服生物利用度为 60%。口服后迅速吸收，分布广泛，半衰期为 3.5 小时。90% 以上在肝内代谢，尿中代谢产物主要为葡萄糖醛酸及硫酸酯的结合物，也有少量羟基化和去甲基代谢物。

本品于 20 世纪 90 年代初上市，是第一个上市的强效、高选择性的 5 – HT$_3$ 受体阻断剂，对 5 – HT$_1$、5 – HT$_2$、肾上腺素 α_1、肾上腺素 α_2、β_1、胆碱、GABA、组胺 H$_1$、阻胺 H$_2$、神经激肽等受体都无阻断作用。癌症患者因化学治疗或放射治疗引起的小肠与延髓的 5 – HT 释放，通过 5 – HT$_3$ 受体引起迷走神经兴奋而导致呕吐反射，本品可有效对抗该过程。本品可治疗癌症患者的恶心呕吐，其止吐剂量仅为甲氧氯普胺有效剂量的 1%，无锥体外系副作用，毒副作用极小，本品还用于预防和治疗手术后的恶心和呕吐。

由于在 20 世纪 80 年代后期出现较多的 5 – HT$_3$ 受体阻断剂研究的报道，使 5 – HT$_3$ 受体阻断剂的构效关系的研究得以顺利进行。现已公认 5 – HT$_3$ 受体阻断剂的结构由芳环、与芳环共平面的羰基及碱性中心三部分组成，其构效关系如图 16 – 7 所示。

图 16 – 7 5 – HT$_3$ 受体阻断剂的构效关系

二、NK$_1$ 受体阻断剂

P 物质（Substance P，SP）为含 11 个氨基酸的多肽，与神经激肽 A 和神经激肽 B 共同属于神经激肽（Neurokinin，NK）家族，该家族的受体有 3 种亚型（即 NK$_1$ 受体、NK$_2$ 受体、NK$_3$ 受体）。P 物质主要存在于中枢神经系统和胃肠道，其药理学作用与多种神经和精神紊乱性疾病的病理生理学相关，其与 NK$_1$ 受体结合力最强。目前，P 物质及其受体是研究癌症放化疗引起的恶心、呕吐治疗药物的新靶点。研究表明 NK$_1$ 受体阻断剂（NK$_1$ receptor antagonists）对化疗引起的恶心和呕吐具有良好的治疗效果；与其他镇吐药合用能够更好地控制延迟性呕吐和术后呕吐；并具有抗抑郁、抗焦虑的作用。世界多家制药公司对 NK$_1$ 受体阻断剂的研究都给予了较大的投入，迄今已有阿瑞匹坦（Aprepitant）、马罗匹坦（Maropitant）、卡索匹坦（Casopitant）、贝非匹坦（Befetupitant）、奈妥匹坦（Netupitang）等多个药物被批准上市。

卡索匹坦

贝非匹坦

马罗匹坦

奈妥匹坦

阿瑞匹坦　Aprepitant

化学名为5-［2（R）-［1（R）-［3，5-二（三氟甲基）苯基］乙氧基］-3（S）-（4-氟苯基）吗啉-4-基甲基］-3，4-二氢-2H-1，2，4-三唑-3-酮，5-［2（R）-［1（R）-［3，5-bis（trifluoromethyl）phenyl］ethoxy］-3（S）-（4-fluorophenyl）morpholin-4-ylmethyl］-3，4-dihydro-2H-1，2，4-triazol-3-one。

本品为白色或微白色晶体；不溶于水，微溶于乙腈，可溶于乙醇。

本品血浆蛋白结合率为95%，在体内可广泛代谢，主要在肝脏通过CPY3A4代谢，少部分通过CPY1A2和CPY2C9进行；其代谢部位主要是结构中的吗啉环和侧链。

脱烷基化　　　　氧化

本品是美国食品药品管理局（FDA）于2003年批准上市的第一个NK$_1$受体阻断剂，可

以通过血 - 脑屏障，选择性和高亲和性地与 NK$_1$ 受体结合，而对 NK$_2$、NK$_3$ 受体、多巴胺受体及 5 - HT$_3$ 受体亲和性很低。用于预防和治疗癌症化疗引起的急性和延迟性呕吐，特别是延迟性呕吐。本品与 5 - HT$_3$ 受体阻断剂昂丹司琼和糖皮质激素地塞米松合用，可以增强化疗诱发的急性及延迟性恶心和呕吐的抑制作用。

本品在体内主要通过 CPY3A4 代谢，因此会增加通过 CYP3A4 代谢的药物的血药浓度，因此不能与匹莫齐特、特非那定、阿司咪唑、西沙必利等合用；而且与抗肿瘤药物如多西他赛、紫杉醇、依托泊苷、伊立替康、异环磷酰胺、伊马替尼、长春瑞滨、长春碱、长春新碱等合用时也需注意；此外也会增加咪达唑仑或其他苯二氮䓬类药品的血药浓度。本品是 CYP2C9 的诱导剂，会使华法林、甲苯磺丁脲、苯妥英等通过 CYP2C9 代谢的药物的血药浓度降低。

三点小结

重点：熟悉抗溃疡药、促动力药和止吐药的发展和结构类型。掌握代表药物的化学结构、命名、理化性质、体内代谢。

难点：各类药物的结构改造方法、构效关系、药物的作用靶点和重点药物的化学合成方法。

执业药师导航：①组胺 H$_2$ 受体阻断剂、质子泵抑制剂、胃动力药和止吐药的结构特点和构效关系；②代表药物：西咪替丁、盐酸雷尼替丁、法莫替丁、罗沙替丁、尼扎替丁、奥美拉唑、埃索美拉唑、兰索拉唑、泮托拉唑、雷贝拉唑钠、甲氧氯普胺、多潘立酮、莫沙必利、伊托必利、昂丹司琼、格拉司琼、托烷司琼、阿扎司琼、盐酸帕洛诺司琼。

（严 琳 张 龙）

扫码"练一练"

扫码"学一学"

第十七章　平喘镇咳祛痰药

要点导航

掌握色甘酸钠、丙酸倍氯米松、茶碱、磷酸可待因、乙酰半胱氨酸的结构、化学名称、理化性质、作用机制及用途。熟悉曲尼司特、右美沙芬、羧甲司坦盐酸溴己新的结构特点及用途。熟悉平喘药的结构类型和作用机制。了解孟鲁司特、齐留通、丙酸氟替卡松、可待因的合成路线。了解常用治疗哮喘的糖皮质激素药物的构效关系。

人文知识介绍

哮喘在古埃及就有记载，治疗方法是饮用一种名为西腓的香料混合物。公元前450年，哮喘作为一种特定的呼吸道问题被希波克拉底正式命名，以希腊词"喘息（panting）"作为现代名称的基础。公元前200年，人们相信哮喘的原因可能与情绪有关。19世纪70年代，现代医学的第一批有关此主题的论文尝试解释了此病的病理生理学，其中提到哮喘可以通过使用三氯甲烷搽剂揉搓胸部得到治愈。在1886年，F. H. Bosworth总结出哮喘与花粉症之间的关联。肾上腺素在1905年首次被引入到哮喘的治疗中。口服类固醇在20世纪50年代开始用于治疗哮喘，而吸入性皮质类固醇和选择性的短效β受体激动剂在20世纪60年代得到广泛应用。

第一节　平喘药

哮喘是一种常见的呼吸系统疾病，临床表现为呼吸困难、伴有哮鸣、胸闷和咳嗽。其中尤以支气管哮喘和哮喘性支气管炎多见。

临床上用于平喘的药物主要有β受体激动剂、M胆碱受体阻断剂、影响白三烯系统的药物、肾上腺皮质激素类药物和磷酸二酯酶抑制剂类药物。其中，肾上腺皮质激素类药物可以抑制气道炎症反应，达到长期防止哮喘发作的效果，在哮喘治疗中常用作一线药物。β肾上腺素受体激动剂、M胆碱受体阻断剂、磷酸二酯酶抑制剂类药物可使气道平滑肌松弛，三者均是常用的平喘药。影响白三烯系统的药物可抗过敏，并且有轻度的抗炎作用。其中，肾上腺皮质激素类药物和β肾上腺素受体激动剂是哮喘的主要治疗药物。

本书中，β肾上腺素受体激动剂在第十章介绍，M胆碱受体阻断剂在第九章介绍。本章节仅介绍作用于白三烯系统的药物、肾上腺皮质激素类药物和磷酸二酯酶抑制剂类药物。

主要包含的药物如表17-1。

表 17 – 1　各种类型的平喘药物

作用于白三烯系统的药物

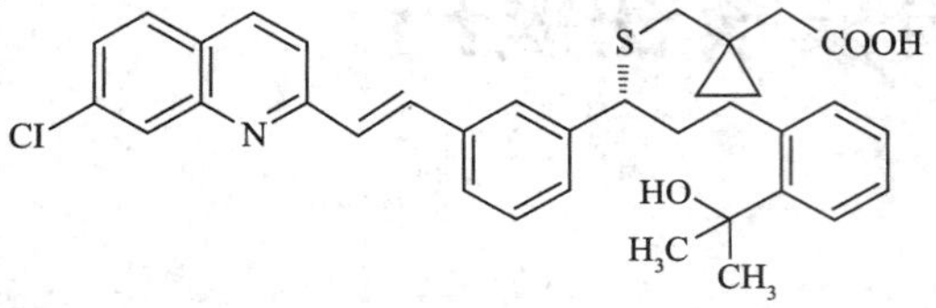

孟鲁司特

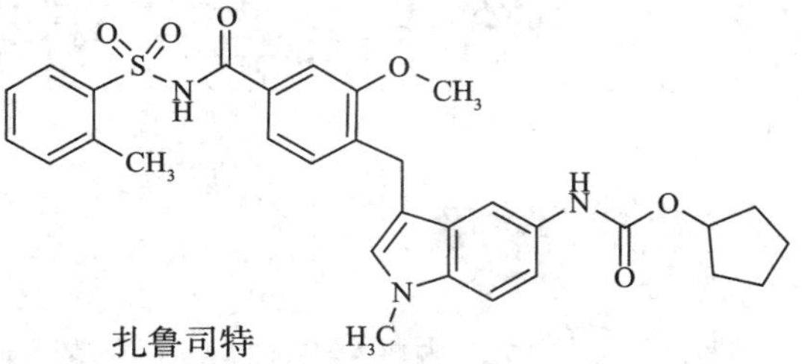

扎鲁司特

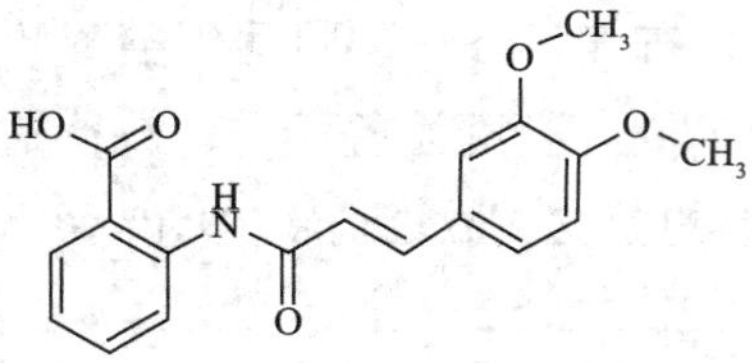

曲尼司特

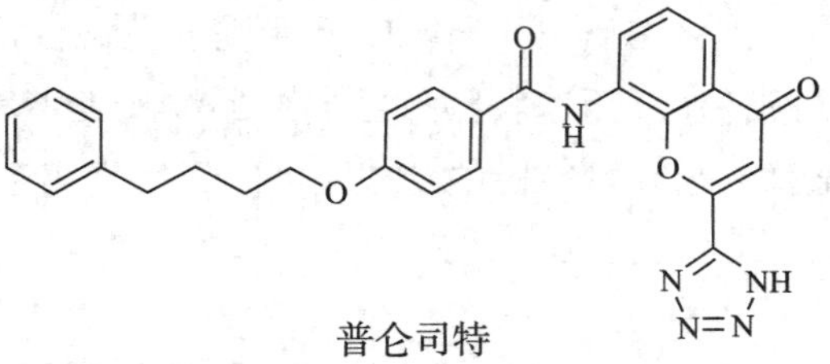

普仑司特

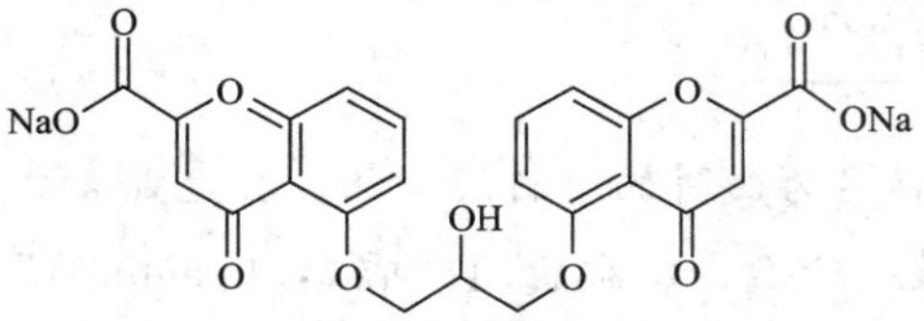

色甘酸钠

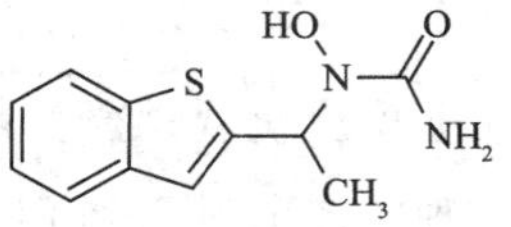

齐留通

肾上腺皮质激素类药物

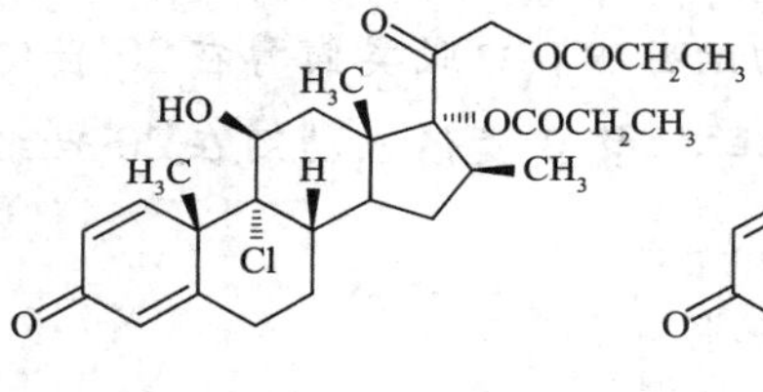

丙酸倍氯米松

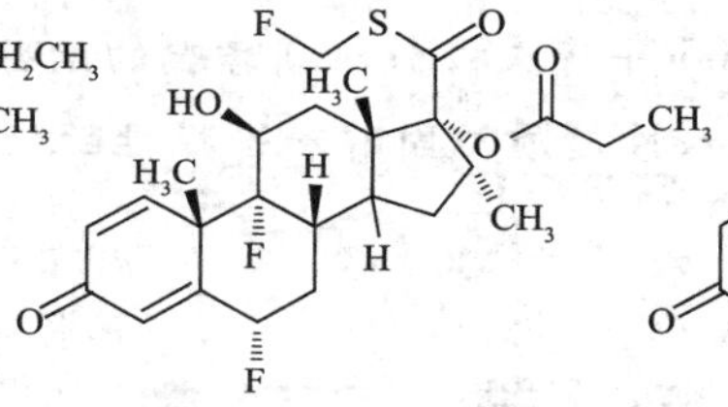

丙酸氟替卡松

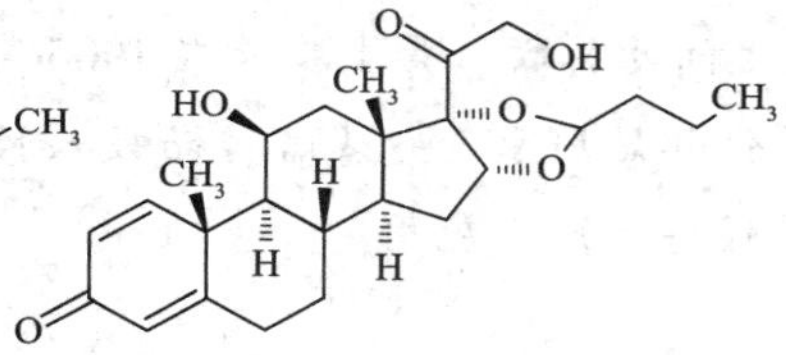

布地奈德

磷酸二酯酶抑制剂

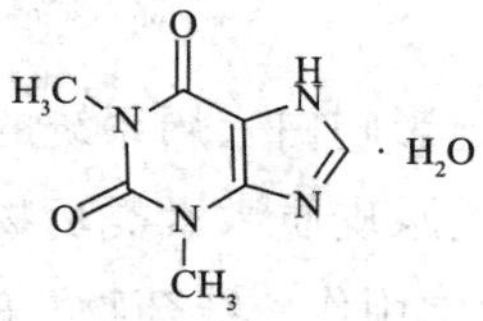

茶碱

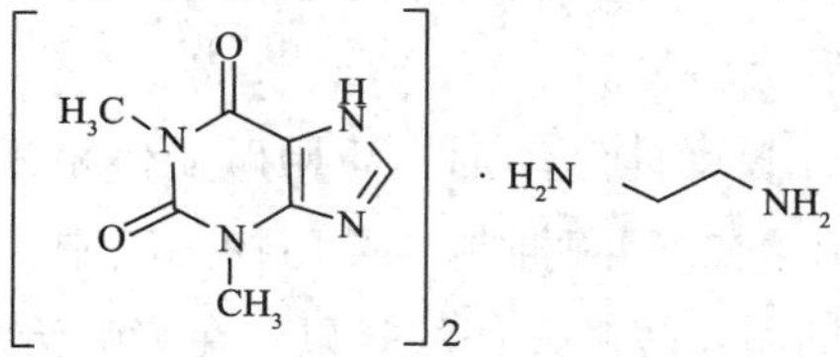

氨茶碱

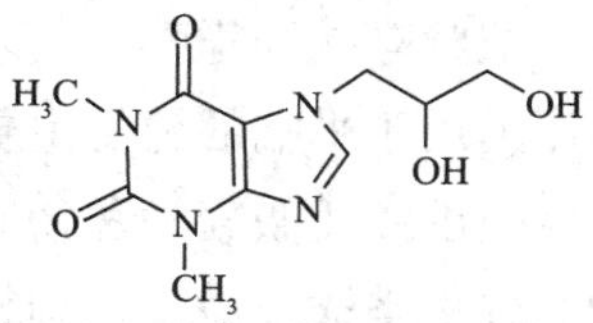

二羟丙茶碱

一、作用于白三烯系统的药物

　　花生四烯酸除环氧合酶途径合成前列腺素、血栓素外，还可通过脂氧合酶（LOX）途径代谢，生成一系列白三烯（Leukotrienes，LTs）类物质。白三烯是一系列具有 4 个双键，其中 3 个共轭的 20 碳直链羧酸。

　　脂氧合酶主要分布在肺、血小板和白细胞中。在脂氧合酶的作用下，花生四烯酸可在

12 位或 5 位氧化。5 位氧化成 5 – 过氧化氢 – 20 – 碳 – 4 – 烯酸（5 – HPETE），后转化成花生四烯酸的 5，6 – 环氧化物（LTA_4）。在水解酶的作用下，LTA_4 水解成 5，12 – 二羟基 – 20 – 碳 – 4 – 烯酸（LTB_4）；LTA_4 在谷胱甘肽 – S – 转移酶作用下，可转变成 LTC_4。LTC_4 通过 γ – 谷氨酰转移酶作用去除谷氨酸形成 LTD_4，LTD_4 再进一步代谢失去甘氨酸后成为 LTE_4，LTD_4 还能在 γ – 谷氨酰转移酶作用下与谷氨酰基结合形成 LTF_4。LTC_4、LTD_4、LTE_4 和 LTF_4 均为白三烯与肽结合的产物，称为肽基白三烯（Peptido – leukotrienes，PLTs）。

在过敏反应时，发现的慢反应物质（Slow reacting substance of anaphylaxis，SRS – a）对过敏反应有较大的影响，这种慢反应物质主要是 LTC_4 和 LTD_4 的混合物。

临床上影响白三烯的药物主要有孟鲁司特、扎鲁司特、曲尼司特、普鲁司特、齐留通、色甘酸钠。其中，"曲尼司特" 和 "色甘酸钠" 属于肥大细胞稳定剂。

孟鲁司特（Montelukast）是高选择性半胱氨酰白三烯（Cys – LTs）受体阻断剂，通过抑制 LTC_4 和 LTE_4 与受体结合产生生理效应，而无任何受体激动活性。抑制白三烯受体对治疗哮喘有效，可减少哮喘患者对激素的依赖，可用于对阿司匹林敏感的哮喘患者。本品口服吸收迅速而完全，与血浆蛋白结合率大于 99%、不良反应较轻，血药浓度达峰时间为 2 ~ 4 小时，口服药物的平均生物利用度为 64%。在肝脏中广泛被细胞色素 P450 同工酶 CYP3A4、CYP2A6 和 CYP2C9 几乎完全代谢，代谢产物主要经胆汁从粪便排泄，在治疗剂量下不抑制 CYP3A4、CYP2C9、CYP1A2、CYP2A6、CYP2C19 或 CYP2D6。适用于短效 $β_2$ 受体激动剂不能充分控制的哮喘症状，也可用于预防运动引起的支气管痉挛性哮喘，显著减少哮喘发作次数，还可用于预防晚间哮喘发作。慢性哮喘患者每日服用本品 10mg，连续 3 个月、9 个月和 1 年，症状获显著改善，本品口服后 3 小时即可使支气管舒畅，其作用可维持 24 小时，在整个治疗期内疗效恒定，1 年的治疗耐受性良好。对于严重哮喘，本品可作为皮质激素吸入剂和短效 β 受体激动剂的辅助药，减少药物用量。对中等程度哮喘和慢性哮喘，本品为一线药物。

扎鲁司特（Zafirlukast）是一种选择性白三烯 D_4 受体阻断剂，以 LTD_4 作为先导经过结构改造得到。扎鲁司特为长效口服的高度选择性半胱氨酰白三烯（Cys – LTs）受体阻断剂，能与 LTC_4、LTD_4、LTE_4 选择性结合而阻断其作用。能有效地预防白三烯所引起的血管通透性增加，气道水肿和支气管平滑肌的收缩，使用后可减轻器官收缩和气道发炎，缓解哮喘症状，减少发作。血浆浓度多在口服后约 3 小时达到峰值。消除半衰期约为 10 小时。本品绝对生物利用度未确定，与食物同服会减少吸收的速率和程度，降低 40% 的生物利用度。约 99% 扎鲁司特与血浆蛋白结合。本品在体内主要被细胞色素 P450 同工酶 CYP2C9 在肝中代谢，生成活性至少较原药差 90 倍的代谢产物。但本品同时可抑制同工酶 CYP2C9 和 CYP3A4，当与由这些肝酶代谢的其他药物合用时，可能导致血药浓度的增加。本品主要以原型和代谢产物的形式由粪便排泄，一次剂量的约 10% 以代谢产物的形式由尿排泄，并可能引起不良反应。使用本品不改变平滑肌对 $β_2$ 受体的反应，对抗原、阿司匹林、运动及冷空气等所致的支气管收缩痉挛均有良好疗效，可减少激素与 β 受体激动剂用量。

普鲁司特（Pranlukast）可选择性地与白三烯 LTC_4、LTD_4、LTE_4 受体发生结合，结合时，本品对 LTD_4 和 LTE_4 受体的亲和力比 LTC_4 更高。主要通过阻断炎症介质白三烯与其受体结合，从而抑制支气管收缩和血管高渗透性。本品具有改善轻、中度患者肺功能的特点，可显著降低日间及夜间哮喘症状频发，减少夜间憋醒次数，临床上用于支气管哮喘的预防和治疗。

曲尼司特（Tranilast）作为一种过敏介质抑制剂，具有稳定肥大细胞核嗜碱粒细胞的细胞膜作用，阻止其脱颗粒，从而抑制组胺和5-羟色胺过敏性反应物质的释放。给药后2~3小时，血药浓度达到峰值，半衰期为8.6小时左右，24小时明显降低，48小时后浓度在检出限度之下。在体内主要经过4位脱甲基与硫酸及葡萄糖醛酸结合的形式生成代谢产物，最终从尿中排出。临床上主要用于治疗和预防支气管哮喘及过敏性鼻炎。

色甘酸钠　Cromolyn Sodium

化学名为5，5′-［（2-羟基-1，3-亚丙基）二氧］双（4-氧代-4H-1-苯并吡喃-2-羧酸）二钠盐，5，5′-［（2-hydroxypropane-1，3-diyl）bis（oxy）］bis（4-oxo-4H-chromene-2-carboxylate）disodium。

本品为白色结晶性粉末；无臭；有引湿性；在乙醇或三氯甲烷中不溶，在水中溶解；遇光易变色。

本品加水与氢氧化钠试液，煮沸，溶液显黄色，加重氮苯磺酸试液数滴，显血红色。

本品是含有苯并吡喃的双色酮，其中两个色酮对于活性来说是必需的，二者必须保持共平面，否则失去活性，另外，连接两个色酮的碳链应不超过6个碳。本品在肺部的吸收约为8%，在眼部约为0.07%，在胃肠道为1%，口服仅能吸收0.5%，故制成气雾剂。本品能稳定肥大细胞的细胞膜，阻止肥大细胞脱颗粒，从而抑制组胺、5-羟色胺、慢反应物质等过敏反应介质的释放，进而抑制过敏反应物质对组织的不良作用。本品可能是通过抑制细胞内环磷腺苷磷酸二酯酶，使细胞内cAMP的浓度增加，阻止钙离子转运入肥大细胞内，从而稳定肥大细胞的细胞膜，阻止过敏反应介质释放。半衰期为80分钟。本品具有在体内无蓄积的优点，以原型排出体外，50%经肾脏排泄，50%经胆汁排泄。临床上用于预防支气管哮喘。

二、肾上腺糖皮质激素类药物

糖皮质激素（Glucocorticoids，GCS）作为肾上腺皮质激素的一种，不仅具有强大的抗炎功能，更能抑制多种原因如物理性、化学性、免疫性及病原生物性等引起的炎症反应，调节糖类、脂肪和蛋白质物代谢，同时具有较弱调节水、电解质代谢的作用，并能对大多数主要器官起作用。早期研究发现糖皮质激素是最有效的抗炎药物，可有效地控制哮喘症状，糖皮质激素药物用于治疗哮喘已有50年历史。然而，糖皮质激素作用方式复杂，不良反应多（如引起心血管系统并发症、骨质疏松、消化系统并发症等），这一缺点使其在治疗哮喘方面的应用受到很大的限制。通过大量的构效关系研究，采用人工合成结构改造等方法，得到了各具作用特点的新药。这些新药中有已被肝脏代谢失活的糖皮质激素，可以避免其全身作用。还有采用吸入给药剂型的优秀药物，可将其作用部位限制在呼吸道，使其在气道类具有较高的药物浓度，从而充分发挥局部抗炎作用。

　　糖皮质激素类药物在气道中进入靶细胞内与受体发生结合，生成复合物，复合物进入细胞核中，可影响炎症相关基因的转录，改变介质相关蛋白水平，继而影响炎性细胞和炎性分子，抑制哮喘时炎症反应的多个环节，通过这种机制，糖皮质激素类药物就可以发挥平喘的作用。哮喘治疗的基础是进行长期的抗感染治疗，临床上通常将糖皮质激素进行吸入式给药。关于糖皮质激素类药物在本书第二十章有详尽的介绍，本章节只介绍临床上用于治疗哮喘的几个糖皮质激素药物。

　　目前，用于控制哮喘症状的糖皮质激素药物主要有：丙酸倍氯米松（Beclometasone dipropionate，BDP）、丙酸氟替卡松（Fluticasone propionate，FP）和布地奈德（Budesonide，BUD）等。用于治疗哮喘的糖皮质激素通常给药量极小，由于采用吸入给药，因此药物集中在肺部。这类药物具有较强的亲脂性（FP > BDP > BUD），在肺部容易被吸收，被吸收后的药物与相应的受体结合，产生抗炎作用。吸入后滞留在口腔和气管的大部分药物，通过胃肠道吸收或通过肺进入血液的部分经过肝脏代谢失活，因此，这类药物的全身性副作用极小，具有较高的治疗指数。

丙酸倍氯米松　　　　　　　丙酸氟替卡松　　　　　　　布地奈德

丙酸倍氯米松　Beclometasone Dipropionate

　　化学名为16β-甲基-11β，17α，21-三羟基-9α-氯孕甾-1，4-二烯-3，20-二酮-17，21-二丙酸脂，16β-methyl-11β，17α，21-trihydroxy-9α-chloropregna-1，4-diene-3，20-diketo-17，21-dipropanoate。

　　本品为白色或类白色粉末；无臭。在水中几乎不溶，在乙醇中略溶，在丙酮或三氯甲烷中易溶，在甲醇中溶解。

　　本品具有较强的脂溶性，可以在气道内达到较高的浓度，容易转运进入细胞内与局部糖皮质激素受体结合，产生较强抗炎活性。患者吸入该药物后，自肺部吸收，生物利用度为10%～25%，其中有75%被患者咽下，经胃肠道吸收，约有40%～50%经肝脏首过效应灭活，其余有部分将会残留在口腔中。本品主要在肝脏代谢，也可在胃肠道和肺部等组织代谢，在循环中由肝脏连续代谢而逐渐减少。通过相关的水解酶的催化作用，本品迅速水解成有部分活性的单丙酸酯，水解作用继续进行就会产生没有活性的倍氯米松，具有较高清除率，较之口服用药的糖皮质激素类高3～5倍，全身不良反应较小。被吸收的丙酸倍氯米松，少部分通过肾脏从尿中排泄，大部分经过代谢转换后从粪便中排出。

本品气雾剂可用于慢性过敏性哮喘、过敏性鼻炎等，外用可治疗各种炎症皮肤病，如湿疹、过敏性皮炎、神经性皮炎、接触性皮炎、银屑病、瘙痒等。哮喘患者大剂量长期吸入治疗可能会发生肾上腺皮质功能抑制的现象。局部抗炎作用是氟轻松和曲安奈德的 5 倍。本品的亲脂性较强，易渗透，涂于患处 30 分钟后即可生效。

丙酸氟替卡松（Fluticasone propionate）是 17β – 羧酸的衍生物。由于 17 位 β – 羧酸酯具有活性，而 β – 羧酸不具活性，因此本品经过水解作用后失去活性，该性质使其可避免皮质激素的全身作用。丙酸氟替卡松很快就被开发成治疗哮喘的吸入药物。由于本品水解易失活的性质，口服时由于肝脏的首过效应，其口服生物利用度很小，全身作用也很小。本品的生物利用度一般在 10% ~30% 之间，随采用的吸入装置不同而不同。经过吸收后可经肺部至全身。由于上述性质，本品具有气道局部较高的抗炎活性和较少的全身副作用，已成为国外防治慢性哮喘的最常用药物，是临床上吸入糖皮质激素防治哮喘的研究热点。尽管在治疗剂量下氟替卡松通常被认为缺乏全身作用，但许多学者发现了应用本品有肾上腺抑制的作用，尤其在大剂量下，这种反应在反复使用后比单次使用会更加显著。另外，本品用于局部用药，经过口腔或鼻的吸入剂用于哮喘，软膏或乳膏用于皮肤外用，可治疗一些皮肤炎症。

布地奈德（Budesonide）为高效糖皮质激素，比氢化可的松强 20 ~40 倍。经过喷吸进入消化道，被迅速吸收。本品进入肝脏后，由细胞色素 P450 同工酶 CYP3A4 快速代谢成 $16-\alpha$ – 羟基氢化泼尼松和 $6-\beta$ – 羟基布地奈德，代谢产物活性为原药的 1%，避免了全身性作用。本品的最终半衰期为 2 ~4 小时。值得提出的是，本品吸入剂的抗炎作用时间较长，维持治疗时每日只用一次，患者的依从性较好。本品采用气雾剂给药，可局部作用于支气管，其抗炎作用较可的松约强 1000 倍。本品用于支气管哮喘，适用于局部对抗非特异炎症和抗过敏，如支气管哮喘和气道高反应性状态。吸入时仅出现暂时性声嘶或失音，一般几天后可自行消失。用后立即漱口可减轻。

构效关系研究表明，糖皮质激素药物（GCS）的基本骨架是由 A、B、C 和 D 四个环稠合而成，A/B 环稠合处和 C/D 环稠合处各有一个角甲基，并带有 C3 的羰基和 17β – 酮醇侧链，必须同时具有 $17\alpha-OH$ 和 $11\beta-OH$，$17\alpha-OH$ 也可形成缩酮或酯基，11 位也可是羰基，后者在体内可氢化成 $11\beta-OH$ 而起作用。

吸入皮质激素药物（ICS）结构特点是在 C16 位 α 和 C17 位 α 上引入亲脂基团，如氟尼缩松、曲安奈德和布地奈德，或在 C17 位 α 上引入亲脂基团如莫米松和氟替卡松，这使 ICS 有较大的脂溶性，并产生以下作用：①能增加药物对 GC 受体的亲和力，使药物 – 受体复合物的稳定性增强，并使该复合物的半衰期延长，从而增加 ICS 的局部抗炎作用；②ICS 吸入后可在气管黏膜上形成一个微仓库，增加药物被肺组织摄取并减慢药物从肺脂质间隙中释放，增加药物在气道和肺组织的保留时间，从而延长 ICS 的局部抗炎作用；③增加药物的肝脏首过消除，从而减少全身副反应。ICS 与 GCS 比，ICS 有较大的脂溶性和与 GCR 结合的亲和力，同时口服生物利用度小，亲脂性基团的取代还会影响 ICS 的表观分布容积，如氟替卡松和莫米松的脂溶性较大，有相对较低的血药浓度与较高组织药物浓度，所以氟替卡松和莫米松有较大的表观分布容积。

在甾体激素中引入氟原子，是增加药物抗炎作用的主要手段，6α 或 9α – 氟代 GCS 的活性明显增加，如氟替卡松引入 9α - 氟原子后可增加近邻 11β - 羟基的离子化程度，引入 6α - 氟原子后则可防止 6 位的氧化代谢失活，单纯 9α - 氟代 GCS 因抗炎活性与钠潴留作用同时增加而无实用价值，但同时在 C16 引入羟基并与 C17α - 羟基一起形成丙酮的缩酮可抵消 9α - 氟代所增加的钠潴留作用进而制得抗炎活性强的 GCS 如曲安奈德，在 16 为引入甲基可使抗炎活性增加而钠潴留作用减少如氟替卡松和倍氯米松等，在甾体 21 位酯化可增加药物的溶解度和吸收度，如环索奈德。

氟尼缩松 曲安奈德 莫米松

环索奈德 氯替泼诺氯甲基酯

通过对病因的研究和药物作用机制的探索发现，慢性气道炎症的发展与控制是由很多炎症细胞因子参与的复杂网络系统来调控的。GCS 能抑制免疫活性细胞合成因子（如 IL - 1 ～ IL - 6、IL - 11 ～ IL - 13、肿瘤坏死因子 α（TNFα）、粒细胞 - 巨噬细胞集落刺激因子（GM - CSF）等）和合成趋势因子（如 IL - 8、巨噬细胞炎症蛋白（MIP - 1α）、单核细胞趋化蛋白（MCP）等）。这些细胞因子与趋化因子和哮喘的发病有一定关系。GCS 还能抑制免疫活性细胞对脂类炎症介质，如白三烯（LT）、血栓素（TX）、前列腺素（PG）和血小板活化因子（PAF）的合成与释放，以及抑制血管内皮细胞表面黏附分子。总之，GCS 能干扰几乎所有的炎症成分，从而对控制慢性气道炎症非常有效。

GCS 抑制慢性气道炎症能改变炎症细胞和结构细胞的基因转录。GCS 依靠其脂溶性被动弥散进入炎症细胞和结构细胞后，与包浆中的 GCR 结合，改变了 GCR 构象。GCR 产生基因转录的调控有两个相反作用，一个是增加基因的转录称转活化，另一个是降低基因转录即转阻遏。转活化虽然能增加抗炎蛋白的产生，但它又介导了 GCR 的内分泌与代谢作用，是引起 GCS 全身不良反应的原因。转阻遏是单纯介导了 GCS 的抗炎作用，是治疗哮喘所需要的。ICS 在吸入后，60% ～ 80% 药物沉积在咽部和吞咽到胃肠道，仅 20% ～ 40% 药物沉积到肺内气道产生治疗作用。目前常用的 ICS 在肺组织中不被代谢灭活，因肺组织中无细胞色素 CYP3A4，但进入肝脏即遭到 CYP3A4 氧化代谢灭活，故增加肝脏的首过消除有利于减少全身不良反应。

近年来重点发展分离型能选择性的转阻遏 GCS、使全身不良反应减少的 GCS。GCS 能减轻支气管黏膜的炎症反应，能抑制炎症细胞的激活、募集与释放细胞因子，减少气道黏液分泌，使气道微血管内皮细胞裂孔减少或关闭，从而减少血浆渗漏，对气道平滑肌 β2 肾上腺素受体有上调作用，改善哮喘症状。

三、磷酸二酯酶抑制剂

磷酸二酯酶（PDE）是一个蛋白酶家族，负责水解环核苷酸（Cyclic Adenosine Monophosphate，cAMP）和环鸟苷酸（Cyclic Guanosine Monophosphate，cGMP），cAMP 和 cGMP 是细胞内重要的第二信使，介导许多生理过程。至今已鉴定出 PDE 有 11 个，其中 PDE3、PDE4、PDE5、PDE7 主要分布于炎症和免疫细胞中，与人类炎症相关。PDE4 在大多数炎症和免疫细胞中含量丰富，是 cAMP 代谢的主要调节者。针对 PDE4 家族已合成了大量有效的 PDE4 抑制剂，研究表明具有不同结构的 PDE4 抑制剂能抑制大量反应，如细胞因子的生产、还原型烟酰胺腺嘌呤二核苷酸磷酸（NADPH）氧化酶的活性、脱颗粒、免疫球蛋白 E（IgE）的产生、增殖、活性氧类（Reactive Oxygen Species，ROS）的产生、脂质介质和组胺的形成、趋化等。选择性的 PDE4 抑制剂能调节炎症、活化免疫活性细胞、松弛气管平滑肌及调节肺部神经，用于治疗多种炎症和免疫疾病。

最早应用于平喘的磷酸二酯酶抑制剂为茶碱（Theophyine），是一个非选择性的 PDE 抑制剂，用于治疗气道疾病已有 70 多年的历史，由于胃肠道、心血管和中枢神经系统等不良反应限制了其临床应用。由于茶碱的价格便宜，在发展中国家仍得到广泛的应用。而且开发了茶碱类型衍生物，如：氨茶碱（Aminophylline）、二羟丙茶碱（Diprophylline）、胆茶碱（Cholinophylline）、乙羟茶碱（Etofylline）、多索茶碱（Doxofylline）等。

目前已能获得纯化的重组 PDE 同工酶蛋白，从而大大加速了选择性抑制剂的筛选工作。PDE4 抑制剂是多效抗炎剂，可抑制嗜酸粒细胞、淋巴细胞、单核细胞和巨噬细胞及中性粒细胞的炎症反应。此外也抑制肺部水肿，具有抑制兴奋性（收缩）非肾上腺素能非胆碱能神经，同时强化抑制性（松弛）非肾上腺素能神经的独特作用。另外，PDE4 抑制剂能抑制气道平滑肌有丝分裂的作用，帮助因严重和长期哮喘而引起的病变气道重建。PDE4 抑制剂已成为目前治疗哮喘药物的开发热点。目前 PDE4 抑制剂已发展到第三代，但仍具有生物利用度低、半衰期短的缺点，导致临床疗效不理想，目前主要集中寻找口服有效、具有抗炎活性和低致吐作用的新型药物。

随着对 PDE4 研究的深入，新型的 PDE4 抑制剂的设计取得了较大的进展，与非选择性药物相比，针对 PDE4 同工酶的选择性抑制剂可显著提高疗效、降低不良反应，其中西洛司特 Cilomilast 和罗氟司特（Roflumilast）已完成Ⅲ期临床试验。在茶碱 1 位引入对氯苯基制得阿罗茶碱（Arofylline），阿罗茶碱比茶碱的活性明显增强，没有中枢神经刺激作用，对心脏没有影响，现处于Ⅲ临床。Bamifylline 和 Ibudilast 是中度选择性 PDE4 抑制剂，先后在欧洲和日本上市。将黄嘌呤结构与儿茶酚醚类的咯利普兰（Rolipran）拼合，发现 V11294A 对 PDE4 有很强的选择性抑制作用，IC$_{50}$ 为 200～300nmol/L，用于治疗哮喘，口服吸收好，无致吐作用，作用时间长达 24 小时，尚处于Ⅲ期临床试验。

西洛司特

罗氟司特

阿罗茶碱

巴米茶碱

异丁司特

V11294A

茶碱 Theophylline

化学名为 1，3－二甲基－3，7－二氢－1H－嘌呤－2，6－二酮一水合物，1，3－dime-thyl－1H－purine－2，6（3H，7H）－dione monohydrate。

本品为白色结晶性粉末；无臭，味苦。在乙醚中几乎不溶，在水中极微溶解，在乙醇或三氯甲烷中微溶，在氢氧化钾溶液或氨溶液中易溶。

本品在盐酸溶液中，与氯酸钾混合，水浴蒸干后，残留浅红色残渣，遇氨气即变为紫色；再加氢氧化钠试液数滴，紫色即消失。

本品在氢氧化钠试液溶解后，加重氮苯磺酸试液，应显红色。

本品被水溶解后，再加氨－氯化铵缓冲液（pH 8.0）后，再加入酮吡啶试液，摇匀后，加三氯甲烷，振摇，三氯甲烷层显绿色。

本品是一类甲基黄嘌呤类衍生物，为常用的支气管扩张药，对气道平滑肌有直接松弛作用。本品用于控制哮喘的作用机制十分复杂。作为非选择性磷酸二酯酶抑制剂，本品可抑制磷酸二酯酶，使细胞内 cAMP 和 cGMP 水平升高，二者再分别激活蛋白激酶 A 与蛋白激酶 G，从而舒张支气管平滑肌。本品在治疗浓度时为腺苷受体阻断药，阻止腺苷与受体结合，从而抑制气道肥大细胞释放组胺和白三烯，进而阻止气道收缩。本品还可促进纤毛运动，加速黏膜纤毛的清除速度，有助于哮喘急性发作时的治疗。近年研究发现本品具有抗感染作用和免疫调节作用。

临床研究表明，长期使用本品（血药浓度 5~10μg/ml）治疗，配合小剂量 β₂ 受体激动剂或小剂量吸入糖皮质激素对中度哮喘具有很好的疗效，并且副作用小。

本品口服易吸收，吸收程度因剂型的不同而不同。口服吸收完全，其生物利用度为 96%。用药后 1~3 小时血浆浓度达峰值，血浆蛋白结合率约 60%。经吸收后，80%~90% 的药物在肝中被细胞色素 P450 酶系统代谢。大部分代谢物及约 10% 原型药均经肾脏排出。正常人的半衰期约为 9 小时，肝硬化患者等有延长。然而，肝脏细胞 P450 酶的代谢功能有较大的个体差异，本品在肝脏的代谢可受到其他药物如地尔硫䓬、西咪替丁、红霉素、环丙沙星以及食物、饮料的影响，而且本品有效血药浓度（5~10μg/ml）与中毒时血药浓度（20μg/ml）相差不大，故在用药期间应检测其血药浓度。临床上用于支气管哮喘、慢性阻塞性肺病、中枢型睡眠呼吸暂停综合征。

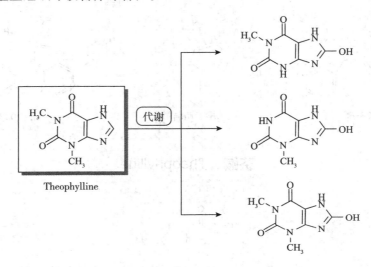

图 17-1　茶碱体内的代谢

氨茶碱（Aminophylline）是茶碱的二乙胺盐，含茶碱 77%~83%，在体内容易释放茶碱，药理作用主要来自茶碱。二乙胺可增加氨茶碱的水溶性，并增强其作用，可用作注射剂。主要作用如下：①松弛支气管平滑肌，抑制过敏介质释放，在解痉的同时还可减轻支气管黏膜的充血和水肿；②增强呼吸肌如膈肌、肋间肌的收缩力，减少呼吸肌疲劳；③增强心肌收缩力，增加心输出量，低剂量一般不加快心率；④舒张冠状动脉、外周血管和胆管平滑肌；⑤增加肾血流量，提高肾小球滤过率，减少肾小管对钠和水的重吸收，具有利尿作用；⑥中枢神经兴奋作用，本品可用于支气管哮喘、哮喘性支气管炎、阻塞性肺气肿、心源性哮喘等疾病。

二羟丙茶碱（Diprophylline）是茶碱 7 位二羟丙基取代的衍生物，平喘作用与氨茶碱相似。本品 pH 近中性，对胃肠刺激性较小，口服耐受。心脏兴奋作用仅为氨茶碱的 1/20~1/10。本品能口服或肌内注射，可被迅速吸收，在体内并不释放出茶碱，以原型从尿中排泄。消除半衰期约为 2 小时。用于支气管哮喘、喘息性支气管炎、尤适用于伴有心动过速的哮喘患者。亦可用于心源性肺水肿引起的喘息。

罗氟司特（Roflumilast）作为选择性 PDE4 抑制剂，用于哮喘和慢性阻塞性肺病（COPD）。本品 2010 年 7 月于欧盟上市，商品名为 Daxas；2011 年 3 月于美国上市，商品名为 Daliresp。为期 24 周的治疗 COPD 的 Ⅲ 期临床试验中，COPD 患者接受本品 250μg 和 500μg 呈剂量依赖关系地改善最大呼气量（FEV）。在第 24 周，500μg 组 FEV 与安慰剂组相差约 100ml，生活质量改善程度显著高于安慰剂组。本品耐受性好，最常见的不良反应为腹泻。一项为期 26 周的多中心、双盲、平行对照的临床试验，516 名患者接受本品 250μg、500μg 或安慰剂，治疗 4 周后用药组最大呼气量、肺活量（FVC）即有轻微的增加，治疗结束时两剂量组的 FEV 均增加 100ml。

第二节　镇咳药

咳嗽是呼吸系统受到刺激时所产生的一种防御性反射活动，引起咳嗽的原因很多，主要有化学和物理两类因素，根据性质分为内源性和外源性两种形式，内源性咳嗽通常是由炎症介质如由气管炎、哮喘、肺炎和肺肿瘤等病症过量释放的介质所引起；外源性咳嗽通常是由外源性化学物质或物理刺激，以及临床上使用的药物如抗高血压药卡托普利等的不良反应所造成的。严重的咳嗽，特别是剧烈无痰的干咳可影响休息与睡眠，使病情加重或引起其他并发症，此时需在对因治疗的同时加用镇咳药。

镇咳药通过抑制咳嗽反射的各个环节而起到镇咳的作用。目前常用的镇咳药根据其作用部位的不同可分为中枢镇咳药和外周镇咳药两个大类。前者是通过直接抑制延髓咳嗽中枢而发挥镇咳作用，后者通过抑制咳嗽反射弧中的任何一个环节而发挥作用的。有的药物既可以作用于中枢，又可作用于外周。

主要包含药物如表 17 - 2。

表 17 - 2　主要的镇咳药物

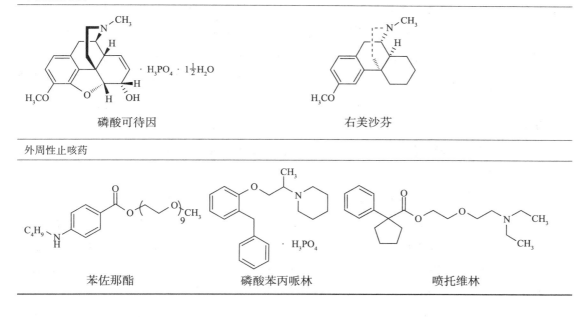

一、中枢性镇咳药

中枢性镇咳药（Central antitussive drugs）又可分为麻醉性和非麻醉性两类，前者主要指阿片类生物碱，如可待因，作用于阿片受体，具有成瘾性，属于特殊管理药品，临床上仅使用可待因等几种依赖性较小的药物作为镇咳药；后者目前发展很快、品种较多、临床应用也十分广泛，如右美沙芬等。

磷酸可待因　Codeine phosphate

化学名为 17 – 甲基 – 3 – 甲氧基 – 4，5α – 环氧 – 7，8 – 二去氢吗啡呋喃 – 6α – 醇磷酸盐倍半水合物，17 – methyl – 3 – methoxy – 4，5α – epoxy – 7，8 – didehydro – morphinan – 6α – ol phosphate（1∶1）（salt）。

本品为白色细微的针状结晶性粉末；无臭；有风化性；水溶液显酸性反应。在水中易溶，在乙醇中微溶，在三氯甲烷或乙醚中极微溶解。熔点为 154℃ ~158℃。

本品加水溶解后，滴加氨试液使成碱性，不生成沉淀。

本品置白瓷板上，加含亚硒酸的硫酸液，即显绿色，渐变蓝色。

吗啡对咳嗽中枢具有很强的抑制作用，是阿片类生物碱中镇咳作用最强的。吗啡 3 位羟基进行甲醚化衍生得到可待因。可待因对延髓的咳嗽中枢有直接抑制作用，其镇咳作用强而迅速，镇咳强度约为吗啡的 1/10。本品亦具有镇痛作用，但镇痛作用较吗啡弱，仅为其 1/10 ~1/7。目前筛选镇咳新药时，常以可待因作为标准镇咳药进行对比评价。

本品口服或注射均可吸收，生物利用度为 40% ~70%。口服后约 20 分钟起效，0.75 ~1 小时达到峰值血药浓度；肌注后 0.25 ~1 小时达到峰值血药浓度。本品在肝脏进行代谢生成 N – 去甲可待因、去甲吗啡、吗啡、氢化可待因等。其中，约有 8% 的可待因代谢后会生成吗啡，这也可能是可待因发挥作用的形式，但同样也有成瘾性。本品及代谢产物以葡萄糖醛酸结合物的形式从尿中排出。治疗剂量范围内，本品副作用较吗啡小很多，大剂量使用明显抑制呼吸中枢，过量使用会产生兴奋和惊厥，也具有成瘾性。长期用药可产生耐药性及依赖性。

临床主要用于镇咳，治疗无痰干咳及剧烈、频繁的咳嗽。有少量痰液的患者，宜与祛痰药配伍使用。

本品的 6 位羟基氧化成酮，同时将 7 位的双键氢化得到羟考酮。羟考酮是阿片受体纯激动剂，主要药理作用是镇痛，其他药理作用包括抗焦虑、止咳和镇静。

右美沙芬（Dextromethorphan）镇咳强度与可待因相等或略强，无镇痛作用，主要用于治疗干咳。本品具有吗啡喃的基本结构，为吗啡类唑吗喃甲基醚的右旋异构体，通过抑制延髓咳嗽中枢而发挥中枢性镇咳作用。与可待因不同的是，安全范围大，长期应用未见耐受性和成瘾性。治疗剂量不抑制呼吸。本品在胃肠道迅速吸收，起效快，进入肝脏进行代谢，主要生成 3 – 甲氧吗啡烷、3 – 羟基 – 17 – 甲吗啡烷及 3 – 羟吗啡烷，有肾脏排泄，包括原型物和脱甲基代谢物等。临床上适用于各种原因引起的干咳。

近日美国食品药品管理局（FDA）召开会议，讨论咳嗽药滥用的事故，并考虑设置更多限制来遏制右美沙芬滥用的问题。美国毒品管制局称，近年来滥用右美沙芬感冒药的半数人年龄在 12～20 岁之间，右美沙芬可以使他们产生迷幻的感觉。

二、外周性镇咳药

通过抑制咳嗽反射弧中感受器、传入神经、传出神经以及效应器中任何一个环节而发挥作用者，均属外周性镇咳药（Peripheral antitussive drugs），外周性镇咳药可分为局部麻醉性和缓和性两类。前者对呼吸道黏膜末梢感受器具有麻醉作用；缓和性镇咳药大多含糖如甘草流浸膏和糖浆，口服后可覆盖咽喉部黏膜表面保护局部黏膜减少刺激，并促进唾液和吞咽动作，使咳嗽缓和。

苯佐那酯　　　　　　　磷酸苯丙哌林　　　　　　　喷托维林

局部麻醉药能选择性抑制肺功能感受器和感觉神经末梢的兴奋性，降低咳嗽冲动的传导，如利多卡因和丁卡因，但是也会引起支气管的收缩，故需谨慎使用。经结构改造发现丁卡因类似物苯佐那酯（Benzonatate）对肺的牵张感受器及感觉神经末梢有明显抑制作用，抑制肺-迷走神经反射，从而阻断咳嗽反射的传入冲动，产生镇咳作用。苯佐那酯镇咳作用的强度略低于可待因，但不抑制呼吸，支气管哮喘患者用药后，反能使呼吸加快、加深，常用于急性支气管炎、支气管哮喘、肺炎、肺癌所引起的干咳、阵咳等。

磷酸苯丙哌啉（Benproperine Phosphate）为白色结晶性粉末，有刺激性臭味。熔点为149℃～153℃，易溶于水。本品镇咳作用强，为可待因的 2～4 倍，但无麻醉作用。除抑制咳嗽中枢外，还具有平滑肌解痉作用，通过双重机制发挥镇咳作用。

喷托维林（Pentoxyverine）也是一类既具有中枢镇咳作用和外周性镇咳作用的镇咳药，镇咳强度为可待因的 1/3，无成瘾性。一次给药作用可持续 4～6 小时。本品通过对延髓呼吸中枢直接抑制从而发挥镇咳作用，除此之外，还具有轻度的阿托品样作用，可使痉挛的支气管平滑肌松弛，减低气道阻力。临床上将本品的枸橼酸盐和盐酸盐用于治疗各种原因引起的咳嗽、咳痰。

第三节　祛痰药

本类药物主要由刺激性祛痰药和黏液溶解剂组成。患者口服刺激性祛痰药后，胃黏膜受到刺激，出现恶心，支气管腺体受到反射性刺激，开始分泌，痰液被支气管腺体分泌液稀释后，变得容易排出；黏液溶解剂可分解痰液中黏液或使其黏度下降，使其易于排出。

主要包含药物如表 17-3。

表 17-3 主要的祛痰药物

刺激性祛痰药

NH$_4$Cl

氯化铵　　　　　　　　　　　　　　　愈创甘油醚

黏液溶解剂

盐酸溴已新　　　　　盐酸氨溴索　　　　乙酰半胱氨酸　　　　羧甲司坦

乙酰半胱氨酸　Acetylcysteine

化学名为 N-乙酰基-L-半胱氨酸，N-acetyl-L-cysteine。

本品为白色或类白色结晶性粉末；在水或乙醇中易溶；有类似蒜的臭气，味酸；有引湿性，熔点为 104℃~110℃。

本品用 10% 氢氧化钠溶液溶解后，加醋酸铅溶液，加热煮沸，溶液逐显黄褐色，继而产生黑色沉淀。

本品用氢氧化钠试液溶解后，加亚硝酸铁氰化钠试液数滴，摇匀，即显深红色；放置后逐显黄色，上层留有红色环，振摇后又变成红色。

本品为巯基化合物，易发生氧化，还可与金属离子络合，故不应接触某些金属、空气和氧化剂、橡胶等。应该密闭，避光保存，由于其水溶液在空气中易氧化变质，应临用前配制。

本品可采用喷雾吸入方式，通常可在短时间内起效，5~10 分钟作用最大。若口服吸收则在胃壁和肝脏有首过效应。本品经吸收后可能是通过分子中的巯基使糖蛋白多肽链的二硫键断裂的作用使得痰液的黏滞性降低，使黏痰液化而易咳出。当 pH 为 7 时，本品的祛痰作用最强，而在酸性环境下较弱，可用碳酸氢钠和氢氧化钠调节 pH。在肝脏经脱乙酰基作用，生成半胱氨酸。

本品与抗生素如两性霉素、氨苄西林等有配伍禁忌。可引起恶心。

羧甲司坦（Carbocysteine）则是半胱氨酸的类似物，可在细胞水平影响支气管腺体分泌，增加低黏度的唾液黏蛋白分泌，减少高黏度的岩藻黏蛋白产生，从而降低痰液的黏滞性，使其易被咳出。本品作用机制与乙酰半胱氨酸不同，巯基不是游离的。本品口服有效，起效快，服后 4h 即可见明显疗效。用于慢性支气管炎、支气管哮喘等疾病引起的痰液黏稠、咳痰困难和痰阻气管等。亦可用于防治手术后咳痰困难和肺炎并发症。用于小儿非化脓性中耳炎，有预防耳聋效果。

盐酸溴己新（Bromhexine Hydrochloride）是鸭嘴花碱（Vasicine）经结构改造得到的半合成品，常用其盐酸盐。本品主要作用与气管、支气管黏膜的黏液产生细胞，抑制痰液中酸性黏多糖蛋白的合成，还可使痰中的黏蛋白纤维断裂。这一机制使得气管、支气管分泌的流变学特性恢复正常，痰液减少并得到稀释，因此易于咳出。本品的祛痰作用尚与其促进呼吸道黏膜的纤毛运动及具有刺激性祛痰作用有关。服药后约 1 小时起效，4～5 小时作用达高峰，疗效维持 6～8 小时。本品适用于慢性支气管炎、哮喘、支气管扩张、矽肺等有白色黏痰又不易咳出的患者。

盐酸氨溴索（Ambroxol Hydrochloride）是溴己新的环己烷羟基化、N - 去甲基活性代谢物。本品祛痰作用显著，比溴己新强，毒性小，耐受性好。能增加呼吸道黏膜浆腺分泌，使黏液腺分泌减少，使痰液中的黏多糖纤维减少和断裂，因此痰液黏度得到降低，痰液变薄，容易咳出。改善通气功能和呼吸困难状况。另具一定的镇咳作用，为可待因的 1/2。本品口服吸收迅速，生物利用度为 70%～80%，0.5～3 小时血药浓度到达峰值，半衰期约为 7 小时。在肝脏代谢生成二溴代邻氨基苯甲酸，后经尿排泄。用于急、慢性支气管炎及支气管哮喘、支气管扩张、肺气肿、肺结核、肺尘埃沉着病、手术后的咳痰困难等。采用注射给药可用于术后肺部并发症的预防及早产儿、新生儿呼吸窘迫综合征的治疗。

三点小结

重点：熟悉平喘药、镇咳药、祛痰药的发展和结构类型。掌握代表药物的化学结构、命名、理化性质、体内代谢。

难点：各类药物的作用靶点、重点药物的化学合成方法、治疗哮喘的糖皮质激素药物的构效关系和结构改造方法

执业药师导航：①平喘药、镇咳药、祛痰药的结构特点和理化性质；②代表药物：孟鲁司特、扎鲁司特、曲尼司特、普鲁司特、齐留通、色甘酸钠、丙酸倍氯米松、丙酸氟替卡松、布地奈德、茶碱、胆茶碱、二羟丙茶碱、多索茶碱、磷酸可待因、右美沙芬、苯佐那酯、磷酸苯丙哌林、喷托维林、盐酸溴己新、盐酸氨溴索、乙酰半胱氨酸、羧甲司坦。

（韩　波　邱　玺）

扫码"练一练"

扫码"学一学"

第十八章 降血糖药、甲状腺激素药和抗甲状腺药

要点导航

掌握格列本脲、格列美脲、二甲双胍、吡格列酮的结构、化学名称、理化性质、体内代谢、作用机制和用途。熟悉胰岛素、格列吡嗪、瑞格列奈、西格列汀、甲巯咪唑的结构、作用机制和用途。掌握磺酰脲类口服降糖药的构效关系。了解降糖药的新靶点研究。

〖 **人文知识介绍** 〗

人文知识介绍：糖尿病是一种古老的疾病，中医称为"消渴病"。这是一种常见的内分泌代谢性疾病，是由于人体胰岛素分泌绝对或相对不足，或靶组织细胞对胰岛素不敏感，引起以糖代谢紊乱为主，包括脂肪、蛋白质、电解质和水代谢紊乱的一种全身性疾病。

第一节 降血糖药

糖尿病分为 1 型糖尿病、2 型糖尿病、妊娠期糖尿病及特异型糖尿病，其中 2 型糖尿病患者约占 90％。2 型糖尿病的发病原因是胰岛素抵抗和胰岛素分泌相对不足的合并存在，因而血液内葡萄糖聚集，水平升高。针对其发病机制，市场上主流的降血糖药物包括胰岛素类和口服降糖药两大类。

一、胰岛素及其类似物

1 型糖尿病是由胰腺分泌胰岛素的 B 细胞被大量破坏，导致内源性胰岛素生成明显不足，血糖持续升高而发生，属于胰岛素分泌的绝对不足，这类患者需用胰岛素治疗。胰岛素（Insulin）是由胰脏 B 细胞分泌的一种酸性多肽激素，胰岛素治疗是控制糖尿病高血糖的重要手段。从 1921 年 Banting 和 Best 首次从狗的胰脏中分离获得了胰岛素开始，到 1982 年的 60 年间应用于临床的胰岛素都来源于动物，国外主要是牛胰岛素，国内主要是猪胰岛素。从 1982 年重组人胰岛素问世才为糖尿病人提供人胰岛素。现在动物胰岛素已大部分为人胰岛素所取代。

胰岛素是由 A、B 两个肽链组成，其中 A 链有 21 个氨基酸残基，B 链有 30 个氨基酸残基，A、B 两条链之间通过两个二硫键联结在一起，A 键另有一个链内二硫键。

猪胰岛素与人胰岛素结构上仅有一个氨基酸不同，将人胰岛素 B 链 30 位的苏氨酸（Thr）换成丙氨酸（Ala）。猪胰岛素对有些患者会产生免疫反应及其他不良反应，经研究表明，是因为此产品中常含有极少量的其他多肽成分所致。

尽管注射人胰岛素可以代替内源性胰岛素，但是由于这种高浓度胰岛素容易聚合成二聚体，二聚体在锌离子的存在下还会结合成六聚体，在注射后不能迅速进入血流，其作用要比内源性胰岛素作用相对滞后。研究表明，改变或者去除胰岛素 B 链 C 端的氨基酸残基不会明显影响其生物活性，但是可以减少胰岛素二聚体的形成和解离。因此现在开发的多数胰岛素类似物均是在 B 链 C 端 28 氨基酸上替换或者增加氨基酸残基，所得的胰岛素类似物比天然胰岛素更为速效或长效。

胰岛素　Insulin

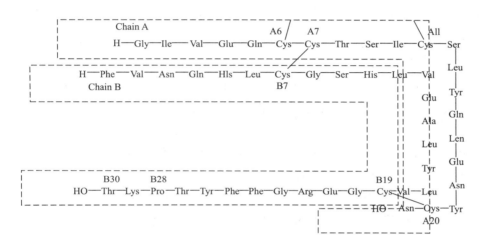

本品为白色或类白色结晶性粉末，人胰岛素分子量为 5807.69，猪胰岛素分子量为 5778。在水、乙醇中几乎不溶，在无机酸或氢氧化钠溶液中易溶。本品口服无效，需注射给药，其注射液为无菌偏酸水溶液，可加入一定量的甘油和苯酚，起到增溶和防腐作用。

本品有典型的蛋白质性质，具有酸碱两性，等电点在 pH 5.35 ~ 5.45，易被强酸、强碱破坏，对热不稳定。在微酸性（pH 2.5 ~ 3.5）环境中稳定。

胰岛素粉末原料应该避光储存在密封容器内，温度为 −25℃ ~ −10℃。未开封的胰岛素注射液应在 2℃ ~ 8℃ 条件下冷藏保存，避免冷冻。

低浓度的胰岛素（<0.1μmol/L）以单体形式存在，浓度较高时（0.6mmol/L），则以二聚体形式存在。在中性 pH、锌离子存在的条件下，则以六聚体形式存在。因此，外源性胰岛素在溶液中存在的不同形式很大程度上影响了它的吸收效果。

胰岛素属于大分子多肽类激素，不易进入靶细胞，作用机制是胰岛素的单体与其受体的相互作用。胰岛素受体是由两个 α 亚基和两个 β 亚基通过二硫键连接的跨膜四聚体。两个 α 亚基位于细胞膜的外侧，其上有胰岛素的结合位点；两个 β 亚基是跨膜蛋白，起信号转导作用。胰岛素受体是酪氨酸激酶家族（Receptor tyrosine kinases，RTK）中的一员，普遍存在于各种细胞膜上。胰岛素与 α 亚基结合后使受体结构发生改变，引起 β 亚基的酪氨酸蛋白激酶被激活，引起胞内信号传导，激活葡萄糖转运系统，易于葡萄糖的利用，加速葡萄糖的酵解和氧化。

门冬胰岛素（Insulin Aspart）将人胰岛素 B 链 28 位的脯氨酸（Pro）用门冬氨酸（Asp）代替，减弱了胰岛素溶液中分子间的结合强度，可迅速解离为单体。皮下注射后，能够快速进入血流，与普通短效胰岛素相比，吸收快，起效迅速，作用时间短，属于超短效胰岛素。

赖脯胰岛素（Insulin Lispro）将人胰岛素 B 链 28 位的脯氨酸（Pro）和 29 位的赖氨酸（Lys）的位置互换，通过这一变化导致了 C 端构象的变化并抑制了二聚体的形成，使得赖脯胰岛素更易于分解成单体而迅速起效，也属于超短效胰岛素。

甘精胰岛素（Insulin Glargine）将人胰岛素 A 链 21 位的门冬酰胺（Asn）用甘氨酸（Gly）取代，并在 B 链的 C 端增加 31 位和 32 位的精氨酸（Arg），因其等电点接近于 7，皮下注射后易产生沉淀，形成储库，缓慢释放原药。每天注射一次，在 24 小时内持续释放而无峰值变化，属于超长效胰岛素。赛诺菲安万特生产的商品名为 Lantus 的甘精胰岛素注射剂 2016 年全球的销量达到 60.5 亿美元。

二、胰岛素分泌促进剂

胰岛素分泌促进剂（Promoter to insulin secretion）可以促使胰脏 B 细胞分泌更多的胰岛素，以降低血糖水平，按照化学结构分为磺酰脲类胰岛素分泌促进剂和非磺酰脲类胰岛素分泌促进剂。

1. 磺酰脲类胰岛素分泌促进剂 20 世纪 40 年代，人们发现磺胺类药物磺胺异丁基噻二唑（IPTD）在治疗伤寒病时，患者出现了低血糖反应。从此，人们筛选了 12000 种磺胺脲类化合物，大约 10 个开发成口服降血糖药物，其中 1955 年氨磺丁脲（Carbutamide）首先作为降糖药用于临床，但因其骨髓抑制及肝毒性现已停止使用。

磺胺异丙基噻二唑 　　　　　　　氨磺丁脲

苯磺酰脲为磺酰脲类降血糖药的基本结构，不同药物在苯环上和脲基末端带有不同的取代基，这些取代基的不同导致了药物的持续时间和作用强度存在差异，因此治疗范围、适应人群和服药次数、剂量都不尽相同。本类药物不能用于 1 型糖尿病患者。

磺酰脲类基本结构

苯环对位的取代基 R^1 的性质可以影响药物的作用强度和时间。甲基、氨基、乙酰基、三氟甲基、卤素等取代基都可增强降血糖活性，并因代谢差异影响药物的半衰期。磺酰脲类药物进入体内后，其主要代谢点为磺酰脲基的苯环对位，代谢速率受到 4 位取代基的影响。

脲基上的取代基 R^2 应具有一定的体积和亲脂性。取代基的碳原子数为 3 ~ 6 个时降血糖活性最强；碳原子数小于 3 或者大于 12，活性会减小或消失。取代基可以是直链烷基或环烷烃基或 N 杂环均有活性。常见的磺酰脲类口服降血糖药物有甲苯磺丁脲（Tolbutamide）、氯磺丙脲（Chlorpropamide）、格列苯脲（Glibenclamide）、格列吡嗪（Glipizide）、格列波脲（Glibornuride）、格列齐特（Gliclazide）、格列美脲（Glimepiride）、格列喹酮（Gliquidone）。

甲苯磺丁脲

氯磺丙脲

格列苯脲

格列吡嗪

格列波脲

格列齐特

格列喹酮

格列美脲

磺酰脲类药物主要在肝脏代谢，代谢产物大都经肾脏排泄。

第一代磺酰脲类药物的主要代谢点为苯环上磺酰基对位取代基的氧化。如甲苯磺丁脲结构中苯环对位的甲基，在肝脏氧化成为醇或者酸而失活，半衰期为 4.5～6.5 小时，作用持续时间 6～12 小时；同为一代药的氯磺丙脲苯环对位为氯原子，不易被代谢失活，其半衰期为 24~48 小时，作用持续时间达到 24~60 小时。

除了格列齐特，第二代和第三代的磺酰脲类药物的化学结构中，苯环上磺酰基对位引入了较大的 β-芳酰胺基，而脲基末端都带有环烷烃基或 N 杂环。与第一代药物代谢的方式所不同的是，第二代药的代谢方式主要是环烷烃基的氧化成为醇而失活。第二代药的降血糖作用更强，毒性降低，吸收更快，起效迅速。

磺酰胺类药物口服从胃肠道吸收进入血液，该类药物的蛋白结合力强，在联合用药过程中，可与其他的弱酸性药物（例如：双香豆素）竞争血浆蛋白受体结合部位，互相导致游离药物浓度提高。

磺酰脲类药物主要通过与胰腺 B 细胞上的磺酰脲受体结合，阻断与之相关联的三磷酸腺苷（ATP）敏感的钾离子通道，钾通道的阻断会导致细胞膜去极化，促使钙离子通道开放，钙离子内流使胞内钙离子浓度增加，促发胞吐作用使 B 细胞释放胰岛素而发挥降糖作用。药物与受体的结合能力与降糖作用直接相关。除了直接作用于胰腺 B 细胞外，磺酰脲类药物还能增加靶细胞膜上胰岛素受体数目提高与胰岛素的亲和力，从而增加胰岛素在肝脏、骨骼肌、脂肪组织等部位的作用。在肝脏中降低胰岛素的肝脏消除率，减少肝糖输出，刺激肝糖酵解而降低血糖水平；在骨骼肌中增加糖原合成酶的活性，加快葡萄糖的摄取利用而降低血糖。

格列本脲　Glibenclamide

化学名为 N-[2-[4-[[[（环己氨基）羰基]氨基]磺酰基]苯基]乙基]-2-甲氧基-5-氯苯甲酰胺，5-chloro-N-[2-[4-[[[（cyclohexylamino）carbonyl]amino]sulfonyl]phenyl]ethyl]-2-methoxy-Benzamide。

本品为白色结晶性粉末，几乎无臭，无味。不溶于水或乙醚，微溶于甲醇或乙醇，略溶于三氯甲烷。熔点为 170℃~174℃（分解）。

本品在正常条件下存储比较稳定，潮湿酸性条件下酰脲结构易发生水解。

本品的代谢方式和第一代药物不同，主要以脲基上环己烷的氧化为主，主要代谢物是仍具有 15% 活性的反式 4-羟基格列本脲和无活性的顺式 3-羟基格列本脲。代谢产物一半由胆汁经肠道排泄，一半由肾脏排泄。由于代谢产物仍有活性，肾功能不全者因排除减慢可能导致低血糖，尤其老年患者慎用。

本品属于第一个上市的二代磺酰脲类口服降血糖药，降糖作用相当于同等剂量甲苯磺丁脲的 200 倍，属于强效降糖药，引发低血糖、粒细胞减少以及心血管不良反应的概率较小，用于中、重度 2 型糖尿病患者。

格列美脲　Glimepiride

化学名为 1 -［4 -［2 -（3 -乙基 -4 -甲基 -2 -氧代 -3 -吡咯啉 -1 -甲酰胺基）乙基］苯磺酰］-3' -（反式 -4 -甲基环己基）脲，3 - ethyl - 2，5 - dihydro - 4 - methyl - N -［2 -［4 -［［［［（trans - 4 - methylcyclohexyl）amino］carbonyl］amino］sulfonyl］phenyl］ethyl］- 2 - oxo - 1H - Pyrrole - 1 - carboxamide。

本品为白色结晶性粉末，熔点为 207℃。

本品的代谢主要是在肝脏，脲基上的甲基环己基被氧化成为羟甲基环己基，此代谢物仍有明显降血糖活性，进一步氧化成为无活性的羧基代谢物，60% 经尿排泄，40% 经胆道排泄。

本品是 20 世纪 80 年代上市的第三代磺酰脲类降糖药，具有高效、长效、用药量少，发生低血糖危险性小等特点。主要作用机制是刺激胰脏 B 细胞分泌胰岛素，也能提高周围组织对胰岛素的敏感性，还具有胰外降糖作用，不会导致高胰岛素血症，在与胰岛素合用时，可减少胰岛素用量，克服胰岛素细胞继发性衰竭，增加体重作用不明显，对心血管系统的影响小。用于饮食控制、体育锻炼或减肥均不能满意控制血糖的 2 型糖尿病患者。

2. 非磺酰脲类胰岛素分泌促进剂 20 世纪 90 年代，一类具有氨基酸结构的非磺酰脲类胰岛素分泌促进剂相继上市，该类药物是利用生物电子等排体取代磺酰脲药物的磺酰脲结构部分，虽结构不同，但作用机制相似，均是通过与胰岛 B 细胞膜上磺酰脲受体结合，引起钾离子通道关闭和钙离子通道开放，增加胞内钙离子浓度而促进胰岛素分泌。所不同的是因为两类药物结构的不同，所以与磺酰脲受体的结合点不同，决定了药物调节胰岛素分泌的不同特点。

与磺酰脲类药物相比，非磺酰脲类药物对钾离子通道具有"快开"和"快闭"的特性，起效快，作用时间短。"快开"模式刺激胰岛素的分泌与食物引起的生理性第一时相胰岛素分泌极为相似；"快闭"模式不会同时导致第二时相胰岛素分泌的升高，能够预防高胰岛素血症，并减少低血糖倾向。简单地说就是餐时胰岛素迅速升高，餐后及时回落到基础分泌状态，这种模仿生理性胰岛素分泌的好处在于可以防止对 B 细胞的过度刺激，起到保护 B 细胞的功能。此类药物因为对餐时、餐后血糖的这种显著控制作用，被称为"餐时血糖调节剂"。

常见的非磺酰脲类口服降血糖药物有瑞格列奈（Repaglinide）、那格列奈（Nateg – lin-ide）、米格列奈（Mitiglinide）。

瑞格列奈　那格列奈　米格列奈

瑞格列奈　Repaglinide

化学名为（S）–2–乙氧基–4–[2–[[甲基–1–[2–(1–哌啶基) 苯基] 丁基] 氨基]–2–氧代乙基] 苯甲酸，2–ethoxy–4–[2–[[(1S)–3–methyl–1–[2–(1–piper-idinyl) phenyl] butyl] amino]–2–oxoethyl]–Benzoic acid。

本品为白色或类白色结晶性粉末，无臭。在水中几乎不溶，在 0.1mol/L 盐酸溶液中微溶，在乙醇或丙酮中略溶，在三氯甲烷中易溶。熔点为 130℃ ~131℃。

本品为氨甲酰甲基苯甲酸衍生物，分子结构中含有一个手性碳，S–（+）–异构体的活性是 R–（–）–异构体的 100 倍，临床使用其 S–（+）–异构体。其作用强度比格列本脲强 3~5 倍。本品的优势构象和格列本脲及格列美脲的一样，都呈 U 型，其中疏水性支链处于 U 型的顶部，U 型的底部是酰胺键，而无活性的类似物则呈现不同构象。

本品是第一个上市的"餐时血糖调节剂",口服吸收快,空腹或进食时服用均可,起效迅速,30~60 分钟后达到血浆峰值,持续时间约 4 小时,在肝脏由 CYP3A4 快速代谢为非活性代谢物,大部分随胆汁排泄。临床用于 2 型糖尿病、老年糖尿病患者,并适用于糖尿病肾病患者。与二甲双胍合用有协同降血糖作用。其用药原则为"进餐服药,不进餐不服药"。

三、胰岛素增敏剂

胰岛素抵抗是 2 型糖尿病发生、发展的主要原因。胰岛素抵抗的主要原因是胰岛素抗体与胰岛素结合后妨碍胰岛素的靶部位转运,使机体对胰岛素的敏感性下降。胰岛素增敏剂(Insulin enhancers)通过改善胰岛素抵抗状态,对 2 型糖尿病产生治疗作用。该类药物主要有双胍类和噻唑烷二酮类。

1. 双胍类胰岛素增敏剂 双胍类口服降血糖药的化学结构均由一个双胍母核连接不同侧链而构成,主要有苯乙双胍(Phenformine)、二甲双胍(Metformin)、丁双胍(Buformin)。

苯乙双胍   二甲双胍   丁双胍

早在 1918 年,人们就已经在动物研究中发现胍具有降低血糖的作用,但是含有三个氮原子的胍碱性极强,毒性较大没有医疗使用价值。通过设计胍类的衍生物,在 1929 年合成得到二甲双胍,但是当时胰岛素的发现让人们认为糖尿病的治疗不再需要其他的药物,双胍类的化合物并没有引起重视。到了 1957 年,发现苯乙双胍具有降糖作用,双胍类口服降血糖药才得以发展。从降糖效果来说,二甲双胍没有苯乙双胍和丁双胍优秀,但是苯乙双胍并发乳酸中毒甚至死亡的风险极高,70 年代末,苯乙双胍和丁双胍退市。而二甲双胍不会抑制乳酸的释放和氧化,乳酸中毒发生率较小,现作为肥胖和超重糖尿病患者的一线用药被广泛使用,2010 年美国就开出了 4800 万张二甲双胍的处方。近几年的研究还发现二甲双胍可以预防各种癌症,包括口腔癌、子宫内膜癌、肝癌等。

双胍类的降糖机制和磺酰脲类不同,主要是增加周围组织对胰岛素的摄取和利用,增加葡萄糖的无氧酵解的利用;抑制肠道内葡萄糖的吸收,有利于降低餐后血糖;增加骨骼肌和脂肪组织的葡萄糖氧化和代谢;抑制肝糖的产生和输出,有利于控制空腹血糖。此外,还具有降血脂、血压,控制体重的作用。是肥胖伴有胰岛素抵抗的 2 型糖尿病患者的首选药。

盐酸二甲双胍 Metformin Hydrochloride

化学名为 1,1 - 二甲基双胍盐酸盐,*N*,*N* - dimethylimidodicarbonimidic diamide hydrochloride。

本品为白色结晶或结晶性粉末，无臭。不溶于丙酮、三氯甲烷和乙醚，微溶于乙醇，可溶于甲醇，易溶于水。熔点为 220℃～225℃。

二甲双胍的合成是以双氰胺和盐酸二甲胺为原料，在异戊醇中加热回流缩合制备。

$$\text{H}_2\text{N}-\overset{\overset{\displaystyle NH}{\|}}{C}-\overset{H}{N}-C\equiv N \quad + \quad \text{H}_3\text{C}-\overset{H}{N}-\text{CH}_2 \cdot \text{HCl} \quad \longrightarrow \quad \text{H}_3\text{C}-\underset{\overset{\displaystyle\|}{NH}}{\overset{\displaystyle CH_3}{N}}-C-\overset{H}{N}-\underset{\overset{\displaystyle\|}{NH}}{C}-NH_2 \cdot \text{HCl}$$

本品具有高于一般脂肪胺的强碱性，pK_a 为 12.4。盐酸盐的 1% 水溶液的 pH 为 6.68。

本品显氯化物的鉴别反应。

本品的水溶液加入 10% 亚硝基铁氰化钠溶液 - 铁氰化钾溶液 - 10% 氢氧化钠溶液后，3 分钟内溶液显红色。

本品吸收快，半衰期短，生物利用度大约 60%，很少在肝脏代谢，不与血浆蛋白结合，几乎全部以原药由尿排出，因此肾功能损害者禁用，老年人慎用。本品可单独或与磺酰脲类药物联用。本品的降糖作用弱于苯乙双胍，但副作用小，罕有乳酸性酸中毒，使用较为安全。常见的不良反应为轻度胃肠反应（包括腹泻、腹部不适、恶心和畏食）。

2. 噻唑烷二酮类胰岛素增敏剂　噻唑烷二酮类（Thiazolidinediones，TZD）降糖药是以噻唑烷二酮类化学结构为基础的一系列衍生物。其作用机制不刺激胰岛素分泌，而是激动过氧化物酶体 - 增值体活化受体 γ（PPAR$_\gamma$），增加脂肪细胞、肝细胞和骨骼细胞对胰岛素的敏感性，增强胰岛素的作用，从而增加肝脏对葡萄糖的摄取，抑制肝糖的输出，同时降低血糖和游离脂肪酸的水平。

噻唑烷二酮类药物包括曲格列酮（Troglitazone）、罗格列酮（Pioglitazone）和吡格列酮（Rosiglitazone）等。

曲格列酮

罗格列酮

吡格列酮

于 1997 年上市的噻唑烷二酮类胰岛素增敏剂是曲格列酮，之后因为有严重的肝脏毒性于 2000 年停止使用。1999 年 6 月开发的商品名为文迪雅（AVANDIA）的马来酸罗格列酮首先在美国上市，罗格列酮的降糖活性是曲格列酮的 100 倍，上市之初被认为是药效最强的噻唑烷二酮类药物，单独应用或与二甲双胍联用治疗 2 型糖尿病，不仅能降低血糖，改善胰岛素抵抗，还能提高细胞对葡萄糖的利用而发挥降低血糖的疗效，还能降低三酰甘油、提高高密度脂蛋白的水平。2007 年以来，其潜在的心血管风险报告不断涌现，2010 年后 EMA 和美国食品药品管理局（FDA）对于罗格列酮的使用进行了严格的限制，仅用于那些用其他药品不能控制血糖的 2 型糖尿病患者。2013 年底美国食品药品管理局（FDA）根据最新的研究结果解除了对文迪雅的限制。

而同在 1999 年由日本武田制药开发的商品名为艾可拓（ACTOS）的盐酸吡格列酮也推

广上市。吡格列酮为高选择性的 PPAR$_\gamma$1 激动剂，通过提高外周和肝脏的胰岛素敏感性而控制血糖水平，本品的降糖作用和罗格列酮相当，但在降脂方面较好。本品的不良反应主要有上呼吸道感染、头痛、鼻窦炎、咽炎等。2007 年当文迪雅销售额逐年下滑开始，艾可拓的市场份额却在不断上升，到了 2011 年 6 月，多个国家因为艾可拓增加患膀胱癌的风险而宣布停用艾可拓，美国食品药品管理局（FDA）也给出了黑框警告。在 2014 年的 4 月，武田制药因为其隐瞒药品安全信息的行为处以 60 亿美元的重罚。

四、α-葡萄糖苷酶抑制剂

食物中的碳水化合物主要是淀粉和蔗糖，这种大分子的化合物必须水解成为葡萄糖后才被人体吸收利用，水解过程依赖于 α-葡萄糖苷酶的作用。α-葡萄糖苷酶抑制剂（α-Glucosidase inhibitors）是由微生物发酵得到的一类新型口服降血糖药，它可以竞争性和 α-葡萄糖苷酶结合，抑制该酶的活性，从而减慢糖类水解产生葡萄糖的速度，但并不是完全阻断，有明显降低餐后血糖，减少高血糖对胰腺刺激，但并不增加胰岛素分泌。此类药物对 1 型糖尿病和 2 型糖尿病均有效。

目前用于临床的 α-葡萄糖苷酶抑制剂的化学结构均为单糖或者多糖类似物。第一个上市的 α-葡萄糖苷酶抑制剂是阿卡波糖（Acarbose），于 1990 年由拜耳制药开发在德国上市，1996 年在美国上市，次年在中国上市。阿卡波糖是从放线菌属微生物中分离得到的低聚糖，主要作用于淀粉、葡萄糖水解的最后阶段，抑制小肠壁细胞和单糖竞争，而与 α-葡萄糖苷酶可逆性结合，抑制酶的活性，延缓碳水化合物的降解，造成肠道葡萄糖的吸收缓慢，降低餐后血糖的升高。

本品口服后很少被吸收，生物利用度只有 1%~2%，血浆蛋白结合率低，主要在肠道内降解或以原型随粪便排泄，长期服用未见蓄积。临床主要用于治疗 2 型糖尿病，可单用也可与其他降糖药（如磺胺类、双胍类）联用；与胰岛素联用治疗血糖不稳定的 1 型糖尿病，可减少胰岛素用量，降低全天血糖波动。

除了阿卡波糖以外，本类药物还有伏格列波糖（Nateglinide）。

阿卡波糖

五、新靶点的口服降血糖药

（一）人胰高糖素样肽-1（GLP-1）受体激动剂

GLP-1 是重要的肠促胰岛素，是由 30 个氨基酸组成的肽链，通过多种机制降低高血糖，包括葡萄糖依赖的刺激胰岛素分泌作用、葡萄糖依赖的抑制胰高血糖素分泌作用、延缓胃排空、改善 B 细胞功能、增加 B 细胞数量，促进胰岛新生。此外，GLP－1 还可以减少食物摄入，降低体重。值得关注的是，GLP－1 在 2 型糖尿病中作用是葡萄糖依赖的，只有血糖正常或升高时才有刺激胰岛素分泌的作用。2009 年 7 月由诺和诺德开发上市的利拉鲁肽（Liraglutide）是 GLP－1 结构类似物，与天然的 GLP－1 分子结构相比只有一个氨基酸差异，并增加了一个 16 碳棕榈酰脂肪酸侧链，与人 GLP－1 氨基酸同源性高达 97%，每日注射一次，由注射部位缓慢释放，作用时间延长，代谢稳定。

（二）二肽基肽酶－Ⅳ（DPP－Ⅳ）抑制剂

DPP－Ⅳ抑制剂一类基于肠促胰岛素的新型的口服降糖药物，2006 年美国食品药品管理局（FDA）批准默克公司开发的西他格列汀（Sitagliptin）上市，成为首个 DPP－Ⅳ抑制剂。本类药物通过增加内源性活性胰高血糖素样肽－1（GLP－1）及葡萄糖依赖性促胰岛素肽（GIP）水平，改善 A 和 B 细胞功能障碍。同时还具有增加胰岛素敏感性及调节血脂代谢等胰腺外作用，并具有较少发生低血糖，不影响胃排空等特点。

DPP－Ⅳ抑制剂的设计源于模拟被其降解的二肽结构的二肽类似物。该类结构中通常有一个脯氨酸，脯氨酸结构中被切断的酰胺键部分则以氰基代替，氰基可与活性部位的色氨酸残基的羟基发生共价结合而提高亲和力。典型的 2－氰基四氢吡咯类 DPP－Ⅳ抑制剂与天然脯氨酸具有一致的 α 构型，即四氢吡咯环 2 位为 S 构型。常见的 DPP－Ⅳ抑制剂的药物有西他格列汀（Sitagliptin）、维格列汀（Vildagliptin）、沙格列汀（Saxagliptin）。

西他格列汀　维格列汀　沙格列汀

西他格列汀　Sitagliptin

化学名为（3R）－3－氨基－1－[3－（三氟甲基）－5，6，7，8－四氢－1，2，4－三唑并 [4，3－a] 吡嗪－7－基]－4－（2，4，5－三氟苯基）丁－1－酮，（3R）－3－Amino－1－[3－(trifluoromethyl)－5，6，7，8－tetrahydro－1，2，4－triazolo [4，3－a] pyrazin－7－yl]－4－(2，4，5－trifluorophenyl) butan－1－one，也叫西他列汀。上市形式为磷酸盐一水合物。

默克公司开发的商品名为 Januvial 的磷酸盐西他列汀，本品为 DPP－Ⅳ抑制剂，适用于依靠饮食和锻炼血糖控制不住的 2 型糖尿病患者，可单独使用也可和二甲双胍或吡格列酮联用。本品在有效控制血糖的同时，耐受性和安全性较好，发生较少低血糖的情况。

（三）钠－葡萄糖协同转运蛋白2（SGLT2）抑制剂

SGLT2 是最近新发现的糖尿病治疗新靶点，其作用机制是特异性的抑制肾脏对葡萄糖的再吸收，使多余的葡萄糖通过尿排出，不依赖于 B 细胞的功能异常或胰岛素抵抗的程度。其效果也不会随着 B 细胞功能的衰竭或严重胰岛素抵抗而下降，不会产生传统药物带来的不良反应，是糖尿病治疗的新途径。2013 年第一个上市的药物为坎格列净（Canagliflozin），能通过将葡萄糖分解后通过肾脏排出体外的方式来降低血糖。

坎格列净

（四）G 蛋白偶联受体 119（GPR119）激动剂

GPR119 属于 A 型视紫红质孤立 G 蛋白偶联受体（GPCR），在人体内 GPR119 主要分布在胰岛 B 细胞、肝脏和胃肠道内分泌细胞（L 细胞）表面。当激动剂刺激 L 细胞 GPR119 后，引起 L 细胞脱颗粒作用，释放出多肽 YY（PYY）和胰高血糖素样肽－1（GLP－1）。PYY 和 GLP－1 进入循环系统后发挥针对外周和中枢的激素效应，如调控胰岛素释放、增加饱腹感等。GPR119 激动剂发挥降糖作用主要通过刺激葡萄糖依赖型胰岛素的分泌，诱导 GIP 和 GLP－1 的释放，通过升高 cAMP 的水平来保护胰岛细胞等实现。

（五）葡萄糖激酶（GK）激动剂

葡萄糖激酶（GK）是糖代谢过程中的一个关键的限速酶，对控制血糖平衡和体内糖代谢起着重要作用。糖尿病患者肝糖显著增加是导致高血糖的主要原因之一，而肝糖的生成主要源于肝糖原的分解。葡萄糖激酶是一个葡萄糖磷酸化酶，己糖激酶家族的一员，主要在肝脏和胰腺的 B 细胞中表达。它是 2 型糖尿病治疗的一个潜在靶点，不仅促进肝糖原的合成，同时也促使胰腺 B 细胞中胰岛素的分泌。

第二节　甲状腺激素药和抗甲状腺药

甲状腺疾病是内分泌科常见病、多发病，最常见的甲状腺疾病包括甲状腺功能亢进症、甲状腺功能减退症。甲状腺功能减退症，简称"甲减"，是由于内源性甲状腺激素合成及分泌减少，或其生理效应不足所致机体代谢降低的一种疾病，对于"甲减"的治疗主要以口服甲状腺片或左甲状腺素为主；甲状腺功能亢进症，俗称"甲亢"，多见于中青年女性，临床表现主要由循环中甲状腺激素过多引起，治疗的方式之一是用抗甲状腺药（ATD），包括甲巯咪唑（MMI）和丙硫氧嘧啶（PTU）。

一、甲状腺激素药

内源性甲状腺激素是甲状腺以碘为原料，经过摄碘、氧化和碘化、偶联而生成。
甲状腺功能减退症按其病因分为原发性、继发性和周围性三类。其中原发性"甲减"

是最常见类型，一般是自身免疫性疾病；第二种常见类型主要是治疗后"甲减"，尤其因"甲亢"进行放射性碘和外科治疗。甲状腺功能减退症的治疗除了对症治疗外，必须使用甲状腺素替代治疗，治疗药物为甲状腺制剂包括甲状腺片和左甲状腺素钠。

左甲状腺素钠　Levothyroxine Sodium

化学名为 $O-(4-$ 羟基 $-3，5-$ 二碘苯基$)-3，5-$ 二碘 $-L-$ 酪氨酸单钠盐，$O-(4-hydroxy-3，5-diiodophenyl)-3，5-diiodo-L-Tyrosine，sodium salt。

本品为人工合成的四碘甲状腺原氨酸钠，在体内转变成三碘甲状腺原氨酸而活性增强，具有维持人体正常发育、促进代谢、增加产热和提高交感 – 肾上腺系统感受性等作用。

本品口服后由肠道吸收，吸收率为 40% ~ 80%，空腹给药可增加吸收率。口服后血药浓度达峰时间为 6 小时。本品主要以去碘化过程在肝脏部位代谢，主要经尿液排泄，部分与葡萄糖醛酸和硫酸结合后由胆汁排泄。

本品适用于先天性甲状腺功能减退症与儿童及成人的各种原因引起的甲状腺功能减退症的长期替代治疗。本品过量可引起毒性反应，一旦发生需立即停药 1 周，再从小剂量开始。

二、抗甲状腺药

甲状腺功能亢进症简称"甲亢"，是由于甲状腺合成释放过多的甲状腺激素，造成机体代谢亢进和交感神经兴奋，引起心悸、出汗、进食和便次增多和体重减少的病症。多数患者还常常同时有突眼、眼睑水肿、视力减退等症状。抗甲状腺药（Anti – thyroid drugs）治疗适应范围广，无论何种"甲亢"都可以用药物治疗，抗甲状腺药分为两种，咪唑类和硫脲类，代表药物有甲巯咪唑和丙硫氧嘧啶。

甲巯咪唑　Thiamazole

化学名为 1 – 甲基咪唑 – 2 – 硫醇，1 – Methylimidazole – 2 – thiol。

本品为白色至淡黄色结晶性粉末；微有特臭。在乙醚中微溶，在水、乙醇或三氯甲烷中易溶。熔点为 144℃ ~ 147℃。

本品加水溶解，加氢氧化钠溶液，滴加亚硝基铁氰化钠试液，显黄色，之后转为黄绿色和绿色，再加醋酸显蓝色。

本品属于咪唑类抗甲状腺药，能抑制甲状腺激素的合成。其作用机制是抑制甲状腺内过氧化物酶，从而阻碍吸聚到甲状腺内碘化物的氧化及酪氨酸的耦联，阻碍甲状腺素和三碘甲状腺原氨酸的合成。

本品口服后经胃肠道迅速吸收，吸收率为 70% ～ 80%，吸收后广泛分布与全身，但浓聚集于甲状腺，本品不与蛋白质结合，主要代谢物为 3 - 甲基 - 2 硫乙内酰胺，原药及代谢物大部分随尿排泄，半衰期为 3 小时。

本品适用于各种类型的甲状腺功能亢进。较多见皮疹或皮肤瘙痒及白细胞减少等不良反应。

丙硫氧嘧啶　Propylthiouracil

化学名为 6 - 丙基 - 2 - 硫代 - 2，3 - 二氢 - 4（1*H*）嘧啶酮，2，3 - dihydro - 6 - propyl - 2 - thioxo - 4（1*H*）- Pyrimidinone。

本品为白色或类白色结晶或结晶性粉末；无臭，味苦。本品在水中极微溶解，在乙醇中略溶，在氢氧化钠试液或氨试液中溶解。熔点为 218℃ ～ 221℃。

本品为硫脲类抗甲状腺药，主要抑制甲状腺激素合成。作用机制是抑制甲状腺内过氧化物酶，阻止甲状腺内酪氨酸碘化及碘化酪氨酸的缩合，从而抑制甲状腺素的合成，同时抑制在外周组织中甲状腺素变为三碘甲状腺原氨酸，使血清中活性较强的三碘甲状腺原氨酸含量较快降低。

本品经口服在胃肠道迅速吸收，生物利用度 50% ～ 80%，给药 1 小时后达到血药浓度峰值，吸收后分布到全身，在甲状腺聚集较多，在肾上腺及骨髓中浓度也较高，主要在肝脏代谢，60% 被代谢破坏，其他部分 24 小时随尿排出。

本品适用于各种类型的甲状腺功能亢进。不良反应常见有恶心、呕吐、腹痛等；也有皮疹、药物热等过敏反应；个别患者可致黄疸和中毒性肝炎；最严重为白细胞减少和粒细胞缺乏症。

三点小结

重点：熟悉口服降血糖药的分类和结构特点。掌握代表药物的化学结构、理化性质、体内代谢。

难点：各类药物的作用靶点、重点药物的作用机制，磺酰脲类药物的代谢和构效关系。

执业药师导航：①降血糖药物的结构特点和理化性质，化学稳定性，体内代谢，临床用途及毒副作用；②代表药物：胰岛素、格列本脲，格列美脲、格列喹酮、那格列奈、盐酸二甲双胍、吡格列酮、阿卡波糖。

（邱　玺　张丽丽）

扫码"练一练"

第十九章　骨质疏松治疗药

要点导航

掌握促进钙吸收药物和抗骨吸收药物的结构特点和理化性质，体内代谢特点和构效关系；熟悉促进钙吸收药物和抗骨吸收药物可能产生的毒副作用及使用特点。

人文知识介绍

世界骨质疏松日是在 1996 年最早由英国国家骨质疏松学会创办，从 1997 年由国际骨质疏松基金会（IOF）赞助和支持，当时定于每年 6 月 24 日为世界骨质疏松日。其宗旨是为那些对骨质疏松症防治缺乏足够重视的政府和人民大众进行普及教育和信息传递提供了一个非常重要的焦点信息。随着参与国和组织活动逐年稳定地增长，世界骨质疏松日的影响日益扩大，到了 1998 年世界卫生组织（WHO）开始参与并作为联合主办人，担当了一个非常重要的角色，并将世界骨质疏松日改定为每年 10 月 20 日。

人体骨组织处于骨转换和骨重建的动态代谢之中，其大致分为破骨细胞形成小陷窝用来清除旧骨（即骨吸收）和成骨细胞合成新的类骨质用来填补陷窝（即骨形成）两个过程。骨质疏松症与人体对钙和磷的代谢调节有密切关联。骨的强度依赖骨吸收和骨形成的动态平衡来实现，骨吸收增加或骨形成减少都可能导致这个平衡失调。人体与钙磷代谢调节相关的疾病主要有软骨病、佝偻病和骨质疏松症，随着社会经济和医学的飞速发展，人们对软骨病和佝偻病的研究比较透彻，使得这两种病的发病率大大降低。而骨质疏松症成了多发病，并引起人们的极大重视。随着人口老年化的增加，骨质疏松症已成为一个重要的公共卫生问题，其主要发生于绝经后妇女和老年男性。骨质疏松症最常见的并发症是骨折，髋部骨折是其最严重的并发症。髋部骨折的发病率和死亡率都比较高，给社会和家庭都带来了沉重负担。因此，对骨质疏松症的预防和治疗已经成为全世界众多学者研究的热点。

骨质疏松症是一种全身性代谢疾病，其特征为骨组织细微结构破坏，骨含量降低，骨脆性增加，骨折危险性增高。骨质疏松症分为原发性、继发性和特发性三类，原发性骨质疏松症是由绝经或老龄造成的；继发性骨质疏松症是由某些疾病或药物引起的；特发性骨质疏松症病是由于钙离子的供应不能满足身体生长需求，发生于某些青少年、青壮年和妊娠期、哺乳期妇女。本文主要针对原发性患者。

目前，骨质疏松症的治疗药按照作用机制可分为促进钙吸收药物和促进骨形成药物两类。另外，钙制剂和维生素 D 具有抑制骨吸收和促进骨形成双相作用。

一、促进钙吸收药物

人体在补充钙和磷时，由于钙和磷是高价离子，不能直接通过人体细胞膜，必须有载体与这两种离子结合后才能将它们转运到细胞膜的另一侧，促进钙吸收药物（Drugs of promote calcium absorption）能诱导这种载体的合成，从而能促进钙和磷代谢的调节，进而能使骨代谢保持平衡。因此，目前防治骨质疏松症的常规疗法之一就是补充钙和磷的同时服用促进钙吸收的药物。临床常用的促进钙吸收的药物主要有激素及相关治疗药和维生素 D 类药物。

1. 雌激素及相关治疗药 1941 年 Albright 提出骨质疏松发病与雌激素水平降低有着密切的关系。认为雌激素水平降低，是骨质疏松发病的首要因素，并首先提出雌激素可用于防治绝经后骨质疏松症。研究报道认为雌激素作用于骨组织和骨细胞中的雌激素受体、细胞因子、活性氧分子，还可以影响性激素结合蛋白、雌激素相关受体，从而减少破骨细胞的数量、抑制破骨细胞的活性、诱导破骨细胞凋亡，促进成骨细胞的增殖、分化，防止骨质疏松症发病。在过去的二十多年中，雌激素替代疗法一直用于补充绝经后妇女雌激素的分泌不足，改善更年期综合征症状，防治骨质疏松，曾是绝经后骨质疏松症的一线治疗药，但长期服用会产生子宫内膜异常增生和乳腺癌等副作用，现已不再是防治绝经后妇女骨质疏松症的首选方法。美国内分泌学会于 2002 年宣布，以改善妇女健康为目的的激素替代治疗试验，由于其增加妇女患乳腺癌的风险且无总体益处而终止。这一循证医学研究结果对今后激素替代治疗的应用将产生重大的影响，选择性雌激素受体调节剂（selective estrogen receptor modulators，SERMs）由此应运而生。

选择性雌激素受体调节剂是一种类似于雌激素的非雌激素药物，属于非甾类化合物，由于不同组织中雌激素受体的种类和数目不同，对不同组织有选择性的差异，主要表现出雌激素激动样或雌激素阻断样的作用。研究发现，在骨骼具有雌激素激动样作用，可抑制破骨细胞的骨吸收作用，促进成骨细胞的成骨，而在乳腺和子宫内膜中却表现为雌激素阻断样作用，可抑制乳腺和子宫内膜的增生。因此，这一药物的出现为避免或减少激素替代疗法的致癌作用提供了研究方向。

选择性雌激素受体调节剂依化合物的结构主要可分为以下几类（表 19 - 1）：①三苯乙烯类化合物，以他莫昔芬（Tamoxifene）为代表，其他如托瑞米芬（Toremifene），屈洛昔芬（Droloxifene）；②苯并噻吩类化合物，代表为雷洛昔芬（Raloxifene）；③二氢萘类化合物，代表为拉洛昔芬（Lasofoxifene）；④苯并吡喃类化合物，代表药为左美洛昔芬（Levomieloxifene）；⑤一些近年发展的新合成化合物。

表 19－1　选择性雌激素受体调节剂的分类

三苯乙烯类化合物	他莫昔芬　　托瑞米芬　　艾多昔芬 米普昔芬　　屈洛昔芬
苯并噻吩类化合物	雷洛昔芬　　阿佐昔芬
二氢萘类化合物	拉索昔芬

续表

| 苯并吡喃类化合物 | 左美洛昔芬 | EM-800 |
| 其他类化合物 | Pipendoxifen | JP-08165238 |

盐酸雷洛昔芬　Raloxifene Hydrochloride

化学名为［6-羟基-2-（4-羟苯基）苯并［b］噻酚-3-基］-［4-［2-（1-哌啶基）乙氧基］-苯基］-甲酮盐酸盐，［6-hydroxy-2-（4-hydroxyphenyl）benzo［b］thien-3-yl］［4-［2-（1-piperidinyl）ethoxy］phenyl］methanone hydrochloride。

本品为白色至带黄白色的结晶或结晶性粉末。几乎不溶于水，较难溶于甲醇、无水乙醇或无水乙醚，较易溶于乙腈、丙酮或乙酸乙酯，易溶于三氯甲烷或 N，N-二甲基甲酰胺。熔点为 250℃~253℃。

盐酸雷洛昔芬的制备首先由 3-甲氧基硫酚（Ⅰ）与 4-甲氧基-α-溴代苯乙酮（Ⅱ）发生醚化反应生成 4-甲氧基-α-［（3-甲氧基苯基）硫］苯乙酮（Ⅲ），接着在多聚磷酸 PPA 的作用下环合生成 6-甲氧基-2-（4-甲氧基苯基）苯并［b］噻吩（Ⅳ），产物Ⅳ通过酯化得磺酸酯 6-甲磺酸酯基-2-（4-甲磺酸酯基苯基）苯并［b］噻吩（Ⅴ）。然后再与对羟基苯甲酸甲酯（Ⅵ）和 N-（2-溴乙基）哌啶（Ⅶ）反应生成的 4-［2-（1-哌啶基）乙氧基］苯甲酸甲酯（Ⅷ）发生反应生成目标产物雷洛昔芬，最后经盐酸处理得到盐酸雷洛昔芬（Ⅸ）（图 19-1）。

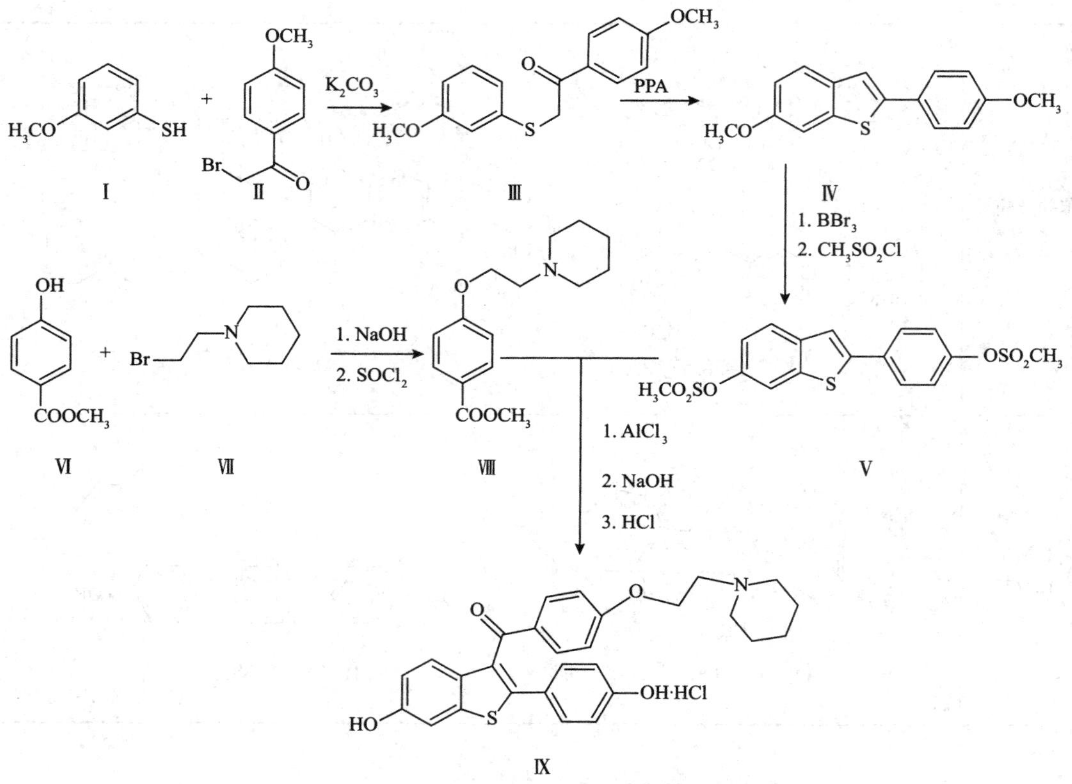

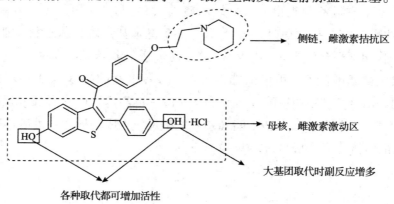

图 19-1　盐酸雷洛昔芬的合成路线

本品是用于预防和治疗绝经后骨质疏松的选择性雌激素受体调节剂，由美国礼来公司（Eli Lilly company）生产，2003 年在我国上市。

本品在胃肠道迅速吸收，绝对生物利用度为 2%，广泛分布于肝脏、血清、肺脏和肾脏，在血中 95% 和白蛋白及 α_1 葡萄糖蛋白酸结合，在肝脏、肺脏、脾脏、骨骼、子宫和肾脏内活化，其半衰期平均为 32.5 小时。雷洛昔芬经过肝肠首过代谢，结合形式为雷洛昔芬-4-葡萄糖醛酸、雷洛昔芬-6-葡萄糖醛酸、雷洛昔芬-4，6 葡萄糖醛酸，主要由粪便及胆道中清除。本品在骨和心血管系统表现为雌激素激动样作用，在子宫和乳腺表现为雌激素阻断样作用，可用于预防和治疗绝经后妇女的骨质疏松症，改善绝经后妇女更年期症状，同时还有潜在的心血管保护作用。长期服用本品时应同时补钙和维生素 D，普遍出现的不良反应有面颊潮红和腿部肌肉痉挛等，最严重副反应是静脉血栓栓塞。

图 19-2　盐酸雷洛昔芬的构效关系

本品为非甾体苯并噻吩衍生物，研究表明，其 4－ 和 6－羟基取代物对雌激素受体结合十分重要：用各种官能团取代 6－羟基产生胆固醇降低及抗增生效应减少；用较小电负性取代基取代 4－羟基在体内无影响，较大基团取代则导致子宫刺激性增加。雷洛昔芬的雌激素阻断区在哌啶侧链上，该侧链的垂直取向可能使雷洛昔芬缺乏子宫效应（图 19－2）。

他莫昔芬是第一代雌激素受体调节剂的代表性化合物。他莫昔芬对骨组织有雌激素样作用，对绝经后妇女的骨密度增加有作用，能增加腰椎骨、股骨、颈骨的骨密度。但他莫昔芬对子宫细胞有刺激作用，长期使用易导致子宫内膜癌。此外，它还能导致静脉血栓、血管舒张（如热潮红）等不良反应。

拉索昔芬是辉瑞公司研制开发的第三代雌激素受体调节剂，能预防并治疗骨质疏松、预防乳腺癌、有降血脂作用，它对骨组织的作用与雌二醇相当。但对子宫没有刺激作用。

左美洛昔芬是作为治疗和预防妇女绝经后骨质疏松而开发的药物，但它可导致子宫内膜增生、子宫脱垂和尿失禁等不良反应，因此对它的研究停止于Ⅲ期临床试验。另一个化合物是 EM－800，是一种二氢苯并吡喃类的前体药物，它可以阻止骨量减少、降低血浆胆固醇和三酰甘油水平。

Pipendoxifene 可以有效地抑制雌激素与雌激素受体的结合，用于治疗他莫昔芬耐受的转移性乳腺癌。

2. 维生素 D 类药物 维生素 D（Vitamin D）是一组具有生物活性的脂溶性类固醇衍生物，主要包括维生素 D_2（麦角骨化醇）和维生素 D_3（胆骨化醇），见第二十一章。

二、抗骨吸收药物

骨的强度和完整性取决于来自吸收和骨髓基质成骨细胞对骨重建之间的平衡。随着年龄老化或由于疾病原因，骨吸收超过了骨形成，出现骨量丢失。骨质疏松症治疗药物中，大部分是骨吸收抑制剂，通过减少破骨细胞的生成（如雌激素）或减少破骨细胞活性（如双膦酸盐）来抑制骨的吸收，防止骨量过多丢失。目前认为激素替代疗法、选择性雌激素受体调节剂、双膦酸盐、降钙素和依普黄酮等骨吸收抑制剂对预防和（或）治疗绝经后骨质疏松症有效。其中应用最广泛的是双膦酸盐类。

20 世纪 60 年代，国外研究者发现存在于血浆和尿液中的焦磷酸盐具有良好的抑制异位钙化作用，但口服或静脉注射焦磷酸盐后，就会被人体内的水解酶水解而不能达到治疗效果。而以双膦酸盐的 P—C—P 结构取代焦磷酸盐中的 P—O—P 结构后，它既能增加对水解酶的稳定性，又改变了生物学和药代动力学性质。由此，1977 年，美国宝洁公司和孟三都药厂开发了第一个双膦酸盐类药物依替膦酸钠作为骨代谢调节剂在意大利上市，随后 30 年里双膦酸盐类抑制剂迅猛发展，先后有 20 余种双膦酸盐制剂陆续上市，目前正在研发的双膦酸盐类药物达 300 多种。

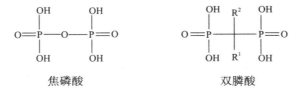

焦磷酸 双膦酸

目前根据双膦酸盐类药物的结构特点、上市时间及作用强度将其划分为三代产品（表 19 – 2）。第一代为不含氮的双膦酸盐，作为第一个用于临床的依替膦酸钠，由于在治疗剂量下长期使用会导致骨软化，故在国外已很少使用。氯屈膦酸钠克服了上述缺点，成为使用最广泛的第一代双膦酸盐类药物；第二代双膦酸盐类抗骨质吸收的作用明显优于第一代产品，以侧链含氨基为主要特点。帕米膦酸二钠的应用最为广泛；第三代双膦酸盐类药物的结构特点为在保留氨基中氮原子的基础上，进一步延长侧链长度或引入环状结构其抗骨吸收的作用更强，临床应用也更安全方便，具有广阔的发展前景。唑来膦酸钠是第三代双膦酸盐的代表。

表 19 – 2　双膦酸盐类药物的分类

项目	药品名称	R¹	R²	抗骨吸收强度
第一代	依替膦酸二钠 Etidronate Disodium	—OH	—CH₃	1
第二代	氯屈膦酸钠 Clodronate Sodium	—Cl	—Cl	10
	帕米膦酸二钠 Pamidronate	—OH	$\sim\!\!\sim\!\text{NH}_2$	100
	替鲁膦酸二钠 Tiludronate Disodium	—H	—S—⬡—Cl	10
第三代	阿仑膦酸钠 Alendronate Sodium	—OH	$\sim\!\!\sim\!\text{NH}_2$	1000
	依本膦酸钠 Ibandronate Sodium	—OH	$\sim\!\!\sim\!\text{N}\!\sim$	8000 ~ 10000
	利塞膦酸钠 Risedronate Sodium	—OH	⬡N吡啶	5000
	奥帕膦酸钠 Olpadronate Sodium	—OH	$\sim\!\!\sim\!\text{N}\!\sim$	10000
	唑来膦酸钠 Zoledronate Sodium	—OH	咪唑基	20000

双膦酸盐类药物的作用机理尚不完全明确，可能有以下几方面：①干扰成熟破骨细胞的功能；②在骨表面维持足够的浓度梯度，直接影响破骨细胞活化启动的细胞间过程；③改变使破骨细胞活化的骨基质性质。上述 3 方面互有联系，都为双膦酸盐直接作用于破骨细胞。不同的双膦酸盐的药理不尽相同：双膦酸盐与骨结合后，其作用主要由副链决定，含氮类双膦酸盐通过抑制焦磷酸盐合成酶，阻止转氨酶（GPT 酶）信号蛋白的合成从而抑制破骨细胞功能，还可以改变破骨细胞的功能，包括细胞形态、间断信号、破坏缓冲边界等；除了抑制破骨细胞活性，含氮双膦酸盐还通过抑制破骨细胞聚集、黏附，促进凋亡，减少细胞寿命，从而减少破骨细胞的数量。另外，此类药物还通过抑制成骨细胞和骨细胞的凋亡从而增加成骨细胞的数量。不含氮类双膦酸盐则是通过合成有毒的、不溶于水的三磷腺苷，从而抑制破骨细胞的能量供给，导致细胞凋亡。双膦酸盐可减少骨吸收，增加网状结构及骨量，增加骨密度，增加幅度为 10% ~30% 。双膦酸盐还可降低骨转换，改善骨小梁微结构，提高骨的质量，最终减少骨折的发生率。通过抑制破骨细胞形成或抑制破骨

细胞的活性，从而抑制骨的吸收减缓骨钙的丢失。

双膦酸盐是人工合成的化合物，动物和人类体内没有该物质，也没有发现任何酶类能将其分解。因此双膦酸盐从吸收、储存到排泄均是以原型方式，不能生物分解，在溶液中或生物体内是相当稳定的。

双膦酸盐类药物的构效关系如图 19－3 所示：双膦酸盐类化合物的基本结构 P—C—P 键是其产生抑制骨重吸收活性的必要条件。药物分子中磷酸基团上的氧原子能与钙离子螯合形成二配位体而发挥活性，同时膦酸基团的存在，也有助于药物向细胞内转运。若将膦酸基甲基化或者 1 个膦酸基团被羧基取代，所得产物的抗骨吸收强度远低于双膦酸盐。若用 P—N—P 键或 P—C—C—P 键代替 P—C—P 键，也会大大减弱其抗骨吸收的能力。双膦酸盐药物分子 P—C—P 结构碳原子上取代基 R^1 和 R^2 的不同决定了其药效强度的大小。R^1 主要参与双膦酸盐分子与骨矿化基质的结合，决定了双膦酸盐在体内能否迅速并且选择性地结合到骨矿物表面。目前临床上应用的双膦酸盐药物的 R^1 一般为羟基，相应的双膦酸盐与钙螯合形成三配位体，增强了双膦酸盐与骨矿化基质结合的亲和力；若 R^1 为氯或氢，双膦酸盐与骨矿化基质的结合会减弱；若 R^1 为烷基，则双膦酸盐几乎不与骨矿化基质结合，无药效作用。R^2 的侧链结构对双膦酸盐抗骨吸收的性质起着决定性作用。研究发现：①侧链的长短对双膦酸盐的活性起着重要作用。药物转运扩散需要一定的水溶性和脂溶性。一个适宜的碳链长度可增强化合物的脂溶性，提高药物的稳定性和生物利用度。如帕米膦酸钠和阿仑膦酸钠结构相似，但因阿仑膦酸钠 R^2 侧链较长，其抗骨吸收强度是帕米膦酸钠的 10 倍。但不能无限地延长侧链，当延长至一定程度，侧链的增加会减弱双膦酸盐的强度。②侧链中含有氮原子，可显著增加双膦酸盐活性。含伯氨基的双膦酸盐比不含伯氨基的抗骨重吸收强 100 倍以上，若将胺基烷基化或引入含氮杂环，它们的抗骨重吸收能力将进一步提高，含仲胺或叔胺的双膦酸盐是目前已开发出最强的骨吸收抑制剂。如 R^2 侧链的 N 上引入甲基和戊基得到的依苯膦酸钠，其活性比依替膦酸钠强 1 万倍；若 R^2 上的 H 原子被咪唑甲基取代得到唑来膦酸钠的强度为依替膦酸钠的 2 万倍（表 19－2）。另外，构效关系研究表明：双膦酸盐的两个膦酸基团和偕碳原子上的羟基以"骨钩"的形式快速而有效地吸附于骨矿物表面，一旦定位于骨，分子内的双膦酸基团、侧链结构及三维构型将决定药物与特定分子靶标的结合能力以及分子的生物活性。

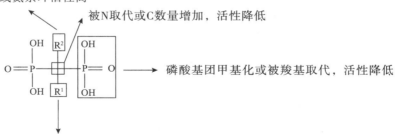

图 19－3 双膦酸盐类药物的构效关系

虽然双膦酸盐防治骨质疏松疗效显著，但是相应的不良反应也非常明显。双膦酸盐常见的副反应主要有以下几类。①肠胃道反应。主要反应有腹痛、恶心、消化不良、便秘、腹泻等。由于二膦酸盐药物肠胃道吸收率低，需空腹服用，还需用足量的水送服，不能与牛奶、果汁、矿泉水、咖啡、饮料共进，口服30分钟内不宜进食和卧床，以免加重对肠胃的刺激性。②对骨转换的过度抑制。骨转换过度会导致骨重建功能障碍，最终造成疲劳性骨折的发生。③相关性颌骨坏死。二膦酸相关性颌骨坏死的发病机制尚不明确，但使用唑来膦酸钠的发病概率较高，且随时间延长，发病率逐渐升高。④肾脏损害。二膦酸盐药物静脉注射容易发生肾毒性，特别是快速静脉注射，可能高浓度药物血液中与钙螯合形成化合物，会造成严重的肾脏损害。⑤二膦酸盐注射液会引起暂时性的发热（是一种急性反应，伴随血清淋巴细胞和其他血象的改变，注意观察即可），肌肉骨骼疼痛（发生严重疼痛时，应考虑停药处理），以及治疗高钙血症时诱发的血钙过低，另外罕见的还有帕米膦酸钠引起的脱发，替鲁膦酸钠引起的中毒性皮肤病。

阿仑膦酸钠　Alendronate Sodium

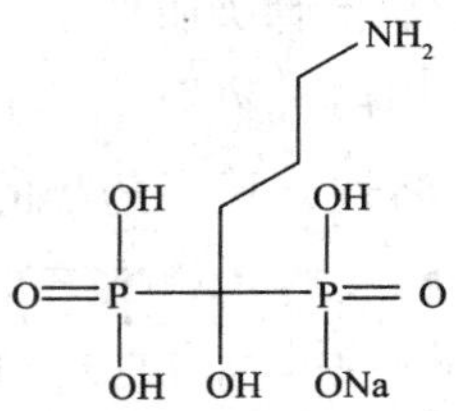

化学名为（4 - 氨基 - 1 - 羟基亚丁基）二膦酸单钠，4 - amino - 1 - hydroxybutylidene - 1，1 - bisphosphonic acid monosodium salt。

本品为白色至类白色结晶性粉末，无臭，无味。熔点为245℃。在乙醇或丙酮中不溶，在水中略溶，在热水中溶解，在氢氧化钠试液中易溶。

阿仑膦酸钠的合成是以氨酪酸（Gamma - aminobutyric acid，GABA）、亚磷酸、三氯化磷为原料，用二苯醚作溶剂来制备，再经碱化制得其单钠盐（图19 - 4）。

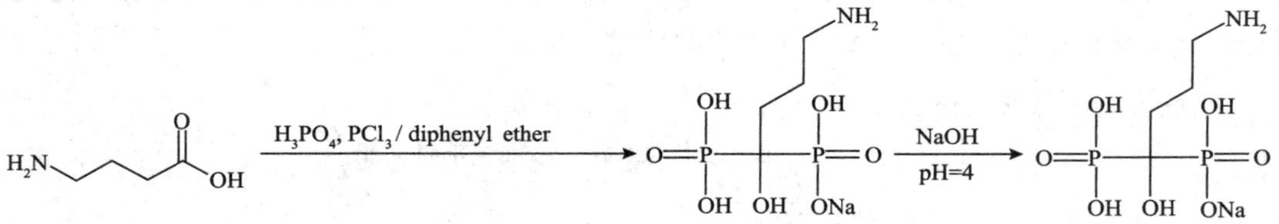

图 19 - 4　阿仑膦酸钠的合成路线

本品的水溶液加氢氧化钠试液适量使呈碱性，再加茚三酮试液，混合，加热煮沸数分钟，即显紫红色；本品的水溶液在无色火焰中燃烧火焰显黄色。

本品口服吸收后主要在小肠内吸收，但吸收程度很差，生物利用度约为0.7%，且食物和矿物质等可显著减少其吸收。本品血浆结合率约80%，血清半衰期短，吸收后的药物大约20% ~60%被骨组织迅速摄取，骨中达峰时间约为用药后2小时，其余部分能迅速以原型经肾排泄消除，服药后24小时内99%以上的体内存留药物集中于骨，本品在骨内的半衰期较长，与药的半衰期相仿，约为10年以上。

利塞膦酸钠主要用于防治绝经后骨质疏松症，最常见的不良反应为关节痛和胃肠功能紊乱。

帕米膦酸二钠抑制骨吸收作用较依替膦酸二钠约 100 倍，对骨矿化的影响较弱，可用于多种原因引起的骨质疏松症，也用于恶性肿瘤及其骨转移引起的高钙血症及骨溶解，可消除疼痛，静脉注射时常出现一过性发热和感冒样症状。

依替膦酸二钠为骨代谢调节药；对体内磷酸钙有较强的亲和力，能抑制人体异常钙化和过量骨吸收，减轻骨痛；降低血清碱性磷酸酶和尿羟脯氨酸的浓度。在低剂量时可直接抑制破骨细胞形成和防止骨吸收，降低骨转换率，增加骨密度等达到骨钙调节作用。临床用于绝经后骨质疏松症和增龄性骨质疏松症。

双膦酸盐的扩展应用方向包括治疗糖皮质激素性骨质疏松，儿童代谢性骨病，男性骨质疏松，关节炎及其他骨病。针对目前双膦酸盐的应用，也有需进一步改善的方面，如患者依从性问题，药物安全性问题等。此外，双膦酸盐在肿瘤、类风湿关节炎、骨关节炎和骨科领域的应用也是颇受关注的。

三点小结

重点： 每类药物的构效关系。

难点： 每类药物的作用机制和体内代谢特点。

执业药师导航： 了解结构类型、作用机制、构效关系、理化性质和代谢特点、结构特点与化学稳定性和毒副作用之间的关系。

（张丽丽　李艳杰）

扫码"练一练"

第二十章　甾体激素类药

要点导航

　　掌握雌二醇、炔雌醇、己烯雌酚的结构式、化学名称、理化性质、体内代谢及用途，熟悉雌激素类药物结构特点、化学稳定性，了解体内代谢特点、毒副作用及使用特点；掌握丙酸睾酮、苯丙酸诺龙的结构式、化学名称、理化性质、体内代谢及用途，熟悉结构与雄激素作用和蛋白同化作用，了解雄激素类药物的化学稳定性和体内代谢特点；掌握炔诺酮、左炔诺孕酮、醋酸甲羟孕酮、米非司酮的结构式、化学名称、理化性质、体内代谢及用途，熟悉雄激素类药物的化学稳定性，了解雄激素类药物的体内代谢特点和可能产生的毒副作用；掌握氢化可的松、醋酸地塞米松的结构式、化学名称、理化性质、体内代谢及用途，熟悉糖皮质激素类药物的化学稳定性、体内代谢，了解可能产生的毒副作用和使用特点。

人文知识介绍

　　激素发现经历了一个漫长而曲折的历史。早在 11 世纪，我国古代科学家就能使用皂角苷成功地从人尿中提取出相当纯净的类固醇激素。直到 19 世纪末，西方的学者发现睾丸提取液中含有一种对雄性动物具有重要作用的物质。也是在这个时期，人们相继发现肾上腺素和加压素的存在。在这之前，激素一直是个模糊的概念。20 世纪 40 年代至 70 年代称得上是激素的大发现年代，人类在这一时期相继发现了垂体蛋白激素、胰岛素和胰高血糖素、雌二醇、黄体酮等。后来人们又给这类数量极少，但有特殊生理作用，可激起体内器官巨大反应的物质起了一个形象生动的名字——激素。

　　甾体激素是由哺乳动物内分泌系统分泌含有甾体结构的激素类化学物质。具有维持生命、调节机体新陈代谢、促进生长发育、调节性功能、控制生育、调节免疫等重要的医疗作用。而且在调节人体机能，防病抗衰老、调节脑神经、减肥、补钙保健及日用化学工业和养殖业也得到应用。甾体激素的分泌均极微量，为毫微克（十亿分之一克）水平，但其调节作用均极明显。

　　当机体甾体激素水平低下或缺乏时，会产生极其严重的症状，丧失生殖力，严重的甚至危及生命。早期用动物腺体粗提物外源性甾体激素作为替补治疗药物，取得肯定的疗效，从而激励化学家、药理学家、临床医学家们，甚至药品生产工业企业家们产生了极大兴趣，对甾体激素进行深入研究，形成了从 20 世纪 40 年代到 70 年代初甾体药物开发高潮。80 年代抗早孕药米非司酮的问世，促使了抗孕激素类药物的发展。近几十年来，尤其是 20 世纪 90 年代以来，甾体激素的应用研究不断扩大，据统计，迄今已有 150 多种疗效确切、不良反应少、使用安全的甾体激素类药物应用于临床，并且正在研究开发其治疗肿瘤、老年骨质疏松以及心血管系统疾病等多方面的新用途。

随着相应学科和制药工业的发展，最早应用的甾体激素类药物是动物内分泌腺的提取物，现在已经逐步被半合成和全合成的激素和激素类似物所取代。

甾体激素类药物包括性激素和肾上腺皮质激素两大类。性激素分为雌激素、雄激素、蛋白同化激素及孕激素等，例如黄体酮（Progesterone）、炔雌醇（Ethinylestradiol）、甲睾酮（Methytestosterone）、苯丙酸诺龙（Norandrostenolone）等。肾上腺皮质激素类药物用于临床的有醋酸可的松（Cortisone Acetate）、氢化可的松（Hydrocortisone）、醋酸地塞米松（Dexamethasone Acetate）、醋酸氟轻松（Fluocinonide Actate）等。

甾体激素类药物的母核基本化学结构是环戊烷并多氢菲，即由三个六元环脂烃和一个五元脂环构成。其可分为雌甾烷（Estrane）、雄甾烷（Androstane）及孕甾烷（Pregnane）三大类，其化学结构如下。

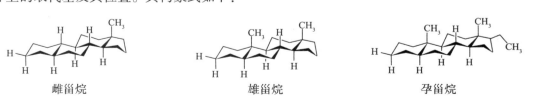

甾烷 　　　雌甾烷 　　　雄甾烷 　　　孕甾烷

其中雌甾烷类 C13 位有角甲基，编号为 C18，如雌二醇、炔雌醇；雄甾烷类 C13 位、C10 位均有角甲基，编号分别为 C18、C19，如甲睾酮、丙酸睾酮；孕甾烷类除 C13 位、C10 位均有角甲基（编号分别为 C18、C19）外，C17 位还有乙基，两个碳编号分别是 C20、C21，如黄体酮、地塞米松。

5β-系甾体激素
（A/B顺、B/C反、C/D反）

5α-系甾体激素
（A/B反、B/C反、C/D反）

天然的甾体激素的 B、C 环都是反式稠合，C、D 环几乎都是反式稠合（强心苷元按顺式稠合），只有 A、B 环有顺、反式两种稠合方式。根据 C5 位上的氢原子构型不同，可分为 5β - 系和 5α - 系两大类。5β - 系即 C5 位的氢原子与 C10 位的角甲基在环平面同侧，用实线表示，即 A、B 环为顺式稠合；5α - 系即 C5 位的氢原子与 C10 位的角甲基在环平面异侧，用虚线表示，即 A、B 环为反式稠合。

在甾体激素中 A、B 和 C 三个六元环通常均为椅式构象，D 环为五元环，其构象取决于 D 环上的取代基及其位置。其构象式如下：

雌甾烷 　　　雄甾烷 　　　孕甾烷

甾体的命名是选择合适的母核，标出母核上相应取代基的位置和立体化学。如雌二醇（Estradiol）的母核属雌甾烷，命名为雌甾–1，3，5（10）–三烯–3，17β–二醇。甲睾酮（Methyl Testosterone）的母核属雄甾烷，命名为17α–甲基–17β–羟基雄甾–4–烯–3–酮。黄体酮的母核属于孕甾烷，命名为孕甾–4–烯–3，20–二酮。

雌二醇

甲睾酮

黄体酮

甾体激素类药物主要是一类用于调节由内分泌系统失调而致疾病的药物。本章主要介绍：雌激素类药物、雄激素类药物、孕激素类药物、肾上腺皮质激素等四类药物。

第一节　雌激素类药物

雌激素是促进雌性动物第二性征发育及性器官成熟的物质，由雌性动物卵巢分泌产生。雌激素与孕激素一起完成女性性周期、妊娠、授乳等方面的作用。此外，还有降低血浆中胆固醇作用。临床用于治疗雌激素缺乏症、性周期障碍等，也用于治疗老年人绝经后骨质疏松、绝经期综合征、乳腺癌、前列腺癌等。

一、甾体雌激素药物

1923 年，科学家发现卵巢提取物能引起动情。不久后从孕妇尿液中分离得到第一个雌性激素——雌酮（Estrone），后来又分离得到了雌二醇（Estradiol）和雌三醇（Estriol）。三种内源性雌激素在体内可相互转化。其中雌二醇生物活性最高；其次是雌酮，活性只有雌二醇的1/10，但其体内含量最高，占雌激素总量的60% ~ 80%；雌三醇是雌二醇的代谢产物，其活性最弱，只有雌酮的1/3。

雌酮

雌二醇

雌三醇

上述三种内源性雌激素在肠道大部分被微生物降解，少量可在肠道迅速吸收，但在肝脏又被迅速代谢失活，故口服无效。雌二醇有极强的生物活性，$10^{-10} \sim 10^{-8}$ mol/L 的浓度对靶器官即能表现出活性。因而，对雌二醇进行结构改造主要目的往往不是为了提高活性，而是为了延长作用时间和使口服有效，通常采用对雌二醇的两个羟基进行酯化或 C17α 位引入乙炔基的方法。

苯甲酸雌二醇

炔雌醇

炔雌醚

尼尔雌醇

将 C3 位酚羟基用苯甲酸酯化，得到长效化合物苯甲酸雌二醇（Estradiol Benzoate），虽生物活性减弱，但在体内缓慢水解，释放出雌二醇，可以达到延长作用时间的目的；雌酮的羰基通过加成反应，乙炔化之后得到炔雌醇（Ethinylestradiol），由于乙炔基的引入，C17β 羟基与硫酸结合反应受阻，半衰期延长，口服有效；若再进一步将 C3 位酚羟基成为环戊醚制得炔雌醚（Quinestrol），则更增加其代谢失活的难度，且由于五元脂环的引入，增加其脂溶性，贮存于脂肪组织中，使其不但能口服而且长效。乙炔雌三醇的环戊醚，尼尔雌醇（Nilestriol）是我国开发的一种口服长效雌激素，雌激素活性小于炔雌醇。药物进入体内以后缓慢地发生 C3 位脱烷基化代谢，生成 3 - 羟基化合物后发挥药效。

雌二醇 Estradiol

化学名为雌甾 - 1，3，5（10）- 三烯 - 3，17β - 二醇，（17β）- estra - 1，3，5（10）- triene - 3，17 - diol。

本品为白色或乳白色结晶性粉末；无臭。本品在水中不溶，在乙醇中略溶，在二氧六环或丙酮中溶解。熔点为175℃～180℃。比旋度为 +75°～+82°（1%二氧六环溶液）。

雌二醇的合成是以 β - 萘酚为原料，经醚化、催化氢化、氧化得 6 - 甲氧萘满酮，与溴乙烯镁加成得 1 - 乙烯基 - 6 - 甲氧基萘满酮，再与 2 - 甲基 - 1，3 - 环戊二酮缩合，在对甲苯磺酸作用下环合得雌酮，用硼氢化钾还原得本品。

β - 萘酚　　　　　6-甲氧萘满酮　　　　1-乙烯基-6-甲氧基萘满酮

本品加硫酸溶解后，有黄绿色荧光。结构中含有酚羟基，加三氯化铁试液，即呈草绿色，再加水稀释，则变成红色。

本品是以雌烷为母环的化合物，因而甾体无 C10 角甲基，A 环以芳香环为其结构特征，C3 位的酚羟基具有弱酸性，与 C17 位的 β-羟基保持同平面及 0.855nm 的距离。

本品在肝及胃肠道中迅速代谢失活，故口服无效。本品做成霜剂或透皮贴剂通过皮肤吸收，也可通过制成栓剂用于阴道经黏膜吸收。在体内代谢形成雌三醇，以及 C3 位或 C17 位羟基形成硫酸酯或葡萄糖醛酸酯钠盐的形式成为水溶性化合物从尿中排出。

本品用于治疗卵巢功能不全或雌激素缺乏所引起的疾病。如绝经期综合征、子宫发育不全、功能性子宫出血、月经失调及原发性闭经等。

炔雌醇　Ethinylestradiol

化学名为（17α）-19-去甲孕甾-1，3，5（10）-三烯-20-炔-3，17β-二醇，（17α）-19-norpregna-1，3，5（10）-trien-20-yne-3，17β-diol。

本品为白色或类白色的结晶性粉末；无臭。在水中不溶，在三氯甲烷中溶解，在乙醇、丙酮或乙醚中易溶。因分子中酚羟基有酸性，末端炔基亦具有弱酸性，故可溶于氢氧化钠水溶液中。本品熔点为 180℃～186℃，比旋度为 -26°～-31°（1% 吡啶溶液）。

本品存在 -C≡CH 基，它的乙醇溶液遇硝酸银试液产生白色炔雌醇银沉淀。

本品为一种口服有效的化合物。这可能是由于 C17α 位引入乙炔基之后，在肝脏中 C17β 羟基的硫酸酯化受阻，在胃肠道中也可抵御微生物降解作用，其口服活性是雌二醇的 10～20 倍。现在已成为口服甾体避孕药中最常用的雌激素组分。

本品的活性比己烯雌酚强 20 倍，与孕激素合用有抑制排卵协同作用，并可减轻突发性出血等副作用，和炔诺酮或甲地孕酮等孕激素配伍制成短效口服避孕药。

二、非甾体雌激素药物

早期，由于从天然植物资源中未发现有 A 环芳香化的甾体来源，加之用从 Δ^4-3-酮型甾体转化为芳香化 A 环甾体的半合成非常复杂，使雌激素来源变得很困难。在新药开发过程中，人们试图通过简化天然雌激素的结构来制备其合成代用品。与其他几类甾体激素相比，雌激素的结构专一性较差，对甾体母核的要求并不严格，一些非甾体结构的化合物也具有雌激素活性。十分幸运的是发现了非甾体雌激素己烯雌酚（Diethylstilbestrol）。经活性筛选，迄今已发现有 30 多类 100 多种非甾体化合物显示有雌激素活性，主要是二苯乙烯类化合物，结构简单、制备方便，有些已上市。

顺式己烯雌酚   反式己烯雌酚   雌二醇

反式己烯雌酚以及另一些非甾体雌激素显示活性的解释，多采纳 Schueler（1946 年）提出的假说，即在一个大体积刚性和惰性的母环上，两端的两个能形成氢键的基团（酮基、酚性或醇性羟基）间的距离应是 1.45nm，只有符合这样的条件才具有雌激素活性。己烯雌酚的顺式异构体没有雌激素的活性，其相应的距离为 0.72nm，印证了上述的假说。己烯雌酚是此类非甾体化合物已上市药品中最早而最具代表性的药物。

己烯雌酚 Diethylstilbestrol

化学名为（E）-4，4'-（1，2-二乙基-1，2-亚乙烯基）双苯酚，4，4'-[（1E）-1，2-diethyl-1，2-ethenediyl] bisphenol。

本品为无色结晶或白色结晶性粉末；几乎无臭。在水中几乎不溶，在三氯甲烷中微溶，在乙醇、乙醚或脂肪油中溶解，在甲醇中易溶；在稀氢氧化钠溶液中溶解。熔点为 169℃ ~ 172℃。

由于反式己烯雌酚与天然雌激素的空间结构极相似，如分子长度和宽度分别为 1.45nm 及 0.388nm，而其顺式体与天然雌激素结构相似性小，所以反式己烯雌酚有效，顺式体无效。

本品为人工合成的非甾体雌激素，其作用为雌二醇的 2 ~ 3 倍，临床用途与雌二醇相同，但口服有效。本品可以很快从胃肠道吸收，在肝脏中失活很慢，口服有效，多制成口服片剂应用，也有将其溶在植物油中制成油针剂。

本品主要用于治疗绝经后妇女乳腺癌和男性前列腺癌，用于雌激素替代疗法，以及作为应急事后避孕药。因怀孕初期用药对胎儿有影响，故孕妇禁用。前列腺癌患者使用本品可出现女性化现象。

本品分子中含有两个酚羟基，因而与 $FeCl_3$ 能起呈色反应。而且两个酚羟基还是活性必需结构，被用于制备各种衍生物。如己烯雌酚丙酸酯（Diethylstilbestrol Dipropionate）长效油剂，进入体内缓慢水解释出己烯雌酚，作用可持续 2~3 天。己烯雌酚的双磷酸酯为磷雌酚（Diethylstilbestrol Diphosphate），可在体内磷酸酯酶的作用下水解活化释放出己烯雌酚。由于前列腺癌细胞中的磷酸酯酶活性较高，磷雌酚可在癌细胞释放更多的己烯雌酚，提高药物作用的部位选择性。故磷雌酚制成双钠盐或四钠盐的水溶性针剂用于治疗前列腺癌。

己烯雌酚丙酸酯　　　　　　　　　磷雌酚

三、选择性雌激素受体调节剂

选择性雌激素受体调节剂（Selective estrogen receptor modulators，SERMs）专指在某些组织呈现雌激素受体阻断作用，而在其他组织呈现雌激素受体激动作用的药物。不同药物的组织选择性有差异，这些药物主要是三苯乙烯类化合物，可用于治疗与雌激素相关的乳腺癌、骨质疏松症和控制生育功能，见第十九章。

第二节　雄激素类药物

雄性激素可促进男性第二性征和生殖器官的发育并维持其生理功能，同时明显促进蛋白质合成（同化作用），减少蛋白质分解，刺激骨髓造血功能，从而使肌肉增长，体重增加。雄性激素的化学结构修饰得到了一些雄性活性很微弱，而蛋白同化活性增强的新化合物，它们被称为蛋白同化激素，用于病后虚弱或营养不良的治疗。雄性激素在临床上用于治疗内源性雄性激素不足所引起的疾病，如去睾症和类无睾症等。有益于缓解男性更年期症状，用于老年骨质疏松的治疗。还具有抗雌激素作用，可减少女性卵巢分泌雌激素，治疗妇女乳房肿胀以及不宜手术的乳腺癌和慢性囊性乳腺炎。

一、雄性激素

1931 年 Butenandt 从 15 吨男人尿中分离出 15mg 雄甾酮（Androsterone）结晶，1935 年又从雄仔牛睾丸中提取制得睾酮（Testosterone），这是最早获得的内源性雄性激素纯品，结构阐明为雄甾烷衍生物。随后陆续又发现了其他内源性雄性激素雄烯双酮、雄烯三酮、11β - 羟基 - 雄烯双酮。

睾酮在消化道易被破坏，口服无效，且在体内代谢快、作用时间短。作为雄性激素替补治疗药物，对睾酮进行了结构修饰，其目的主要为了增加作用时间，延长疗效和使用方便。如将 C17 位的羟基酯化得丙酸睾酮（Testosterone Propionate），其脂溶性增加，代谢速度减慢，疗效延长。除此之外，还有睾酮戊酸酯（戊酸睾酮 Testosterone Valerate）和睾酮十一烯酸酯（十一烯酸睾酮 Testosterone Undecanate）都是长效药物，可每周或每月使用一次。

丙酸睾酮

戊酸睾酮

十一烯酸睾酮

甲睾酮

由于睾酮的代谢易发生在 C17 位上，因此，在 C17α 位引入取代基（如甲基、乙基），以增加空间位阻，使其代谢受阻，可供口服。如甲睾酮（甲基睾丸素，Methyltestosterone）口服吸收快，生物利用度好，又不易在肝脏内被破坏，已作为常用的口服雄激素药物，但其主要的副作用是对肝脏产生毒性。

丙酸睾酮 Testosterone Propionate

化学名为 17β - 羟基雄甾 - 4 - 烯 - 3 - 酮丙酸酯，（17β）- 17 - hydroxyandrost - 4 - en - 3 - one propionate。

本品为白色结晶或类白色结晶性粉末；无臭。在水中不溶，在植物油中略溶，在乙酸乙酯中溶解，在甲醇、乙醇或乙醚中易溶，在三氯甲烷中极易溶解。熔点为 118℃～123℃，比旋度 +84°～ +90°（1% 乙醇溶液）。

丙酸睾酮以去氢表雄酮为原料，经 Oppenauer 氧化，再还原得到睾酮及二氢睾酮的混合物，其中二氢睾酮可采用 MnO₂ 氧化，再用相应的酸酐或酰氯酰化睾酮即可得到丙酸睾酮。

去氢表雄酮 Al[OCH(CH₃)₂]₃ NaBH₄ 双氢睾酮 + 睾酮 MnO₂

由于具有 Δ^4-3- 酮的不饱和酮结构部分，故本品具有紫外吸收。本品分子中不存在易变基团，化学性质较稳定，遇光、热均不易分解，长期密闭存放亦不易分解。

本品为睾酮的长效衍生物，溶解在油性溶液中，供肌肉注射使用。注射一次可维持药效 2~4 天。进入体内后逐渐水解出睾酮而发挥作用，按下述方式进行生物转化。

二氢睾酮是睾酮在体内的活性形式，Δ^4- 雄烯二酮活性远远低于睾酮，但其可以转化为睾酮，被认为是睾酮的体内贮存形式，它不会形成硫酸酯或葡萄糖醛酸酯而被排出体外。二氢睾酮、睾酮、Δ^4- 雄烯二酮三者的生物活性强度比是 150∶100∶10。

本品主要用于治疗男性性功能低下、男性青春期发育迟缓、女性功能性子宫出血、子宫肌瘤、老年性骨质疏松和再生障碍性贫血等。可能会出现女子男性化、男子女性化（雄激素在性腺外组织转化为雌激素）、水钠潴留等副作用，还可以导致男性前列腺增生并加速前列腺恶性肿瘤的生长。

二、蛋白同化激素

蛋白同化激素（Anabolic androgenic drugs）能促进氨基酸合成蛋白质的过程，减少氨基酸分解生成尿素的过程。促进骨细胞间质的形成，加速骨钙化、组织新生和肉芽形成，促使创伤和溃疡愈合，以及降低血浆胆固醇水平等生理作用。临床上用于治疗病后虚弱，早产儿和体弱老年人的营养不良，消耗性疾病，骨质疏松和胃及十二指肠溃疡等疾病。

为了获得蛋白同化激素，科研工作者对雄性激素进行了化学结构修饰。由于雄性激素的结构专一性很强，对睾酮的结构稍加变动，如采用 C19 位去甲基、A 环取代、A 环骈环等修饰，就会使雄性活性降低及蛋白同化活性增加。对雄性激素进行化学结构修饰得到一些雄性活性很微弱，而蛋白同化活性增强的新化合物，它们被称为蛋白同化激素（表 20 - 1）。但雄性作用仍是蛋白同化激素的主要副作用。

表 20 - 1　常见蛋白同化激素药物

化合物名称	M	A	M/A	剂量
丙酸睾酮 Testosterone propionate	1	1	1	20～100mg/w
氯司替勃（醋酸氯睾酮） Clostebol	0.85	0.1	8.5	50mg/d
雄诺龙（二氢睾酮） Androstanolone	2.5	1.53	1.6	50mg/d
屈他雄酮 Drostanolone	2	0.5	4	100mg/m
苯丙酸诺龙 * Nandrolone Phenylpropionate	1.5	0.15	10	10～25mg/m
甲基睾丸素（甲睾酮） Methyltestosterone	1	1	1	10～20mg/d
美雄酮 Methandienone	2.14	0.57	3.7	5mg/d
羟甲烯龙（康复龙）* Oxymetholone	4.09	0.39	10.5	5～10mg/d
司坦唑醇 * Stanozolol	30	0.25	120	4～6mg/d
乙雌烯醇（去氧乙诺酮）* Ethylestrenol	3	0.2	15	2～16mg/d

注：数据来源于不同资料，活性难以比较，仅供参考。A 为雄性活性；M 为蛋白同化活性；* 为蛋白同化激素。

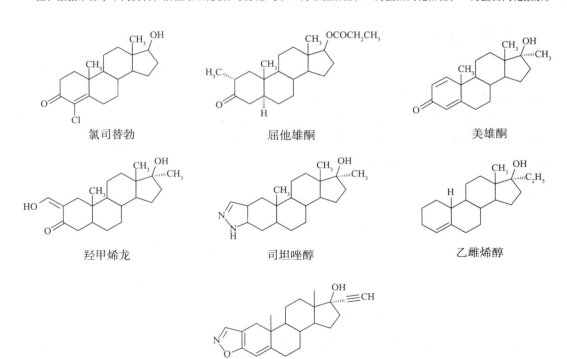

氯司替勃　　　　　　屈他雄酮　　　　　　美雄酮

羟甲烯龙　　　　　　司坦唑醇　　　　　　乙雌烯醇

达那唑

苯丙酸诺龙　Nandrolone Phenylpropionate

化学名为 17β – 羟基雌甾 – 4 – 烯 – 3 – 酮 – 17 – 苯丙酸酯，（17β）– 17 – hydroxyestr – 4 – en – 3 – one phenylpropionate。

本品为白色或类白色结晶性粉末；有特殊臭。本品在水中几乎不溶，在植物油中略溶，在甲醇或乙醇中溶解。熔点为 93℃ ~ 99℃，比旋度为 +48° ~ +51°（1% 的二氧六环溶液）。

本品的甲醇溶液与盐酸氨基脲缩合，生成缩氨脲衍生物，熔点为 182℃，熔融时同时分解。

$$\xrightarrow[\text{CH}_3\text{COONa}]{\text{NH}_2\text{NHCONH}_2}$$

本品是 19 位失碳雄激素类化合物，由于 19 位失碳后雄激素活性降低，而蛋白同化激素活性仍保留，故是最早被使用的蛋白同化激素类药物。可制成长效油剂。

本品用于烫伤、恶性肿瘤手术前后、骨折后不愈合和严重骨质疏松症，以及早产儿、侏儒症、营养不良、慢性腹泻和其他一些消耗性疾病。长期使用时有轻微男性化倾向及肝脏毒性等副作用。

三、抗雄性激素

按作用机制分类，抗雄性激素（Antiandrogens）药物分为抑制雄激素生物合成的 5α – 还原酶抑制剂和雄性激素受体阻断剂两类。

5α – 还原酶是使睾酮转化为活性的二氢睾酮的重要酶。选择性地抑制 5α – 还原酶可降低血浆和前列腺组织中二氢睾酮的浓度，减少雄性激素的作用。临床上用于治疗良性的前列腺增生。代表药物有 A 环含氮的非那雄胺（Finasteride）。

非那雄胺　　　　　　　　　　氟他胺

雄性激素受体阻断剂能与二氢睾酮竞争受体，阻断或减弱雄激素在其敏感组织的效应，临床用于治疗痤疮、前列腺增生和前列腺癌。代表药物有氟他胺（Flutamide），它可与雄性激素竞争雄激素受体，抑制雄激素依赖性的前列腺癌细胞的生长，还能抑制雄性激素的生物合成，用于前列腺癌患者及治疗痤疮。

第三节　孕激素类药物

孕激素又称"女性激素"，是由哺乳动物卵巢的黄体细胞分泌，以黄体酮（Progesterone）及 17α - 羟基黄体酮（17α - hydroxyprogesterone）为主的一类激素。可促进子宫内膜增长，为接纳受精卵做好准备，又有保胎作用，与雌激素共同维护女性生殖周期及女性生理特征。

黄体酮　　　　　　　　　　　　　　　17α-羟基黄体酮

目前孕激素主要用于预防先兆流产，治疗子宫内膜异位症、功能性子宫出血、子宫内膜癌等。在雌激素替补治疗中，孕激素作为联合用药抵消副作用。更为重要的，孕激素与雌激素配伍用作口服避孕药，因而在临床上有十分重要的用途。对这类甾体的研究也就特别深入，使得上市的药物品种繁多。

一、孕激素和甾体避孕药

1903 年，科学家首先发现，将受孕后的黄体移去会导致妊娠终止。1934 年，从孕妇尿液中分离得到了黄体酮，1 年后确定其化学结构是 Δ^4 - 3 - 酮孕甾烷。从化学结构来看，黄体酮与睾酮甾核的 Δ^4 - 3 - 酮是完全一样的，区别仅在 C17β 位上前者是乙酰基，而后者是羟基。

黄体酮在肝脏中代谢失活，生成 5β - 孕二醇、6α - 羟基黄体酮以及 20α/β - 羟基黄体酮，然后与葡萄糖醛酸结合经尿排出体外，故口服无效。黄体酮的代谢过程如下。

黄体酮

5β-孕二醇　　　　　　　　6α-羟基黄体酮　　　　　　20α/β-羟基黄体酮

在寻找口服孕激素的研究中，第一个成为口服有效的药物是炔孕酮（Ethisterone），它不是黄体酮衍生物，而是睾酮的衍生物，C17α位引入乙炔基后，表现出孕激素活性，且口服有效。

若将C19位甲基去掉，则得到孕激素活性为炔孕酮活性5倍的炔诺酮（Norethisterone），而且可以口服，将其制成庚酸酯的植物油剂，为更长效的避孕药。在此基础上进一步研究开发了一些口服避孕药，如在炔诺酮C18位增加一个甲基得到左炔诺孕酮（Levonorgestrel），孕激素活性增加20倍。

科学家在研究皮质激素生物合成过程中，发现内源性雌激素17α-羟基黄体酮口服无活性，经乙酰化后口服活性增强，为黄体酮类口服孕激素药物的开发提供了一条途径。结构修饰主要是在17α-羟基黄体酮的C6位和C17位上进行，如用烷基、卤素、双键等进行取代，都取得了满意的结果。如17α-乙酰氧基黄体酮的6α-甲基衍生物，即醋酸甲羟孕酮（Medroxyprogesterone Acetate）；Δ^6-6-甲基衍生物，即醋酸甲地孕酮（Megestrol Acetate）；Δ^6-6-氯衍生物，即醋酸氯地孕酮（Chlormadinone Acetate）。以上药物都是强效口服孕激素，其活性分别是炔诺酮的20倍、12倍及50倍，为目前常用的孕激素。

炔孕酮

炔诺酮

左炔诺孕酮

醋酸甲羟孕酮

醋酸甲地孕酮

醋酸氯地孕酮

炔诺酮　Norethisterone

化学名为17β-羟基-19-去甲-17α-孕甾-4-烯-20-炔-3-酮，17β-hydroxy-19-nor-17α-pregn-4-en-20-yn-3-one。

本品为白色或类白色粉末或结晶性粉末；无臭，味微苦。在水中不溶，在丙酮中略溶，在乙醇中微溶，在三氯甲烷中溶解。熔点为202℃~208℃，比旋度-32°~-37°（1%的丙酮溶液）。

本品是对睾酮进行结构改造，引入 17α - 乙炔基，并去除 C19 位甲基得到的。A 环结构保持一般雄性甾体化合物具有的 Δ^4 - 3 酮特征。由于结构中具有乙炔基，本品乙醇溶液遇硝酸银试液，产生白色炔诺酮银盐沉淀。

炔诺酮口服吸收后有较好的生物利用度，进入体内后有 80% 与血浆蛋白结合，分布于全身。经 3α - 还原酶的作用下 C3 位羰基被还原成羟基，再经硫酸酯或葡萄糖醛酸酯化后经尿及粪便排泄。

炔诺酮是短效孕激素，口服后 0.5 ~ 4 小时内达到峰值。为了能达到长效目的，将其 C17 羟基酯化后得到如醋酸炔诺酮（Norethisterone Acetate）、庚酸炔诺酮（Norethisterone Enantate），由于在分子中引入了长链脂肪酸使其脂溶性增加，溶解在油性溶剂中制成长效针剂，注射一次可延效达一个月。

临床上用于治疗功能性子宫出血、妇女不育症、子宫内膜异位等，并与炔雌醇合用作为短效口服避孕药。

左炔诺孕酮　Levonorgestrel

化学名为（ - ）- 13 - 乙基 - 17β 羟基 - 18，19 - 双去甲基 - 17α - 孕甾 - 4 - 烯 - 20 - 炔 - 3 - 酮，（ - ）- 13 - ethyl - 17β - hydroxy - 18，19 - dinor - 17α - pregn - 4 - en - 20 - yn - 3 - one。

本品为白色或类白色结晶性粉末；无臭，无味。本品在水中不溶，在甲醇中微溶，在三氯甲烷中溶解。光学活性体（C13β 构型），熔点为 233℃ ~ 239℃，熔距在 5℃ 以内，比旋度为 - 35° ~ - 30°（2% 的三氯甲烷溶液）。

本品的化学结构除了 C13 位是乙基取代（即 C18 位甲基取代）外，其他均与炔诺酮的化学结构完全一致。这一取代基差异使其构型变化，并产生新的光学活性，这种光学活性的形成并不是由于产生了新的手性中心，是由于 C13 位上的乙基受到 C17 位上羟基的阻碍而不能自由旋转产生的。最初全合成得到的是消旋体炔诺孕酮，后发现其右旋体是无效的，而左旋体才是活性异构体，称左炔诺孕酮。

左旋体   右旋体

本品的作用及用途与炔诺酮相同，但口服吸收完全，生物利用度极好（87%～99%），它的孕激素活性比炔诺酮强100倍，而抗雌激素活性亦大10倍，并有一定的雄激素及糖皮质激素作用。由于本品的药效、药代特征总体评价比炔诺酮表现出更多优点及更低的副作用，在临床上应用更为广泛。

醋酸甲羟孕酮　Medroxyprogesterone Acetate

化学名为6α-甲基-17α-羟基孕甾-4-烯-3，20-二酮-17-醋酸酯，（6α）-17-hydroxy-6-methyl-pregn-4-ene-3，20-dione acetate，又名安宫黄体酮。

本品为白色或类白色的结晶性粉末；无臭。在水中不溶，在无水乙醇中微溶，在乙酸乙酯中略溶，在丙酮中溶解，在三氯甲烷中极易溶解。熔点为202℃～208℃。比旋度为+47°～+53°（1%丙酮溶液）。

本品为17α-乙酰氧基黄体酮的C-6α位甲基取代衍生物。为作用较强的孕激素，无雌激素活性，口服及注射均有效。本品皮下注射给药其孕激素活性为黄体酮的20～30倍；口服时为炔孕酮的10～15倍；肌注后能储存在局部组织中缓慢释放，可产生长效作用，持续2～4周，甚至药效可维持数月之久。口服经肝代谢，以硫酸盐或葡萄糖酸盐形式主要从尿中排泄。

临床上用于痛经、功能性子宫出血、先兆流产或习惯性流产、子宫内膜异位症等。大剂量可用作长效避孕药，肌内注射1次150mg可避孕3个月。

二、抗孕激素

与孕激素竞争其受体并阻断其作用的化合物称为抗孕激素（Antiprogestins），也称作孕激素受体阻断剂。目前，主要用于抗早孕，也有些抗孕激素药物用于乳腺癌的治疗。

在20世纪80年代之前，就已经对抗孕激素的活性及构效关系方面进行过许多研究，但始终未寻找到适当的适应证，而没有成为药物使用，使得研究工作一直停滞不前。1982年，由法国Roussel-Uclaf公司开发的第一个抗孕激素米非司酮（Mifepristone）上市。不但促进了抗孕激素及抗皮质激素的发展，而且在甾体药物研究历史上起着里程碑的作用。抗孕激素米非司酮的研制成功，使药物替代手术终止早期妊娠成为现实。它使得已经变得不甚活跃的甾体药物研究领域重新燃起了新的希望。

米非司酮　Mifepristone

化学名为 11β – [4 – （二甲氨基）苯基] – 17β – 羟基 – 17α – （1 – 丙炔基）雌甾 – 4，9 – 二烯 – 3 – 酮，11β – [4 – （dimethylamino）phenyl] – 17β – hydroxy – 17α – （1 – propynyl） – estra – 4，9 – dien – 3 – one。

本品为淡黄色结晶性粉末；无臭，无味。在水中几乎不溶，在乙醇或乙酸乙酯中溶解，在甲醇或二氯甲烷中易溶。熔点为 192℃ ~ 196℃，比旋度为 + 124° ~ + 129°（0.5% 的二氯甲烷溶液）。

米非司酮的合成是以炔诺酮的合成中间体为起始原料共有 8 步反应，是申请中国专利的一条合成路线。

本品是以孕激素受体激动剂炔诺酮为先导化合物，经结构修饰而得到的新型化合物。在炔诺酮的 C11β 位增加二甲氨基苯基，C17β 位由丙炔基代替传统的乙炔基，并引入了 $\Delta^{9,10}$。C11β 位二甲氨基苯基的引入是导致由孕激素转变为抗孕激素的主要原因，而丙炔基使其结构更加稳定，保持口服活性。$\Delta^{9,10}$ 使整个甾体母核共轭性增加。

由于具有以上的结构特征，口服吸收迅速，表现出良好的药代动力学性质，血药浓度达峰时间为 1.5 小时，作用维持 12 小时，消除半衰期为 20~34 小时。服药后 72 小时血药水平可维持在 0.2mg/L 左右。在肝脏中有明显首过效应，代谢时 N-甲基首先被氧化为羟基化合物，继而脱甲基为 N-单甲基化合物，仍然保持活性降至米非司酮活性的 2/3，还可进一步代谢生成 N-双去甲基及丙炔基羟基化合物。

本品是孕激素阻断剂，竞争性地作用于黄体酮受体和糖皮质激素受体，而具有抗孕激素和抗皮质激素作用。本身无孕激素活性，与子宫内膜孕激素受体的亲和力比黄体酮高出 5 倍左右，因而在体内作用具有靶向性，不影响垂体-下丘脑内分泌轴的分泌调节。本品与前列腺素类似物米索前列醇合用，对早孕妇女可获得 90%~95% 的完全流产率。

第四节 肾上腺皮质激素药物

早在 19 世纪中叶，人们就已发现了 Addison 病，并意识到它与肾上腺皮质的功能有关。1927 年 Rogoff 和 Stewart 采用肾上腺提取物静脉注射的方法来治疗肾上腺功能不足患者。后来从中分离出可的松（Cortisone）、氢化可的松（Hydrocortisone）、皮质酮（Corticosterone）、11-脱氢皮质酮（11-Dehydrocorticosterone）及 17α-羟基-11-去氧皮质酮（17α-hydroxy-11-deoxycorticosterone）等 40 余种化合物，统称为内源性皮质激素，具有较高的生物活性。它们均为甾体化合物，具有孕甾烷基本母核和含有 Δ^4-3，20-二酮、21-羟基功能基，11-位含有羟基或氧（缺乏时应在命名时注明）。17 位含有羟基时为可的松类化合物；无羟基时为皮质酮类化合物。1953 年又分离出醛固酮（Aldosterone）。

肾上腺皮质激素按生理作用特点可分为盐皮质激素和糖皮质激素。盐皮质激素主要调节机体的水、盐代谢和维持电解质平衡，因只限于治疗慢性肾上腺皮质功能不全，临床用途很少，未开发成药物；其代谢阻断物作为利尿剂使用，如螺内酯。糖皮质激素主要有强大的抗炎和免疫抑制作用；可维持或升高血糖浓度，增加糖原沉积、蛋白分解和脂肪降解，使脂肪分布异常，可影响钙的吸收和排泄，减少体内钙储备，能促进多种内源性活性物质的作用，如增加胃酸、胃酶的分泌。

可的松　　　　　　氢化可的松　　　　　　皮质酮

11-脱氢皮质酮　　　　17α羟基-11-去氧皮质酮　　　　醛固酮

糖皮质激素在临床上有极为重要的价值，包括治疗肾上腺皮质功能紊乱，自身免疫性疾病如肾病型慢性肾炎、系统性红斑狼疮、类风湿性关节炎，变态反应性疾病如支气管哮喘、药物性皮炎、感染性疾病、休克、器官移植的排异反应、眼科疾病及皮肤病等疾病。但它们仍具有一些影响水、盐代谢的作用，可使钠离子从体内排出困难而发生水肿，成为糖皮质激素的副作用。此外，糖皮质激素还可引起一些诸如诱发精神症状、皮质激素增多症（库欣综合征）、骨质疏松、骨坏死、诱发或加重胃及十二指肠溃疡等并发症。临床应用中副作用较多，因而使用时普遍比较审慎。

糖皮质激素类药物 A 环具有 α，β－不饱和酮结构，不稳定，尤其在光催化下可转化成一系列化合物，故糖皮质激素类药物都要避光储存。B 环较稳定。C 环于溶液状态时易被空气氧化，升高温度、自由基引发剂及紫外线均能加速这种氧化反应。D 环具有 α－羟基酮结构，其 C17 位侧链在碱性溶液中会发生重排，并进一步发生氧化断裂，生成 17－酮。

为了判断皮质激素的盐皮质激素和糖皮质激素相对活性的大小，药理实验以钠潴留活力作为衡量盐皮质激素活性大小的指标，以肝糖原沉积作用及抗炎作用大小作为衡量糖皮质激素活性指标。一些天然皮质激素的生物活性见表 20－2。

表 20 – 2　内源性皮质激素类化合物相对生物活性

化合物	相对活性			
	生命维持	肝糖原沉积	钠潴留	抗炎
可的松	1.00	1.00	1.00	1.00
皮质酮	0.75	0.54	2.55	0.03
11 – 去氢皮质酮	0.58	0.45	–	0
皮质醇	1.00	1.55	1.50	1.25
11 – 去氧皮质酮	4.00	0	30	0
醛固酮	80.0	0.3	600	0

糖皮质激素化学结构修饰的主要目的集中在如何将糖皮质激素活性与盐皮质激素活性分开，以减少副作用。通过结构修饰，得到了一些活性强、副作用小、令人相当满意的药物。

（1）C21 位的修饰　氢化可的松结构中有三个羟基，只有 C21 位羟基易被酯化。C11 位羟基受到 C13 位角甲基（编号为 C18）空间位阻的影响，C17α 位羟基受到相同碳上侧链空间位阻的影响，均不能成酯。将氢化可的松的 C21 位羟基与乙酸酐反应，得到前药醋酸氢化可的松（Hydrocortisone Acetate），它的作用时间得以延长且稳定性增加。这种结构修饰在后来出现的糖皮质激素药物中也被广泛采用。

醋酸氢化可的松

（2）C1 位的修饰　将可的松和氢化可的松脱氢，在 C1 和 C2 位之间形成双键，分别得到泼尼松（Prednisone）和泼尼松龙（Prednisolone），抗炎作用增加，而副作用降低。目前认为这种修饰使 A 环构型由半椅式变成船式，提高了与受体的亲和力。

泼尼松

泼尼松龙

（3）C9 位的修饰　在糖皮质激素的 C9α 位引入氟原子，其抗炎作用明显增强，但盐代谢作用的增加更大。如醋酸 C9α 氟代氢化可的松抗炎活性比醋酸可的松大 11 倍，但由于其钠潴留作用增加 300~800 倍，因此醋酸 C9α 氟代氢化可的松最终未能成为内用药物，只能作为外用皮肤病治疗药，然而却鼓励人们对糖皮质激素进行结构改造，寻找只增加抗炎活性而不增加钠潴留作用的药物。现在对皮质激素类药物 C9 位的结构修饰仍是提高作用强度的不可缺少的手段，强效皮质激素几乎都有 C9 氟取代，如地塞米松（Dexamethasone）、倍他米松（Betamethasone）等。

地塞米松

倍他米松

（4）C6 位的修饰　C6 位引入氟原子后可阻滞 C6 位氧化失活，如醋酸氟轻松（Fluocinonide Acetate），其抗炎及尿潴留活性均大幅增加，而后者增加得更多，因而只能外用，治疗皮肤过敏症。

（5）C16 位的修饰　在 C9 位引入氟的同时再在 C16 位上引入基团可消除钠潴留的作用。在研究氢化可的松的代谢过程中，发现了其 C16α 位羟基代谢产物，仍然具有糖皮质激素活性，而钠潴留的副作用明显降低。因而在 C9 氟甾体激素中对 C16 位引入甲基，经研究发现了地塞米松。由于其分子中 C16 位甲基的存在使 C17α 羟基及 C20 位羰基在血浆中的稳定性增加，其抗炎活性比氢化可的松大 20 倍、抗风湿活性大 30 倍。将地塞米松 C16α 位甲基的构型转换为 16，17-二羟基，与丙酮缩合为缩醛，可明显增加其疗效。如醋酸氟轻松和醋酸曲安奈德（Triamcinolone Acetonide）。

醋酸氟轻松　　　　　　　　　醋酸曲安奈德

氢化可的松　Hydrocortisone

化学名为 11β，17α，21 – 三羟基孕甾 – 4 – 烯 – 3，20 – 二酮，11β，17α，21 – trihydroxy – pregn – 4 – ene – 3，20 – dione。

本品为白色或类白色的结晶性粉末；无臭，初无味，随后有持续的苦味。本品在水中不溶，在乙醚中几乎不溶，在三氯甲烷中微溶，乙醇或丙酮中略溶。比旋度为 + 162° ~ + 169°（1% 乙醇溶液）。在 242nm 处测定本品的吸光度，吸光系数（$E_{1cm}^{1\%}$）为 422 ~ 448。遇光渐变质。

本品加硫酸溶解后，显棕黄色至红色，并显绿色荧光。本品加乙醇溶解后，加临用新制的硫酸苯肼试液，加热即显黄色。

$C_6H_5NHNH_2$

本品是黄体酮的 C11β、C17α 及 C21 位的三羟基取代物，是皮质激素类药物的基本活性结构。内源性的氢化可的松是由胆固醇经 C17α 羟基黄体酮在酶促下生物合成形成的。

本品 C21 位羟基酯化制成前药，如醋酸氢化可的松、丁酸氢化可的松、环戊丙酸氢化可的松等。这些前药进入体内后，首先在肝脏、肌肉及红细胞中代谢成氢化可的松，再发挥作用，延长了作用时间。而氢化可的松琥珀酸钠和氢化可的松磷酸钠，可制成水溶性注射剂。

本品的作用主要是影响糖、蛋白质、脂肪的合成与代谢。其外用的作用机制是氢化可的松及其人工合成品能防止或抑制炎症反应所产生的局部发热、发红、肿胀及触痛。在显微镜下观察，它可抑制炎症过程的早期表现，而且还抑制其晚期现象。

本品用于慢性肾上腺皮质功能减退的替代治疗及治疗关节炎、风湿症、过敏性皮炎、湿疹、神经性皮炎，并用于免疫抑制和抗休克等。

醋酸地塞米松　Dexamethasone Acetate

化学名为 16α – 甲基 – 11β，17α，21 – 三羟基 – 9α – 氟孕甾 – 1，4 – 二烯 – 3，20 – 二酮 – 21 – 醋酸酯，（11β，16α）– 9 – fluoro – 11，17，21 – trihydroxy – 16 – methylpregna – 1，4 – diene – 3，20 – dione – 21 – acetate。

本品为白色或类白色结晶或结晶性粉末；无臭，味微苦。在水中不溶，在乙醚中极微溶解，在乙醇或三氯甲烷中略溶，在甲醇或无水乙醇中溶解，在丙酮中易溶。比旋度为 +82° ~ +88°（1% 二氧六环溶液）。在 240nm 处测定吸光度，吸收系数（$E_{1cm}^{1\%}$）为 343 ~ 371。

本品固体在空气中稳定，但需避光保存。本品水溶液在碱性条件下，6 ~ 8 分钟内 50% 的药物失去 17α – 酮羟基。

本品具有 α – 酮羟基结构，其甲醇溶液与碱性酒石酸铜共热，生成氧化亚铜的橙红色沉淀。

本品的 C21 位三甲基醋酸酯的外用抗炎活性比氢化可的松大 80 倍。地塞米松磷酸钠（Dexamethasone Sodium Phosphate）为水溶性衍生物，静注或肌注后生效迅速，适用于危急病人的抢救，也可用作滴眼液。

地塞米松磷酸钠与亚硫酸氢钠反应，可逆性地生成 A 环 1 位取代的磺酸盐，这是 α，β – 不饱和酮与亚硫酸加成的典型反应。

本品口服后 4 小时内有 15% 自尿中排泄，其中 50% 以葡萄糖苷酸形式排泄，50% 以非结合形式排泄。

本品是目前临床上已经使用的糖皮质激素活性最强之一，而盐皮质激素活性副作用大为减弱。

本品口服主要用于肾上腺皮质功能减退、活动性风湿病、类风湿关节炎、红斑狼疮、严重支气管哮喘、皮炎等过敏性疾病及急性白血病。外用的适应证与醋酸氟轻松相同。地塞米松本身抗炎活性不强，而醋酸地塞米松亲脂性增加，制成外用制剂后，容易溶解在角质层中，很快渗过表皮到达皮下血管而发挥作用。

三点小结

重点：甾体激素类药物的基本结构、分类及其命名原则，以及代表药物的化学结构、命名、理化性质、体内代谢。

难点：甾体激素类药物的化学稳定性、体内代谢特点和可能产生的毒副作用。

执业药师导航：

1. 基本要求 ①结构类型、作用机制、构效关系、理化性质和代谢特点；②结构特点与化学稳定性和毒副作用之间的关系。

2. 雌激素类药物 ①雌激素类药物结构特点、理化性质和构效关系，推测药物的化学稳定性、体内代谢特点，可能产生的毒副作用及使用特点；②代表药物：雌二醇、苯甲酸雌二醇、炔雌醇、炔雌醚、尼尔雌醇、己烯雌酚、磷雌酚。

3. 雄激素类药物 ①雄激素类药物结构特点、理化性质和构效关系，推测药物的化学稳定性、体内代谢特点，可能产生的毒副作用及使用特点；②结构与雄激素作用和蛋白同化作用；③代表药物：丙酸睾酮、甲睾酮、苯丙酸诺龙、司坦唑醇。

4. 孕激素类药物 ①孕激素类药物结构特点、理化性质和构效关系，推测药物的化学稳定性、体内代谢特点，可能产生的毒副作用及使用特点；②代表药物：黄体酮、醋酸甲羟孕酮、醋酸甲地孕酮、醋酸氯地孕酮、炔诺酮、左炔诺孕酮、米非司酮。

5. 糖皮质激素类药物 ①糖皮质激素类药物结构特点、理化性质和构效关系，推测药物的化学稳定性、体内代谢特点，可能产生的毒副作用及使用特点；②代表药物：醋酸可的松、氢化可的松、地塞米松、倍他米松、泼尼松、泼尼松龙、醋酸氟轻松。

（李艳杰 钟 霞）

扫码"练一练"

扫码"学一学"

第二十一章　维生素

　　掌握维生素 A、维生素 E、B 族维生素、维生素 C 的理化性质和临床用途。熟悉常用维生素的化学结构和命名。了解各类维生素的发展状况。

人文知识介绍

　　1886 年，年轻的荷兰军医艾克曼（Christian Eijkman）在荷属东印度研究亚洲普遍流行的脚气病，最初企图找出引起该病的细菌，但是没有成功。直到 1907 年，艾克曼经过专心研究，才终于查明，脚气病起因于白米。他开始改吃糙米，于是感染的脚气病随后也好了。1911 年，波兰科学家丰克（Casimir Funk）从米糠中提取出一种能够治疗脚气病的白色物质。这种物质被丰克称为"维持生命的营养素"，简称 Vitamin（维他命），也称维生素。随着时间的推移，越来越多的维生素种类被人们认识和发现，维生素成了一个大家族。人们把它们排列起来以便于记忆，维生素按 A、B、C 一直排列到 L、P、U 等几十种。为了赞誉艾克曼医生发现维生素的先驱作用，1929 年，他荣获了诺贝尔医学和生理学奖。

　　维生素（Vitamin）是维持机体正常代谢与生理功能所必需的微量活性物质，在调节机体物质代谢、维持生理功能和促进生长发育等方面发挥着不可替代的作用。

　　维生素既是临床用于治疗疾病的化学药物，又是人类健康必需的营养素。大部分维生素在人或动物机体自身不能合成或合成量不足，所以日常所需的维生素主要是从食物中摄取。人体对维生素的需求量很小，每天只需几毫克或几微克，不同人群也因性别、年龄、生理状况、职业等因素而有所差异。当存在膳食摄入不足、消化吸收障碍、分解破坏增加、生理需求增大及细菌合成障碍时，会导致维生素缺乏症，从而产生疾病。维生素的各类制剂主要是用于此类疾病的预防和治疗，而过量服用维生素也会引起中毒。

　　维生素种类繁多且功能各异，迄今为止，人类已发现的维生素达 60 余种，其命名多按发现先后以英文字母排序，如：维生素 A、维生素 B、维生素 C、维生素 D、维生素 E、维生素 K 等，也有根据其生理功能命名，如：视黄醇、抗坏血酸、生育酚等。

　　由于各类维生素结构复杂、共性不强、理化性质和生理功能各异，20 世纪 70 年代将确认的 13 种维生素按其溶解性能分为两大类——脂溶性维生素和水溶性维生素。

第一节　脂溶性维生素

脂溶性维生素包括维生素 A、维生素 D、维生素 E、维生素 K 等。它们在食物中与脂类共存，并随脂类一同吸收。脂溶性维生素不溶于水，溶于油脂及亲脂性溶剂，因此脂溶性维生素排泄较慢，长期使用，可致积蓄过量，引起中毒。

一、维生素 A 类

1913 年 McCollum 等两组美国学者同时提出，在脂溶性食物如鱼肝油、蛋黄和黄油中，存在一种营养必需品，并命名为维生素 A（Vitamin A），即现在的维生素 A_1。1931 年 Karrer 从鱼肝油中分离出维生素 A_1，并确定其化学结构。后来人们又从淡水鱼肝脏中分离得到另一种类似物，称为维生素 A_2。维生素 A_2 与维生素 A_1 结构类似，维生素 A_1 又称为视黄醇，维生素 A_2 为 3 - 脱氢视黄醇，其活性仅为视黄醇的 30% ~ 40% 。

维生素 A 主要存在于鱼类、动物肝组织中，而植物中尚未发现。植物中仅含有能在动物体内转变成维生素 A 的胡萝卜素、玉米黄素等维生素 A 原。其中 β - 胡萝卜素的转换率最高，一分子 β - 胡萝卜素加两分子水可生成两分子维生素 A_1。

β - 胡萝卜素

维生素 A 醋酸酯　Vitamin A Acetate

化学名为（全 - E 型）- 3，7 - 二甲基 - 9 - (2，6，6 - 三甲基 - 1 - 环己烯 - 1 - 基) - 2，4，6，8 - 壬四烯 - 1 - 醇醋酸酯，(all - E) - 3，7 - dimethyl - 9 - (2，6，6 - trimethyl - 1 - cyclohexene - 1 - yl) - 2，4，6，8 - nona - tatraene - 1 - olacetate。

本品为淡黄色油溶液，或结晶与油的混合物，加热到 60℃ 应为澄清溶液；无臭；不溶于水，微溶于乙醇溶液，极易溶于三氯甲烷、乙醚、环己烷或石油醚。熔点 57℃ ~60℃ 。

本品为酯类化合物，稳定性较维生素 A 高，故药典中收载的维生素 A 为维生素 A 醋酸酯。

本品在酸或碱性条件下，酯键易发生水解生成维生素 A 和乙酸。维生素 A 含 β - 紫罗兰酮环和共轭多烯醇侧链，化学性质不稳定，遇酸易发生脱水反应，生成脱水维生素 A，其生物活性仅为维生素 A 的 0.4% 。

维生素 A 易被空气中的氧所氧化，紫外线、加热或有重金属离子存在均可促进氧化，生成无活性的环氧化物。环氧化物在酸性介质中可发生重排，生成呋喃型氧化产物，此产物亦无生物活性。因此，维生素 A 应储存于铝制或其他适宜容器内，充氮气，密封，在凉暗处保存。

环氧化物

呋喃型氧化产物

将本品溶解于三氯甲烷中，加入三氯化锑的三氯甲烷溶液，即显蓝色，渐变成紫红色，可用此法鉴别。

维生素 A 酸（Retinoic）是维生素 A 的活性代谢产物，它们具有相似的药理作用。我国采用维生素 A 酸在临床上治疗早幼粒细胞白血病取得良好效果。该药作为一种诱导分化剂，是目前诱导早幼粒细胞白血病的首选药物。

维生素A酸

本品主要用于治疗维生素 A 缺乏所引起的角膜软化、夜盲症、皮肤干裂、粗糙及黏膜抗感染能力低下等症。维生素 A 还具有预防和治疗多种癌症的作用，但维生素 A 防癌变的剂量较大，易引起皮肤瘙痒、食欲不振、脱发、骨痛等维生素 A 过多症。

二、维生素 D 类

早在 1800 年开始已了解儿童佝偻病与日光照射有关，直到 1922 年，McCollum 发现在热鱼肝油中通入氧气仍有抗佝偻病作用，并进一步发现了在鱼肝油中存在对热稳定的而不能被皂化的甾体部分，这种物质后来被命名为维生素 D。1930 年成功分离得到维生素 D₂；1932 年分离得到维生素 D₃ 并确定结构；1960 年全合成成功。

维生素 D（Vitamin D）是一类抗佝偻病维生素的总称，它们种类很多，目前已知的有十余种，以维生素 D₂ 和维生素 D₃ 最重要，其化学结构均为甾醇的开环衍生物，结构相似，仅 17 位上侧链结构不同。

开环甾醇

骨化三醇

维生素 D 主要存在于肝脏、奶、蛋黄等食物中，以鱼肝油中的含量最为丰富。植物油和酵母中含有麦角甾醇，经日光或紫外线照射，转变为可被人体吸收的维生素 D_2，因此称麦角甾醇为维生素 D_2 原。而人体皮肤中的 7 - 脱氢胆甾醇为维生素 D_3 原，经日光或紫外线照射后可转化为维生素 D_3。一般情况下，成年人暴露于日光下的面部和手臂皮肤光照 10 分钟，所合成的维生素 D_3 足够维持机体需要，因此儿童佝偻病与日光照射有关，而多晒太阳是预防维生素 D 缺乏的主要方法之一。

维生素 D 自身没有生物活性，它必须在肝脏和肾脏经过两步氧化代谢过程，生成骨化三醇（Calcitriol）才具有活性。骨化三醇被称为活性的维生素 D_3，被认为是一种激素，维生素 D_3 则是激素原。

在儿童及成年人中，肝及肾中的羟化酶的活性是足够用于转化维生素 D_3 为骨化三醇，使用维生素 D_3 已满足要求，且价格明显低廉。老年人肾脏中的 1α - 羟化酶活性几乎丧失，对这类人群来说维生素 D_3 作用甚微，合成阿法骨化醇开发成功用于临床。

阿法骨化醇

维生素 D_2　Vitamin D_2

化学名为 9，10 - 开环麦角甾 - 5，7，10（19），22 - 四烯 - 3β - 醇，9，10 - open - loop ergot steroid - 5，7，10（19），22 - fourene - 3β - ol，又名麦角骨化醇、骨化醇。

本品为无色针状结晶或白色结晶性粉末；无臭，无味；不溶于水，略溶于植物油，易溶于乙醇、丙酮或乙醚，极易溶于三氯甲烷。

本品分子中含多个双键，在日光下和空气中，遇酸或氧化剂，被氧化变质失活，毒性增加。故制备时应控制紫外线照射时间，且遮光，充氮，密封，在冷处保存。维生素 D 溶于脂肪溶剂，对热、碱较稳定，如在 130℃ 加热 90 分钟也不被破坏，故通常烹调方法不至于损失，但光及酸能促进其异构化，且脂肪酸败也可引起维生素 D_2 破坏。

本品的三氯甲烷溶液，加醋酐浓硫酸试剂反应，初显黄色，渐变红色，迅即变为紫色，最后变为绿色。

本品可以促进人体对钙和磷的吸收，并帮助骨骼钙化，临床用于预防和治疗佝偻病和骨质软化病。

维生素 D_3 Vitamin D_3

化学名为 9，10 - 开环胆甾 - 5，7，10（19）- 三烯 - 3β - 醇，又名胆骨化醇，（3β，5Z，7E）- 9，10 - seco - cholesta - 5，7，10（19）- trien - 3β - ol。

本品为无色针状结晶或白色结晶性粉末；无臭，无味；不溶于水，略溶于植物油，极易溶于乙醇、丙酮、三氯甲烷或乙醚。$[\alpha_D^{20}]$ +105° ~ +112°。

本品因侧链上无双键、C_{24}上无甲基，故稳定性较维生素 D_2 高，但在光照下或暴露于空气中均易变质。故应遮光，充氮，密封，在冷处保存。

本品的三氯甲烷溶液，加醋酐浓硫酸试剂反应，初显黄色，渐变红色，迅即变为紫色、蓝绿色，最后变为绿色。

本品用途与维生素 D_2 相同，主要用于预防和治疗佝偻病及骨质软化病，亦适用于老年人的补钙，用于骨质疏松。

三、维生素 E 类

维生素 E（Vitamin E）是一类有抗不孕作用的脂溶性物质，它们都为苯并二氢吡喃衍生物，且苯环上均含有一个酚羟基，因此维生素 E 又名生育酚（Tocopherol）。

目前自然界中存在的维生素 E 有 8 种，根据 2 位上一个 16 碳侧链的饱和程度不同分为生育酚和生育三烯酚，生育酚和生育三烯酚又各有 α、β、γ、δ 四个同类物，其中 α - 生育酚活性最强，故常以 α - 生育酚代表维生素 E（表 21 - 1）。

表 21 - 1 部分维生素 E 类药物的结构

化学结构	取代基		化学名称
	R^1	R^2	
	- CH_3	- CH_3	α - 生育酚
	- CH_3	- H	β - 生育酚
	- H	- CH_3	γ - 生育酚
	- H	- H	δ - 生育酚

续表

化学结构	取代基		化学名称
	R¹	R²	
	$-CH_3$	$-CH_3$	α-生育三烯酚
	$-CH_3$	$-H$	β-生育三烯酚
	$-H$	$-CH_3$	γ-生育三烯酚
	$-H$	$-H$	δ-生育三烯酚

自然界中维生素 E 大多存在于植物中，以麦胚油、花生油、玉米油、豆类及蔬菜中含量最为丰富。

天然 α-生育酚的三个手性碳原子均为 R 型，且天然维生素 E 都为右旋体，而现在常用的人工合成的维生素 E 为消旋体，生物活性为天然品的 40%。

维生素 E 在无氧条件下对热稳定，加热至 200℃ 也不被破坏，但对氧十分敏感，易发生自动氧化，故多制成维生素 E 醋酸酯或者维生素 E 烟酸酯用于临床。药典收载的维生素 E 为天然型或合成型维生素 E 的醋酸酯。

维生素 E 醋酸酯　Vitamin E Acetate

化学名为（±）-2，5，7，8，-四甲基-2-（4，8，12-三甲基十三烷基）-6-苯并二氢吡喃醇醋酸酯，又名 dl-α-生育酚醋酸酯，（±）3，4-dihydro-2，5，7，8-tetramethyl-2-（4，8，12-trimethyl-tridecyl）-$2H$-1-benzopyran-6-ol acetate。

本品为微黄色至黄绿色澄清的黏稠液体；几乎无臭；不溶于水，易溶于无水乙醇、丙酮、乙醚或植物油。折光率为 1.4950~1.4972。

本品为酯类化合物，对空气和紫外光稳定。在无氧条件下，与氢氧化钾溶液共热水解，生成游离的消旋 α-生育酚。α-生育酚具有较强的还原性，能与弱氧化剂三氯化铁发生氧化还原反应，生成对生育醌和二价铁离子，后者与 2，2′-联吡啶作用生成血红色络离子，可用于鉴别。

生育醌

本品的无水乙醇溶液中，加硝酸微热约 15 分钟后，生成的生育红使溶液显橙红色。

$$\text{HNO}_3$$

生育红

本品具有较强的还原性，易被氧化，故应在避光密封干燥处保存，且维生素 E 常作为油溶性的抗氧剂使用。

本品与动物的生殖功能有关，临床用于习惯性流产、不孕症、进行性肌营养不良及动脉粥样硬化等的防治。长期过量服用维生素 E 可产生眩晕、视力模糊，并可导致血小板聚集及血栓形成。

四、维生素 K 类

维生素 K（Vitamin K）是一类具有凝血作用的维生素的总称。目前已发现的有维生素 $K_1 \sim K_7$ 共 7 种，其中维生素 $K_1 \sim K_3$ 为 2 - 甲基 - 1，4 - 萘醌类衍生物；维生素 $K_4 \sim K_7$ 为萘胺类衍生物。

维生素 K_1 $R = -CH_2CH=C(CH_2CH_2CH_2CH)_3CH_3$

维生素 K_2 $R = -CH_2(CH=CCH_2CH_2)_3CH=CCH_3$

维生素 K_3

	R^1	R^2	R^3	R^4
维生素 K_4	$-OCOCH_3$	$-CH_3$	$-H$	$-OCOCH_3$
维生素 K_5	$-OH$	$-CH_3$	$-H$	$-NH_2$
维生素 K_6	$-NH_2$	$-CH_3$	$-H$	$-NH_2$
维生素 K_7	$-OH$	$-H$	$-CH_3$	$-NH_2$

维生素 K 主要存在于绿色植物中，以苜蓿、菠菜中含量最为丰富，此外，瘦肉、动物肝脏、蛋中含量也较高，且人体肠道内的大肠杆菌亦能合成维生素 K。

维生素 K_1 Vitamin K_1

化学名为 2－甲基－3－（3，7，11，15－四甲基－2－十六碳烯基）－1，4－萘二酮，2－methyl－3－（3，7，11，15－tetramethyl－hexadec－2－enyl）－［1，4］naphthoquinone。

本品为黄色至橙色澄清的黏稠液体；无臭或几乎无臭；在水中不溶，在乙醇中略溶，易溶于三氯甲烷、乙醚或植物油。折光率为 1.525～1.528。

本品的甲醇溶液与氢氧化钾的甲醇溶液反应，显绿色，置热水浴中即变成深紫色，放置后显红棕色。

本品临床用于维生素 K 缺乏引起的出血症，凝血酶原过低症和新生儿出血病的防治；大剂量或超剂量可加重肝损害。

第二节　水溶性维生素

水溶性维生素大多在水中有较好的溶解性。水溶性维生素包括 B 族维生素和维生素 C。

一、B 族维生素

B 族维生素（Vitamin B）包括维生素 B_1（硫胺）、维生素 B_2（核黄素）、维生素 B_3（烟酸）、维生素 B_4（6－氨基嘌呤）、维生素 B_5（泛酸）、维生素 B_6（吡多辛）、维生素 B_7（生物素）、维生素 B_{12}（氰钴胺）、维生素 Bc（叶酸）等。此类维生素来源相同，但结构与生理活性差异颇大。

维生素 Bc（Vitamin Bc）又名叶酸（Folic Acid）或维生素 M（Vitamin M），1941 年 Williams 从菠菜中提取出纯品，1948 年 Waller 等确定其结构，进行全合成。维生素 Bc 是蝶啶（Pteridine）衍生物，主要参与体内氨基酸及核酸的合成，与维生素 B_{12} 一起促进红细胞的生成。

叶酸

维生素 B_1　Vitamin B_1

化学名为氯化 4－甲基－3－［（2－甲基－4－氨基－5－嘧啶基）甲基］－5－（2－羟基乙基）噻唑鎓盐酸盐，又称盐酸硫胺，3－［（4－amino－2－methyl－5－pyrimidinyl）meth-yl］－5－（2－hydroxyethyl）－4－methyl thiazolium chloride monohydrochloride）。

本品为白色结晶或结晶性粉末；有微弱的特臭，味苦；不溶于乙醚，微溶于乙醇，易溶于水。

本品 1.5% 的水溶液 pH 为 2.8~3.3。

本品具有极强的吸湿性，干燥品在空气中迅即吸收约 4% 的水分，故应遮光、密封保存。

本品固态性质稳定，在酸性溶液中较稳定，随溶液 pH 升高，稳定性下降。在碱性溶液中，噻唑环开环，生成硫醇型化合物而失活，所以本品不宜与碱性药物（如苯巴比妥钠、苯妥英钠、氨茶碱等）配伍使用。

本品分子中的噻唑环在碱性溶液中可开环，再与嘧啶环上的氨基环合，当与空气接触或加入铁氰化钾等氧化剂时，可氧化生成具有荧光的硫色素，失去活性。

本品分子中存在嘧啶亚甲基与噻唑环氮原子间的 C－N 键缺电子，易受碳酸氢根或亚硫酸根等阴离子的进攻而断裂。故本品的制剂不能用碳酸氢钠或亚硫酸钠作稳定剂。

本品分子中含嘧啶环与噻唑环两个含氮杂环，可与多种生物碱沉淀试剂反应。如本品与碘生成红色沉淀；与碘化汞钾生成淡黄色沉淀；与三硝基苯酚生成黄色扇形结晶沉淀；与硅钨酸生成白色沉淀。

本品广泛存在于谷物、蔬菜、牛奶、鸡蛋中，药用由化学合成。

本品主要用于防止维生素 B$_1$ 缺乏症，如脚气病、神经炎、消化功能不良等。

维生素 B₂ Vitamin B₂

本品为 7，8 - 二甲基 - 10 [(2S，3S，4R) - 2，3，4，5 - 四羟基戊基] - 3，10 - 二氢苯并蝶啶 - 2，4 - 二酮，又名核黄素，（7，8 - dimethyl - 10 - (D - ribo - 2，3，4，5 - tetrahydroxypentyl) isoal loxazine。

本品为橙黄色结晶性粉末；微臭，味微苦；几乎不溶于水、乙醇、三氯甲烷或乙醚；溶于稀氢氧化钠溶液。

本品分子中含酰亚胺和叔胺结构，显酸碱两性，可溶于稀酸、稀碱中；饱和溶液 pH 为 6。

本品水溶液在透射光下显淡黄绿色并有强烈的黄绿色荧光，pH 为 6.0 ~ 7.0 时荧光最强，加入无机酸或碱后荧光消失；加入连二亚硫酸钠结晶后，黄色消褪，荧光亦消失。

本品在干燥环境中性质稳定，其水溶液遇光迅速分解，且分解速度随温度上升与 pH 增大而加快。本品在酸性或中性溶液中分解为光化色素（蓝色荧光素），在碱性溶液中分解为感光黄素。此外，在酸性或碱性溶液中还有微量的核黄素 - 10 - 乙酸生成。

感光黄素   光化色素

核黄素-10-乙酸

本品中异咯嗪母核的 N₁ 和 N₅ 间存在共轭双键体系，易发生氧化还原反应。遇强氧化剂如高锰酸钾或铬酸则被氧化；遇还原剂如连二亚硫酸钠或维生素 C 可被还原成无荧光的二氢核黄素并从水中析出，二氢核黄素又能被空气中的氧气氧化成核黄素。

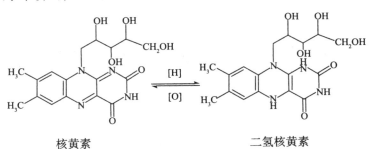

核黄素   二氢核黄素

本品主要用于治疗维生素 B_2 缺乏所引起的口角炎、舌炎、脂溢性皮炎、结膜炎等。

维生素 B_6 Vitamin B_6

化学名为 6 - 甲基 - 5 - 羟基 - 3，4 - 吡啶二甲醇盐酸盐，又名盐酸吡多辛，6 - methyl - 5 - hydroxy - 3，4 - pyridine two methanol hydrochloride。

本品为白色或类白色的结晶或结晶性粉末；无臭，味微苦；不溶于三氯甲烷或乙醚，微溶于乙醇，易溶于水；熔点 205℃ ~ 209℃，熔融同时分解。

本品包括三种结构相似的化合物，即吡多醇（Pyridoxine）、吡多醛（Pyridoxal）和吡多胺（Pyridoxamine）。它们在体内可以相互转化，由于最初分离出来的是吡多醇，故一般以它作为维生素 B_6 的代表。

吡多辛（吡多醇）   吡多醛

吡多胺

本品的干燥固体对光和空气稳定，水溶液遇空气易氧化变色，且氧化速率随溶液碱性增强而加快。

本品在酸性溶液中稳定，但在中性或碱性溶液中遇光分解。如中性溶液加热至 120℃，可发生聚合生成聚合物而失活。

本品中 C_5 位酚羟基遇三氯化铁显红色。此外，本品与氯亚氨基 - 2，6 - 二氯醌试液作用生成蓝色化合物，后变成红色。

本品在动物及植物中分布广泛，以谷类外皮中含量尤为丰富。

本品临床用于治疗放射治疗引起的恶心、妊娠呕吐、异烟肼和肼屈嗪等药物引起的周围神经炎、脂溢性皮炎等。

二、维生素 C 类

维生素 C Vitamin C

化学名为 L（＋）-苏阿糖型-2，3，4，5，6-五羟基-2-己烯酸-4-内酯，又名 L-抗坏血酸，L（＋）-threo-2，3，4，5，6-pentahydroxy-2-hexenoic acid-4-lactone。

本品为白色结晶或结晶性粉末；无臭，味酸；不溶于三氯甲烷或乙醚，略溶于乙醇，易溶于水。熔点 190℃～192℃，熔融时同时分解；比旋度为＋20.5°～＋21.5°。

L-(+)-抗坏血酸

D-(−)-抗坏血酸

D-(−)-异抗坏血酸

L-(+)-异抗坏血酸

本品分子中含两个手性碳原子，有四个光学异构体。其中 L-（＋）-抗坏血酸活性最强，D-（-）-异抗坏血酸的活性仅为其1/20，D-（-）-抗坏血酸和L-（+）-异抗坏血酸几乎无效。

本品分子中存在连二烯醇结构，呈酸性。但C2位上的羟基可与C1位的羰基形成分子内氢键，故C2位羟基酸性较C3位上羟基弱，其pK_a值分别为11.57和4.17。因此C3位上的羟基可与碳酸氢钠或稀氢氧化钠溶液反应，生成3-烯醇钠盐。但遇强碱如浓氢氧化钠溶液，则内酯环水解开环，生成酮酸钠盐。

酮酸钠盐　　　　　　　　　　　　　　　　　　　　3-烯醇钠盐

本品分子中的连二烯醇结构具有强还原性，易被空气中的氧气和各种氧化剂氧化，生成去氢维生素C。维生素C和去氢维生素C可以相互转化，具有等同的生物活性。维生素C被氧化成去氢维生素C后，分子中共轭体系被破坏，更易发生水解，生成2，3-二酮古罗糖酸，进一步氧化为苏阿糖酸和草酸而失活。

去氢维生素C　　　2,3-二酮古罗糖酸

苏阿糖酸　　　　　草酸

本品在酸性条件下可被碘氧化，故可用碘量法测定含量。用新沸放冷的蒸馏水溶解，在醋酸环境下，以淀粉作指示剂用碘液滴定，终点为蓝色。

本品水溶液加硝酸银试液，即生成黑色单质银沉淀，而维生素C也被氧化成去氢维生素C；若加入2，6-二氯靛酚试液少许，溶液由红色褪为无色。

去氢维生素 C 在酸性介质中受质子催化经脱水、水解、脱羧反应生成糠醛（即呋喃甲醛）而呈黄色斑点。这是维生素 C 在生产贮存过程中变色的主要原因，故本品应密封避光贮存。配制注射液时，应使用 CO_2 饱和的注射用水，严格控制 pH $5.0 \sim 6.0$ 之间，并加入 EDTA－2Na 和焦亚硫酸钠或半胱氨酸等作稳定剂。

糖醛

本品广泛存在于新鲜水果及绿叶蔬菜中，尤以猕猴桃、橙子、山楂、辣椒中含量丰富。

本品临床用于预防和治疗维生素 C 缺乏症，也用于尿液的酸化、高铁血红蛋白血症和许多其他疾病，也广泛用作药物和食品中的抗氧剂和添加剂。

三点小结

重点： 掌握维生素 A、D_2、D_3、E、K_1、B 族（B_1、B_2、B_6）、C 的名称、化学结构、理化性质及临床用途，熟悉维生素类药物的分类及维生素 D_2 的理化性质及临床用途，并能够写出维生素 A 醋酸酯、维生素 E 醋酸酯、维生素 B_1、维生素 C 的化学结构。

难点： 能够熟练应用维生素类典型药物的理化性质解决该类药物的调剂、制剂、分析检验、储存保管及使用等问题。

执业药师导航：

1. 脂溶性维生素 ①脂溶性维生素类药物的结构特点、理化性质，推测药物的化学稳定性、体内代谢特点，可能产生的副作用及使用特点。②代表药物：维生素 A 醋酸酯、维 A 酸、维生素 D_2、维生素 D_3、阿法骨化醇、骨化三醇、维生素 E、维生素 K_1。

2. 水溶性维生素　①水溶性维生素类药物的结构特点、理化性质，推测药物的化学稳定性、体内代谢特点，可能产生的毒副作用及使用特点。②代表药物：维生素 B_1、维生素 B_2、维生素 B_6、维生素 C、叶酸。

（钟　霞　徐　伟）

扫码"练一练"

扫码"学一学"

第二十二章　药物设计的基本原理和方法

> **要点导航**
>
> 熟悉药物的结构与生物活性的关系，掌握先导化合物的发现过程、方法以及传统的优化方法，了解创新药物研究与开发的一般方法。

人文知识介绍

随着生命科学的相关学科在 20 世纪后半期的迅速发展，定量构效关系、合理药物设计、计算机辅助药物设计、组合化学、高通量筛选等新技术、新方法不断涌现，基因技术被应用到新药的研究之中，新药设计学也应运而生。近十年来，新药设计与开发有了突飞猛进的发展，优良的新药不断问世，为世界制药工业带来了勃勃生机。

新药的研究与开发是药物化学学科的重要和主要任务之一。从研究获得先导化合物开始到新药的上市是一个复杂的系统工程，涉及药学及生物学科、化学学科、临床医学等领域。只有将这一系统工程中的各个环节统筹协调，合理安排，才能使新药的研究和开发得以顺利地进行，获得安全、有效、可控的药品，为人民的健康服务。另一方面，新药的研究和开发也是一个耗资和费时的工程。据统计，一个全新药物从研发到上市，需要 12～15 年的时间，平均耗资约 8 亿美元。在进行活性筛选的化合物中，大约 10000 个化合物中有 10 个进入到临床试验，而仅有 1 个药物上市。这就需要对此工程整体有充分理智的认识，使整个研究工作建立在比较合理的基础上，提高成功的概率，尽可能地降低不必要的财力、人力和物力的耗费。

药物的研究阶段强调学术和技术意义，开发阶段则强调市场价值和经济利益。新药的研究是为了发现可能成为药物的化合物分子，也称为新化学实体（new chemical entities，NCE），并通过研究，使其尽可能成为上市药物；新药的开发则是在得到 NCE 后，通过各种评价使其成为可上市的药物。新化学实体是指在以前的文献中没有报道过的新化合物。而有可能成为药物的新化学实体是指能够以安全和有效的方法治疗疾病的新化合物。

药物的研发通常分为 4 个阶段——靶点的确定和选择、靶点的优化、先导化合物的发现（Lead discovery）以及先导化合物的优化（Lead optimization）。后两个阶段也被认为是药物的设计阶段，同时也是药物化学研究的重点。

第一节　药物的结构与生物活性

根据药物化学结构对生物活性的影响程度，或根据作用方式，宏观上将药物分为非特异性结构药物和特异性结构药物。前者的药理作用与化学结构类型关系较少，主要受理化性质影响。大多数药物属于后一类型，其活性与化学结构相互关联，并与受体的相互作用有关。决定药效的主要因素有：①药物必须以一定的浓度到达作用部位，才能产生应有的药效；②药物和受体相互作用，形成复合物，产生生物化学和生物物理的变化。该作用依赖于药物的特定化学结构，但也受代谢和转运的影响。

一、药物的基本结构和结构改造

作用相似的药物结构也多相似。在构效关系研究中，对具有相同药理作用的药物，剖析其化学结构中的相同部分，称为基本结构。基本结构可变部分的多少和可变性的大小各不相同，有其结构的专属性。基本结构的确定有助于结构改造和新药设计。

二、理化性质对药效的影响

理化性质影响非特异性结构药物的活性，并起主导作用。特异性结构药物的活性取决于其与受体结合能力，也取决于其能否到达作用部位的性质。药物到达作用部位必须通过生物膜转运，其通过能力有赖于药物的理化性质及其分子结构。对药物的药理作用影响较大的性质，既有物理的，又有化学的。

（一）溶解度、分配系数对药效的影响

药物转运扩散至血液或体液，需有一定的水溶性（又称亲水性或疏脂性）。通过脂质的生物膜转运，需有一定的脂溶性（又称亲脂性或疏水性）。

脂溶性和水溶性的相对大小一般以脂水分配系数表示。即化合物在非水相中的平衡浓度 Co 和水相中的中性形式平衡浓度 Cw 之比值：$P = Co/Cw$。

因 P 值较大，常用 $\lg P$。非水相目前广泛采用溶剂性能近似生物膜、不吸收紫外光、可形成氢键及化学性质稳定的正辛醇。

分子结构的改变将对脂水分配系数发生显著影响。卤原子增大 4～20 倍，$-CH_2-$增大 2～4 倍。以 O 代 $-CH_2-$，下降为 1/20～1/5；羟基下降为 1/150～1/5；脂氨基下降为 1/100～1/2。

引入下列基团至脂烃化合物（R），其 $\lg P$ 的递降顺序大致为：

$C_6H_5 > CH_3 > Cl > R > -COOCH_3 > -N（CH_3）_2 > OCH_3 > COCH_3 > NO_2 > OH > NH_2 > COOH > CONH_2$

引入下列基团至芳烃化合物（Ar），其 $\lg P$ 的递降顺序大致为：

$C_6H_5 > C_4H_9 > > I > Cl > Ar > OCH_3 > NO_2 \geqslant COOH > COCH_3 > CHO > OH > NHCOCH_3 > NH_2 > CONH_2 > SO_2NH_2$

作用于中枢神经系统的药物，需通过血-脑屏障，需较大的脂水分配系数。全身麻醉药和镇静催眠药的活性与 $\lg P$ 值有关。但脂水分配系数也有一定限度，即化合物也需有一定的水溶度，才能显示最好效用。

（二）解离度对药效的影响

多数药物为弱酸或弱碱，在体液中部分解离，离子型和非离子型（分子型）同时存在。药物常以分子型通过生物膜，在膜内的水介质中解离成离子型，再起作用。因此药物需有适宜的解离度。离子型不易通过细胞膜，其原因是：①水是极化分子，与离子间产生静电

引力，进行水合，离子的水合作用使体积增大，并更易溶于水，难以通过脂质的细胞膜；②细胞膜是由带电荷的大分子层所组成（如蛋白质的组成部分氨基酸可解离为羧基负离子和铵基正离子），能排斥或吸附离子，将阻碍离子的运行。

弱酸或弱碱类药物在体液中解离后，离子与未解离分子的比率由解离指数 pK_a 和介质的 pH 决定。

$$酸类：pK_a = pH + \lg[RCOOH] / [RCOO^-]$$

$$碱类：pK_a = pH + \lg[RN^+H_3] / [RNH_2]$$

弱酸性药物在酸性的胃液中几乎不解离，呈分子型，易在胃中吸收。弱碱性药物则相反。

三、电子密度分布和官能团对药效的影响

酶的蛋白质立体结构的电子密度分布是不均匀的，药物分子的电子如相反地适合酶蛋白分子的电荷分布，则有利于相互结合，形成复合物。药物多在体液内解离成离子而起作用。由于药物离受体尚有一定距离，二者首先依靠电荷间的相互吸引而靠近，再经氢键、范德华力等相互结合。

机体蛋白质的等电点多在 7 以下，在生理情况下，多以阴离子的形式存在，与外界阳离子的引力强，与阴离子的作用较弱，因而具有强烈药理作用的药物大多是碱性物质或其盐类。生物碱即显示强的药理作用或毒性。

多数药物分子中，常有一个原子和多个电负性原子或基团相连，使其电子密度降低较多，带有较强部分正电荷，在分子中形成一个正电中心。能与受体的负电区域相互吸引，形成牢固的复合物，从而产生药理效应。

在药物的构效关系研究中，从整体分子结构分析，可以认定显效结构、潜效结构、代谢易变部分和载体部分等。一些特定基团的转换使整体分子结构发生变异，可影响与受体或酶的结合，于是发生激动剂变为阻断剂，代谢物变为抗代谢物等。基团的改变又可改变理化性质，影响转运代谢，使生物活性也有改变。

（一）烃基引入

引入烃基可增大脂溶性，还因位阻增加稳定性。

（二）卤素的作用

卤素的引入多增大脂溶性。但氟原子有些例外，引入芳香族化合物中，增大脂溶性；引入脂肪族化合物中，却降低脂溶性。

（三）羟基和巯基的影响

引入羟基可增强与受体的结合力；或可形成氢键，使水溶性增加，生物活性也随之改变。取代在脂肪链上羟基，常使活性和毒性下降；取代在芳环上时，有利于和受体的碱性基团结合，则使活性和毒性均增高。当羟基酰化成酯或烃化成醚，其活性多降低。巯基形成氢键的能力较羟基低，引入巯基时，对水溶性的影响小，脂溶性较相应的醇高，比醇易于吸收。巯基易被氧化形成二硫键，二硫键也易被还原成巯基。巯基化合物又易与双键，

主要与 α，β - 不饱和酮加成。也易与金属离子生成硫醇盐，并可与一些酶的吡啶环生成复合物，因此对代谢的影响显著。

（四）醚基和硫基的影响

醚中氧的孤电子对能吸引质子，有亲水性，烃基则有亲脂性，故醚类化合物能定向排列于脂水两相之间，易于通过生物膜。

氧和亚甲基为电子等排体，互相替换对生物活性影响不大。但氧的负电性如影响了分子近旁的正电性，则会对活性有一定影响。

硫醚易被氧化成亚砜和砜。砜为对称结构，使分子极性减小，脂溶性增大。亚砜则为较稳定的棱锥形结构，形成新的手性中心，可拆分对映异构体，硫氧键又使极性增大，一般使水溶性增大。

（五）磺酸、羧酸和酯的影响

磺酸的水溶性和电离度很大，仅有磺酸基的化合物无生物活性。为了增加水溶性，有时引入磺酸基。

羧酸的水溶性和解离度较磺酸低。羧基成盐可增加水溶性，生物活性一般下降。但解离度小的羧基与受体的一定碱性基团结合，能增强生物活性。

一些氨基酸可主动转运通过生物膜，可利用氨基酸为载体，将一些活性结构部分和氨基酸拼合，形成转运规律近似于氨基酸的药物，以更好地发挥作用。

羧酸成酯，不能解离，脂溶性增大，易被吸收。羧基是电负性基团，易与受体的正电部分结合，其生物活性也较强。

（六）酰胺的影响

肽为酰胺结构，酰胺能与生物大分子形成氢键，易与受体结合，常显示结构特异性。β - 内酰胺类抗生素和多肽类的胰岛素、加压素等显示独特的生物活性。

酰胺和酯存在共轭，其立体形状均近似于平面结构，并为电负性基团，彼此是电子等排体。以酰胺代替酯，生物活性一般无大改变。

（七）胺类的影响

胺具碱性，易与核酸或蛋白质的酸性基团发生作用。在生理环境下胺还易于形成铵离子，可与受体的负电部位静电相互作用。氮原子又参与氢键形成，易与多种受体部位结合。因此胺类可显示多种生物活性。一般伯胺的活性较高，仲胺次之叔胺最低。季铵易电离成稳定的铵离子，作用较强。但水溶性大，不易通过生物膜和血 - 脑屏障，以致口服吸收不良，也无中枢作用。

四、键合特性对药效的影响

药物对机体的作用可认为是药物和受体分子之间的物理相互作用（缔合）和化学反应（成键）所引起。一般要通过范德华力、氢键、疏水结合、电荷转移复合物、静电相互作用（离子偶极之间、偶极偶极之间和离子键）和共价键等形式。范德华力是在分子充分接近时产生，一个苯环与受体平面区结合可产生相当于一个氢键的力。

（一）氢键形成对药效的影响

具有孤对电子的 O、N、S、F、Cl 等原子可和与 C、N、O、F 等共价结合的 H 形成氢键，键能约为共价键的十分之一，其键能由静电引力、诱导极化引力和离域能（电子云均化）三部分组成。具有孤对电子的原子和氢原子之间的距离小于范德华半径之和，易于形成氢键。

与溶剂分子形成氢键，可增加溶解度。若分子内或分子间形成氢键，则在极性溶剂中的溶解度减小，而在非极性溶剂中的溶解度增加。

（二）电荷转移复合物的形成对药效的影响

电荷转移复合物（charge transfer complex，CTC）或称电荷迁移络合物，是一种分子键化合物。CTC 的形成在药物配伍中可助溶，增加水溶性，也可增加稳定性。

电荷转移复合物的吸收光谱和原化合物不同，称为电荷转移光谱。形成 CTC 可使紫外最大吸收波长偏移。

（三）金属螯合作用对药效的影响

金属离子络合物由金属离子（有不完全价电子层）和配位体（供电子的分子或离子）形成。含二个以上配基（供电基）的配位体，通称螯合剂（chelating agents）。有些能和不溶性离子络合而提高水溶度的水溶性螯合剂，称为多价螯合剂（sequestering agents）。螯合物（chelate）是由两个或两个以上配位体和一个金属离子，通过价键（离子键、共价键和配价键）相连接而组成的环状化合物。配位体的配基一般含有 O、N 或 S 原子。金属离子形成螯合物后的稳定性顺序为：

Fe^{3+}，Hg^{2+} > Cu^{2+}，Al^{3+} > Ni^{2+}，Pb^{2+} > Co^{2+}，Zn^{2+} > Fe^{2+}，Cd^{2+} > Mn^{2+}，Mg^{2+} > Ca^{2+}。

螯合时通常形成 4、5、6 元环，只有含 S 的 4 元环稳定，含 O 和 N 的环多为 5 或 6 元环，而以 5 元环较稳定。

金属螯合作用主要应用于：①金属中毒的解毒；②灭菌消毒；③新药设计；④某些疾病的治疗。金属离子对生物体存在特殊生物效应，应用时应注意可能产生的不良反应。对生命必需的一些金属离子如过量即成为毒物。硬酸（如 Ca^{2+}、Fe^{3+}、Mg^{2+} 等）和硬碱（如 H_2O、MH_3、CO_3^{2-}、Cl^- 等）结合时，一般无毒性或毒性小。软酸（如 Pb^{2+}、Pd^{2+}、Hg^{2+} 等）和软碱（如 CN^-、CO、NO 等）结合时，则毒性大。许多酶蛋白的活性中心的巯基为软碱，易与属于软酸的重金属离子形成牢固的络合物，因而发生中毒。具有三异羟肟酸结构的多价（或称多齿）螯合剂去铁胺（Deferoxamine）可治疗铁中毒，能满足 Fe^{3+} 的六个配位数，生成 1:1 螯合物（I），既稳定（稳定常数 $\lg K = 30.7$）又溶于水，易从肾排出。也可治疗放射性元素钚中毒。EDTA 也是常用多价螯合物，主要用于铅中毒，为软酸硬碱络合。二疏丙醇（BAL，Ⅲ）可作为金、汞、锑、砷等到化合物中毒的解毒剂，为软酸软碱结合的典型螯合剂。

五、立体结构对药效的影响

生物活性物质对生物大分子的作用部位有专一的亲和力，亲和力来自相互间结构上的互补性。结构特异性药物和受体的相互作用中有两点是重要的，即电性的互补性和立体结构的互补性。二种互补性均要求药物分子中的各基团和原子的空间排列与受体相互适合。互补性可随药物－受体复合物的形成而增高。生物大分子对药物分子立体选择性的识别和在一定情况下受体发生变构，以适合与药物分子结合，往往起主导作用。药物分子的特定原子间距离，手性中心以及取代基空间排列的改变，均能对互补性和复合物的形成起重要影响。

（一）原子间距离对药效的影响

受体多为蛋白质的一个部位，蛋白质由氨基酸通过肽键组成，肽键间具有很规则的空间排列：①α－螺旋的两个连续的螺圈间的距离为 5.38×10^{-10} m；②当蛋白质的肽链伸展到最长时，相邻两个肽键的距离约为 3.61×10^{-10} m。

有些药物的两个特定原子间的距离，恰好与这两个距离相近，或为其倍数。这种特定的原子间距离，使其电子密度分布可适合于蛋白质部分的受体，形成复合物而产生药效。

（二）立体异构对药效的影响

1. 几何异构 分子中存在刚性结构部分，如双键使分子内部分自由旋转受到限制而产生顺（或 Z）反（或 E）异构体。几何异构体中的官能团或与受体互补的药效基团（Pharmcophore）的排列相差较大，理化性质和生物活性都有较大差别。顺反异构体的理化性质互不相同，吸收、分布、排泄也有不同，也是药效差异的一个因素。

2. 对映异构 除旋光性外，理化性质均同，其生物活性的差别更能反映受体对药物的立体选择性。具有两个手性碳原子的药物，将有更高的立体特异性。由于生物膜上的蛋白质和酶，血浆和组织中的蛋白，对药物进入机体后的吸收、分布和排泄过程，均有立体选择性地优先通过和结合的情况，导致药效上的差别。在药物代谢过程中，代谢酶对药物的立体选择性可导致代谢差异。代谢酶多为光学活性大分子，和 d,l 手性药物分子结合，形成新的非对映异构体，产生理化性质上的新差别，导致代谢速率的差异和药效毒性的差异。

3. 构象异构 分子内各原子和基团的空间排列因单键旋转而发生动态立体异构现象，为构象异构。柔性分子，构象变化处于快速动态平衡状态，有多种异构体。自由能低的构象，由于稳定，出现概率高，为优势构象。只有能为受体识别并与受体结构互补的构象，才产生特定的药理效应，称为药效构象。和受体结合的药物构象，有时为能量最低的优势构象，有时需由优势构象转变为药效构象再与受体结合。但这一转变的能障一般不高。

4. 立体异构体在药物治疗中的应用 几何异构体的理化性质各异，易于分离，均单独择优使用。构象异构体除刚性结构可分离外，研究的目的主要为了探讨构效关系和了解受体的立体化学特征。对映异构体由于理化性质相同，需用特定的方法拆分，旋光体的成本要比外消旋体高。需经药效、毒性、副作用和成本诸方面综合评价，根据优缺点决定取舍。

第二节　新药设计与开发

一、先导化合物发现的方法和途径

先导化合物（lead compound）简称先导物，又称原型物，是通过各种途径得到的具有一定生理活性的化合物。一般而言，先导化合物的发现是新药研究的起始点。先导化合物的发现有多种途径和方法。

（一）从天然产物活性成分中发现先导化合物

天然产物（natural resources）包括从植物、微生物、海洋动植物及爬行和两栖类动物中得到的化合物。青蒿素（Artemisinin）是我国科学家从黄花蒿中分离得到的抗疟有效成分。以此为先导化合物，对其 10 位结构进行优化得到醚或酯类结构，如蒿甲醚（Artemether）、青蒿琥酯（Artesunate），其活性均高于青蒿素。

青蒿素　　　　　蒿甲醚　　　　　青蒿素琥珀酯

　　1965 年 Ferreira 从巴西毒蛇的毒液中分离出的含九个氨基酸残基的九肽——替普罗肽（Teprotide），对血管紧张素转化酶有特异性抑制作用，具有降低血压的作用，但口服无效。通过对血管紧张素转化酶（ACE）及其同工酶（羧肽酶 A）抑制剂的 C 末端研究，发现肽类抑制剂的 C 末端均有脯氨酸片断，根据其结构特点首先设计并合成了可以口服的非肽类 ACEI 卡托普利（Captopril）。以卡托普利为先导化合物，依那普利（Enalapril）、赖诺普利（Lisinopril）、雷米普利（Ramipril）以及福辛普利（Fosinopril）等不断被开发，它们的活性强于卡托普利，副作用小，而且作用时间长。

福辛普利

卡托普利　　　　　　　　　　依那普利

（二）以现有的药物作为先导化合物

已有的药物中有些可被选为先导化合物，进一步优化得到新药，可有以下几种方式。

1. 由药物副作用发现先导化合物　药物对机体常有多种药理作用，用于治疗的称为治疗作用。其他的作用通常称为副作用。在药物研究中，常从已知药物的副作用出发找到新药，或将副作用与治疗作用分开而获得新药。例如，异烟肼（Rimifon）是抗结核药物，临床医生发现部分病人服用后出现与结核病人体征不相符的情绪高涨的副作用，引起医学界的关注。经研究后发现，病人情绪高涨的副作用与异烟肼抑制单胺氧化酶的作用有关，于是以异烟肼为先导化合物，发展了单胺氧化酶抑制剂类抗抑郁药，如异丙烟肼（Iproniazid）。

异烟肼　　　　　　　　　　　　　异丙烟肼

2. 通过药物的代谢研究发现先导化合物 药物通过体内代谢过程，可能被活化，也可能被失活，甚至转化为有毒化合物。在药物研究过程中，可以选择其活化形式，或考虑可以避免代谢失活或毒化的结构来作为药物研究的先导物。采用这类先导物，得到优秀药物的可能性较大，甚至能够直接得到比原来药物更好的药物。例如，抗抑郁药物丙米嗪（Imipramine）和阿米替林（Amitriptyline）的代谢物地昔帕明（Desipramine）和去甲替林（Nortriptyline），抗抑郁作用比原药强，且有副作用小、生效快的优点。

内米嗪　　　　地昔帕明　　　　阿米替林　　　　去甲替林

3. 以现有的突破性药物作先导 近年来随着对生理生化机制的了解，得到了一些疾病治疗的突破性药物，这些药物不仅在疗效方面，而且在医药市场上也取得了较大的成功，这些药物通常被称为原型药物（prototype drug）。随之出现了大量的"me-too"药物。"me-too"药物是指对已有药物的化学结构稍加改变，得到的与已有药物结构非常相似的一类药物。一些"me-too"药物的药物活性更好或具有良好的药代动力学性质。例如兰索拉唑（Lansoprazole）及其他拉唑类药物的研究是以奥美拉唑（Omeprazole）为先导化合物，其活性比奥美拉唑更强。

奥美拉唑　　　　　　　　兰索拉唑

（三）用活性内源物质作为先导化合物

现代生理学认为，人体被化学信使（生理介质或神经递质）所控制。体内存在一个非常复杂的信息交换系统，每一个信使都各具特殊的功能，并在其作用的特定部位被识别。患病时机体失去了平衡，而药物治疗就是用外源性化学物质（信使）来帮助机体恢复平衡。

根据对生理病理的了解来研究新药，通常是针对与该生理活动有关的酶或受体来设计药物，被称为合理药物设计（rational drug design）。内源性神经递质、受体或酶的底物就是初始的先导化合物。例如以炎症介质5-羟色胺（Serotonin，5-hydroxytryptamine）为先导化合物研发了抗炎药吲哚美辛（Indomethacin）。

5-羟色胺　　　　　　　　吲哚美辛

（四）利用组合化学和高通量筛选得到先导化合物

组合化学（combinational chemistry）是近十几年发展起来的新合成技术与方法。组合化学的化合物构建通常是将一些基本小分子，如氨基酸、核苷酸、单糖等通过化学或生物合成的手段装配成不同的组合，由此得到大量具有结构多样性的化合物分子。同时配合高通量筛选（high – throughput screening），寻找先导化合物。

高通量筛选（high throughput screening）是以随机筛选和广泛筛选为基础的。高通量筛选是利用近二三十年来生物化学、分子生物学、分子药理学和生物技术的研究成果，将已阐明影响生命过程的一些环节的酶、受体、离子通道等作为药物作用的靶标进行分离、纯化和鉴定，由此建立分子、细胞水平的高特异性的体外筛选模型，具有灵敏度高、特异性强、用药量少、快速筛选的特点。在此基础上加上自动化操作系统，即可实现高通量、快速、微量的筛选。

（五）利用计算机进行靶向筛选得到先导化合物

以生物靶点为基础，利用计算机软件对化合物进行靶向合理筛选和从头设计已成为发现先导化合物的一个重要手段。详见本节后文。

二、先导化合物的优化

在新药研究过程中，发现的先导化合物可能存在某些缺陷，如活性不够高、化学结构不稳定、毒性较大、选择性不高、药代动力学性质不合理等，需要对先导化合物进行结构改造或修饰，使之成为理想的药物，这一过程称为先导化合物的优化（Lead optimization）。

对先导化合物的优化有多种方法，大体可分为两大类——传统药物化学方法和现代方法。现代方法是指利用计算机辅助药物设计的手段和利用定量构效关系的方法，这些新方法在药物设计中发挥的作用越来越重要，是发现和优化先导化合物的常用手段。

（一）生物电子等排替换

生物电子等排体（bioisostere）是由化学电子等排体（chemical isostere）演化而来的。1919 年 Langmuir 首先提出化学电子等排体的概念，提出具有相同原子数和价电子的原子或分子（如 N_2O 和 CO_2）的电子数、排列方式和物理性质相似，是电子等排体。Grimm 提出了氢化物取代规律，认为具有相同价电子的原子或原子团，如 – CH_3，– OH 和 – NH_2，– CH_2 – 和 – O – 互为电子等排体。1925 年 Friedman 将电子等排体的定义进一步广义化，提出生物电子等排体原理（Bioisosterism），用来描述生物领域的电子等排体。生物电子等排体是指一些原子或基团因外围电子数目相同或排列相似，而产生相似或阻断的生物活性、并具有相似物理或化学性质的分子或基团。广义的电子等排体概念不局限于经典的电子等排体，分子中没有相同的原子数、价电子数，只要有相似的性质，相互替代时可产生相似的活性或者阻断的活性，都称为电子等排体。

生物电子等排体可分为经典和非经典两大类型。

第一类是经典的生物电子等排体。是以氢化物置换规则为基础，从周期表中的第四列起，任何一个元素的原子与一个或几个氢原子结合成分子或原子团后，其化学性质和与其邻近的较高族元素相似，互为电子等排体。

第二类是非经典的生物电子等排体，一些原子或原子团尽管不符合电子等排体的定义，但在相互替代时同样产生相似或阻断的活性。最常见的相互替代可具有相似活性的基团

有 $-CH=CH-$，$-S-$，$-O-$，$-NH-$，$-CH_2-$ 等。

一些环与非环结构的替换，也常产生相似的活性。

计算机辅助药物设计的发展，使生物电子等排体进一步广义化，通过构效关系研究，对化学结构的某种性质如疏水性、电性、立体性、构象等进行定量描述，也可以得到相似的电子等排体。如 Cl、Br 和 CF_3 虽然不是经典的电子等排体，但其构效关系、取代基的各种参数都有相似性，取代基的电性参数 σ 值都为正值，说明这三个基团都是拉电子效应，疏水参数 π 在相同的范围内，说明基团的亲脂性相似，通过比较 Taft 立体参数 Es 值的范围，说明三者的立体体积接近。这三者是广义的生物电子等排体。

生物电子等排原理常用于对先导化合物优化时进行类似物的变换，是药物设计中优化先导化合物的非常有效的方法，已有许多成功的例子。进行生物电子等排体变换和替代时，需要考虑相互替代的原子或原子团的原子大小、形状、电荷分布。

（二）前药设计

保持药物的基本结构，仅在某些官能团上做出一定的化学结构改变的方法，称为化学结构修饰。如果药物经过化学结构修饰后得到的化合物，在体外没有或很少有活性，在生物体或人体内通过酶的作用又转化为原来的药物而发挥药效时，则称原来的药物为母体药物（parent drug），修饰后得到的化合物为前体药物，简称前药（prodrugs）。

应用前药原理增加活性化合物的体内代谢稳定性，延长作用时间。例如，羧苄西林素口服时对胃酸不稳定，易被胃酸分解失效。将其侧链上的羧基酯化为茚满酯则相对稳定，可供口服，吸收也得以改善。雌二醇等天然雌激素在体内迅速代谢，作用时间短暂。与长链脂肪酸形成的酯类，因不溶于水而成为延效制剂。如雌二醇的二丙酸酯、庚酸酯、戊酸酯以及苯甲酸酯等都可在体内缓慢水解，释放出母体药物而延长疗效，作用时间可持续数周。

利用作用部位的某些特异的物理及化学或生物学特征，应用前药原理设计前体药物，可使药物在某些特定靶组织中定位，这样可以提高药物作用的选择性及疗效。

如果化合物具有较高毒性，但对病理组织细胞有良好治疗作用，则可以在药物分子上引入一个载体，使药物能转运到靶组织细胞部位，而后，通过酶的作用或化学环境的差异使前药在该组织部位分解，释放出母体药物来，以达到治疗目的。许多有效的抗癌药物就是根据这种设想而设计的。例如，氮芥是一个有效的抗癌药，但其选择性差，毒性大。由于发现肿瘤组织细胞中酰胺酶含量和活性高于正常组织，于是设想合成酰胺类氮芥，期望它进入机体后转运到肿瘤组织时被酰胺酶水解，释放出氮芥发挥抗癌作用，于是合成了一系列酰胺类化合物，其中环磷酰胺已证明是临床上最常用的毒性较低的细胞毒类抗癌药。它本身不具备细胞毒活性，而是通过在体内的代谢转化，经肝微粒体混合功能氧化酶活化才有烷基化活性。

氮芥

环磷酰胺

许多药物由于味觉不良而限制其应用。如苦味是一化合物溶于口腔唾液中，与味觉感受器苦味受体产生相互作用之故。克服苦味的方法，除制剂上的糖衣法、胶囊法之外，还可利用前药的方法来解决，即制成具有生物可逆性的结构衍生物。例如，抗疟药奎宁具有强烈的苦味，小儿用药受到限制，后利用奎宁分子中的羟基使其成为碳酸乙酯，由于水溶性下降而成为无味奎宁，适合于小儿应用。

有的药物由于分子中缺少亲水基团而水溶性太小，解决的办法之一就是利用前药原理，在分子中引入一些亲水性基团，增加水溶性，以利于注射给药。例如，甾体抗炎药倍他米松、地塞米松、氢化可的松等通过分子中的羟基与磷酸或有机二元酸成酯，制成有良好水溶性的盐类，可以制成针剂。在体内通过酶解而重新释放出母体化合物发挥作用。

（三）软药设计

软药（Soft drug）是一类本身具有生物活性的药物，在体内起作用后，经人们人为设计的可预测的或可控制的代谢途径，生成无毒和无药理活性的代谢产物。软药用以设计安全而温和的药物，通常是为了降低药物的毒副作用。在原药分子中设计易代谢失活的部位，称为软部位。在软部位设计时要考虑药物的代谢因素，药物在体内产生活性后，迅速按预知的代谢方式（如酶水解）及可控的速度（如通过改变分子结构上的基团）使其转变为无毒无活性的代谢产物。软药缩短了药物在体内的过程，而且避免了有毒的代谢中间体的形成，使毒性和活性得以分开，减轻药物的毒副作用，提高了治疗指数，故软药设计得到了广泛的应用。

对氯筒箭毒碱（Tubocurarine Chloride）类肌肉松弛药的构效关系进行研究，发现这类去极化型肌松药具有双季铵结构，两个季铵氮原子相隔 10～14 个原子。作为麻醉辅助使用的肌肉松弛药，希望在手术开刀后即能尽快代谢，避免积蓄中毒，在此基础上设计了阿曲库铵（Atracurium）。阿曲库铵的双季铵结构间由 13 个原子的链连接。链上具有双酯结构，而且在季氮原子的 β 位上含有强吸电子的酯基。

阿曲库铵在生理 pH 和体温下，由于季氮原子的 β 位上的强吸电子作用，可进行 Hofmann 消除，生成 $N-$ 甲基四氢罂粟碱和其他代谢物，链上的双酯也可被血浆中的酯酶水解，这种性质避免了肌肉松弛药的积蓄中毒副作用。

阿曲库铵

（四）硬药

与软药相反的是硬药（Hard drug），硬药是指具有发挥药物作用所必需的结构特征的化合物，该化合物在生物体内不发生代谢或转化，可避免产生某些毒性代谢产物。20 世纪 70 年代，Ariens 提出硬药机理，即设计一类在体内不能代谢或极少代谢的药物，避免生成有毒的代谢物，使其基本以原药的形式排出。硬药可以解决药物因代谢而产生毒性产物的问题，因此使用安全。但在实际的药物开发中，由于体内酶的功能很强，使得开发成功的硬药非常有限。只有亲水或疏水性极强的化合物，或由于功能基的位阻较大，不易代谢，才符合硬药的定义。因此很难有真正的硬药的例子，一般是将硬药进行软性类似物设计，在结构中设计一些容易代谢的基团，加速药物的代谢速度，使作用时间缩短，降低毒副作用。

（五）孪药

孪药（Twin drug）是指将两个相同或不同的先导化合物或药物经共价键连接，缀合成的新分子，在体内代谢生成以上两种药物而产生协同作用，增强活性或产生新的药理活性，或者提高作用的选择性。

常常应用拼合原理进行孪药设计，经拼合原理设计的孪药，实际上也是一种前药。孪药设计方法主要有两种。一是将两个作用类型相同的药物，或同一药物的两个分子，拼合在一起，以产生更强的作用，或降低毒副作用，或改善药代动力学性质等。构成孪药的两个原分子可以具有相同的药理作用类型，如阿司匹林（Aspirin）和对乙酰氨基酚（Paracetamol）均具有解热镇痛活性，将两者酯化缀合生成贝诺酯（Benorilate），具有协同作用，既解决了阿司匹林对胃的酸性刺激，又增强了药效。贝诺酯也属于前药。

也可以将两个不同药理作用的药物拼合在一起，形成孪药，以产生新的或联合的作用。如苯丁酸氮芥（Chlorambucil）是抗肿瘤药，但毒性较大。设计以甾体为载体，可增加靶向性，用这种思路将泼尼松龙（Prednisolone）和苯丁酸氮芥形成抗肿瘤药泼尼莫司汀（Prednimustine），降低了苯丁酸氮芥的毒性。

孪药设计的方式大致有两种。一种是与前药相同的方法，使孪药进入体内后分解为两个原药；另一种是在体内不裂解的方式。

三、定量构效关系

定量构效关系（Quantative structure – activity relationships，QSAR）是一种借助分子的理化性质参数或结构参数，以数学和统计学手段定量研究有机小分子与生物大分子相互作用、有机小分子在生物体内吸收、分布、代谢、排泄等生理相关性质的方法。在早期的药物设计中，定量构效关系方法占据主导地位，1990年代以来随着计算机计算能力的提高和众多生物大分子三维结构的准确测定，基于结构的药物设计逐渐取代了定量构效关系在药物设计领域的主导地位，但是QSAR在药学研究中仍然发挥着非常重要的作用。

20世纪60年代以来，研究人员选择不同的数学模式，分别用药物分子的物理化学参数、结构参数和拓扑学参数表示分子的结构特征，建立了三种不同的二维定量构效关系研究方法，即Hansch方法、Free – Wilson方法和分子连接性方法。

最早的可以实施的定量构效关系方法是美国波蒙拿学院的Hansch在1962年提出的Hansch方程。Hansch方程脱胎于1935年英国物理化学家哈密顿提出的哈密顿方程以及改进的塔夫托方程。哈密顿方程是一个计算取代苯甲酸解离常数的经验方程，这个方程将取代苯甲酸解离常数的对数值与取代基团的电性参数建立了线性关系，塔夫托方程是在哈密顿方程的基础上改进形成的计算脂肪族酯类化合物水解反应速率常数的经验方程，它将速率常数的对数与电性参数和立体参数建立了线性关系。

Hansch方程在形式上与哈密顿方程和塔夫托方程非常接近，以生理活性物质的半数有效量作为活性参数，以分子的电性参数、立体参数和疏水参数作为线性回归分析的变量。随后，Hansch和日本访问学者藤田稔夫等人一道改进了Hansch方程的数学模型，引入了指示变量、抛物线模型和双线性模型等修正，使得方程的预测能力有所提高。

　　几乎在 Hansch 方法发表的同时，Free 等人发表了 Free–Wilson 方法，这种方法直接以分子结构作为变量对生理活性进行回归分析。其在药物化学中的应用范围远不如 Hansch 方法广泛。Hansch 方法、Free–Wilson 方法等方法均是将分子作为一个整体考虑其性质，并不能细致地反应分子的三维结构与生理活性之间的关系，因而又被称作二维定量构效关系。

　　二维定量构效关系出现之后，在药物化学领域产生了很大影响，人们对构效关系的认识从传统的定性水平上升到定量水平。定量的结构活性关系也在一定程度上揭示了药物分子与生物大分子结合的模式。在 Hansch 方法的指导下，人们成功地设计了诺氟沙星等喹诺酮类抗菌药。

　　1976 年 Kier 和 Hall 提出了分子连接性（Molecular connectivity）方法，该方法用拓扑学（Topology）参数表达分子的结构特征。该参数即分子连接性指数（Molecular connectivity index，MCI），把有机化合物结构中的分支情况作为参数，用多元回归分析方法把化合物结构与生物活性关联起来。MCI 可根据分子的结构式计算得到，能较强的反映分子的立体结构，但反映分子电子结构的能力较弱，缺乏明确的物理意义，应用受到限制。

　　本节重点介绍广泛应用的 Hansch 方法。

（一）Hansch 方法

　　Hansch 方法认为药物经过结构改造成为其衍生物时，其生物活性的改变主要与结构改变后引起的疏水性、电子效应的变化有关。当每一因素对生物活性具有独立的、加合性的贡献时，可通过统计学方法得出这些理化参数与生物活性的关系式，即 Hansch 方程：

$$\log\ (1/C)\ = K_1\ (\log P)^2 + K_2 \log P + K_3 \sigma + K_4 E_S + K_5$$

　　对于系列化合物，如果只改变基本骨架的取代基时，可以用 π 来代替 $\log P$：

$$\log\ (1/C)\ = K_1 \pi^2 + K_2 \pi + K_3 \sigma + K_4 E_S + K_5$$

　　或
$$\log\ (1/C)\ = a\pi^2 + b\pi + c\sigma + dE_S + K$$

式中，C 为化合物产生某种生物活性的浓度（ED_{50}、ID_{50} 或 MIC 值等），P 为脂水分配系数，π 为疏水性参数，σ 为电性参数，E_S 为立体参数，K、a、b、c、d 为常数项。

　　1. 电子效应采用 Hammett 取代常数 $\sigma\rho$ 表示　计算某个取代基 Y 的常数，可将其取代在苯甲酸，从带取代基的苯甲酸 Y–C_6H_4–COOH 与不带取代的苯甲酸 C_6H_5–COOH 的电离常数 K 求出。苯甲酸在于水中电离的 ρ 值定为 1，这样就可计算各取代基的 γ 值。

$$\sigma\rho = \log\ \frac{K_{Y-C_6H_4COOH}}{K_{C_6H_4COOH}}$$

　　2. 立体效应采用 Taft 的立体参数 E_s 代表　基团取代在乙酸甲酯，就会因空间障碍而减缓乙酸甲酯的水解速率。比较带取代基与不带取代基的乙酸甲酯在水与丙酮溶剂中酸水解的速率常数，并以甲基为标准，即可算出立体参数。

$$E_{s_Y} = \log K_{Y-CH_2COOCH_3} - \log K_{CH_3COOCH_3}$$

　　除了这些参数以外，其他理化数值也可应用于定量构效关系，例如还原电位、偶极矩、诱导与共轭效应，形成氢键与形成螯合物的能力，红外光谱与核磁共振谱等也可用来代表电子效应；取代基的范德华半径或克分子振射率也可衡量立体效应。

　　将一个母体化合物引进各种取代基而产生的一些衍生物，其生物作用应是相应参数的函数，例如按线性模型：

$$\log 1/C = a\ +\ b\log P + c\sigma\rho\ +\ dEs$$

式中，C 代表有一定生物作用时的浓度；a、b、c、d 均为常数。通过测定几个化合物的生物作用与参数，解联立方程式即可算出各常数。常数确定后，根据方程式可算出未知化合物的生物作用，这样有助于找出高效新药应带有的取代基。

许多药物的活性与油水分配系数有一定关系，但经多次试验后发现活性与油水分配系数之间常不是简单的线性关系，有许多实例中是抛物线关系。例如许多苯乙胺类化合物，如苯丙胺（Amphetamine）有致幻作用，带有各种不同取代基的苯乙胺类化合物的各项参数经回归计算归纳出致幻作用与 logP 的平方有直接关系：

$$\log MU = -3.17 \ (\pm 1.61) + 3.15 \ (\pm 1.33) \ \log P - 0.50 \ (\pm 0.25) \ (\log P)^2$$

$$n = 26 \qquad r = 0.79 \qquad s = 0.41$$

式中，r 为相关系数；s 为标准差；n = 26 表示回归了 26 个带有 R、R_1、R_2 不同取代的化合物后得出的关系式。

定量构效关系的准确性，有赖于所采用的数学模型、参数及数据数量与可靠性，经十余年的研究，对计算的方法已有很多进展与革新。

然而，前述定量构效关系的方法仅为二维方法，近年应用化学计量学方法，发展了三维定量构效关系，即根据药物的三维结构所进行的定量构效关系研究，用定量构效关系与计算机图形学相结合的构效关系，其内容为选择一组对生物系统具有明确响应值的分子，根据一些预定的取向规则进行分子叠加，计算空间参数，检验所产生函数的自洽性与预测能力，这方法的运用将有可能发现先导化合物，从而有助于新药结构的设计。

研究人员曾试验一系列连接酰胺键的 R 不同的半合成青霉素，将 20 个化合物的半数有效剂量作为 C 值，计算结果 logP 项是负数，表示亲脂性愈高则抗菌作用愈弱，其原因是由于亲脂性高则与血浆蛋白结合而到无法达到作用部位。

（二）三维定量构效关系

近 20 年来，定量结构 – 活性关系（QSAR）的研究领域已经扩展到了考虑分子的三维结构与其各类活性之间关系的层面，这一类的 QSAR 方法被称为 3D – QSAR。这种方法间接地反映了分子与生物大分子相互作用过程中两者之间的非键相互作用特征，相对于二维定量构效关系有更加明确的物理意义和更丰富的信息量。

三维定量构效关系主要是利用数学模式对药物的化学结构信息（如各种取代基参数，拓扑指数以及量子化学与分子力学计算参数）与其生物活性之间的关系进行定量分析，找出结构与活性间的量变规律，然后根据这种规律及未知化合物的结构预测未知化合物的性能。

它建筑在以下观念上：①分子的形状在一定程度上影响其生物活性，分子的活性构象是研究 3D – QSAR 的关键；②药物分子与受体之间的相互作用是借助可逆的、非共价结合的弱作用力实现的，如静电引力、疏水作用、氢键、范德华引力等。由于 3D – QSAR 直接反映药物分子与受体三维空间上的互补性，更准确表达了药物与受体之间的相互作用，因此，近十多年来 3D – QSAR 方法得到了迅速的发展。

建立 3D – QSAR 模型时，一般遵循以下步骤：①选择一组对特定靶点具有生物活性的化合物；②确定药效构象并按一定方式将分子叠加；③计算空间参数；④将分子的空间参数与对应的生物活性进行回归分析得到 3D – QSAR；⑤检验 3D – QSAR 模型的预测能力。

最经典的 3D – QSAR 方法有三种——分子形状分析（molecular shape analysis，MSA）方

法、距离几何学三维定量构效关系（distance geometry 3D – QSAR，DG 3D – QSAR）和比较分子力场分析方法（comparative molecular field analysis，CoMFA）。其中，1988 年 Cramer 等提出的比较分子场分析方法依然是 QSAR 研究领域中应用最多的方法。

分子形状分析（molecular shape analysis，MSA）方法认为：柔性分子有多种构象，每种构象可视为一种形状，药物的活性与这些形状对受体的活性部位的适应能力有关。Koehler 等人就利用 MSA 法对利什曼原虫二氢叶酸还原酶（DHFR）抑制剂的三嗪类化合物进行了三维定量构效关系分析，成功建立了 3D – QSAR 方程；MSA 法的缺点也是很明显的：由于该法仅是在 2D – QSAR 的基础上引入了重叠体积等参数作为变量，而这些参数的物理意义并不是很明确，所以它只能看作一种初级的 3D – QSAR 研究。

距离几何学三维定量构效关系（distance geometry 3D – QSAR，DG 3D – QSAR）严格来讲是一种介于二维和三维之间的 QSAR 方法。这种方法将药物分子划分为若干功能区块定义药物分子活性位点，计算低能构象时各个活性位点之间的距离，形成距离矩阵；同时定义受体分子的结合位点，获得结合位点的距离矩阵，通过活性位点和结合位点的匹配为每个分子生成结构参数，对生理活性数据进行统计分析。利用距离几何学三维定量构效关系方法，Crippen 等人对 DHFR 抑制剂分别做了研究，得到了各自构效关系模型，Ghose 等又根据这三类化合物均作用于 DHFR 受体这一特点，进一步得到了一个包含三类化合物的综合模型，其相关性也非常好，这些都表明距离几何学方法是成功的。

比较分子力场分析方法（comparative molecular field analysis，CoMFA），是目前最为成熟且应用最为广泛的方法。比较分子场方法将具有相同结构母核的分子在空间中叠合，使其空间取向尽量一致，然后用一个探针粒子在分子周围的空间中游走，计算探针粒子与分子之间的相互作用，并记录下空间不同坐标中相互作用的能量值，从而获得分子场数据。不同的探针粒子可以探测分子周围不同性质的分子场，甲烷分子作为探针可以探测立体场，水分子作为探针可以探测疏水场，氢离子作为探针可以探测静电场等，一些成熟的比较分子场程序可以提供数十种探针粒子供用户选择。

其基本原理是：如果一组相似化合物以同样的方式与受体部位发生相互作用，那么它们的生物活性的强弱就取决于每个化合物周围分子场的差别，这种分子场可以反映药物分子和受体之间非键相互作用特性。马翼等人采用 CoFMA 方法对 N –（4 – 取代嘧啶 – 2）苄基磺酰脲和苯氧基磺酰脲类化合物进行三维定量构效关系研究，建立了一个较为可靠的预测模型。近年来，研究人员对传统的 CoMFA 进行了大量的改进，其中涉及活性构象的确定，分子叠加规则、分子场势函数的定义以及分子场变量的选取等，在很大程度上提高了 CoMFA 计算的成功率。

比较分子相似性指数分析法（comparative molecular similarity indices analysis，CoMSIA）是对 CoMFA 方法的改进，它改变了探针粒子与药物分子相互作用能量的计算公式，从而获得更好的分子场参数。CoMSIA 方法中共定义五种分子场的特征，包括立体场、静电场、疏水场以及氢键场（包括氢键给体场和氢键受体场）。CoMSIA 方法中，可避免在原子附近数值的奇异性以及分子表面附近格点处势能的急剧变化，等势图克服了 CoMFA 的不足，其可视性、揭示构效关系和对新化合物活性的预测均得到了改善。在一般情况下，CoMSIA 计算会得到更加满意的 3D – QSAR 模型。

虚拟受体方法（pseudo receptor，PR）是 DG 3D – QSAR 和 CoMFA 方法的延伸与发展，

其基本思路是采用多种探针粒子在药物分子周围建立一个虚拟的受体环境，以此研究不同药物分子之间活性与结构的相关性。其原理较之 CoMFA 方法更加合理，是目前定量构效关系研究的热点之一。

四、计算机辅助药物设计

计算机辅助药物设计（computer aided drug design）是以计算化学为基础，通过计算机的模拟、计算和预算药物与受体生物大分子之间的关系，设计和优化先导化合物的方法。计算机辅助药物设计实际上就是通过模拟和计算受体与配体的这种相互作用，进行先导化合物的优化与设计。计算机辅助药物设计大致包括活性位点分析法、数据库搜寻、全新药物设计。

受体是指生物体的细胞膜上或细胞内的一种具有特异性功能的生物大分子，与内源性激素、递质或外源性药物结合后，发生一定的特定功能，如开启细胞膜上的离子通道，或激活特殊的酶，从而导致特定的生理变化。能与受体产生特异性结合的生物活性物质称为配体（Ligand）。配体与受体结合能产生与激素或神经递质等相似的生理活性作用的称为激动剂；若与受体集合后阻碍了内源性物质与受体结合，从而阻断了其产生生理作用的，则称为阻断剂。计算机辅助药物设计实际上就是通过模拟和计算受体与配体的这种相互作用，进行先导化合物的优化与设计。

计算机辅助药物设计的方法始于 20 世纪 80 年代早期。当今，随着人类基因组计划的完成、蛋白组学的迅猛发展，以及大量与人类疾病相关基因的发现，药物作用的靶标分子急剧增加；同时，在计算机技术推动下，计算机药物辅助设计在近几年取得了巨大的进展。根据受体结构是否已知，计算机辅助药物设计可分为直接药物设计和间接药物设计。

直接药物设计（direct drug design）方法，又称基于靶点结构的药物设计。如果受体或受体和配体相结合所形成复合物的三维结构已经揭晓，就可根据受体的三维要求，进行新药结构的设计。如果仅知组成受体蛋白的氨基酸顺序而不知其空间排列，则可根据同源蛋白模建方法，从已知三维结构的同源蛋白以模拟其三级结构，当然要看受体蛋白和同源蛋白的结构相似程度。这种方法有一定误差性。已经测出结构的受体目前仅有少数，大多采用 X 射线衍射方法测定，测出的是晶体状态的三维结构。许多受体蛋白难以结晶，因而不能通过衍射方法测定结构。体内在体液即在水溶液环境中，受体不一定以晶状结构与配体作用。多维核磁共振技术虽足以测定溶液中构象，但技术上尚仅限制在相对分子量 4 万以下的蛋白质。蛋白质的结构可从网络上的蛋白质结构数据库（Protein data bank，PDB）中查到，最常用的网址是 http：//www.rcsb.org/pdb。

直接药物设计常用的方法有分子对接法和从头设计法。

（1）分子对接法（docking）是预测小分子配体与受体大分子相互配伍、相互识别而产生相互作用的一种方法。分子对接的理论基础是受体学说理论，其一是占领学说，认为药物产生药效首先需要与靶标分子充分接近，然后在必要的部位相互匹配，这种匹配表现在药物与受体的互补性（complementarity），包括立体互补、电性互补和疏水性互补。其二是诱导契合学说，认为大分子和小分子通过适当的构象调整，得到一个稳定的复合物构象。因此分子对接的过程就是确定复合物中两个分子的相对位置、取向和特定的构象，作为设计新药的基础。

（2）从头设计法（*De novo* drug design）是基于受体结构的全新药物设计。根据受体活性位点的形状和性质要求，利用计算机在化合物占据的整个化学空间中寻找与靶点形状和性质互补的活性分子。这种设计大多基于靶受体的三维结构，在三维结构数据库中进行搜寻比对。全新配体设计策略可以设计出适合靶蛋白活性位点的新结构。

间接药物设计（indirect drug design）方法是指在受体三维空间结构未知的情况下，利用计算机技术对同一靶点具有活性的各种类型生物活性分子进行计算分析，得到三维构效关系模型，通过计算机显示其构象来推测受体的空间构型，并以此虚拟受体的三维空间结构进行药物设计，因此又被称为基于配体结构的药物设计。在之前三维定量构效关系中介绍的分子形状分析法、距离几何法和比较场分析法也属于间接药物设计方法。在此主要介绍药效团模型法（Pharmacophore modeling）。

在药物分子和靶点发生相互作用时，药物分子为了能和靶点产生良好的几何与能量的匹配，会采用特定构象与靶点结合，即活性构象。对于一个药物分子，分子中的不同基团对其活性影响程度不同，一些基团的改变对分子活性影响甚小，而另一些则对药物分子与靶点的结合至关重要。这些药物活性分子中对活性起重要作用的"药效特征元素"及其空间排列形式，即为药效团（pharmacophore）。从不同类的先导化合物出发可以构建药效团模型，得到与生物活性有关的重要药效团特征，这些药效团特征是对配体小分子活性特征的抽象与简化；即小分子拥有药效团特征，就可能具备某种生物活性，而这些活性配体分子的结构未必相同。因此，药效团模型方法可以用来寻找结构全新的先导化合物。

三点小结

重点：熟悉药物的结构与生物活性的关系，掌握新化学实体、先导化合物、脂水分配系数、生物电子等排体、前药、软药、硬药、孪药的定义。了解定量构效关系、计算机辅助药物设计的定义及一般方法。

难点：药物的结构改变对生物活性的影响，先导化合物的发现与优化方法，前药设计、软药设计的原理和方法。

（徐　伟　柴慧芳）

扫码"练一练"

参考文献

［1］ 许军，王润玲，李伟．药物化学 ［M］．北京：清华大学出版社，2018.

［2］ 许军，李伟．药物化学 ［M］．武汉：华中科技大学出版社，2011.

［3］ 许军，李伟．药物化学选论 ［M］．武汉：华中科技大学出版社，2012.

［4］ 尤启冬．药物化学 ［M］．北京：人民卫生出版社，2016.

［5］ 尤启冬．药物化学 ［M］．2 版．北京：化学工业出版社，2008.

［6］ 李玉杰，邢晓玲．药物化学 ［M］．2 版．北京：化学工业出版社，2009.

［7］ Richard B. Silverman. 有机药物化学 ［M］．郭宗儒，译．北京：化学工业出版社，2008.

［8］ 郭宗儒．药物化学总论 ［M］．北京：科学出版社，2010.